Cardiogenic Stroke

心源性脑卒中

主　编　毕　齐

副主编　冯立群　曹贵方

编　者　（按姓氏汉语拼音排序）

毕　齐　曹贵方　陈明盈　冯立群　关　颖　郭　旭　姜霁雯

李　颖　李晓晴　刘春洁　刘晶晶　刘日霞　骆　迪　马　毳

马闻建　乔曼丽　乔秋博　宋　哲　王　超　王力锋　吴　昊

袁　鹏　张　华　张玮玮

U0343762

人民卫生出版社

图书在版编目（CIP）数据

心源性脑卒中/毕齐主编 . —北京：人民卫生出版社，
2014

ISBN 978-7-117-20072-1

Ⅰ.①心…　Ⅱ.①毕…　Ⅲ.①脑血管疾病-诊疗
Ⅳ.①R743

中国版本图书馆 CIP 数据核字（2014）第 312541 号

人卫社官网　www.pmph.com	出版物查询，在线购书	
人卫医学网　www.ipmph.com	医学考试辅导，医学数据库服务，医学教育资源，大众健康资讯	

版权所有，侵权必究！

心源性脑卒中

主　　编：毕　齐
出版发行：人民卫生出版社（中继线 010-59780011）
地　　址：北京市朝阳区潘家园南里 19 号
邮　　编：100021
E - mail：pmph @ pmph.com
购书热线：010-59787592　010-59787584　010-65264830
印　　刷：北京汇林印务有限公司
经　　销：新华书店
开　　本：787×1092　1/16　印张：17
字　　数：424 千字
版　　次：2015 年 1 月第 1 版　2015 年 1 月第 1 版第 1 次印刷
标准书号：ISBN 978-7-117-20072-1/R · 20073
定　　价：48.00 元

打击盗版举报电话：010-59787491　E-mail：WQ @ pmph.com
（凡属印装质量问题请与本社市场营销中心联系退换）

前　言

脑卒中是危害人类健康的重大疾病之一，具有高死亡率、高致残率和高复发率的特征。从脑卒中病因学的角度看，心源性因素是脑卒中的重要病因之一，大约占缺血性脑卒中的20%；这些心源性因素包括了心脏内科和心脏外科的很多疾病，也与心脏内科介入治疗和心脏外科手术操作有着密切的联系。

心源性脑卒中不仅影响了原发心脏疾病以及心脏手术的治疗效果和预后，而且增加了死亡率、致残率、延长住院时间和增加了住院费用，给社会、家庭及患者本人带来了沉重的精神负担和经济压力，因此加强对心源性脑卒中的研究具有重要的科研和临床意义。

由于心源性脑卒中的诊断和处理涉及多个学科，无论对于神经科医师，还是心脏科医师而言均是较为棘手的疾病；同时由于受到各自专业的局限，很难从跨学科的角度和高度对心源性脑卒中有一个全面的认识和处理，因此，迫切需要相应的覆盖多学科的专著来提高临床医师对于心源性脑卒中的认知。

首都医科大学附属北京安贞医院是以诊治心血管疾病为主要特色的综合医院，心源性脑卒中的诊治始终贯穿在神经内科的日常科研和临床工作中；对于心源性脑卒中的研究安贞医院有着得天独厚的病例资源和技术支持。

北京安贞医院神经内科对于心源性脑卒中已经进行十余年的系列研究，先后得到了北京市科委、北京市卫生局等科研资助，尤其进行过大样本、系列化心脏手术后神经系统并发症的研究，在此领域的研究在国内处于领先地位，不仅已发表相关中英文研究论文数十篇，而且出版了两部专著。

本书的作者均为北京安贞医院神经内科临床医生，在长期临床工作中诊治了大量的心源性脑卒中患者，积累了丰富的临床经验及研究心得，在编纂过程中将以往的研究成果进行总结提升，扩大了研究范围及加强了研究深度，终于成就了此书，希望此专著能够对神经科、心脏科等学科的医师的临床工作及研究有所帮助，为降低心源性脑卒中的发生，改善患者预后起到积极的推动作用。

本书所有作者本着严谨科学的态度参与编写，相信会对心源性脑卒中的研究作出自己的贡献，为此我对本书所有作者表示由衷的敬意和感谢！但是由于自身水平有限，在本书的编写过程中难免出现不足和错误，出版后还希望广大读者给予批评指正，以促进心源性脑卒中的研究不断深入，为最大限度减少心源性脑卒中对人类健康的影响作出积极的努力！

本书的编纂过程中，人民卫生出版社各位编辑给予了本书大力指导和帮助，在此书出版之际，特代表本书所有作者表示由衷的感谢！

毕　齐

2014 年 9 月

目　录

第一章 心源性脑卒中概述

第一节 心源性脑卒中的定义和病因

一、定义

心源性脑卒中(cardiogenic stroke,CS)又称心源性脑栓塞,是由心脏栓子所引起的脑栓塞,约占缺血性脑卒中的15%~30%。随着诊断技术水平的提高,越来越多的证据表明心源性栓子是缺血性脑卒中的重要病因。心源性脑卒中的少见病因是由于心脏疾病引起心排血量减少,脑灌注压降低所致。

心源性脑卒中是缺血性脑卒中的重要类型之一。在最早的缺血性脑卒中病因分型——哈佛卒中登记(National Institute of Neurological and Communicative Disorders and Stroke,NINCDS)分型中,已将心源性脑卒中单独作为一类型。后瑞士洛桑卒中登记(Lausanne Stroke Registry,LSR)分型、经典TOAST(Trial of ORG 10172 in Acute Stroke Treatment)分型、改良TOAST分型,A-S-C-O分型、中国缺血性卒中亚型(Chinese Ischemic Stroke Subclassification,CISS)等等都将心源性脑卒中作为缺血性脑卒中重要的类型。应用最广泛的TOAST分型将急性缺血性脑卒中分为大动脉粥样硬化性卒中(large-artery atherosclerosis,LAA)、小动脉闭塞性卒中(small-artery occlusion lacunar,SAO)、心源性栓塞(cardioembolism,CE)、其他病因所致的卒中(stroke of other demonst rated etiology,SOE)及原因不明的卒中(stroke of other undemonst rated etiology,SUE)5大类。其中,心源性脑卒中的特点是:①临床表现及影像学表现与大动脉粥样硬化型相似;②既往有多次及多个脑血管供应区的短暂性脑缺血发作(transient ischemic attack,TIA)或卒中病史,或有全身性栓塞证据;③辅助检查要求心电监测、心脏超声或冠脉造影等证实至少有一种心源性栓子或至少存在一种心源性疾病。国内的CISS分型将心源性卒中的诊断特点概述为:①急性多发梗死灶,特别是累及双侧前循环和(或)前后循环共存的在时间上很接近的包括皮层在内的梗死灶;②无相应颅内/外大动脉粥样硬化证据(易损斑块或狭窄≥50%或闭塞);③不存在能引起急性多发梗死灶的其他病因,如血管炎、凝血系统疾病、肿瘤性栓塞等;④有心源性卒中证据;⑤如果排除了主动脉弓粥样硬化,为肯定的心源性。如果不能排除,则考虑为可能的心源性。

二、病因

若考虑心源性脑卒中,应分析的栓子来源和性质。关于血管和心脏内形成血栓的原因,Virchow认为有三个条件:①存在局部血流淤滞;②内皮损伤;③血液凝固能力增加。在血流淤滞的部位,由于局部剪切率低等因素激活凝血反应,导致血栓形成,多见于心房颤动患者的心房和心耳以及心肌收缩弥散性或局灶性降低患者的心室腔内。内皮损伤见于心肌梗死、室壁瘤、心内膜疾病、炎症性和其他性质的心肌病,由于内皮损伤,导致内皮下组织的直接暴露,从而引发一系列凝血反应。研究表明,心源性脑卒中患者的血小板活化功能和血液凝固能力均增加。栓子的性质可以是白色血栓、红色血栓、纤维蛋白条索,也可以是柔软的瓣膜赘生物、细菌、钙化瓣膜的钙结晶、肿瘤等。现将与脑卒中相关的心脏疾病总结如下(表1-1)。

表1-1 心源性脑卒中栓子的来源

常见病因	不常见病因
心房颤动	卵圆孔未闭
二尖瓣狭窄	房间隔瘤
人工心脏瓣膜	心房或心室间隔缺损
感染性心内膜炎	主动脉瓣钙化狭窄
非感染性心内膜炎	二尖瓣环钙化
急性心肌梗死	心脏乳头状弹性纤维瘤
心房黏液瘤	心房扑动
左室壁动脉瘤	
左室血栓形成	
左心室衰竭	

(一)心律失常

1. 心房颤动(atrial fibrillation,AF) AF是最常见的心脏疾病之一,是心源性脑卒中最常见的原因。AF患者中约70%为非瓣膜性心房颤动(non-valvular atrial fibrillation,NVAF),20%为风湿性心脏瓣膜病,其余10%为无明显心脏病。NVAF是心源性脑卒中的主要原因,在60岁以上人群中约占2%~5%,其发生频率随年龄增高而增加。据Framingham研究资料,NVAF引起脑栓塞的危险是对照组的5.6倍,瓣膜病合并的AF是对照组的17.6倍;NVAF发生栓塞事件的危险为每年5%左右,是非房颤患者发生率的2~7倍,占所有脑栓塞事件的15%~20%。AF发生脑卒中的病理生理机制是心房电生理和机械活动紊乱。AF发生时心房率高达350~600次/分,快速而不规则的激动使心房产生不协调的颤动,丧失心房有效的收缩能力,导致心房尤其是左心耳血流速度减慢,左心耳射血分数显著下降(<20cm/s)。由于左心耳是一个狭长的通道,易出现血流淤滞,局部凝血因子浓度增高,激活的凝血因子不能及时被清除,血液黏度增加。研究表明,与左心耳有关的血栓约占整个血栓形成的90%,大多为白色血栓或混合性血栓。反复的AF发作后出现心房扩大,加重血液淤积。AF发作时心房血液形成涡流,损伤心房壁的内皮细胞,使得基底膜及内皮下结缔组织裸露,引发血小板黏附、聚集,形成血小板血栓。与此同时,内皮下结缔组织中的胶原激活因子Ⅻ,启动内源性凝血系统,心房壁受损所释放的组织凝血活酶,又可启动外源性凝血系统,最后通过共同途径使纤维蛋白原转变为纤维蛋白,促进血栓形成。大量细胞因子参与上述过程,研究证实AF患者血管假性血友病因子(vWf)、IL-6等炎症因子升高,血管内皮生长因子(VEGF)高度表达,细胞外基质和RAAS系统的活性分子等都参与了推动血栓形成和诱发栓子脱落的过程。心源性脑卒中较其他类型的缺血性卒中易复发,AF患者30天内脑卒中复发率为25%,无AF者为20%,AF的患者6个月复发率为47%,无AF者仅为20%。

2. 病态窦房结综合征(sinus sick syndrome,SSS) 病态窦房结综合征是由窦房结及其邻近组织病变引起窦房结起搏功能和(或)窦房传导功能障碍,从而产生多种心律失常和临床症状的一组综合征,表现为慢或(和)快的心脏节律。SSS 除窦房结的病理改变外,还可合并心房、房室交界处及心脏全传导系统的病理改变。研究表明≥75 岁的人群中,男性 SSS 占2.9%,女性占 1.5%。与 AF 患者类似,SSS 的左房功能紊乱造成血液淤滞,易在心耳内产生血栓,一旦窦房结恢复自律性,心房协同收缩时,血栓则被推入体循环。SSS 患者全身栓塞最常见的为脑栓塞,发生率 14% ~18%,伴有阵发性或慢性 AF 的患者发生脑栓塞的风险更高。

(二)瓣膜性心脏病

10% ~20%的心脏瓣膜病患者发生过心源性脑卒中。瓣膜性心脏病常常造成瓣膜赘生物形成,导致瓣叶柔韧性降低、钙化,瓣口狭窄,引起局部血流动力学改变和心脏正常生理功能的改变,这些均促使瓣膜表面和邻近心室血栓的形成。

1. 二尖瓣狭窄 绝大多数二尖瓣狭窄起源于风湿性心脏病。9% ~14% 风湿性二尖瓣狭窄患者并发全身性栓塞,其中 60% ~75% 为脑栓塞。在伴有 AF 或心力衰竭的大部分患者中均有左心房血栓形成。据一组尸检资料表明,不论有无栓塞历史,约15% ~17%的风湿性心脏病患者存在左心房血栓,即使在轻度二尖瓣狭窄的患者中也有血栓形成。如合并AF,发生脑栓塞的危险性将增加。Framingham 研究显示:二尖瓣狭窄合并 AF 患者发生脑栓塞的风险是一般人群的 18 倍,二尖瓣狭窄的病史越长,发生脑栓塞的危险性也越大。二尖瓣狭窄的外科修复手术也增加栓塞的危险性。

2. 二尖瓣反流 二尖瓣反流常发生在缺血性或风湿性心脏病,可合并二尖瓣脱垂或乳头肌功能不全,严重时心房内膜表面可形成溃疡而导致血栓形成。合并 AF 时更易造成栓塞。与二尖瓣狭窄相比,二尖瓣反流发生脑卒中的风险相对较小。

3. 二尖瓣脱垂和二尖瓣环钙化 据统计二尖瓣脱垂的患病率约为 5% ~21%,好发于青年女性,是心源性脑卒中的危险因素之一。二尖瓣脱垂临床表现无特征性,但可发生严重并发症,如感染性心内膜炎、二尖瓣反流、心律失常、猝死及脑卒中等,超声心动图(UCG)对诊断该病有特殊意义。二尖瓣脱垂患者血小板活性增高,二尖瓣心房面和腱索与左心室壁摩擦导致心内膜纤维化,促进血栓形成。一些尸检资料发现,脱垂的二尖瓣小叶上附有血栓,尤其是在二尖瓣后叶和左心房壁之间,被认为是导致脑卒中的因素,但二尖瓣脱垂合并脑卒中的患者复发率较低。二尖瓣环钙化是二尖瓣纤维支持结构的慢性纤维性非炎症性、退行性病变,多发生于老年女性。二尖瓣环钙化使脑卒中风险增加 2 倍,其严重程度与脑卒中发生频率成正比。研究表明,UCG 上二尖瓣的高密度信号每增厚 1mm,脑卒中发生的相对危险度(RR)增加 1.24。

4. 瓣膜置换 人工心瓣膜置换术分为机械瓣膜和生物瓣膜两种。无论是生物瓣还是机械瓣均可诱发全身性栓塞,年发生率为 1% ~4%,其中80% 与脑栓塞有关。瓣膜置换术后,植入的人工材料和瓣膜周围组织损伤可导致血小板活化,人工材料可激活内源性凝血途径,生物瓣膜的退行性变会刺激血栓形成。机械瓣膜发生栓塞的危险性高于生物瓣膜,二尖瓣置换的危险性又高于主动脉瓣置换术。AF、左心房血栓、既往栓塞史和置换的瓣膜数量均增加发生栓塞的危险性,尤其在术后的最初 3 个月内。机械瓣膜植入后需终身服用抗凝剂。

(三)急性心肌梗死(acute myocardial infarction,AMI)

急性心肌梗死是最常见导致脑卒中的缺血性心脏病之一。AMI 后 2 ~4 周内发生脑卒中的比例约为2.5%,前壁AMI患者发生脑卒中的风险更大,大约为6%。AMI造成脑卒中的机制主要包括左心室血栓、左室功能下降、AF、低血压、颅外动脉狭窄和并发冠状动脉炎等,栓子主要来源于左心室血栓。造成左室血栓的危险因素包括部分心室壁活动障碍或不活动、心内膜表面受损以及左心室血流持续紊乱状态。高龄、血栓突起的程度和带蒂的血栓均为发生脑栓塞的危险因素。运用UCG可测出40%的AMI后左心室内存在血栓,发病7天后多见。GISSI-3研究结果表明,前壁AMI导致射血分数<40%的患者中,有18%发生左心室血栓形成,非前壁AMI患者有1.8%~5.4%发生左心室血栓形成。据一组随访左心室血栓患者2年的资料,发现有10%~15%的患者发生脑栓塞,多发生在最初3个月。临床上发现血栓形成时,经常使用华法林等抗凝剂治疗,但是左心室血栓仍然存在。这可能由于抗凝剂仅能控制新的血栓形成,但是对已形成的血栓作用较小。由于缺乏随机研究的支持,权威指南针对急性左心室血栓的治疗建议不同。ACC/AHA指南初步建议终身抗凝治疗,出血风险低,但是ASA/AHA指南建议对于血栓引起的脑卒中或者系统性血栓,最多抗凝治疗一年。

(四)心脏肿瘤

原发性心脏肿瘤少见,其中心脏黏液瘤最常见,约占60%。心脏黏液瘤多累及中青年,约75%起源于左心房,15%~20%起源于右心房,6%~8%起源于心室,极少起源于瓣膜。约20%~45%的心脏黏液瘤患者首发症状为栓塞,其中50%为脑栓塞。栓子的成分为黏液组织或黏附在肿瘤表面的血栓性物质。肿瘤性栓子可造成颅内动脉瘤,多位于远端分支,偶可破裂造成出血。乳头状弹力纤维瘤是另外一种常引起脑卒中的心脏肿瘤,多为高度球形,带有高度活动度的带蒂肿瘤,从肿瘤表面脱落的血栓或瘤体,被认为是导致脑卒中的原因。其他原发性或转移性心脏肿瘤也可发生脑栓塞。

(五)先天性心脏病

多种先天性心脏病可并发血栓栓塞性疾病,其发病机制包括心律失常、非常规性栓塞和细菌性心内膜炎等。非常规性栓塞是指起源于静脉系统的栓子通过未闭卵圆孔、房间隔缺损、肺动静脉瘘等途径从右心分流到左心,导致脑卒中。以青紫性先天性心脏病多见,因其血黏度高,易形成静脉血栓。文献报道,卵圆孔未闭(PFO)在正常人群中发病率约26%,随着年龄的增长,发生率降低,其中34.3%发生于30岁以下,25.4%发生于40~80岁,20.2%发生于90~100岁。研究表明,PFO与脑卒中关系密切,约40%的不明原因的脑卒中患者发现存在PFO。另外,房间隔膜部瘤也会增加脑卒中的风险,其中50%的患者伴发PFO。

(六)感染性心内膜炎

随着风湿性心脏病的发病率逐渐下降,风湿性二尖瓣感染链球菌的发病率下降,但是正常瓣膜和人工瓣膜感染的发病率相对增加。二尖瓣或主动脉瓣膜上的赘生物脱落,可以引起中枢神经系统多种并发症,如缺血或出血性脑卒中、蛛网膜下腔出血、脑膜炎、化脓性动脉炎及真菌性动脉瘤等。感染性心内膜炎伴发脑卒中的发生率约为10%,多发生在抗生素治疗前或者治疗期间,其栓子常是多个,尤其是人工心脏瓣膜感染,以葡萄球菌感染最常见。研究表明,感染性心内膜炎并发缺血性脑卒中的发生率约为15%~19%,颅内出血发生率相对较低,为2.8%~7%。经食管UCG比经胸UCG诊断瓣膜赘生物更加可靠,对高度怀疑感染性心内膜炎的患者应首选经食管UCG。由于栓子多为感染的赘生物碎片,故最佳措施是迅速抗菌治疗。非感染性心内膜炎常伴有全身肿瘤(如肺癌、胰腺癌、前列腺癌、血液病等)、系统性红斑狼疮、抗磷脂抗体综合征等疾病,临床表现不典型,所累及的瓣膜多为正常瓣膜,赘生物很小,由血小板和纤维蛋白组成,诊断较为困难,常需要经食管 UCG。对于非感染性心内膜炎并发脑卒中者应给予抗凝治疗,同时治疗原发病。

(七)心肌疾病

各种心肌病均为脑卒中的潜在危险。扩张性心肌病最常见,因为心室内存在散在性的小血栓,尤其在血流滞留较严重的心尖部,约 78% 的原发性扩张性心肌病的心室内存在血栓。当出现心律失常尤其是发生 AF 时,这些血栓容易脱落,导致脑栓塞。其他心肌病如心肌营养不良、心肌淀粉样变性、Fabry 病、Takotsubo 心肌病、线粒体心肌病、心肌致密化不全等,也都是心源性脑卒中的始动因素。

(八)心脏手术

多种心脏手术包括射频消融术、冠状动脉搭桥术、冠状动脉介入术、心脏移植术等均有可能引起脑卒中。栓子可能是空气、瓣膜组织、主动脉壁上的粥样硬化物质、左心室血栓、导管尖端栓子等。近年来,由于手术方法及器械的改进,手术引起的脑卒中并发症逐渐减少。

(九)其他

心力衰竭、心源性休克、大动脉炎、主动脉夹层、肺源性心脏病等心脏疾病也可以引起脑卒中,其发生机制涉及血流动力学和血液流变学的紊乱。

第二节 心源性脑卒中的流行病学

脑卒中具有极高的致残率和的致死率,是当今世界危害人类生命健康的最主要疾病之一。在世界范围内,脑卒中的年发病率平均为 140/10 万 ~200/10 万人口,东方人高于西方人。近期,杨功焕教授等进行的研究结果提示,脑卒中已升至我国首位死因。作为脑卒中的一个重要分型,心源性脑卒中约占 20%,其症状更重,复发率高,威胁公众的生命健康。

一、脑卒中的流行病学

中国开展脑卒中流行病学研究始于 20 世纪 80 年代初,全国抽样调查显示,当时脑卒中死亡率在 80/10 万 ~140/10 万,年发病率在 120/10 万 ~280/10 万;中国城市居民脑卒中患病率较高,平均达 700/10 万人口;农村地区由于医疗条件差,患病后存活期相对较短,所以患病率平均在 300/10 万 ~400/10 万,3/4 存活脑卒中患者留有不同程度的后遗症。2012 年我国脑卒中患病率达到 1.82%,估算我国 40 岁以上的脑卒中患者已有 1036 万人。20 世纪 80 年代全国平均患病率为 0.27%;而最近的筛查结果表明,全国脑卒中患病率从 1986 年至 2012 年的年均增长率为 7.6%。我国脑卒中每年带来的社会经济负担达 400 多亿元,给家庭和国家带来巨大的负担。

(一)脑卒中的死亡率

脑卒中死亡率在世界各国有差异较大,据世界卫生组织制定的 MONICA 方案,即多国心血管动态趋势和决定因素的监测方案,结果显示 20 世纪 80 年代后期以来脑卒中死亡率在国际间存在差异,最高与最低的差别约为 4 倍(男)和 4.7 倍(女);死亡率最高的是俄国和东欧国家,最低的为西欧,中国的死亡率居中;东欧和葡萄牙报道的病死率最高达 189/10 万,最低的是瑞典,病死率为 44.7/10 万。大多数国家脑卒中死亡率总的趋势是下降的。日本男女脑卒中死亡率从首位分别降为第 7 和 11 位。由于世界人口日益老龄化,下降趋势今后可能减缓。脑卒中死亡率和病死率的下降是各方面综合作用的结果。根据卫生部数据,

2005 年我国城市居民脑血管疾病死亡率为 111/10 万,占城市居民总死亡的 20%,农村居民脑血管疾病死亡率为 112/10 万,占农村总死亡率的 21%。脑血管病死亡率从 40~44 岁开始快速上升,与每 10 岁的年龄组增加呈指数关系,城市与农村地区男性脑血管病死亡率和各年龄组的死亡率均高于女性,但脑血管病死亡的城乡差异不大。

(二)脑卒中的发病率

发病率与死亡率是观察脑卒中人群分布特征的重要指标。MONICA 研究结果显示,脑卒中发病率在 185/10 万~700/10 万。自 20 世纪 80 年代后期至 90 年代初,各国脑卒中发病率仍有差别,最高与最低相差 3 倍(男)和 5 倍(女),脑卒中发病率最高的国家是俄国、芬兰和立陶宛,最低的为意大利、瑞典哥德堡。整体看来,俄国、芬兰、立陶宛和中国北京脑卒中的发病率高于西欧和北欧。美国的脑卒中研究显示美国的东南各州脑卒中的发病率和死亡率高于其他各州,英国北方的死亡率高于南方。中国 MONICA 结果显示:我国由北至南,发病率、患病率和病死率均呈明显的下降趋势。东部沿海地区高于西部地区,男性高于女性,城市发病率高于农村。1987 年,全军脑血管病流行病学协作组在全国 29 个省市,约 580 万人群中,调查中国人群脑血管疾病发病率,结果显示我国脑卒中的世界人口标准化发病率是 115.61/10 万,患病率是 256.94/10 万,死亡率是 81.33/10 万。有资料表明,我国北方最高发病率 486/10 万,南方最低发病率 136/10 万。

(三)脑卒中病死率

卫生部发布的数据显示,我国 2005 年脑卒中患者中 29% 诊断为脑出血,54% 为脑梗死,平均住院时间 13.9 天,住院期间脑出血病死率 8.4%,脑梗死病死率 2%。MONICA 研究显示我国 20 世纪 80 年代末和 90 年代初的脑卒中年龄标化病死率,男性为 33%,女性 38%,病死率逐年下降。

(四)脑卒中的患病率

患病率是在调查时点前曾患脑卒中,不论是否已经痊愈,均作为一个病例,旨在通过了解该病在人群中波及与危害的范围。根据第 3 次全国卫生服务调查研究的数据,2003 年我国人群脑卒中的患病率是 6.6‰,城市为 13‰,农村为 4.4‰。

(五)脑卒中在总死亡中的死因构成和死因顺位

脑卒中一直是我国人口死亡的主要原因。表 1-2 列出了 2000 年按不同性别分组城市和农村的前 4 位死因以及在总死亡中的构成比。我国第三次国民死因调查结果显示脑卒中已经升为中国第一位死因。2013 年,杨功焕教授等进行的研究结果也提示脑卒中是我国的首位死因。

表 1-2 卫生部全国死亡监测人群 2000 年前 4 位死因顺位及在总死亡中的构成比(%)

疾病	城市		农村	
	男性	女性	男性	女性
肿瘤	27.2(1)	20.8(2)	20.8(2)	15.1(3)
脑血管病	20.8(2)	21.9(1)	18.6(3)	18.9(2)
心脏病	16.5(3)	19.3(3)	10.8(4)	13.4(4)
呼吸系统疾病	12.8(4)	13.9(4)	21.5(1)	25.2(1)

注:括号内数据为排列位数

二、心源性脑卒中的流行病学

心源性脑卒中约占缺血性脑卒中的20%。美国一项研究估计1985年至1989年心源性脑卒中发病率为40/10万。德国的一项研究,根据TOAST分型方法分析1994年至1998年心源性脑卒中发病率为30.2/10万($95\% CI = 25.6 \sim 35.7$)。

心源性脑卒中临床症状常常较重,复发率高,死亡率高,预后较差,花费较高。Tobias Back等连续纳入了511例缺血性脑卒中患者和132例TIA患者,与非心源性脑卒中($n = 278$)比,心源性脑卒中($n = 101$)症状更加严重(入院 BI46.3 ± 27.0 vs. 59.3 ± 34.1,$P < 0.01$),恢复更差(出院 BI 59.2 ± 28.9 vs. 73.1 ± 33.4,$P < 0.01$),住院时间更长(12.6 ± 5.7 vs. 10.0 ± 7.8d,$P < 0.01$),费用更高(4890 欧元/人 $95\% CI = 4460 \sim 5200$ vs3550 欧元/人 $95\% CI = 3250 \sim 3850$,$P < 0.010$)。一项研究总结了4项数据库,按不同亚型分析了1709例脑卒中患者复发脑卒中的情况。结果显示,发病30天大动脉粥样硬性脑卒中患者复发率最高($OR = 2.9$,$95\% CI 1.7 \sim 4.9$),心源性脑卒中次之($OR = 1.0$,$95\% CI = 0.6 \sim 1.7$),然后是原因不明的缺血性卒中($OR = 1.0$,$95\% CI = 0.6 \sim 1.6$)和小动脉闭塞性卒中($OR = 0.2$,$95\% CI = 0.1 \sim 0.6$)。Petty等纳入了442例缺血性脑卒中患者,平均随访3.2年,分析不同卒中亚型的预后和复发情况。结果显示,发病30天各亚型脑卒中复发率分别为:大动脉粥样硬化性脑卒中18.5%($95\% CI 9.4\% \sim 27.5\%$);心源性脑卒中5.3%($95\% CI 1.2\% \sim 9.6\%$);腔隙性脑梗死1.4%($95\% CI 0.0\% \sim 4.1\%$);原因不明的缺血性卒中3.3%($95\% CI 0.4\% \sim 6.2\%$),亚型之间有显著统计学意义($P < 0.001$)。各个亚型的五年死亡率结果是大动脉粥样硬化性脑卒中32.2%($95\% CI 21.1\% \sim 43.2\%$);心源性脑卒中80.4%($95\% CI 73.1\% \sim 87.6\%$);腔隙性脑梗死35.1%($95\% CI 23.6\% \sim 46.0\%$);原因不明的缺血性卒中48.6%($95\% CI 40.5\% \sim 56.7\%$),亚型之间有显著统计学意义($P < 0.001$)。

第三节　心源性脑卒中的常见临床表现

一、何时考虑心源性脑卒中

理想情况下,诊断心源性脑卒中应该满足以下三点:存在栓塞栓子源,既往心脏疾病以及无其他可能的解释。事实上,心源性卒中的临床表现缺乏特异性,与栓塞的部位、栓子数量、栓子大小、栓子的性质、局部血流阻断时间长短、循环侧支的建立等有关。心源性脑卒中的确定诊断并不总是明确的,将心源性脑卒中相对特征性的临床表现总结如下:

1. 心源性脑卒中任何年龄均可发病,青壮年居多。患者既往心律失常、风湿性心脏病、感染性心内膜炎、先天性心脏病等心脏疾病,存在心源性栓塞的病因证据。

2. 心源性脑卒中是发病最急的脑血管病,骤然发生的局灶性神经功能缺损症状和体征,常常在数秒或数分钟内达高峰,常无先兆,症状较重。

3. 发病时患者通常意识清楚,也可伴有一过性意识障碍。心源性脑卒中可以是急性多发性梗死,以累及大脑中动脉、大脑后动脉以及分支多见,特别是同时累及双侧前循环或者前后循环。

4. 没有颅内外大动脉硬化证据(易损斑块、狭窄 >50% 或闭塞)以及其他导致脑梗死的病因,例如血管炎、血流动力学紊乱、瘤性栓塞。

二、心源性脑卒中的常见临床表现

心源性脑卒中常常突然发生,可在体力活动时发生,也可在休息或日常活动中发生,研究表明47% ~74%症状常在数秒或数分钟之内达高峰。心源性脑卒中与腔隙性脑梗死、血栓形成的脑梗死相比,突然起病和快速进展更加常见(79.7% vs. 38% vs. 46% ,$P < 0.01$)。

心源性脑卒中的症状可在短时间内缓解或加重。当栓子阻塞到受累动脉,一旦侧支循环建立,神经功能缺损程度将有所改善。与动脉粥样硬化性狭窄基础上的原位血栓形成不同,心源性脑卒中的栓子较为疏松地附着在血管壁上,可在卒中发生后的48小时之内碎裂,并脱落流向远端,这使已阻塞的血管发生血管再通,临床症状亦会有所改善。但栓子脱落后若阻塞远端重要的血管分支,则症状将加重。例如,左侧大脑中动脉主干栓塞后突发右侧偏瘫、感觉障碍和失语,若栓子脱落、碎裂后通过主干流向远端,豆纹动脉重新获得血供,偏瘫症状会好转,皮层血供增加也会使失语改善;若栓子进入到供应颞叶的大脑中动脉下干并阻塞颞动脉,则会出现 Wernicke 失语。Mohr 将突然发生的严重神经功能缺损短时间内完全或近完全迅速好转的现象称为迅速好转型神经功能缺损(spectacular shrinking deficit, SSD),这一特征现象通常是由于闭塞的大脑中动脉主干或基底动脉迅速再通所致。心源性脑卒中患者的临床表现若在初步改善后再次加重,通常是一步到位至最重,多发生于48小时内,逐步平缓进展性加重或延迟性加重少见,48小时后的延迟性加重多因脑水肿或梗死后出血所致。

研究表明心源性脑卒中的栓子80%进入前循环,20%进入后循环。栓子所到达动脉的部位与栓子的大小和性质有关。研究表明,前后循环均有易栓塞的部位。前循环的易栓塞部位有三个:①颈动脉的大栓子可以停留到颈动脉,尤其是粥样硬化性狭窄时更易发生;②如果栓子顺利通过颈内动脉颅外段,下一个易停留的部位则是颈内动脉颅内段向大脑前动脉和大脑中动脉分叉的部位;③通过了颈内动脉分叉处的栓子最容易进入大脑中动脉以及其分支。Gacs 等研究认为循环中的球形栓子几乎总是沿着主干进入到大脑中动脉及其分叉。到达大脑中动脉的栓子会进入到其上下干以及其皮层分支。上干为大脑外侧裂以上的皮层以及白质供血,主要包括额叶以及顶叶上部;下干为外侧裂以下的区域供血,主要包括颞叶及顶叶下部。大脑中动脉以及分支的栓塞可以引起多种形式的梗死,其中皮层-皮层下梗死最常见。对于大脑中动脉主干的急性闭塞的年轻患者,其侧支循环可在大脑表明迅速形成,从而为大脑中动脉皮层分布区代偿供血。主干闭塞还可导致向基底节区供血的分支动脉闭塞,由于该部位为大脑中动脉深穿支供血,侧支循环较差,可导致基底节及其周围白质的梗死,称为纹状体内囊梗死。栓子偶尔也会进入到大脑前动脉或其远端分支,导致一侧额叶旁中央区域梗死。

后循环的易栓塞部位:①椎动脉分支,小脑后下动脉分布区的小脑后下部位;②小脑上动脉分布区的小脑上部分;③大脑后动脉分布区内的丘脑和大脑半球部位。进入后循环的栓子可以导致椎动脉颅外段以及颅内段闭塞,通过了椎动脉颅内段的栓子通常都能通过基底动脉的近心端和中段,因为这两部分都比椎动脉的颅内段要粗。但是基底动脉朝向颅内方向会逐渐变细,故栓子常会阻塞基底动脉远端分叉处或其分支中的一支,如为小脑上表面供血的小脑上动脉以及为丘脑外侧部和颞枕叶供血的大脑后动脉。

栓塞发生后,患者神经功能缺损的临床表现与动脉栓塞的部位有关,具体症状、体征见表 1-3。大脑中动脉主干和分支栓塞,出现失语、偏瘫、单瘫、偏身感觉障碍和部分性癫痫发作等,偏瘫以面部和上肢为重,如梗死面积大,病情严重者可引起颅内压增高、昏迷、脑疝、甚至死亡。大脑中动脉深穿支或豆纹动脉栓塞可引起病灶对侧偏瘫,优势半球受损可有失语。大脑中动脉各皮质支栓塞可引起病灶对侧偏瘫,以面部和上肢为重,优势半球可引起失语、失读、失写、失用,非优势半球可引起对侧偏身忽略症等体象障碍。大脑前动脉栓塞时可表现为对侧下肢的感觉和运动障碍,对侧中枢性面舌瘫及上肢瘫痪,亦可发生情感淡漠、欣快等精神障碍,可伴有尿潴留。约1/5的脑栓塞发生在后循环系统,临床表现眩晕、复视、共济失调、交叉瘫、构音障碍、饮水呛咳及吞咽困难等。栓子进入一侧大脑后动脉可引起对侧同向偏盲或上象限盲,栓子进入双侧大脑后动脉引起皮质盲,可伴有病灶对侧偏身感觉减退、丘脑性疼痛、对侧肢体舞蹈样徐动症以及各种眼肌麻痹等。栓塞一侧小脑后下动脉可以出现延髓背外侧综合征,偶有较大的栓子栓塞在基底动脉主干,导致患者突然昏迷、四肢瘫,表现为致命的基底动脉闭塞综合征。

心脏来源的栓子往往比颈动脉或颅内动脉的栓子要大,所以心源性脑卒中的梗死灶也相应要大。根据美国数据库(Stroke Data Bank)结果显示,心源性脑卒中患者在CT上的梗死灶平均体积是动脉内栓塞患者的2.4倍($P < 0.01$)。一项2000多例脑卒中患者研究发现,心源性脑卒中的梗死灶平均大小为73.7cm³,而非心源性脑卒中的梗死灶平均大小48.9cm³;与动脉内栓塞患者相比,心源性卒中后更早出现意识水平下降(29.8% vs 6.1%),19%~31%患者起病时意识水平下降。另外,Timsit等认为意识改变是心源性脑卒中的预测因素。

心源性脑卒中急性期的死亡率约为5%~15%,10%~20%的患者易在发病后20天内卒中再复发,故应早期识别心源性脑卒中,寻找栓子来源,采取正确的治疗和二级预防方案。

表1-3 脑卒中的临床表现

累及血管	临床表现
前循环(颈内动脉系统)	
颈内动脉	对侧偏瘫、偏身感觉障碍,双眼对侧同向性偏盲,同侧Horner征,失语,大面积梗死因海马沟回疝致死
大脑中动脉	
主干闭塞	对侧偏瘫、偏身感觉障碍,同向性偏盲,失语、失读、失写(优势半球),体象障碍(非优势半球)
皮质支闭塞	对侧偏瘫、偏身感觉障碍,以面、舌、上肢为重,下肢轻,同向偏盲,失语、失读、失写,失用(优势半球),体象障碍(非优势半球)
深穿支闭塞	对侧偏瘫,面、舌以及肢体受累程度均等,对侧偏身感觉障碍,可有偏盲、失语
大脑前动脉	
主干闭塞	对侧偏瘫,下肢重,轻度偏身感觉障碍,尿潴留,精神障碍,额叶释放征
皮质支闭塞	对侧偏瘫、偏身感觉障碍,下肢重,尿潴留
深穿支闭塞	对侧面、舌以及上肢轻瘫
后循环(基底动脉系统)	
大脑后动脉	

续表

累及血管	临床表现
皮质支闭塞	对侧偏盲,失读,命名性失语(优势半球),体象障碍(非优势半球)
深穿支闭塞	丘脑综合征,红核丘脑综合征,Weber 综合征,Benedit 综合征等
基底动脉主干闭塞	四肢瘫痪,脑神经麻痹、小脑症状、昏迷
基底动脉顶端闭塞	基底动脉尖端综合征(小脑共济失调,视野缺损、眼球运动障碍,记忆障碍、意识障碍等)
中脑动脉闭塞	Weber 综合征:同侧动眼神经麻痹,对侧偏瘫
	Benedit 综合征:同侧动眼神经麻痹,对侧肢体不自主运动
	Parinaud 综合征:同侧动眼神经麻痹,双侧上视不能,对侧运动感觉障碍
双侧脑桥旁正中动脉闭塞	闭锁综合征:四肢瘫痪,缄默,意识清楚
单侧脑桥旁正中动脉闭塞	Foville 综合征:患侧注视运动障碍及周围性面瘫,对侧偏瘫
单侧脑桥旁中央动脉闭塞	Millard-Gubler 综合征:患侧眼球外展麻痹及周围性面瘫,对侧偏瘫
小脑后下动脉闭塞	Wallenberg 综合征:同侧 Horner 征,小脑性共济失调,真性球麻痹,交叉性感觉障碍,眩晕,眼球震颤,对侧轻偏瘫等

(毕 齐)

参 考 文 献

1. Adams H J,Bendixen B H,Kappelle L J,et al. Classification of subtype of acute ischemic stroke. Definitions for use in a multicenter clinical trial. TOAST. Trial of Org 10172 in Acute Stroke Treatment. Stroke,1993,24(1):35-41.

2. Wolf P A,Dawber T R,Thomas H J,et al. Epidemiologic assessment of chronic atrial fibrillation and risk of stroke:the Framingham study. Neurology,1978,28(10):973-977.

3. Wolf P A,Abbott R D,Kannel W B. Atrial fibrillation:a major contributor to stroke in the elderly. The Framingham Study. Arch Intern Med,1987,147(9):1561-1564.

4. Semelka M,Gera J,Usman S. Sick sinus syndrome:a review. Am Fam Physician,2013,87(10):691-696.

5. Radford D J,Julian D G. Sick sinus syndrome:experience of a cardiac pacemaker clinic. Br Med J,1974,3(5929):504-507.

6. 王春娟,王拥军. 缺血性卒中病因学分型发展及各分型特点. 中国临床研究,2010(02):89-92.

7. Arboix A,Alio J. Acute cardioembolic cerebral infarction:answers to clinical questions. CurrCardiol Rev,2012,8(1):54-67.

8. Weir N U. An update on cardioembolicstroke. Postgrad Med J,2008,84(989):133-142,139-140.

9. Leonard A D,Newburg S. Cardioembolicstroke. J Neurosci Nurs,1992,24(2):69-76.

10. Ferro J M. Cardioembolic stroke:an update. Lancet Neurol,2003,2(3):177-188.

11. Kelley R E,Minagar A. Cardioembolic stroke:an update. South Med J,2003,96(4):343-349.

12. Diaz G J. Cardioembolic stroke:epidemiology. Neurologia,2012,27Suppl 1:4-9.

13. Arboix A,Alio J. Cardioembolic stroke:clinical features,specific cardiac disorders and prognosis. CurrCardiol Rev,2010,6(3):150-161.

14. Timsit S G,Sacco R L,Mohr J P,et al. Early clinical differentiation of cerebral infarction from severe atherosclerotic stenosis and cardioembolism. Stroke,1992,23(4):486-491.

15. Winter Y,Wolfram C,Schaeg M,et al. Evaluation of costs and outcome in cardioembolic stroke or TIA. J Neurol,2009,256(6):954-963.

16. Kolominsky-Rabas P L,Weber M,Gefeller O,et al. Epidemiology of ischemic stroke subtypes according to TOAST criteria:incidence,recurrence,and long-term survival in ischemic stroke subtypes:a population-based study. Stroke,2001,32(12):2735-2740.

17. Petty G W,Brown R J,Whisnant J P,et al. Ischemic stroke subtypes:a population-based study of functional outcome,survival,and recurrence. Stroke,2000,31(5):1062-1068.

18. Yang G,Wang Y,Zeng Y,et al. Rapid health transition in China,1990-2010:findings from the Global Burden of Disease Study 2010. Lancet,2013,381(9882):1987-2015.

19. 李小鹰. 心源性卒中的识别与对策. 国际心血管病杂志,2006(04):214-216.

20. Petty G W,Brown R J,Whisnant J P,et al. Ischemic stroke subtypes:a population-based study of incidence and risk factors. Stroke,1999,30(12):2513-2516.

21. 曹树平,张国瑾. 心源性卒中. 现代诊断与治疗,1990(01):47-50.

22. 徐燕. 心源性脑栓塞. 中国卒中杂志,2006(02):114-116.

23. 陈捷,亓树彬. 缺血性脑卒中的流行病学. 实用心脑肺血管病杂志,2000(03):179-181.

24. 吴兆苏,姚崇华,赵冬. 我国人群脑卒中发病率、死亡率的流行病学研究. 中华流行病学杂志,2003(03):71-74.

25. 王拥军. 神经内科学高级教程. 北京:人民军医出版社,2012.

26. Louis R. Caplan. Caplan's Stroke:A Clinical Approach. Fourth Edition. Philadelphia:Elsevier Saunders,2009.

27. 郭玉璞,王维治. 神经病学. 北京:人民卫生出版社,2006.

28. 吴江,贾建平,崔丽英. 神经病学. 第2版. 北京:人民卫生出版社,2010.

第二章 心律失常

心律失常有多种类型，心房纤颤是最常见的心律失常，也是卒中的重要危险因素。心房颤动患者的心房内特别是左心耳部位的异常血流导致血液凝集成块，凝血块可能栓塞至脑血管进而导致缺血性卒中，约20%的缺血性卒中是由心源性因素引起，其中心房颤动又是最常见的病因，占到约15%，心房颤动患者相关脑卒中更为严重，复发率、致残性和死亡率更高，因此抗栓治疗成为心房颤动治疗的重点。

第一节 心房颤动与脑卒中

心房颤动（房颤，Atrial Fibrillation，AF）是一种室上性快速心律失常，心房活动不协调致心房机械功能受损，心电图（ECG）表现为不同大小、波幅、间隔的纤颤波——f波代替了正常连续的P波。

一、流行病学

房颤是最常见的心律失常类型，与血栓栓塞和脑卒中的风险高度相关。美国每年因房颤所引起的脑卒中发生率为15%，房颤导致的脑卒中比例随着年龄而陡然增长，50~59岁之间由房颤所诱发的脑卒中比例为1.5%，当年龄增长到80~89岁之间时，该比例迅速升高至20%。而且，房颤导致的脑卒中死亡率和致残率远远高于非房颤性脑卒中。因此，房颤治疗的重点在于控制心率和预防脑卒中。对于房颤患者，预防脑卒中显得尤为重要。

二、房颤的分类

根据房颤病因、电生理学特征、持续时间、症状对房颤进行不同的分类。目前美国和欧洲心脏协会强调以心律和时间为基础将房颤分为四类：首发房颤（first-detected AF）：指从未有类似的心律失常；阵发房颤（paroxysmal AF）：1周内能自行停止的房颤；持续房颤（persistent AF）：不能自行停止、持续时间超过1周的房颤；永久房颤（permanent AF）：心脏复律不能终止的房颤。阵发房颤与持续房颤的区别在于能否在7天内自行终止。长期、阵发房颤（longstanding paroxysmal AF）和持续房颤可以进展成为永久房颤。

需要区分三个概念，第一个概念是超过1年以上的持续房颤，随着导管消融技术的进步，这部分房颤亦可以考虑行消融手术。欧洲心脏节律委员会（European Heart Rhythm Association）、心脏节律协会（Heart Rhythm Society）、欧洲抗心律失常委员会（European Cardiac Arrhythmia Society）将超过1年的房颤定义为"长期、持续性疾病（longstanding, persistent disease）"，以区别于永久房颤。另一个概念是孤立房颤（lone AF），指缺乏心肺疾病以及其他急性、导致心律失常的疾病基础的青年人罹患的房颤。第三个概念是继发性房颤（secondary

AF)其他疾病(例如心脏手术、心包炎)继发房颤,这类房颤在基础疾病得到恰当的治疗后会消失并且极少复发。

这种以时间为基础的分类方法也存在诸多不足。由于一部分房颤常无明显的临床症状,所以根据心电图、症状确定房颤的类型常并不十分准确,房颤不仅经常复发,而且常从阵发、持续房颤进展为永久房颤。研究显示,首次诊断阵发或者持续房颤后 4 年内进展为永久房颤的几率高达 34%。进展的高危因素包括高龄、心脏瓣膜疾病、合并卒中或者系统栓塞、心肌病、心衰、左房扩大、心肌梗死、慢性阻塞性肺病、高血压、糖尿病、过量酒精摄入等。房颤复发或者稳定与心脏电活动和结构重塑有关。

在 2006 年 AHA/ACC 和欧洲心脏协会制定的房颤诊疗指南中,房颤分类法以心律为基础兼顾时间概念。阵发房颤:持续时间不超过 24 小时且 7 天内能停止;持续房颤:持续时间常超过 7 天;永久房颤:心脏复律不能终止的房颤。

还有一些其他的房颤分类方法,不同类型的房颤具有不同的特征,发病率、死亡率以及治疗策略亦不同。参见表 2-1。

表 2-1 房颤分类以及特征

AF 类型	特 征
永久/慢性 AF	AF 持续存在,不能复律
孤立 AF	多在年轻人中存在,心脏超声未发现结构改变
非瓣膜病性 AF	AF 不是有瓣膜疾病、人工瓣膜或者瓣膜修复所引发
阵发 AF	可自行终止发作
持续 AF	持续时间超过 7 天,或者通过电复律终止发作
继发 AF	由其他病因所引发(例如心梗、心脏手术、肺部疾病、甲状腺功能亢进)
复发 AF	发作 2 次或以上

由二尖瓣病变或者先天性心脏病所引发的瓣膜病性房颤常发展为永久性房颤,其脑卒中风险是普通人群的 17 倍;是非瓣膜病性房颤的 5 倍。由其他疾病所导致的继发性房颤常是可逆的,经过正确治疗去除潜在病因后,房颤可以消失,例如心脏或者胸部手术可以立即诱发房颤,这种继发房颤常是自限性的。孤立房颤常见于没有基础心脏病的青年人,没有确定的病因,预后良好。阵发房颤可自行终止发作。持续房颤不能自行终止,但可以通过电复律或者药物复律,恢复窦性心律。常见的继发性房颤的原因,见表 2-2。

表 2-2 常见的继发性房颤的原因

心源性原因	心胸手术,先天性心脏病,心衰,浸润性疾病(淀粉样心脏病),长期高血压,心肌梗死,心肌炎,心包炎,瓣膜病,Wolff-Parkinson-White 综合征
非心源性原因	酒精中毒,药物滥用,甲状腺功能亢进,肺炎,肺栓塞,肺源性心脏病,睡眠呼吸暂停

三、房颤的病理机制

房颤发生包括多个重要因素:①异位的快速起搏点存在,常位于近心端的一个或多个肺静脉壁;②异常的心房组织保证致房颤的电活动折返;③心房重构。

最常见的异位起搏点位于肺静脉的根部。肺静脉壁有心房肌袖,存有少量的自律细胞,肌袖的远端纤维化,萎缩的肌细胞最后消失在纤维组织中,此结构构成微折返发生的基础。肺静脉的异位起搏点在青年人的孤立房颤中起主导作用。而在持续或者永久房颤中,异常心房组织所形成的心电折返通路起到了更为重要的作用。其他的异位起搏点还包括上腔静脉、Marshall 静脉或左右心房的其他部位。房颤持续存在,心房重构亦是重要因素,心房重构包括:斑片样纤维化(patchy fibrosis),过量的异常胶原沉积,窦房结内脂肪浸润,离子通道结构改变,去极化模式变更,细胞能量消耗和凋亡。慢性心房重构导致心房不可逆扩大。房颤持续时间越长,就越难恢复窦律。当量变积累发生质变时,阵发房颤可以持续恶化进展为持续房颤。

四、房颤的临床表现

房颤的临床表现多种多样,部分房颤可以无症状,部分房颤患者常主诉心悸、呼吸困难、疲劳、头晕、胸痛,亦有患者出现脑卒中、心衰及心血管事件。房颤的表现常非特异,故不能依据临床表现诊断房颤,心电图不能明确诊断的情况下,应当进行 Holter 检查。

五、房颤的风险评估(具体参见"抗凝治疗")

(一)卒中风险评估量表

目前广泛应用的风险评估工具即 CHADS2 ,评估涉及的内容包括充血性心衰(C)、高血压(H)、年龄(A)、糖尿病(D)、卒中或短暂性脑缺血发作(S)。

一项更加全面、综合、改良后的量表 CHA2DS2-VASc 应运而生,该量表包括充血性心衰、高血压、年龄≥75(2 分)、糖尿病、卒中或短暂性脑缺血发作病史(2 分)、血管性疾病、年龄65 ~ 74 岁、性别(女性)。该量表进一步细化了 CHADS2 评分中的低危、中危组。当CHADS2 或者 CHA2DS2-VASc ≥2 分,如果没有禁忌证,应当给予口服抗凝药物。

(二)抗凝出血评估量表

老龄患者服用华法林或者阿司匹林存在出血风险,已有多种量表来评估抗凝后出血的风险。

1. HAS-BLED 量表　包括高血压、肝肾功能异常、卒中、胃肠出血史、INR 波动、年龄 >65 岁,药物或者酒精滥用。

2. HEMORR2HAGES 量表　包括肝肾疾病、酒精滥用、恶性疾病、年龄 >75 岁、血小板计数或者功能异常、再出血风险、未控制的高血压、贫血、遗传因素(CYP2C9 单核酸多态性)、卒中史等。

3. 门诊出血风险指数(The Outpatient Bleeding Risk Index)　评估老龄 AF 患者服用华法林的出血风险。4 个危险因素,分别是年龄(>65 岁)、卒中史、胃肠出血史、其他包括近期心梗、严重贫血(血细胞比容 <30%)、糖尿病、肾功能不全(肌酐 >132.6μmol/L)。每个危险因素 1 分,根据分数将出血风险分为 3 级:低危(0 分)、中危(1 ~ 2 分)、高危(3 ~ 4 分)。

六、房颤的治疗

房颤的治疗目标有三:减少栓塞风险(reduce thromboembolic risk)、控制心律(rhythm control)和控制心率(rate control)。

（一）预防栓塞的方法

目前治疗房颤,预防脑卒中,有 3 种主要方法:①口服抗凝药物(oral anticoagulation, OAC);②射频消融术;③左房耳封堵术(left atrial appendage,LAA)。

1. 抗凝治疗 阵发房颤和慢性房颤需要长期抗凝。华法林、阿司匹林、氯吡格雷是常用的口服抗凝药物。荟萃分析显示华法林可以降低 68% 的卒中风险,随机对照研究显示阿司匹林减少 21% 的卒中风险。华法林的治疗窗较窄,需要频繁监测,多种药物和食物与之有相互作用,存在出血风险。INR 的目标值在 2~3,根据 INR 调整华法林的剂量,当 INR<1.8 时,卒中风险加倍;当 INR>3.5,不再有预防血栓获益,而出血风险增加。服用华法林的禁忌包括严重肝病、近期创伤或者手术以及活动性出血。随着年龄的增加,血栓栓塞的风险增加,抗凝治疗的不良反应的风险亦随之增加。抗凝治疗开始之前需要认真评估抗栓获益与出血风险,目前常用评估量表进行量化评估。

广泛应用的风险评估工具即 CHADS2,以及改良后的量表 CHA2DS2-VASc 当 CHADS2 或者 CHA2DS2-VASc≥2 分,如果没有禁忌证,应当给予口服抗凝药物,INR 维持在 2-3 之间。当 CHADS2 在 0~1 分之间,同时没有 CHA2DS2-VASc 相关危险因素,这种情况下可以不抗凝,代之以口服阿司匹林 75~325mg;当 CHA2DS2-VASc=1 时,应当给予口服抗凝药物。

老龄患者服用华法林或者阿司匹林存在出血风险,存在多种量表评估抗凝出血风险,HAS-BLED 量表包括高血压、肝肾功能异常、卒中、胃肠出血史、INR 波动、年龄>65 岁,药物或者酒精滥用,见附录;其他衡量出血风险的量表包括 HEMORR2HAGES 量表和门诊出血风险指数。研究发现根据门诊出血风险指数评估 1 年的出血风险,低、中、高危等级的出血风险分别为 3%、12%、48%。当房颤患者虽然应当抗凝治疗,但经过评估抗凝后的出血风险高,可以考虑阿司匹林联合氯吡格雷治疗。

（1）华法林:维生素 K 的拮抗剂-华法林能够减少 62% 的卒中或者栓塞发生。华法林的有效治疗窗很窄,当 INR<2 时,缺血性卒中风险增加,当 INR>3 时,颅内出血风险增高,INR 的稳定受到多种因素的影响,例如:饮食、合并用药等。INR 维持在治疗窗内所占的比例与不良事件发生率密切相关,Connolly 等学者的研究显示,当 INR 稳定在治疗窗内的比例不足 65% 时,在降低卒中、心梗、栓塞或者血管性死亡方面,华法林并不优于阿司匹林和氯吡格雷的双联治疗。

（2）新型口服抗凝药物（表 2-3）

表 2-3 新型口服抗凝药物列表

	Dabigatran(PRADAXA) 达比加群	Rivaroxaban(XARELTO) 利伐沙班	Apixaban(ELIQUIS) 阿哌沙班
抗凝机制	凝血酶抑制剂(Thrombin)	Xa 因子抑制剂	Xa 因子抑制剂
口服方法	75~150mg bid	10~20mg Qd	2.5~5mg bid
半衰期	12~17 小时	5~9 小时(老年人更长)	9~14 小时
肾代谢	80%	25%	33%
肝脏代谢	20%	75%	67%

一些随机对照的临床研究比较新型口服抗凝药物与阿司匹林或华法林之间的优劣,得

出了有价值的结论,这些重要的临床研究包括:

阿哌沙班与阿司匹林之间的比较研究—AVERROES(The Apixaban Versus Acetylsalicylic Acid to Prevent Stroke in Atrial Fibrillation Patients Who Have Failed or Are Unsuitable for Vitamin K Antagonist Treatment trial)。

阿哌沙班与华法林之间的比较研究—ATRSTOTLE(The Apixaban for Reduction in Stroke and Other Thromboembolic Events in Atrial Fibrillation trial)。

利伐沙班与华法林之间的比较研究—ROCKET AF(The Rivarosaban Once Daily Oral Direct Factor Xa Inhibitiion Compared With Vitamin K Antagonism For Prevention of Stroke and Embolism Trial in Atrial Fibrillation)。

达比加群与华法林之间的比较研究—RE-LY(Randomized Evaluation of Long-Term Anticoagulation Therapy)。

1)口服凝血酶抑制剂 Dabigatran(PRADAXA,达比加群):达比加群酯(Dabigatran etexilate)是达比加群的口服前体药物,达比加群酯经过口服吸收后转化为达比加群。达比加群是一种强大、可逆、直接的凝血酶抑制剂,具有高度特异性和亲和性,不仅可以抑制游离的凝血酶,还可以抑制与凝血块结合的凝血酶。达比加群不受饮食影响,服用1小时内即发挥疗效。达比加群酯的生物利用度为3%~7%,酸性环境可以促进其吸收。达比加群酯商品药物中含有酒石酸成分,可以促进稳定吸收,但同时也容易导致消化不良,是最常见的副作用之一。口服吸收后达峰时间在1.5~3小时,80%通过尿排出,剩余的药物经过肝脏代谢,肾功能正常情况的半衰期为12~17小时,当肾功能不全时,半衰期延长,75%的药物在24小时内被清除。在肝的代谢与细胞色素P450无关,较少引起肝毒性。达比加群酯可以固定剂量口服,无需监测凝血功能。达比加群酯是P-糖蛋白(P-glycoprotein)的底物,因此合用P-糖蛋白诱导剂(如利福平、某些抗癫痫药物)或P-糖蛋白抑制剂(免疫抑制剂、人类免疫缺陷病毒酶抑制剂)可能会影响达比加群的血药浓度。据报道,维拉帕米可以增加达比加群的血药浓度,因此建议达比加群给药2小时后再予以维拉帕米,可以降低两者的相互影响。

随机、长程抗凝评估试验(Randomized Evaluation of Long-term Anticoagulation Therapy)比较了华法林和达比加群之间的优劣,达比加群的口服剂量分为2个亚组(110mg bid 和 150mg bid)。研究比较了3组之间(110mg 亚组、150mg 亚组和华法林组)脑栓塞或系统性栓塞、大出血、脑出血的发生率。结果显示,110mg 亚组与华法林相比,脑栓塞或者系统栓塞的发生率无统计学差异($P<0.001$ 非劣性比较),150mg 亚组甚至优于华法林($P<0.001$,优于比较);110mg 亚组与华法林相比,大出血的发生率显著降低(2.71% vs3.36%,$P=0.003$),150mg 亚组与华法林相比,大出血的发生率接近(3.11% vs3.36%,$P=0.031$);达比加群组(110mg 亚组和150mg 亚组)与华法林相比,脑出血的发生率显著降低;达比加群组与华法林相比,死亡率接近。

另一项研究观察了因不能服用华法林而接受双联抗血小板(阿司匹林和氯吡格雷)的AF患者,两种剂量的达比加群均能够显著减少各种类型卒中的发生率,并不增加颅内外出血风险。美国FDA批准达比加群一种剂型即150mg bid上市,用于卒中和系统栓塞的预防性治疗,肾功能不全的患者,剂量减为75mg bid。欧洲药物评估机构(European Medicine Evaluation Agency,EMEA)批准两种剂型即110mg bid 和150mg bid上市,110mg bid 适用于高龄、合并使用维拉帕米以及出血高风险人群(肌酐清除率30~50ml/min)。达比加群不推荐使用于严重肾功能不全的患者(肌酐清除率<30ml/min)。进行侵入性操作前,达比加群

酯停用至少 24 小时。进行出血高风险的操作,达比加群酯至少停用 48 小时。达比加群酯所导致的出血并发症的处理因人而异,对于绝大多数肾功能正常的患者,停用药物即可,必要时输入红细胞或者新鲜冷冻血浆,如果上述措施仍不能控制出血的话,可以进行血液透析或者给予非特异性促凝血药物,但是在循环系统不稳定、低血压的情况下,不宜透析时,只能静等药物自身代谢排出体外。

2)口服 Xa 因子抑制剂 Rivaroxaban(XARELTO,利伐沙班):利伐沙班是一种高度选择性、竞争性、可逆性的 Xa 因子结合抑制剂,可抑制游离和结合的 Xa 因子。利伐沙班的生物利用度为 60% ~ 80%,半衰期与年龄相关,青年人的半衰期为 5 ~ 9 小时,老年人为 11 ~ 13 小时,给药达峰时间为 3 小时,食物可以延迟、增加药物吸收,因此推荐治疗剂量的利伐沙班与食物同服。2/3 的药物通过肝脏代谢,1/3 通过肾以原形排出。利伐沙班通过细胞色素 P450 氧化、水解代谢,利伐沙班亦是 P-糖蛋白的底物。服用利伐沙班无需常规监测凝血功能,但有报道指出,利伐沙班可以延长 APTT 和 PT。由于利伐沙班与血浆蛋白紧密结合,故透析不能去除过量的利伐沙班。当服用利伐沙班过量或者出血的情况下,立即停用利伐沙班,口服活性炭减少利伐沙班吸收。ROCKET-AF 是一项 III 期、随机的临床研究,利伐沙班 20mg qd(肾功能不全,肌酐清除率 30 ~ 49ml/min 的利伐沙班口服剂量为 15mg qd),与华法林相比,可以降低不良终点事件的发生率。因此美国 FDA 批准利伐沙班用于临床,剂量为 20mg qd(肾功能不全,肌酐清除率 15 ~ 50ml/min 的利伐沙班口服剂量为 15mg qd),推荐与晚餐同服。

3)口服 Xa 因子抑制剂 Apixaban (ELIQUIS,阿哌沙班):阿哌沙班是一种 Xa 因子直接抑制剂,能与游离和结合的 Xa 因子结合使其失效,生物利用度 50%,食物不影响其吸收,半衰期 9 ~ 14 小时,达峰时间为 3 小时,大部分药物在肝脏代谢,经胃肠道由粪便排出,25% 通过肾脏排出。AVERROES 临床研究将不适宜服用华法林的 AF 患者分为阿哌沙班组和阿司匹林组,研究结果显示阿哌沙班组死亡率、终点事件发生率显著降低,患者明显获益,两组严重出血的发生率无显著性差异。ATRSTOTLE 研究(The Apixaban for Reduction in Stroke and Other Thromboembolic Events in Atrial Fibrillation)是一项双盲、非劣性(no-inferiority)比较研究,一级结果包括缺血性或者出血性脑卒中以及系统性栓塞,二级目标包括确定严重出血的发生率和各种原因所导致的死亡率。阿哌沙班能显著减少一级结果发生率,明显优于华法林,并显著降低死亡率和严重出血的发生率。

4)新型口服抗凝药物的临床使用问题:尽管新型口服抗凝药物使用相对简单、安全,可以固定剂量口服,无需监测凝血功能,有效预防非瓣膜病性房颤的脑卒中和系统性栓塞,但是这些药物仍有不足之处。首先,使用达比加群或者其他新型药物时,当严重出血一旦发生,输入新鲜冷冻血浆并不能逆转这些药物作用。透析可以清除达比加群,但是当血压不稳、生命体征不能维持而无法进行透析的情况下,面对出血,临床医生只能无奈的静待药物自身代谢清除从而终止对凝血功能的影响。尽管不需监测凝血功能是新型口服抗凝药物的突出优势之一,但恰恰又是一个不利因素,医生无法考核治疗效果。当服用华法林时,通过监测 INR 可以准确地判断患者服药的依从性,而服用达比加群等新型抗凝药时,患者是否遵医嘱服药,医生无从知晓。

(3)特殊情况下的抗凝治疗:房颤患者经冠脉支架术(PCI)后如何抗凝和抗血小板治疗?目前观点不一。

Suh SY 等学者将 203 名 PCI 术后同时合并 AF 的患者分为 2 组,一组患者(166 例)接受双重抗血小板治疗(阿司匹林和氯吡格雷),另一组患者(37例)接受三联药物治疗(阿司匹林、氯吡格雷、华法林),追踪随访42.0±29.0个月,终点事件包括重大不良心脑血管事件(major adverse cardiac and cerebrovascular events,MACCE)(心源性死亡、心肌梗死、靶病变血运重建、卒中)、支架内血栓形成和出血。两组患者出血风险无差异,华法林治疗与不良血管事件风险降低相关,因此,他们认为房颤患者PCI术后,三联药物治疗(华法林、阿司匹林、氯吡格雷)能够降低心脑不良血管事件。

Ruiz-Nodar JM等学者研究了590例房颤患者PCI术后,CHA2DS2评分>1应当接受三联药物治疗(抗凝药物和双重抗血小板药物)。根据HAS-BLED评分分为出血风险低危组(HAS-BLED=0~2)和高危组(HAS-BLED≥3),追踪随访1年,终点事件包括出血、栓塞、死亡、心源性事件、复合重大不良心源性事件[包括死亡、急性心梗、和(或)靶病变血运重建],观察高危组使用口服抗凝药物的风险和获益。结果显示,房颤患者PCI术后出血风险较高,口服抗凝药物能够改善预后,减少死亡率和重大不良心源性事件,同时大出血的风险亦增加。

(4)INR目标值和监测频率

1)INR目标值:不同指南对INR范围做了不同的规定,见表2-4。

表2-4 各国指南INR目标值

指南	目标INR
日本2010指南	<70岁:INR 2.0~3.0
	≥70岁:INR 1.6~2.6
ESC2010指南	INR 2.0~3.0目标值2.5
ACCF/AHA/HR 2011指南	INR 2.0~3.0目标值2.5
中国专家共识	INR 2.0~3.0

2)INR监测频率:美国胸科医师协会(American College of Chest Physicians,ACCP)在2012年调整了INR的监测方案,第8版ACCP的AF抗栓治疗指南推荐华法林初始剂量为5~10mg Qd,随后根据INR调整。首次服用华法林后2~3天后查INR,INR稳定的患者至少4周复查一次。不推荐药物基因检测决定华法林剂量。第9版ACCP的AF抗栓治疗指南做了调整,华法林初始剂量为10mg Qd,连用2天,INR稳定的患者12周复查一次,INR在治疗范围外0.5以内的波动,不建议调整剂量,1~2周后复查。

2. 房颤的射频消融术 房颤的导管射频消融术通过破坏或者隔离产生异常节律的病灶,从而恢复窦性心律,射频消融术结合药物治疗常比单一治疗更有效。绝大部分房颤起源于肺静脉,围绕肺静脉口进行阻滞消融可以阻断电信号进入左心房,少数房颤起源于左心房、Marshall静脉、上腔静脉等部位。在手术前应当予以抗凝治疗,术后根据卒中风险评分确定抗凝治疗时间。对于低危患者,抗凝至少持续2个月。CHADS2评分高、卒中风险高的患者,抗凝至少持续1年。由于射频消融术后房颤复发风险仍高,所以应当长期抗凝治疗,心脏节律协会(Heart Rhythm Society)建议,CHADS2≥2分应当持续抗凝治疗。

射频消融治疗对于阵发房颤的有效率在60%~80%,对于持续房颤的有效率在40%~60%。房颤复发时,可以进行第二次消融。来自Cleveland医院的研究显示,阵发房颤第一次消融的成功率是77%,第二次手术的成功率是90%,持续性AF的两次手术的成功率为

80%。对于长期房颤患者同时合并心脏病如瓣膜病的患者而言,射频消融手术的成功率常不高。来自心脏节律协会房颤导管和手术消融专门工作组(Heart Rhythm Society Task Force on Catheter and Surgical Ablation of Atrial Fibrillation)的研究显示第一次手术后3个月内房颤复发率为35%~60%,1年后的复发率为5%~16%。导管射频消融出现严重并发症的风险为4.5%,包括卒中(0.23%),心脏压塞(1.3%),肺静脉狭窄(不足0.29%),食管心房瘘(0.04%)。

3. 左房耳封堵术 左房耳(left atrial appendage,LAA)是原始胚胎左心房的残余物,血液流经左房耳时减速、停滞,免疫组化研究显示,von Willebrand因子(一种血小板黏附因子)在LAA过量表达。上述解剖和生理特点使得LAA容易形成血栓。经食管心脏超声(transoesophageal echocardiographic,TEE)研究发现,LAA血栓形成和LAA中血流的峰流速减低是栓塞发生风险增高的独立预测因子。非瓣膜病AF,90%以上的血栓来自于LAA,经导管左房耳封堵术能够减少房颤的卒中风险。

首个应用于临床的LAA封堵装置是PLAATO(Percutaneous Left Atrial Appendage Transcatheter Occlusion),由于其本身的结构特点,不能完全封闭左房耳。随后发展出更为优良的封堵装置,目前临床应用较为成熟的LAA封堵装置包括:Watechman和Amplatzer Carciac Plug(ACP),这两种装置能较稳定、全面的封堵LAA。鉴于LAA的个体变异大,要求封堵装置弹性或扩张性高,以满足不同长度、面积的LAA解剖结构要求。

2007年首次报道了美国制造的WATCHMAN左房耳系统(WATCHMAN Left Atrial Appendage System)在房颤患者中应用的实例,经食管超声检测证实45天内成功封堵率93%,在平均740天的追踪随访过程中无卒中发生。一项前瞻、随机、对照的临床试验PROTECT-AF(Watchman Left Atrial Appendage System for Embolic Protection in Patients with Atrial Fibrillation)客观评价了Watchman装置的使用。PROTECT-AF临床研究证实,在降低复合终点事件方面,使用Watchman手术装置进行LAA封堵术的疗效不逊于口服华法林,而出血风险更小。手术成功的患者,45天后停用华法林,联合使用阿司匹林和氯吡格雷6个月,随后仅服用阿司匹林。一些回顾性研究评价了另一项LAA封堵装置即ACP,Park等人报道137例AF患者,132例成功安装了ACP,其中10例出现严重并发症(3例脑梗死,2例ACP装置栓塞,5例心包积液),经验丰富的术者能够降低手术并发症的发生率。

目前在欧洲,Watchman和ACP装置已经广泛应用于高危AF患者中(CHADS2>1)。非瓣膜病性房颤、抗凝绝对禁忌或者相对禁忌者,LAA封堵术是最佳的解决方案。研究同时发现,少数情况下,封堵术后数周或者数月的时间内,经食管超声检查发现置入装置本身有血栓形成,经过短期抗凝治疗,装置上的血栓大多可以消失。一项对Watchman装置的随访研究报道,装置相关性血栓发生率为4.2%,经过抗凝治疗,绝大部分血栓内皮化或者无症状。因此,对于具有抗凝绝对禁忌证的房颤患者,封堵术后不能短期抗凝,它的安全性和有效性仍不确定。

4. 房颤的外科治疗 目前房颤的心外科治疗主要有两种:微创射频消融术和迷宫手术。前者是经胸腔镜进行射频消融,后者为按迷宫路线行传统的切割和缝合心房肌肉。两种方法的原理在于,心脏被直视的情况下,沿着特定路径阻止所有异位节律的信号传导,保留心脏原有的正常节律传导,使心脏恢复正常的节律性搏动,心肌完成有效收缩。慢性房颤患者,如果有如下情况:①同时患有瓣膜病、冠心病或先天性心脏病等需要进行心脏外科手术治疗;②药物治疗房颤产生明显副作用,心内科疗法不能治愈,经过抗凝治疗仍有栓塞或脑卒中的高风险,可以考虑心外科治疗。原发病无需开胸手术者可选择经胸腔镜微创手术进行射频消融,需开胸者可以选择迷宫手术或开胸直视下行射频消融术。据循证医学统计,房颤外科手术治疗后即刻有效率为96%,出院时90%的患者转为窦性心律,6个月后随访80%的患者仍维持窦律,显著高于导管介入消融术。心脏外科患者中房颤的发生率很高,文献报道冠心病为20%,先天性心脏病为10%,风湿性心脏病高达80%,这些患者在接受心外科手术的同期接受迷宫手术,是一个合理的选择。随着射频、微波、冷冻、超声和激光等新型外科手术能源的研发,通过物理能量消融部分心房肌替代传统的切割与缝合,使手术过程比经典迷宫手术更方便、快捷和安全。近年来,胸腔镜下不停跳房颤消融技术使外科治疗房颤的范围进一步扩大,由于无需开胸、创伤小、效果好,对单纯性房颤患者亦适用。术后仍需根据患者的实际情况给予抗心律失常药和抗凝药,如胺碘酮、华法林等,患者需定期复查 ECG、UCG 和甲状腺功能。胺碘酮口服半年,如发生持续房颤 >48 小时,口服华法林抗凝,术后6个月评价治疗效果,治愈的患者恢复窦性心律。

(二)控制心率与恢复窦性心律

控制心室率可改善临床症状,但是房颤仍存在,栓塞风险依旧。心室充盈依靠心房收缩给予被动灌注,心房失去了协调有效的收缩功能时,心室充盈受到极大的影响,控制心律旨在恢复窦性心律,恢复协调的房室收缩活动。控制心率或心律能否改善预后,包括降低卒中或者栓塞发生率、改善心功能、提高生活质量以及降低死亡发生率,目前的研究结果并不一致。

无症状房颤患者(asymptomatic atrial fibrillation)控制心率,不能肯定地减少卒中风险和改善其生活质量。对于仅有轻微或者中度症状的房颤患者,恢复窦性心律有助于增加其活动耐量。即使成功恢复窦性心律,鉴于房颤复发风险高,仍需要持续服用抗凝药物。有症状房颤患者(symptomatic atrial fibrillation)的临床症状来源于快速心率和心房输出功能障碍。控制心率常用药物包括 β 阻滞剂或者钙离子通道拮抗剂(CCB),联合使用地高辛可以加强控制心率效应,单独使用地高辛往往不能有效控制心率。心脏电复律能够缓解心房输出功能障碍。当存在如下危险因素时,给予抗心律失常药物需谨慎,必须住院观察:①长 QT 间期(>450s);②多非利特(Dofetilide)对 QT 间期有影响,故拟用多非利特治疗房颤时应当住院观察;③心衰或者左室功能受损;④病窦综合征;⑤重度房室传到阻滞。

1. 控制心率　控制心率旨在控制心室率,提高舒张期心室充盈和冠脉灌注,减少心肌能量需求,避免心动过速所致的心肌病,目前指南推荐静息心室率 <80 次/分,运动心率 <110 次/分。β 受体阻滞剂如美托洛尔(metoprolol)、艾司洛尔(esmolol)、普萘洛尔(propranolol)和非二氢吡啶类 CCB 如地尔硫䓬(diltiazem)、维拉帕米(verapamil)是临床常用的控制心室率药物,β 受体阻滞剂属于一线药物。地高辛主要通过增强副交感神经张力来抑制心率,地高辛是 AF 时常用的控制心室率药物。研究显示,地高辛不能有效控制运动心率,故地高辛不再是控制 AF 心率的一线用药,但是可以和 β 受体拮抗剂或 CCB 联合用药,在心室功能较差的情况下,使用地高辛仍有一定的安全性,但是急性或者阵发房颤以及在危重疾病的情况下,与其他控制心室率药物相比,效果常欠佳。地尔硫䓬可以有效控制房颤的快速心室率,控制运动诱发的快速心室率以及提高运动耐量,同时不增加静息快心率,地尔硫䓬和维拉帕米比地高辛更有优势。CCB 和 β 受体阻滞剂可以改善二尖瓣狭窄时心脏舒张期充盈,亦比地高辛有优势。联合使用地高辛和 CCB 或 β 受体阻滞剂不仅可以有效改善静息或者运动时的心室率,而且能够提高运动耐量。胺碘酮(amiodarone)能够显著减少房颤所致的快

速心室率,特别是心室功能受损的情况下,静脉给予胺碘酮是理想给药选择。

2. 控制心律　房颤治疗的两个基本策略包括控制心律和控制心率。研究显示,控制心律与控制心率相比,不良心血管事件的住院率、药物严重不良反应的发生率更高,血栓栓塞的几率,两者基本相近。因此,就多大部分房颤患者而言,控制心率是主要目标。当控制心率不能缓解症状时,可以考虑复律。恢复窦律可以改善症状和血流动力学,降低栓塞风险,改善运动耐量。房颤持续时间与成功复律或房颤复发成负向关联,所以复律越早实施越好。大部分指南推荐房颤发生48小时内尽快复律,栓塞的风险较低,甚至不必抗凝治疗。心脏复律的方法主要有两种:药物复律和电复律。无论何种复律方法,复律前、后均需要抗凝治疗以预防血栓栓塞。房颤48小时内即可形成血栓,即使复律成功,心房功能不可能立即恢复正常。对于房颤持续时间较长或者发生时间不明确者,指南推荐复律前至少抗凝3周,复律成功后4周仍需抗凝治疗。

当需要紧急复律时,一个非常实用的方法是进行经食管超声了解心房内有无血栓形成,即使经食管超声检查没有发现心房内血栓,由于心房机械功能恢复缓慢,复律后必须抗凝至少1个月。药物复律对于刚出现的房颤是可行的,但是当房颤持续时间在48小时以后,药物复律的成功率显著降低。在房颤刚发生时,静脉给予氟卡尼(flecainide)复律的成功率在72%～95%,房颤发生24小时内氟卡尼药物复律成功率高,研究显示24小时内的房颤复律,氟卡尼优于普罗帕酮(propafenone)和胺碘酮。当房颤超过48小时后,药物复律的成功率下降,研究显示,超过2周的持续房颤,予以多非利特治疗,3天内复律的成功率仅为22%～42%。由于抗心律失常药物本身具有致心律失常的不良效应,故药物复律必须住院密切监测下进行。持续性房颤,胺碘酮的复律效果最好。电复律的成功率在65%～90%。

目前常用的单纯房颤的抗心律失常药物的应用和不良反应见表2-5、表2-6,使用这些药物必须考虑患者的肝肾功能以及心功能情况。

目前,屈奈达隆的安全性受到置疑,2011年1月,美国FDA发布一项警告,屈奈达隆可以引起严重肝损害,有2例患者急性肝衰竭被迫肝移植。一项研究PALLAS(The Permanent Atrial Fibrillation Outcome Study Using Dronedarone on Top of Standard Therapy,PALLAS)发现服用屈奈达隆的研究组在死亡率、卒中发生率、心衰住院率均高于对照组2倍,被迫提早中断研究。2011年7月,美国FDA根据该研究结果再次发布了关于屈奈达隆的安全性警告。PALLAS研究的出发点并不是观察屈奈达隆是否能够控制房颤的心律,而是研究其能否降低不良事件的发生率,该研究结果证实,对无心血管疾病的阵发性房颤患者而言,屈奈达隆可以控制心律,由于可以引起严重的不良事件,屈奈达隆不应用于持续性房颤患者。

表2-5　常用抗心律失常药物

药物	合并有冠心病或者左室射血分数<40%	合并有肾衰竭
flecainide(tambocor,氟卡尼)	禁用	禁用
propafenone(rhythmol,普罗帕酮)	禁用	禁用
sotalol(betapace,索他洛尔)	可谨慎使用	禁用
dofetilide(tikosyn,多非利特)	可用	禁用
amiodarone(cordarone,胺碘酮)	可用	可用
dronedarone(multaq,屈奈达隆)	禁用	可用

表2-6 常用抗心律失常药物的应用和不良反应

药物	推荐剂量	不良反应
amiodarone(cordarone,胺碘酮)	初始剂量600～1200mg/d,1～2周;然后逐渐减量至最少维持剂量200mg/d	心脏传导异常、过敏反应、心衰、肺毒性、眼毒性、甲状腺异常、高敏反应、肝衰竭、狼疮、Stevens-Johnson综合征、血小板减少
disopyramide(norpace,丙吡胺)	分次服用,400～800mg/d	尖端扭转性心律失常、药物性狼疮、肝毒性、低血糖和心衰
dofetilide(tikosyn,多非利特)	初始治疗每12小时500μg,然后根据QT间期调定剂量	QT间隔延长、致心律失常,必须住院监测的情况下使用
flecainide(tambocor,氟卡尼)	100～150mg/次,每日两次	致心律失常特别是尖端扭转型心律失常,不推荐用于慢性AF患者
ibutilide(corvert,伊布利特)	首次静脉给予1mg,10分钟后可以重复给药	导致各种室性快速型心律失常、低血压、头痛。慎用于QT延长、低血钾、低血镁的患者。最后给药后至少监测4小时
procainamide(普鲁卡因胺)	50mg/(kg·d)分次给予	凝血功能、心律失常、肝毒性、药物性狼疮、粒细胞缺乏、再生障碍性贫血
sotalol(betapace,索他洛尔)	80～160mg/次,每日两次	尖端扭转型心律失常、心衰、哮喘、心动过缓
propafenone(rythmol,普罗帕酮)	每12小时口服225～425mg	粒细胞缺乏、心绞痛、胸痛、心衰、房室传导阻滞、低血压、心律、窦性停搏、支气管痉挛

氟卡尼和普罗帕酮属于Ic类抗心律失常药物,具有较好的耐受性,比Ia类药物如奎尼丁和丙吡胺更有效,致心律失常的副作用较小,可以有效抑制症状性阵发房颤。地高辛无益于新发房颤的复律,也不会影响复发。β受体阻滞剂对于复律后窦律的维持有轻微的有益效应。索他洛尔是Ⅲ类抗心律失常药物,兼有β受体阻滞效应,与单纯β受体阻滞剂相比,对于降低阵发房颤或复律后房颤复发方面,两类药物无明显差别。索他洛尔比普罗帕酮更能有效预防阵发房颤,但是索他洛尔有致心律失常作用。胺碘酮对于阵发房颤和持续房颤均有效,与普罗帕酮和索他洛尔相比,能更好地维持窦律,由于其副作用较少,可以长期使用,但胺碘酮服药超过5年后,经常出现甲状腺功能异常。

研究发现,随着复律药物的长期使用,药效逐渐下降,致心律失常的风险增加,药物不良反应增多,故复律和维持窦性心律的药物治疗存在诸多不足,应用受限。由于严重的不良反应,曾经使用过的奎尼丁、普鲁卡因胺、丙吡胺目前极少再用。根据患者心脏病的既往史选用复律药物,例如氟卡尼和普罗帕酮适用于无或者仅有轻微心脏病、心室收缩功能完好的房颤患者;Pill-in-the-pocket疗法治疗阵发性房颤,即发作时自服氟卡尼和普罗帕酮。四项大规模研究的荟萃分析,Pill-in-the-pocket疗法能有效转复窦律,避免长期服用药物所致的不良反应,但主要适合于无症状、心功能良好、自身心率不快,能接受抗凝治疗的65岁以上老人。

七、房颤所致脑卒中的预后

房颤是一负性预后因素。心源性栓塞的住院死亡率是27.3%,而腔隙性梗死的死亡率为 0.8%,动脉栓塞性卒中的死亡率为 21.7%。心源性栓塞患者出院时功能恢复亦较差。再发卒中常出现在发病的数天内,研究显示,30 天内卒中复发所致的死亡率高达 20%,而无复发的死亡率为 7.4%。有 8.3% 的心源性栓塞患者出现早期神经系统恶化(early neurological deterioration,END),END 提示预后不良,发病时出现癫痫发作、严重头痛和高血压是 END 的独立预测因子。

(李晓晴　冯立群)

参 考 文 献

1. Suh SY, Kang WC, Oh PC, et al. Efficacy and safety of aspirin, clopidogrel, and warfarin after coronary artery stenting in Korean patients with atrial fibrillation. Heart Vessels. 2013 Aug 24. [Epub ahead of print].

2. Ruiz-Nodar JM, Marín F, Roldán V, et al. Should we recommend oral anticoagulation therapy in patients with atrial fibrillation undergoing coronary artery stenting with a high HAS-BLED bleeding risk score? Circ Cardiovasc Interv, 2012, 5(4):459-466.

3. Lip GY. Can we predict stroke in atrial fibrillation? Clin Cardiol, 2012, 35 Suppl 1:21-27

4. Banerjee A, Marín F, Lip GY. A New Landscape for Stroke Prevention in Atrial Fibrillation: Focus on New Anticoagulants, Antiarrhythmic Drugs, and Devices. Stroke, 2011, 42:3316-3322.

5. Markides V, Schilling RJ. Atrial Fibrillation: Classification, Pathophysiology, Mechanisms and Drug Treatment. Heart, 2003, 89:939-943.

6. Lindsay BD. Atrial fibrillation: New drugs, devices, and procedures. Cleve Clin J Med, 2012, 79(8):553-559

7. Arboix A, Alio J. Acute Cardioembolic cerebral Infarction: Answers to Clinical Questions. Curr Cardiol Rev, 2012, 8(1):54-67.

8. Ganetsky M, Babu KM, Salhanick SD, et al. Dabigatran: review of pharmacology and management of bleeding complications of this novel oral anticoagulant. J Med Toxicol, 2011, 7(4):281-287.

9. Landmesser U, Holmes DR Jr. Left atrial appendage closure: a percutaneous transcatheter approach for stroke prevention in atrial fibrillation. Eur Heart J, 2012, 33(6):698-704.

10. Lubitz SA, Benjamin EJ, Ruskin JN, et al. Challenges in the classification of atrial fibrillation. Nat Rev Cardiol, 2010, 7(8):451-460.

11. Strunets A, Mirza M, Sra J, et al. Novel anticoagulants for stroke prevention in atrial fibrillation: safety issues in the elderly. Expert Rev Clin Pharmacol, 2013, 6(6):677-689.

12. Steffel J, Braunwald E. Novel oral anticoagulants: focus on stroke prevention and treatment of venous thromboembolism. Eur Heart J, 2011, 32(16):1968-1976.

13. Kosar L, Jin M, Kamrul R, et al. Oral anticoagulation in atrial fibrillation: balancing the risk of stroke with the risk of bleed. Can Fam Physician, 2012, 58(8):850-858.

14. Amin A. Oral anticoagulation to reduce risk of stroke in patients with atrial fibrillation: current and future therapies. Clin Interv Aging, 2013, 8:75-84.

15. Oliphant CS, Jacobs A, Kabra R, et al. Novel oral anticoagulants for the prevention and treatment of thromboembolism Future Cardiol, 2013, 9(6):849-861.

16. Ruiz-Nodar JM, Marín F, Roldán V, et al. Should we recommend oral anticoagulation therapy in patients with atrial fibrillation undergoing coronary artery stenting with a high HAS-BLED bleeding risk score? Circ Cardiovasc Interv, 2012, 5(4):459-466.

17. European Heart Rhythm Association, European Association for CardioThoracic Surgery, Camm AJ, et al. Guidelines for the management of atrial fibrillation: the Task Force for the Management of Atrial Fibrillation of the European Society of Cardiology(ESC). Eur Heart J, 2010, 31(19):2369-2429.

18. Caplan LR, Hier DB, D'Cruz I. Cerebral embolism in the Michael Reese Stroke Registry. Stroke, 1983, 14: 530-536.

19. Hornig CR, Brainin M, Mast H. Cardioembolic stroke: results from three current stroke data banks. Neuroepidemiology, 1994, 13: 318-323.

20. Lodder J, Krijne-Kubat B, Broekman J. Cerebral hemorrhagic infarction at autopsy: cardiac embolic cause and the relationship to the cause of death. Stroke, 1986, 17: 626-629.

21. Arboix A, García-Eroles L, Massons J, et al. Predictive clinical factors of in-hospital mortality in 231 consecutive patients with cardioembolic cerebral infarction. Cerebrovasc Dis, 1998, 8: 8-13.

22. Hart RG, Coull BM, Hart D. Early recurrent embolism associated with nonvalvular atrial fibrillation: a retrospective study. Stroke, 1983, 14: 688-693.

23. Broderick JP, Phillips SJ, O'Fallon M, et al. Heart diseases as a potential cause of stroke. (Abstract). Stroke, 1990, 21: 173.

24. Arboix A, Massons J, Garcia-Eroles L, et al. Recurrent ischemic stroke: study of 605 patients. Med Clin (Barc), 2011, 137: 541-545.

25. Arboix A, Vicens A, Vives JM, et al. Spontaneous neurological deterioration in acute cardioembolic stroke: a subgroup of patients with early severe prognosis. J Neurol Res, 2011, 1: 133-138.

26. 崔水强, 孟旭, 李岩. 胸腔镜辅助下微创射频消融手术治疗心房颤动临床分析. 中华外科杂志, 2008 (14): 1051-1053.

27. 孟旭, 王坚刚. 心内直视下射频消融术治疗心房颤动. 中华胸心血管外科杂志, 2005, (4): 247-248.

28. 李进华, 孟旭, 周其文. 风湿心脏病合并心房颤动术中射频消融治疗的临床研究. 心肺血管病杂志, 2005, (3): 153-154.

第二节 病态窦房结综合征与脑卒中

病态窦房结综合征(病窦综合征, sick sinus syndrome, SSS)于1967年由Lown首次提出, 最初用来描述某些房颤患者在电转复后, 仍不能恢复正常窦性心律而形成的混乱心房律情况, 认为系窦房结功能障碍所致。1968年Ferrer根据自己的研究并总结前人的经验进一步拓展了病窦综合征一词的含义, 定义了它所包含的心律失常谱, 从而使病窦综合征作为一个临床实体被广泛接受。2000年至今, 各国学者对病窦综合征的研究进一步深入, 发现其与某些离子通道及基因变异有关。作为常见的心律失常类型, 病窦综合征是心源性脑卒中的重要病因。

一、发病机制

(一)病窦综合征的解剖与生理基础

窦房结位于右房的上腔静脉入口处界嵴的上端, 于心内、外膜之间, 是心脏自律传导系统的最高起搏点, 它由具有自动起搏特性的P细胞、具有传递冲动功能的T细胞和心肌细胞组成。窦房结受自主神经影响, 起搏点越靠上, 心率越快。Sander等研究表明, 充血性心力衰竭患者, 起搏点向尾部移动, 使窦房结固有心率减慢。Sparks等研究发现, 心房颤动可使心房电生理重构, 引起窦房结功能不良, 窦房结恢复时间延长, 固有和最大心率减少。

病窦综合征与离子通道和缝隙连接的异常有关。窦房结中央动作电位上支主要依赖Cav1 1.3(A1b)通道参与的L型电流, L型Ca电流受损或阻断可消除窦房结的中央动作电位。窦房结外周存在的心脏钠通道Nav11.5参与Na电流, 其功能也非常重要, TTX阻断Na

电流后可减慢外周的起搏及窦房结的传导时间。Cav3.1 和 Cav3.2 参与的 T 型 Ca 电流、Ankyrin B 参与的 INa-Ca 电流和 HCN 通道负责的心脏 If 电流都参与起搏动作电位,阻断这些电流后,窦房结自律性下降 13% ~ 14%。家族性 SSS 与某些离子通道异常有关,钠通道 Nav1.5、HCN4 和 Ankyrin B 的相关基因突变是目前研究的热点。

(二)病因、病理机制及分型

1. 病因及病理机制　窦房结及其周围组织病变,如退行性病变、淀粉样变性及缺血性病变等,使窦房结组织发生变性、纤维化或坏死,可伴发心房、房室交接区、房室及室内传导系统病变。病变造成起搏或冲动传出障碍,引起窦性心动过缓、窦性静止、窦房阻滞或窦性节律衰竭。

(1)内源性病因:冠心病、特发性退行性病变、心肌病、炎症性疾病(心肌炎、硬皮病、系统性红斑狼疮等)、肌源性疾病、先天性心脏病、手术损伤等。

(2)外源性病因:药物影响(β受体阻滞剂、钙通道拮抗剂、地高辛、交感神经阻滞剂、抗心律失常药)、自主神经系统影响(迷走神经张力过高、颈动脉窦综合征、迷走神经性晕厥、训练有素的运动员)、电解质失衡(高钾血症、高钙血症、内分泌性疾病)、颅内压增高、败血症等。

2. 分型　病窦综合征一般分为三型:

A 型(单纯病窦型):病变主要局限在窦房结,包括 P 细胞和 T 细胞,临床表现为头晕、乏力和晕厥,ECG 特点是窦缓(<50bpm)、窦性停搏和窦房阻滞,但不伴有快速心律失常、房室阻滞或束支阻滞,窦房结恢复时间和窦房传导时间均可延长。

B 型(慢-快综合征型):病变除累及窦房结外,心房或结周区也出现纤维化或变性,ECG 表现为窦缓、窦停、窦房传导阻滞或交界性逸搏心律,常合并房性快速心律失常如房颤、房扑、房速。

C 型(双结病变或全传导系统病变型):所谓双结是指窦房结和房室结,其 ECG 特点是窦缓、窦房阻滞伴不同程度的房室阻滞,如有房内或束支阻滞则称全传导系统病变。

二、临床及心电学表现

(一)临床表现

主要是由于窦性心动过缓或窦性停搏使心排血量减少,进而引起脑、心、肾等重要脏器供血不足,产生一系列症状:①脑部:轻症可出现头昏、嗜睡、失眠、记忆力减退、易激惹,易与神经症(neurosis)相混淆。严重者可有反应迟钝、言语不清、眩晕、黑矇或晕厥,甚至发生阿-斯综合征或猝死;②心脏:心悸、心绞痛、心力衰竭;③肾脏:少尿,重者可出现氮质血症;④胃肠道:食欲缺乏、胃肠道不适;⑤骨骼肌:肌肉酸痛、无力。

(二)心电学及其他电生理检查

1. 常规心电图

(1)显著而持久的窦性心动过缓:最早、最常见的表现,占 SSS 的 60% ~ 80%。当心率 <50bpm,尤其是 <40bpm 时,且伴有黑矇、晕厥者,应高度怀疑 SSS。

(2)窦性停搏:P 波形态正常,一系列 P-QRS-T 波后出现心电静止的长间期,此间期时距与正常 P-P 间期无倍数关系,长间期后易出现交界性或室性逸搏,否则可出现头晕、晕厥甚至死亡。

(3)窦房阻滞:①一度窦房阻滞:窦房结电活动及窦房传导时间不能在 ECG 上显示,因此,单纯一度窦房阻滞在 ECG 难以作出诊断;②二度Ⅰ型窦房阻滞:P-P 间期逐渐缩短,直至一次 P 波脱漏出现一个长 P-P 间期,如此周而复始。长 P-P 小于任何两个短 P-P 的 2 倍,P 波脱漏前的 P-P 间期最短,脱漏后的第一个 P-P 间期最长;③二度Ⅱ型窦房阻滞:P-P 间期基本匀齐,突然出现一个长 P-P 间期,长 P-P 间期是基础 P-P 间期的倍数,P-P 间距过长时可出现交界性或室性逸搏甚至窦性停搏而导致死亡,但在多数情况下,房性或交界性逸搏心律将取而代之,ECG 上表现为长的 P-P 间期后出现房性或交界性心律,交界性逸搏心律的 QRS 形态与窦性 QRS 形态大致相同,但 PR 间期 < 0.11s,或无 P 波,或在 QRS 前后有逆传的 P 波,房性逸搏心律的 P-QRS 形态与窦性 P-QRS 形态一致,PR 间期也相同;④三度窦房阻滞:P 波消失,心室激动多为交界性或室性逸搏心律,与窦停难以鉴别。

(4)慢快综合征:在窦缓的基础上出现的快速性异位心律,如房颤、房扑或房速,发作前为窦缓、窦停。最初的、最根本的心律失常是"慢","快"为被动性,其中"慢"的机制是窦房结及其周围心房肌病变,致激动形成障碍或窦性冲动传至心房发生障碍,以显著的窦缓为最常见,其次为窦房阻滞、窦停或房室交界性逸搏等。"快"的机制是窦房结功能受损后,窦房结以下部位的敏感度增高,窦房结外的心房等组织因疾病引起心肌膜电位降低,冲动传导减慢引起单向阻滞,局部电流改变可引起相邻部位电活动的不一致,形成结构或功能上的折返环路。

2. 动态心电图　24 小时总心率 < 8 万次,平均 < 50bpm,心率变化小,夜间最低 < 35bpm,最高 < 90bpm,频发窦停,频发二度以上房室阻滞,过缓的交界性逸搏心律,室性逸搏心律。动态 ECG 诊断 SSS 时,其 24 小时总心率、平均心率的标准不适宜慢快综合征患者。12 导联动态 ECG 具有无创性、可重复性等优点,对于显著窦性心动缓慢伴有晕厥者,应先做动态 ECG 检查,以便及早诊断病窦综合征,及早治疗。

3. 窦房结恢复时间测定

原理:以明显高于自身窦性节律的频率快速起搏心房,超速抑制窦房结,当快速起搏突然停止时,正常的窦房结能较快地从抑制中苏醒过来,恢复正常起搏。若窦房结功能异常,则需较长时间才能恢复起搏。

方法:一般通过右心导管将电极放置在窦房结附近,用非程控 S1S1 刺激法。常以 70bpm 的频率开始对心房进行起搏,每级递增 20bpm,每次刺激 60s,直至 150bpm 或 SNRT 不再延长,或出现 2:1 房室传导。选择 P 波最明显的Ⅱ导联于起搏结束前 5~10s 开始记录 ECG 至停止起搏后 10 个心动周期。超速起搏停止后最后一个 P 波到窦房结恢复起搏的第一个 P 波之间距离为 SNRT,正常应 < 1500ms。判定标准:①最大窦房结功能恢复时间(SNRTmax) > 1500ms 为异常, > 2000ms 诊断为病态窦房结综合征, > 4000ms 是安置永久起搏器的绝对指征;②校正窦房结功能恢复时间(SNRTC) > 550ms,老年人 > 600ms 为阳性,SNRTC = SNRTmax-SCL(窦性周期长度);③SNRT 指数(SNRTI)18 为阳性,SNRTI = SNRTmax/SCL。④总恢复时间(TRT) > 5s 或多于 6 个心搏为阳性,出现窦性停搏为阳性,出现交界性逸搏为阳性。

禁忌证:食管病变、持续性房颤患者。

4. 阿托品试验

原理:窦房结的自律性受自主神经影响,迷走神经张力过高可致使窦性心率减慢,因此,对疑有病窦综合征的心率过缓者,应排除迷走神经的影响。阿托品是抗胆碱药,能解除迷走神经对窦房结的抑制,使交感神经占优势,促进心率加速。因此,对怀疑 SSS 需作进一步检查时,阿托品试验可作为鉴别病窦综合征的最常用方法之一。

方法:①试验前停用影响心率的药物(如普萘洛尔、阿托品等)2～3天;②卧位,描记Ⅱ导ECG作为对照;③阿托品1mg(0.02～0.04mg/kg),加5ml生理盐水稀释,静脉快速注射(1min内);④分别于注药后1、2、3、4、5、10、15、20min描记ECG,计算窦性心率并观察心率的变化。判定标准:①阳性:全部观察时间内心率<90bpm,出现窦性停搏或窦房阻滞,出现交界性逸搏心律或原为交界性心律仍持续存在者,出现室上性快速心律(如房颤等);②阴性:全部观察时间内心率>90bpm。首次使用阿托品1mg静注为阴性者,次日可用2mg静注再试。若心率>90bpm或超过对照组心率的25%以上者也可再试。

禁忌证:青光眼、前列腺肥大、尿潴留患者不宜做此项试验,高温季节应避免使用。

三、诊断

符合以下四项中的一项(除外药物、神经功能紊乱或代谢功能紊乱等影响),根据ECG的典型表现,即可确诊:①窦性心动过缓,40bpm,持续≥1min;②二度Ⅱ窦房阻滞;③窦性停搏>3.0s;④窦性心动过缓伴短暂房颤、房扑、室上性心动过速,发作终止时窦性搏动恢复时间>2s。其中符合①、③中任何一项诊断A型(单纯病窦型);符合①、③中任何一项+④诊断B型(慢-快综合征型);符合①、④中任何一项并伴房室、房内或束支阻滞诊断C型(双结病变或全传导系统病变型)。

具有下列ECG表现之一者为可疑:①窦性心动过缓,<50bpm,但未达上述标准;②窦性心动过缓,<60bpm,在运动、发热、剧痛时心率明显少于正常反应;③间歇或持续出现二度Ⅰ型窦房阻滞、交界性逸搏心律;④显著窦性心律不齐,P-P间期差多次超过2s。对于可疑病例,需行窦房结功能测定(阿托品试验、电生理检查等),如结果为阳性,可明确诊断。

症状是诊断的重要依据,本病早期可无症状,一旦出现症状,病史诊断病窦综合征的可能性可超过80%。当心率显著过缓或出现窦性停搏时,心搏出量明显减少,心、脑血灌注不足的表现即显现,患者经常诉头昏、心悸、胸闷、乏力,重者反复发生黑蒙、晕厥或抽搐。发病早期不易确诊本病,是由于对长期心动过缓及心律不齐认识不足,对反复晕厥或一过性黑蒙者缺乏警惕。因此,提高对本病的认识,早期诊断,及时治疗,很有必要。缪武等的研究认为,有下列情况之一者应考虑本病的可能,并建议作进一步检查:①心动缓慢伴反复晕厥、一过性黑蒙、阵发性心悸及胸闷者;②心动缓慢伴频发室性期前收缩、阵发性房颤、房室交界性心律或逸搏心律;③不相称的缓慢心律或心跳过慢,心率<50次/分,心跳不规则且与呼吸无关者;④阵发性心动过快与心动过缓交替出现者。

目前有条件的医院采用心内或食管电极,用程控或非程控刺激法测定窦房结功能。文献报道,周围静脉快速注射ATP可用于SSS的诊断。动态ECG在诊断SSS方面日渐显示其优越性,已成为SSS诊断的重要方法,有人认为其诊断能力比普通ECG高10倍以上,安全可靠,应是首选方法。但基层医院仍较多采用传统的阿托品激发试验,该法简单易行且安全。缪武等人的研究认为,阿托品试验阳性率可达90%以上,不失为基层医院临床筛选病窦综合征的一种可靠方法。

四、治疗

(一)病因治疗

如急性心肌梗死累及窦房结动脉、某些药物影响、电解质失衡、甲状腺功能减低等,都可以通过纠正病因使窦房结功能恢复正常。

（二）药物治疗

轻度窦缓或窦房结功能异常而次级起搏点逸搏功能良好、症状不明显者,定期随诊不需特殊治疗。对有症状患者,在某些急性病窦综合征时可应用阿托品、山莨菪碱、异丙肾上腺素、参类、细辛、麻黄等药物提高心率,维持心脏供血功能,改善临床症状。在慢-快综合征这组人群中,栓塞的发生率较高,可能导致脑卒中等严重后果,必须考虑抗凝治疗。

（三）起搏治疗

2008 年 5 月 ACC、AHA 和美国心律协会发布的心脏起搏器植入新指南中,对窦房结功能不良患者植入起搏器的适应证分为:

Ⅰ类:①经证实的症状性心动过缓伴窦房结功能障碍,包括有临床症状的频发窦性停搏;②有临床症状的变时性功能不全患者;③药物导致的症状性窦性心动过缓,但患者原有疾病又必须长期应用该药。

Ⅱa 类:①尚未确定症状与心动过缓(心率 <40bpm)相关,但证实有窦房结功能障碍者;②不明原因的反复晕厥,心脏电生理检查发现房室功能异常。

Ⅱb 类:清醒时,心率长期 <40bpm,但症状轻微。

Ⅲ类:无益。①无症状的窦房结功能障碍患者;②有心动过缓并疑诊窦房结功能障碍者,但在症状发作时被明确证实无心动过缓;③因非必需药物治疗导致症状性心动过缓的窦房结功能障碍患者;④反复发作的房颤患者,若无其他永久性起搏器植入指征,不应植入起搏器预防房颤。

新指南基本沿袭了 2002 年指南内容,但对下列观点进行了强调:①进一步强调心动过缓相关症状是植入起搏器的前提,对无症状的心动过缓者,特别是夜间心动过缓者,不建议植入起搏器;②强调没有其他永久性起搏器植入指征的反复发作的房颤患者,不应植入起搏器预防房颤,新指南为Ⅲ类(原为Ⅱb);③强调应当尽量减少不必要的右室起搏。

2013 年 1 月《美国心脏病学杂志》发表了 2012 ACCF/AHA/HRS 心律失常装置治疗指南。指南共纳入了 595 篇参考文献,根据新的循证医学数据,专家委员会对诊疗的绝对和相对收益及风险进行专业的评估,对 2008 年版指南进行了修订,特别是对心脏再同步化治疗(CRT),以及随访和监测。

1. 心脏再同步化治疗(CRT) 与 2008 年的指南相比,新的指南对 CRT 的推荐有一些改变。最主要的变化是:①将Ⅰ类指征限制在 QRS 波时限≥150ms 的患者;②将Ⅰ类指征限制在左束支阻滞(LBBB)的患者;③将Ⅰ类指征扩展到 NYHA Ⅱ的患者(伴有 LBBB 阻滞,QRS≥150ms);④增加了左室射血分数(LVEF)≤0.30、窦性心律、QRS 波时限≥150ms、心功能 NYHA Ⅰ级、有症状的缺血性心脏病、心力衰竭患者的Ⅱb 类推荐指征。这些变化对于临床选择患者有重要的启发意义。

Ⅰ类适应证:窦性心律,LVEF≤0.35,LBBB 伴 QRS 波时限≥150ms,优化药物治疗后心功能 NYHA Ⅱ、Ⅲ或Ⅳ级(NYHAⅢ或Ⅳ级为 A 级证据,NYHA Ⅱ级为 B 级证据);

Ⅱa 类适应证:①窦性心律,LVEF≤0.35,LBBB 伴 QRS 波时限 120 ~ 149ms,优化药物治疗后心功能 NYHA Ⅱ、Ⅲ或Ⅳ级(B 级证据);②窦性心律,LVEF≤0.35,非 LBBB 伴 QRS 波时限≥150ms,优化药物治疗后心功能 NYHA Ⅲ或Ⅳ级(A 级证据);③房颤心律,LVEF≤0.35,优化药物治疗后若满足以下条件之一者可考虑 CRT:a. 患者需要依赖心室起搏或是符合 CRT 的植入适应证;b. 房室结消融或药物控制心率接近 100% 室性起搏的效果(B 级证据);④优化药物治疗后 LVEF≤0.35,需要安装或更换设备使心室率达到 40 次/分以上(C 级证据)。

Ⅱb 类适应证:①窦性心律,LVEF≤0.30,缺血引起的心衰,LBBB 伴 QRS 波时限 >150ms,优化药物治疗后心功能 NYHA Ⅰ级(C 级证据);②窦性心律,LVEF≤0.35,缺血引起的心衰,非 LBBB 伴 QRS 波时限 120~149ms,优化药物治疗后心功能 NYHAⅢ/Ⅳ级(B 级证据);③窦性心律,LVEF≤0.35,缺血引起的心衰,非 LBBB 伴 QRS 波时限 >150ms,优化药物治疗后心功能 NYHAⅡ级(B 级证据)。

Ⅲ类适应证:无益。①对于心功能Ⅰ、Ⅱ级无 LBBB 且 QRS 波时限≤150ms 不推荐 CRT(B 级证据);②有合并症或预期生存寿命 <1 年的患者不推荐 CRT(C 级证据)。

2. 远程随访和监测　自 2008 年心律失常装置治疗指南制定以来,重要的变化在于植入式心电装置(CIEDs)的远程随访和监测,包括起搏器、埋藏式心脏转复除颤器(ICD)、CRTs、植入式 Holter 等。目前已经证明这些技术在临床上十分有用,除常规的诊室随访外,增加了远程随访。应用编码和加密射频信号双向遥测进行远程随访,使 CIEDs 的信息能够传递和接收。所有 CIED 厂商都已经开发的专门系统可以远程随访患者的装置,利用无线技术扩展双向遥测连接患者,将分析信息格式化并发送到中央服务器,在那里临床医生通过互联网看到这些信息。通过远程随访可以获得几乎所有的在诊室能够获得的存储信息,包括电池电压、ICD 充电时间、起搏百分比、阈值,必要时自动测量起搏阈值、起搏和电极阻抗,并存储记录心律失常事件的 ECG。无线遥测功能可以编程,对异常情况自动警报如电池电压异常、异常电极参数或心律失常发作持续时间或频率。远程传输可以预定时间间隔或预先设定报警功能,并在患者出现问题时激活传输。

五、病态窦房结综合征并发脑卒中

(一)病因

SSS 是一种特殊类型的心律失常,窦房结的功能障碍导致心脏排血量下降,引起血流动力学障碍。人脑在功能和代谢上的特殊性,决定脑对血流动力学障碍十分敏感,当脑血流灌注压明显下降时可发生短暂性脑缺血发作(TIA)或脑梗死。但在 SSS 更多见的是全脑的缺血症状,卒中样表现常提示存在其他机制,如窦缓引起的心腔内血液流变学的异常,诱发产生心房附壁血栓,成为脑卒中的直接危险因素。在原有颅内外大动脉粥样硬化的患者中,特别是已有不同程度动脉狭窄的患者中,SSS 诱发的脑低灌注是脑卒中的高危因素。参考中国缺血性卒中亚型(CISS),考虑病窦综合征并发脑卒中的病因主要为心源性栓塞和低灌注/栓子清除下降。

(二)治疗

病窦综合征并发脑梗死的治疗较复杂,除常规治疗外,要针对病因治疗,以解除血流动力学障碍,最好是在心内科医生配合下,在治疗脑梗死的同时,也兼治病窦综合征。参考最新版教学大纲和国内外缺血性脑卒中治疗指南,本章节主要强调以下几点:

1. 抗凝及抗血小板治疗　病窦综合征并发脑梗死的患者中,符合药物治疗指征的患者可以适用于常规脑梗死治疗,无特殊禁忌。符合植入起搏器适应证的患者在安装起搏器前后应常规停用抗凝、抗血小板治疗,尤其是术前长期使用抗凝、抗血小板治疗,高龄患者更应注意。相关报道指出,术前长期服用阿司匹林片的患者术中应严格止血;植入术前 5 天内应用抗血小板药物或肝素者,囊袋出血及血肿发生率明显增加;应用华法林的患者,INR≥1.5

与 INR 正常者相比,出血风险并未增加;老年患者并发囊袋积血或血肿的风险会增加。对服用抗凝及抗血小板的患者,植入术前停用 3~8 天,使其凝血酶原时间控制在正常范围内,文献报道,服用华法林后 INR 控制在 2.0 左右是安全的。一旦发生囊袋积血或血肿,可以立即采取沙袋压迫、弹力绷带加压包扎或注射器抽吸等方法促进血肿吸收,均可取得良好效果。综合以上情况,因病窦综合征需要紧急植入起搏器的患者,如无危及生命的情况必须抗凝或抗血小板,应于起搏器术前后使 INR 维持在正常范围。以上情况不包括心源性脑栓塞、微栓子检测阳性、临床症状持续进展以及考虑新发栓塞病灶的患者。

2. 扩容治疗 对于因低灌注/栓子清除下降型的脑卒中患者,治疗原则包括扩容治疗,但 2013 年美国 FDA 下发了关于羟乙基淀粉类扩容药物增加患者死亡及肾衰竭风险,目前不建议使用此类胶体液扩容,可以使用晶体类液体结合改善微循环类药物保持脑循环的有效灌注,神经保护剂在低灌注下有改善脑细胞代谢的作用可考虑应用。

3. 血压调控 对于病窦综合征并发脑卒中的患者,血压的调控十分重要,过低会加重低灌注,过高会加重脑组织水肿,增加颅压,而高颅压可使窦缓加重,过高的血压也会加重心脏后负荷,诱发心衰。但目前主要关注的仍是防止脑灌注压过低,影响脑循环。

4. 心率及心律调控 病窦综合征并发脑卒中的治疗中,要特别注意心率和心律的变化,往往是脑卒中病情恶化的预测因素,窦缓引起的低血压、低灌注是脑卒中急性期的主要风险。病窦综合征并发脑卒中时,药物治疗的一般原则参见本节第四部分的药物治疗段,当窦缓引起的血流动力学障碍亟待解决时,可静脉给予多巴胺类或异丙肾上腺素,是否需要安装临时起搏器,应由心内科医生会诊决定。大面积脑梗死或脑干梗死易发生自主神经系统功能紊乱,诱发病窦综合征患者的心律失常复杂化或恶化,重者可引起猝死。治疗除积极处理各种致病情恶化的危险因素外,监测心电活动尤其重要,尽早发现心电活动恶化的趋势,并请心内科医生指导处理心律失常。此类患者在脑卒中急性期应入重症监护室治疗观察。

(刘晶晶 冯立群)

参 考 文 献

1. Kalman JM, Lee RJ, Fisher WG, et al. Radio frequency catheter modification of sinus pacemaker function guided by intracardiac echocardiography. Circulation, 1995, 92:3070-3081.

2. Dobrzynski H, Boyett MR, Anderson RH. New insights into pacemaker activity: promoting understanding of sick sinus syndrome. Circulation, 2007, 115:1921-1932.

3. Oudit GY, Korley V, Backx PH, et al. Lithium-induced sinus node disease at therapeutic concentrations: linking lithium-induced blockade of sodium channels to impaired pacemaker activity. Can J Cardiol, 2007, 23:229-232.

4. Boyett MR, Hojo H, Kodama I. The sinoatrial node, a heterogeneous pacemaker structure. Cardiovasc Res, 2000, 47:658-687.

5. Thomason JD, Fallaw TL, Calvert CA. ECG of the month. Pacemaker implantation for sick sinus syndrome. J Am VetMed Assoc, 2008, 233:1406-1408.

6. Lei M, Jones SA, Liu J, et al. Requirement of neuronal-and cardiac-type sodium channels for murine sinoatrial node pacemaking. J Physiol, 2004, 559:835-848.

7. Chernova AA, Nikulina SI, Shul'man VA, et al. Polymorphism of Connexin 40 Gene a Novel Genetic Marker of the Sick Sinus Node Syndrome. Kardiologiia, 2011, 51:17-19.

8. Anderson JB, Benson DW. Genetics of sick sinus syndrome. Card Electrophysiol Clin, 2010, 2:499-507.

9. 赵易. 临床医学继续教育教材:心电学分册. 中华医学会浙江分会出版, 1990:82-85.

10. 张晓明,邵建华,王建春,等. 三磷酸腺苷在病态窦房结综合征诊断中价值的探讨. 山东大学学报:医学版,2005,43(6):478-480.

11. Mangoni ME,Couette B,Bourinet E,et al. Functional role of L-type Cav1 13 Ca2 + channels in cardiac pacemaker activity. Proc Natl Acad Sci USA,2003,100:5543-5548.

12. 郭继鸿. ECG 学. 北京:人民卫生出版社,2002:384-397.

13. 吴印生. 病态窦房结综合征的经典与现代观点. 心电学杂志,2010,29:377-381.

14. Ding LG,Hua W,Chu JM,et al. Electrocardiographic alter Ations after chronic right ventricular apical pacing in patients with sinus node dysfunction. J Electrocardiol,2009,42:276-280.

15. Motto A,Ballo P,Zito D,et al. Primary cardiac lymphoma presenting as sick sinus syndrome. J Clin Oncol,2008,26:6003-6005.

16. 李忠杰. 实用食管法心脏电生理学. 南京:江苏科学技术出版社,2003:25-30.

17. Ariyama J,Shibata K,Saito S,et al. Transient sick sinus syndrome by oral intake of high dose dehydrocodeine for posther petic neuralgia. Masui,2007,56:418-420.

18. 陈凯. 阿托品试验诊断病态窦房结综合征的价值. 河北医学,2006,1:20-21.

19. Dadlani R,Challam K,Garg A,et al. Can bradycardia pose as a red herring in neurosurgery? Surgical stress exposes an asymptomatic sick sinus syndrome:Diagnostic and management dilemmas. Indian J Crit Care Med,2010,14:212-216.

20. 邹竞竞. 老年人窦房结功能障碍的诊断. 临床军医杂志,2007,35:120-123.

21. Zheng X,Ji P,Mao H,et al. The tissue velocity imaging and strain rate imaging in the assessment of interatrial elect rome chanical conduction in patients with sick sinus syndrome before and after pacemaker implantation. Bosn J Basic Med Sci,2011,11:124-128.

22. Castelnuovo E,Stein K,Pitt M,et al. The effectiveness and cost-effectiveness of dual-chamber pacemakers compared with single-chamber pacemakers for bradycardi a due to atrio ventricular block or sick sinus syndrome:systematic review and economic evaluation. Health Technol Assess,2005,9:241-246

23. Brundel BJ,Henning RH,Kampin ga H H,et al. Molecular mechanisms of remodeling in human atrial fibrillation. Cardiovasc Res,2002,54:315

24. 孔宪明,高海青,张筱赛. 心脏血栓病学. 北京:人民卫生出版社,2000:795.

25. Opthof T. Gap junctions in the sinoat rial node:immunohi st ochemical localization and correlation with activation pattern1 Cardiovas Electrophysiol,1994,5:138.

26. Trabka-Janik E,Coombs W,Lemans ki LF,et al. Immunohi st ochemical localization of gapjunction protein channels in hamst ersinoatrial node in correlation with electrophysiologic mapping of the pacemaker region1 Cardiovas c Electrophysiol,1994,5:125.

27. 王逊会. 病态窦房结综合征的治疗. 中外健康文摘,2010,7(18):123-124.

28. Epstein AE,DiMarco JP,Ellenbogen KA,et al. ACC/AHA/HRS 2008 guidelines for device—based therapy of cardiac rhythm abnormalities. A report of the American college of cardiology/American heart association task force on practice guidelines(writing committee to revise the ACC /AHA/NASPE 2002 guideline update for implantation of cardiac pacemakers and antiarrhythmi adevices) developed in collaboration with the American association for thoracic surgeons. J Am Coll Cardiol,2008,51(21):1-62.

29. 张海澄. 2008 年 ACC/AHA/HRS 植入器械治疗心脏节律异常指南解读. 中国心脏起搏与电生理杂志,2008,22(4):364-369.

30. 谢进,李欣,胡钢. VVI 及 DDD 起搏术对病态窦房结综合征患者血清 NT-proBNP 水平及左心功能的影响. 微循环学,2012,22(1):62-63,67.

31. 刘鸿,邱龄. 干细胞移植治疗病态窦房结综合征. 心血管病学进展,2010,31(3):457-460.

32. Tompkins C,cheng A,Dalal D,et a1. Dual antiplatelet therapy and heparin "bridging" significantly increase the

risk of bleeding complications after pacemaker or implantable cardio-verter defibrillator device implantation. Am Coll Cardiol,2010,55(21):2376-2382.

33. Chow V,Ranasinghe I,Lan J,et al. Periprocedural anticoagulation and the incidence of haematoma formation after permanent pacemaker implantation in the elderly. Heart Lung Circ,2010,19(11):706-712.

34. Vardas PE,AuricchioA,BlancJJ,et al. Guidelines for cardiac pacing and cardiac resynchronizati On therapy the task force for cardiac pacing and cardiac resynchr Onization therapy of the European Society of Cardiology. Developed in collaboration with the European Heart Rhgthm Association. Eur Heart J,2007,28(15):2266-2295.

35. Belot P,Beynolds D. Permanent pacemaker and implantable cardiover-Defibrillator implantation//Ellenboggen K,Kay G,Wilkoff B. Clinical cardiac paing and defibrillation. Philadelphia:Saunders,2009:573-644.

36. 李惠君,李占全. 起搏器置入术后发生囊袋血肿的临床分析与处理对策. 中国医药导报,2008,5(14):169.

第三节 其他快速型心律失常与脑卒中

一、概述

快速型心律失常包括:窦性心动过速(窦速,sinus tachycardia,SA)、房性心动过速(房速,atrial tachycardia,AT)、房性期前收缩(房性早搏,atrial premature beat,APB)、室性期前收缩(室性早搏,ventricular premature beat,VPB)、交界区期前收缩(交界性早搏,A-V juncation premature beat,JPB)、心房颤动(房颤,atrial fibrillation,AF)、心房扑动(房扑,atrial flutter)、阵发性室上性心动过速(阵发室上速,paroxysmal supraventricular tachycardia,PSVT)通常特指房室结折返性心动过速(atrioventricular nodal reentrant tachycardia,AVNRT)与房室折返性心动过速(atrioventricular reentrant tachycardia,AVRT)。房室交界区心动过速(A-V juncation tachycardia,JT)、预激综合征(WPW syndrome)、室性心动过速(室速,ventricular tachycardia,VT)、心室扑动(室扑,ventricular flutter)和心室颤动(室颤,ventricular fibrillation,VF)。

快速型心律失常的发生机制包括冲动起源异常、冲动传导异常或两者兼而有之。快速型心律失常的病因多种多样,主要分为生理性和病理性两大方面。房颤是最常见的快速型心律失常,也是心源性脑卒中重要的病因之一,本节主要讨论除房颤以外的其他快速型心律失常与脑卒中。

二、快速型心律失常发病机制

(一)冲动起源异常

1. **自律性机制** 自律性是指心肌细胞自动产生动作电位的能力。窦房结、心房传导束、房室交界区和希普系统细胞均具有高度的自律性。在正常的情况下,窦房结的自律性最高,其他部位为潜在起搏点,自律性均被抑制,并不能发挥起搏作用。当窦房结细胞的频率降低或者潜在起搏点兴奋性增高时,窦房结对其他起搏点的抑制作用被解除,潜在起搏点发挥起搏功能,产生异位心律。冲动起源异常如发生在窦房结,可产生窦性心律失常,发生于窦房结以外的节律点,则产生异位节律。若异位节律只有一个或两个,则称为过早搏动,若连续出现一系列自发性异位搏动,则称为异位快速心律失常。

2. **触发活动** 触发活动是心肌由于后除极电位引起的电活动,后除极是膜震荡电位,可触发动作电位。触发活动有别于自律性,前者需要先有一个动作电位激动,自律性可发生于完全静息状态的心肌。心房、心室、希氏束及普肯野氏纤维在动作电位后均可产生后除极活动。早期后除极发生于动作电位复极过程中,通常产生较高的膜电位水平。若发生于基础动作电位频率缓慢时,系"慢频率依赖性"后除极化活动。早期后除极引起的第二次超射可产生期前收缩及阵发性心动过速,期前收缩与前一激动的联律间期相对固定。延迟后除极是在动作电位复极完成后发生的短暂、震荡性除极活动。心脏局部儿茶酚胺浓度增高、低血钾、高血钙、洋地黄中毒等均能使延迟后除极增强,从而诱发快速心律失常。

(二)冲动传导异常

正常心脏的一次窦性激动经心房、房室结和心室传导后消失。当心脏在解剖或功能上存在双重的传导途径时,激动可沿一条途径下传,又从另一途径返回,使在心脏内传导的激动持续存在,并在心脏组织不应期结束后再次兴奋心房或心室,这种现象称为折返激动。折返激动是冲动传导异常的常见形式,是所有快速型心律失常最主要的发生机制。根据环形运动发生的部位,可表现为各种阵发性心动过速、扑动及颤动。单次折返可引起期前收缩,连续折返可引起阵发性室上性或室性心动过速、心房或心室的扑动和颤动等。心脏的冲动传导还有一些特殊的现象,如干扰现象与干扰性脱节、隐匿性传导、超常传导及韦金斯基现象(心脏电激动超常传导的特殊形式)、室内差异性传导等。

三、快速型心律失常的病因

(一)生理性因素

运动、情绪激动、进食、体位变化、睡眠、吸烟、饮酒等,多为一过性,去除诱因后即恢复正常,心律失常以房性期前收缩或室性期前收缩为主。

(二)病理性因素

1. 心血管疾病

(1)冠心病:可以出现各种类型的心律失常,包括窦性心律失常、房性心律失常、房室交界区性心律失常以及室性心律失常。其中以室性心律失常最为常见,心源性脑卒中包括室性期前收缩、室性心动过速、室扑和室颤。

(2)扩张型心肌病:室性期前收缩普遍存在,也可出现室性心动过速及室颤。约11%的扩张型心肌病患者存在房颤,各种缓慢型心律失常也较为常见,如病窦综合征、房室阻滞、室内阻滞等。

(3)肥厚型心肌病:约3/4的患者有室性心律失常,多数为室性期前收缩和非持续性室性心动过速,持续性室性心动过速不常见。约10%～30%伴有房颤。也有部分患者伴有缓慢性心律失常。

(4)浸润性心肌病:淀粉样变性心肌病多伴有房室及室内阻滞、室性期前收缩及房颤。

(5)先天性心脏病:主要是房性心动过速,也可见窦房结功能异常及室性心动过速。先天性的心脏结构异常(如房室旁路)和手术造成的瘢痕都是导致心律失常的解剖及病理基础。

(6)慢性肺源性心脏病:心律失常的发生率约为80%～95%,以房性心动过速较为多见,也可有房扑或房颤。

(7)心肌炎:病毒性心肌炎可引起各种室性心律失常、束支阻滞或房室阻滞,室上性心律失常也不少见。

(8)心脏离子通道病:包括长 QT 综合征、短 QT 综合征、Brugada 综合征、儿茶酚胺敏感性多形性室性心动过速,出现发作性室性心动过速、尖端扭转型室性心动过速、室颤或猝死是其显著的特征。

2. 内分泌疾病

(1)甲状腺功能亢进:大部分患者表现为心动过速,以房颤最为常见,但也有部分患者合并缓慢性心律失常。

(2)甲状腺功能减退:主要表现为窦性心动过缓和传导阻滞。部分患者出现室性心律失常,但相对少见。

(3)甲状旁腺疾病:甲状旁腺功能减退患者多伴有 QT 间期显著延长,可导致尖端扭转型室性心动过速。

(4)嗜铬细胞瘤:最常见窦性心动过速,房性/室性期前收缩、阵发性室上性或室性心动过速也较为常见。

(5)肢端肥大症:约一半的肢端肥大症患者有心律失常,主要为室性心律失常,也可见病窦综合征和传导阻滞。

(6)糖尿病:约 40% ~75% 的患者出现各种心律失常,包括病窦综合征、房性心律失常、室性心律失常及传导阻滞。

3. 神经系统疾病

(1)蛛网膜下腔出血:心律失常主要出现在发病后的 48 小时以内,以室性心律失常及缓慢性心律失常较为多见,极少数患者出现持续性室性心动过速、室颤等危及生命的心律失常。

(2)急性脑卒中:70% 左右的患者可出现心律失常,主要出现在疾病初期,多为可逆性。室性期前收缩、病窦综合征和房室阻滞较为常见,而危及生命的心律失常并不常见。心律失常的发生及类型与脑卒中的部位相关。

(3)癫痫:癫痫发作时大部分患者会出现心动过速,也可见频发房性期前收缩和室性期前收缩,偶见短阵室性心动过速。癫痫患者猝死的发生率为 0.05% ~0.2% ,有证据表明心律失常可能是猝死的直接病因。

4. 药物或毒物影响

(1)抗心律失常药物:治疗剂量的抗心律失常药物对心脏有双重作用,既可抗心律失常,又可以导致新的心律失常,其发生率为 5% ~20% 。

(2)强心苷类:如地高辛、毒毛花苷 K 都可导致心律失常,其发生与药物浓度及患者的基础状态有关。

(3)中枢兴奋性药物:主要包括苯丙胺、甲基苯丙胺(冰毒)、可卡因、摇头丸、咖啡因等。中毒后可以产生多种快速性心律失常,包括房性期前收缩、房颤、室上性心动过速、多源性室性期前收缩、室性心动过速、室颤等。

(4)抗精神失常药物:三环类抗抑郁药和抗精神病药急性中毒后,因抗胆碱作用、奎尼丁样膜抑制作用及受体阻滞作用,会产生严重的心律失常,包括心动过缓、室上性心动过速、室性心律失常、尖端扭转型室性心动过速、室颤等。

(5)化疗药物:如多柔比星,具有一定的心脏毒性,与总剂量相关,所发生的心律失常以室性期前收缩最为多见。

(6)乌头碱类中毒:摄入这种野生植物或者服用含有过量乌头碱的汤药会发生严重的中毒。主要表现为各种心律失常,如心动过缓、窦性心动过速、室性早搏、室性心动过速、室颤、房颤、房室阻滞等。

5. 电解质紊乱 如低血钾、高血钾、低血镁、高血钙等,可导致各种心律失常,以缓慢性心律失常为主,常见的包括窦性心动过缓、窦房传导阻滞、房室阻滞和室内传导阻滞。严重时可出现心脏停搏或室颤。

6. 麻醉、手术或心导管检查

(1)麻醉:全身麻醉的患者中心律失常发生率为70%,其中室上性和室性心律失常占84%。

(2)心脏手术:心律失常是心脏手术后常见的并发症之一,尤其在心内直视手术后,发生率可高达48%~74%。

(3)非心脏手术:胸科手术后心律失常的发生率较高,以房颤较为多见。

(4)导管介入术:各种心内导管操作可导致心律失常,以房性期前收缩和室性期前收缩较为多见,多与机械刺激相关。

7. 物理因素 如淹溺、冷冻、中暑等。可出现各种心律失常,甚至室颤。

四、快速型心律失常的分类

(一)冲动起源异常

1. 冲动自窦房结发出 窦性心动过速。

2. 冲动自异位起搏点发出 主动性期前收缩及心动过速。

(1)期前收缩(房性、交界性、室性)

(2)阵发性心动过速(室上性、室性)

(3)非阵发性心动过速(室上性、室性)

(4)心房扑动、心房颤动

(5)心室扑动、心室颤动

(二)冲动传导异常

1. 阵发性心动过速 ①窦房结折返;②房内折返;③房室结折返;④房室折返;⑤希氏束折返及束支内折返;⑥心室内折返。

2. 反复心律及反复性心动过速。

(三)自律性异常与传导异常并存

1. 并行性自搏心律 房性、交界性、室性。

2. 并行性心动过速 房性、交界性、室性。

3. 双重性心动过速。

(四)心脏植入装置引起的心律失常

起搏器、植入型心律转复除颤器、心脏再同步治疗装置。

五、快速型心律失常导致心源性卒中的机制

(一)系统性低灌注

人脑是高耗能组织,脑重只相当于体重的3%左右,却需要全身血流的20%来维持代谢。在脑血管阻力相对恒定时,脑血流的灌注压取决于平均动脉压(MAP)。脑血流有自动调节机制,其调节范围在 MAP 60~160mmHg,正常成人 MAP 维持在90mmHg±10%范围内无需启动自动调节。动脉硬化患者由于脑血管阻力升高,自动调节下限上移,脑对 MAP 降

低更敏感,MAP 需相应提高,才能保证有效灌注。快速型心律失常易导致心排血量降低,MAP 降低,引起低灌注性脑缺血。相对于局灶性血栓形成和栓塞引起的脑缺血,低灌注性脑缺血范围更广,常为双侧广泛累及,且各动脉支配区域的交界区(即"分水岭区")低灌注更为明显。若患者已经存在某部分血管病变,则低灌注时会出现不对称的脑缺血分布。原有脑卒中史的患者发生心律失常时更应强调维持正常的 MAP。

(二)心源性栓塞

快速型心律失常易导致心腔内特别是心耳处血流紊乱、淤滞,是心源性栓子形成的基础。快速型心律失常引起心脏或主动脉无规律的震荡样动作,这是一种无效的机械活动,但可以诱导这些部位的栓子脱落,随血液循环进入脑动脉堵塞管腔。这种堵塞可能为短暂的,也可能是持续性的,直至栓子溶解、脱落至血管远端。

六、常见快速型心律失常与脑卒中的关系

1. **窦性心动过速** 成人窦性心律的节律不超过 100 次/分,窦性心动过速(SA)时窦房结发放的频率为 100~180 次/分,在年轻人中可能会更高。生理性 SA 常无症状,病理性和药物性者除病因和诱因的症状外,可有心悸、乏力等不适,严重者可诱发心绞痛、心功能不全,甚至促发另一种心律失常。不适当的窦性心动过速(IST)是一种临床上相对少见的综合征,患者表现为休息时心率持续性增快或窦性心率增快与体力、情感、病理或药物的作用程度不相关或不成比例,通常没有器质性心脏病和其他导致窦性心动过速的原因。SA 自身很少引起血流动力学障碍,但因可诱发其他心律失常,造成心排出量降低,有引起脑卒中的风险。

治疗策略包括:治疗病因,药物治疗可应用 β 受体阻滞剂或非二氢吡啶类钙通道拮抗剂如地尔硫䓬来减慢心率。IST 首选药物治疗,但药物治疗效果往往不好,对于难治性 IST 患者,导管消融是一种非常重要的治疗方法,国内外已有不少成功的经验。

2. **房性期前收缩** 房性期前收缩(APB)起源于窦房结以外心房的任何部位,较室性期前收缩少见。

APB 在各年龄组正常人群中均可发生,儿童少见,中老年人较多见。各种器质性心脏病患者均可发生 APB,并经常是快速性房性心律失常出现的先兆。主要表现为心悸,可伴有胸闷、心前区不适、头晕、乏力、脉搏有间歇等。也可无症状。在各种器质性心脏病,APB 的发生率及复杂性均增加,多为频发、持续、多源性、多形性、成对的 APB,可形成二联律、三联律,常在运动或心率增快后增多,易触发其他更为严重的心律失常,如室上性心动过速、房扑或房颤。其预后取决于基础心脏病的情况。

APB 与脑卒中的相关性研究不多,一项以动态心电为基础的队列研究显示,年龄 55~75 岁的 678 名健康男性和女性,无心血管疾病、房颤及脑卒中史,室上性期前收缩使房颤的危险性增加(危险比 = 2.78,95% 可信区间,1.08~6.99,P = 0.033),使脑卒中的危险性明显增高(危险比 = 2.79,95% 可信区间为 1.23~6.30,P = 0.014)。2009 年日本吹田市的藤甲表研究数据表明,频发的 APB(每 24 小时大于 200 个)可以同阵发性房颤一样视为心源性卒中的病因之一。

治疗策略:健康人或无明显其他症状的人群,应积极寻找和治疗病因,对房性期前收缩一般不需要特殊治疗。如改善冠心病患者冠状动脉供血,对风湿活动者进行抗风湿治疗,对心力衰竭患者进行相应的治疗等,当心脏情况好转或痊愈后,房性期前收缩常可减少或消

失。对以下情况可选用 β 受体阻滞剂等药物治疗及射频消融治疗：①频发而持久的 APB，临床症状明显，或有可能引起房颤、房扑、阵发房速、阵发室上速等；②多源、成对的 APB；③器质性心脏病伴发 APB。

3. 室性期前收缩　室性期前收缩（VPB）是指起源于希氏束分叉以下部位的心肌提前激动，是心室提前除极引起的。VPB 是临床上常见的心律失常，其发生人群相当广泛，包括健康人群和各种心脏病患者。心功能不全、局部心肌组织纤维化、异常的室壁张力、交感神经张力增高和电解质紊乱等可诱发 VPB。VPB 的发生与左心功能有关，左心室射血分数进行性下降时，VPB 和短阵性室速的发生率增加。对冠心病患者动态监测时发现，VPB 的发生率为 5%，当射血分数低于 40% 时，VPB 和短阵性室速的发生率升至 15%。

阿里克调查表明，VPB 可能是新发房颤及脑卒中的主要危险因素，无论性别与种族，2 分钟内 VPB ≥ 4 个者脑卒中的风险显著增加。VPB 导致卒中的原因，考虑为期前收缩发生后对血流动力学的影响所致。戈麦斯教授 1996 年的研究发现，经颅多普勒（TCD）测量大脑中动脉（MCA）血流速度，同步记录 ECG，当 VPB 发生时，MCA 血流速度降低。

4. 心房扑动　房扑是心房快速而规律的电活动，是介于房性心动过速和房颤之间的快速型心律失常，房扑在 ECG 上表现为大小相等、频率快而规则，至少一个体表导联上无等电位线的心房扑动波，心房率一般在 240 ~ 340 次/分。房扑患者多伴有器质性心脏病，房扑频率快时常可引起血流动力学障碍，应积极处理。

房扑的临床症状主要因心室率过快引起。轻者可无明显不适，或仅有心悸、心慌、乏力，重者有头晕、晕厥、心绞痛或心功能不全。如果心室率过快，持续时间过长，可引起心室扩大和充血性心力衰竭。同房颤一样，房扑患者的心房内也有可能形成血栓，引起体循环栓塞，其栓塞的发生率与房颤相同。

房扑的药物治疗方法与房颤相同，由于房扑的心室率通常较房颤快，患者心悸症状明显，需采用节律控制策略。电复律能够迅速有效地恢复窦性心律，初次可选用较低功率的同步直流电复律，如果不成功，再选用较高功率复律一次。短效抗心律失常药物依布利特静脉应用可转复房扑，60% ~ 90% 的房扑可通过依布利特转复。维拉帕米、艾司洛尔可用于减慢心室率。房扑患者抗凝的适应证与房颤相同。危险因素（年龄 > 75 岁、高血压、心力衰竭、左室收缩功能受损和糖尿病）≥ 2 个的患者应口服华法林抗凝。在低危或有华法林禁忌证的患者中，口服阿司匹林抗栓治疗。研究提示，对于首次出现有症状的房扑患者，导管消融治疗的有效性优于药物治疗，并且不良反应较少。

研究表明，房扑的血栓栓塞危险类似于非瓣膜性房颤。大于 65 岁的老年房扑患者，脑卒中危险大于对照组，伴有房颤者脑卒中危险更高。房扑患者若同时患某些疾病，如充血性心力衰竭、风湿性心脏病、高血压，易出现房颤发作。所以，房扑应积极治疗，需要口服华法林预防脑卒中发作。射频消融处理房扑后并不能防止日后房颤发生，有报道在房扑射频消融术后房颤和脑卒中的发病率均增高。

5. 预激综合征和房室折返性心动过速　在人类胚胎时期，心房与心室的肌肉是相连续的，随着心脏发育，心内膜垫和房室沟组织逐渐形成中心纤维体及房室瓣环，仅保留房室结及希氏束，保证心房、心室间电信号的传导，当房室间的心肌未完全退化时，构成了除房室结外异常电学通道，即房室旁路。房室旁路最常见于心脏结构无异常者，具有房室旁路的患者，40% ~ 80% 有快速性心律失常，最常见的是阵发性室上性心动过速，其次是预激综合征。

预激综合征（WPW 综合征）是由于患者存在另外一条或多条房室旁路，导致心室提前激动,当合并相关的心动过速时,即为预激综合征。特征性心电图表现为:在窦性心律时出现 PR 间期缩短及 QRS 波群类似束支阻滞样图形,故命名为 WPW 综合征,这种 ECG 上的预激图形又称之为心室预激。人群中 ECG 预激图形的发生率约 0.1‰ ~ 3.1‰。预激综合征合并房颤和房扑并不少见,此时房室旁路仅作为心动过速的旁观者,但因其常导致极为快速的心室率,可诱发室性心动过速甚至室颤,应引起高度重视。WPW 综合征多见于男性,主要症状包括心悸、乏力、头晕、胸闷、呼吸困难等,晕厥少见。症状轻重程度主要与发作时心室频率、持续时间以及基础心脏状态等有关。WPW 综合征患者出现晕厥要注意可能是合并房颤,或者合并器质性心脏病,如肥厚型梗阻性心肌病或主动脉瓣狭窄等。

室上性心动过速(SVT)指导致心动过速的主要折返路径或局灶起源点,全部或部分位于心室以上(包括窦房结、心房、房室结或者希氏束)。阵发性室上速(PSVT)通常特指房室结折返性心动过速(AVNRT)与房室折返性心动过速(AVRT)。房室旁路参与的 PSVT 患者,半数以上在 20 岁以前首次发病,典型表现为突发突止的规则的心动过速,明显的心悸,心前区不适感,刺激迷走神经的动作,如屏气、恶心等,可终止其发作。晕厥见于 PSVT 终止时继发长间歇。当心室率过快,发作持续时间长时,引起血流动力学障碍,临床出现系统性低灌注表现。

治疗策略:①直流电复律适用于快速房颤且快速心室率是经旁路前传所致,或者室上性心动过速合并血流动力学不稳定者;②刺激迷走神经如屏气作 Valsalva 动作、压舌、刺激咽部、脸浸入冷水、颈动脉窦按摩(老年人或颈动脉窦高敏者慎用)等;③静脉用药如普罗帕酮、维拉帕米或地尔硫䓬也可作为发作期的一线药物,口服药物主要用于预防 AVNRT 频繁发作及用于治疗由于各种原因无法接受经导管消融的患者;④经导管消融治疗目前已经成为 AVRT 的一线治疗方案,目前射频消融治疗有效率 >97%,对于左侧旁路成功率可达 99%,而且并发症发生率极低。与药物治疗相比,导管消融治疗可提高生活质量,有更好的成本/收益比。

作为快速型心律失常的类型,WPW 综合征和 PSVT 容易诱发血流动力学障碍,具有并发脑卒中的潜在风险,但目前相关的研究较少。2009 年,卡麦勒对 480 万急诊和住院的非房颤患者作了的回顾性队列研究,结果表明,PSVT 合并脑卒中的发病率为 0.95%,明显高于没有 PSVT 患者的脑卒中发病率 0.21%,提出 PSVT 似乎是一个新的缺血性卒中的独立危险因素,尽管目前被归类为隐源性因素。

6. 室性心动过速 室性心动过速(VT)的心电激动起源于希氏束以下水平的左右心室或心脏的特殊传导系统,ECG 上出现连续 ≥3 个快速型异位节律。VT 多见于各种类型的器质性心脏病患者,少见于心脏结构无明显异常的"正常人"。常见病因为心肌梗死后,也见于各类心肌病、先天性心脏病、心力衰竭等。80% ~ 90% 的 VT 是病理性 VT,常伴有血流动力学异常,并可能转变为室颤,引起心脏骤停,是临床常见的心血管急症之一。

VT 的临床表现取决于有无基础心脏病及严重程度、VT 的频率和持续时间、房室收缩和心室激动顺序紊乱对心脏收缩功能的影响等诸多因素。例如重度心力衰竭的患者,即使频率相对较慢的 VT 也可引起严重的循环衰竭。VT 可表现为短暂、无症状的非持续性发作,血流动力学稳定的持续性发作,也可表现为血流动力学不稳定的持续发作。多数 VT 可引起心排出量减少和低血压症状,常见主诉为心悸、头晕、眩晕、视觉障碍和精神改变(如焦虑等),有缺血性心脏病的患者可引起胸闷和胸痛。VT 持续时间长可能诱发或加重心衰,出现相应的症状和体征,可能导致循环衰竭和休克,严重者可引起晕厥,甚至猝死。VT 的预后较差,若发作时伴明显血流动力学障碍、有晕厥或心脏骤停病史、左心室射血分数明显降低或有严重心力衰竭症状的患者,发生心源性猝死的风险明显增加,应进行猝死的二级预防。

治疗策略:立即终止 VT 发作。多数 VT 伴发于器质性心脏病,VT 发作后患者出现明显的临床症状,有可能发生充血性心力衰竭或心源性猝死。终止血流动力学稳定的 VT 以抗心律失常药物治疗为主,部分患者需直流电复律,少数经抗心律失常药物和电复律治疗无效的持续性 VT 需经导管射频消融治疗。无器质性心脏病的特发性 VT 预后较好,目前导管射频消融可根治绝大多数特发性 VT。VT 属心血管急症,可引起全脑缺血症状,重者表现为晕厥和阿斯综合征,脑局灶缺血表现较少见。若原有脑血管狭窄,VT 发作期间只要有血流动力学障碍就可能出现局灶缺血症状,但往往是 VT 未能及时终止很快就出现弥漫性脑缺血表现。

7. 心室扑动和心室颤动 心室扑动(室扑,ventricular flutter)和心室颤动(室颤,ventricular fibrillation,VF)都是最为严重的心律失常,造成心室机械性收缩消失,失去搏血功能,等于心室停搏。室扑为一种介于室性心动过速和室颤之间的恶性心律失常,ECG 表现为较规则的、宽大畸形的、正负相波幅相等的正弦波,频率为 150~250 次/分。室颤在 ECG 上表现为心室波消失,代之以频率与振幅极不规则的颤动波,频率为 150~500 次/分。

室颤和室扑可见于任何一种心脏病以及其他疾病的严重状态或终末期,其病因和发病机制是心脏结构异常和一过性功能障碍之间相互作用的结果。室扑和室颤的主要临床表现为意识丧失,呼吸快而表浅,迅即转为呼吸停止,重度低血压,大血管不能测到脉搏,心音消失。室扑或室颤如未能及时救治,多在数分钟内因组织缺氧而导致生命器官损害或死亡。

急诊处理流程中,室扑、室颤发生应视作心脏骤停,应及时采取有效的心肺复苏措施,使其循环和呼吸恢复。心肺复苏是由环环相扣的生存链组成,即早进入急救系统、早初级心肺复苏、早除颤、早高级心肺复苏。上述任何一个环节出问题,生存的机会都会减少,心肺复苏成败的关键是速度。

(姜霁雯 冯立群)

参 考 文 献

1. 张澍. 实用心律失常学. 北京:人民卫生出版社,2010:50-78.

2. Kamel H,Elkind MS,Bhave PD,et al. Paroxysma supraventricular tachycardia and the risk of ischemic stroke. Stroke,2013,44(6):1550,1554.

3. Binici Z Intzilakis T,Nielsen OW,et al. Excessive supraventricular ectopic activity and increased risk of atrial fibrillation and stroke. Circulation,2010,121(17):1904-1911.

4. John M. Worthington,MBBS;Melina Gattellari,et al. 'Where There's Smoke …'Are Premature Ventricular Complexes a New Risk Factor for Stroke? Stroke,2010,41(4):572-573.

5. Todo K,Moriwaki H,Saito K,et al. Frequent premature atrial contractions in stroke of undetermined etiology. Eur Neurol,2009,61(5):285-288.

6. Manina G,Agnelli G,Becattini C,et al. 96 hours ECG monitoring for patients with ischemic cryptogenic stroke or transient ischaemic attack. Intern Emerg Med,2014,9(1):65-67.

7. Malkoff MD,Gomez CR,Myles G,et al. Cerebrovascular hemodynamic inefficiency of premature ventricular contractions. Angiology,1996,47(1):51-56.

8. Wasmer K,Köbe J,Dechering D,et al. CHADS(2) and CHA(2)DS (2)-VASc score of patients with atrial fibrillation or flutter and newly detected left atrialthrombus. Clin Res Cardiol,2013 102(2):139-144.

第四节 射频消融术与脑辛中

心脏射频消融术(catheterradiofrequency ablation)是将电极导管经静脉或动脉血管送入心腔特定部位,释放射频电流导致局部心内膜及心内膜下心肌凝固性坏死,达到阻断快速心律失常异常传导束和起源点的介入性技术。经导管向心腔内导入的射频电流损伤范围在1~3mm,不会造成机体危害。射频消融术目前已经成为根治阵发性心动过速最有效的方法。基本设备包括 X 线机、射频消融仪及心内电生理检查仪器。射频导管消融(RFCA)治疗快速心律失常自 1991 年引入我国以来,得到了极为迅速的发展与普及。据不完全统计,2000 年的 1 年中,我国完成射频消融已逾万例(136 家医院),成功率达到 96.6%,复发率和并发症发生率分别为 2.8% 和 0.9%。

一、适应证选择

射频消融术指南中,适应证分为明确适应证、相对适应证和非适应证三种。其中明确适应证不等同于绝对适应证,只是表明目前多数医疗中心或多数专家认为这类患者应接受RFCA 治疗。相对适应证指有争议的适应证,临床判断中应考虑实施 RFCA 对患者的综合影响或利弊。非适应证不完全等同于禁忌证,只是表明大多数医疗中心或专家认为这类患者目前的病情不宜接受 RFCA 治疗。

(一)成人适应证选择

1. 明确适应证

(1)预激综合征合并阵发性房颤,且快速心室率引起血流动力学障碍者或已有充血性心力衰竭者。

(2)房室折返性心动过速(AVRT)、房室结折返性心动过速(AVNRT)、房性心动过速(房速)、典型房扑和特发性室性心动过速(包括反复性单形性室速)患者反复发作或合并有心衰者、血流动力学障碍者。

(3)典型房扑,发作频繁、心室率不易控制者。

(4)非典型房扑,发作频繁、心室率不易控制者(仅限有经验和有必要设备的医疗中心)。

(5)不适当的窦性心动过速(IST)合并心动过速心肌病。

(6)慢性房颤合并快速心室率且药物控制效果不好者,合并心动过速的心肌病患者进行房室交界区消融。

2. 相对适应证

(1)预激综合征合并阵发性房颤,心室率不快者。

(2)预激综合征无心动过速但是有明显胸闷症状,排除其他原因者。

(3)从事特殊职业(如司机、高空作业等),或有升学、就业等需求的预激综合征患者。

(4)房室折返性心动过速、房室结折返性心动过速、房速、典型房扑和特发性室速(包括反复性单形性室速)发作次数少、症状轻者。

(5)阵发性房颤反复发作、症状严重、药物预防发作效果不好、愿意根治者。

(6)房扑发作次数少、症状重者。

(7)不适当窦速反复发作、药物治疗效果不好。

(8)心肌梗死后室速,发作次数多、药物治疗效果不好或不能耐受(仅限有经验和有必要设备的医疗中心)。

(9)频发室性期前收缩,症状严重,影响生活、工作或学习。

3. 非适应证

(1)预激综合征无心动过速、无症状者。

(2)不适当窦速药物治疗效果好者。

(3)阵发性房颤药物治疗效果好或发作时症状轻者。

(4)频发室性期前收缩,症状不严重,不影响生活、工作或学习者。

(5)心肌梗死后室速,发作时心率不快并且药物可预防发作者。

(二)儿童适应证选择

小儿射频消融适应证与成人有所不同,选择患者时要考虑到不同类型心律失常的自然病程、消融的危险因素、是否合并先天性心脏病,以及年龄对以上各因素的影响。决定是否应对患儿进行射频消融手术时,不仅应考虑具体患者不同的临床特点,还有赖于实施射频消融的医生和电生理治疗中心的相关经验、成功率以及并发症的发生率。

1. 明确适应证

(1)年龄小于4岁者:①AVRT、典型房扑,心动过速呈持续性或反复性发作,有血流动力学障碍,所有抗心律失常药物治疗无效者;②显性预激综合征,右侧游离壁旁路,心动过速呈持续性发作,有血流动力学障碍者。

(2)年龄大于4岁者:①房性心动过速,心动过速呈持续性或反复性发作,有血流动力学障碍,所有抗心律失常药物治疗无效者;②AVRT、特发性室速,心动过速呈持续性或反复性发作,有血流动力学障碍者;③预激综合征伴晕厥者;④预激综合征合并房颤且心室率快者;⑤AVNRT,年龄小于7岁,心动过速呈持续性或反复性发作,有血流动力学障碍,所有抗心律失常药物治疗无效者;⑥AVNRT,年龄大于7岁,心动过速呈持续性或反复性发作,有血流动力学障碍者。

2. 相对适应证

(1)年龄小于4岁者:①AVRT、典型房扑,心动过速呈持续性或反复性发作,有血流动力学障碍者;②显性预激综合征,右侧游离壁旁路,心动过速呈持续性或反复性发作者。

(2)年龄大于4岁者:①房性心动过速,心动过速呈持续性或反复性发作,有血流动力学障碍,除胺碘酮以外的抗心律失常药物治疗无效者;②AVRT、特发性室速,心动过速呈持续性或反复性发作者;③预激综合征合并房颤心室率不快者。④AVNRT,年龄小于7岁,心动过速呈持续性或反复性发作,有血流动力学障碍,除胺碘酮以外的抗心律失常药物治疗无效者;⑤AVNRT,年龄大于7岁,心动过速呈持续性或反复性发作者。

(3)先天性心脏病手术前发生的AVRT和AVNRT,术前进行射频消融治疗,可缩短手术时间和降低手术危险性者。

(4)先天性心脏病手术获得性持续性房扑,除外因心脏手术残余畸形血流动力学改变所致,真正意义的切口折返性房性心动过速者。

3. 非适应证

(1)年龄小于4岁者:①AVRT、AVNRT、典型房扑,心动过速呈持续性或反复性发作,无血流动力学障碍者;②显性预激综合征,右侧游离壁旁路,心动过速发作次数少、症状轻者。

(2)年龄大于4岁者:①房性心动过速,心动过速呈持续性或反复性发作,有血流动力学障碍,除胺碘酮以外的抗心律失常药物治疗有效者;②AVRT、AVNRT 和特发性室速,心动过速发作次数少、症状轻者。

(3)先天性心脏病手术后"切口"折返性房性心动过速,因心脏手术残余畸形血流动力学改变所致者。

二、术前准备、术中过程和术后处理

(一)术前准备

1. 完善术前检查 RFCA 术前应详细了解患者病史并对患者进行详细的体格检查,获取重要脏器的功能资料,从而对患者的病情进行全面评价。肝、肾功能和出、凝血异常者应慎重评价其对 RFCA 的影响,患者是否可耐受 RFCA。合并肺部疾患,如肺气肿或肺大疱者,应考虑锁骨下静脉或颈内静脉穿刺不慎导致气胸时可能对患者的肺功能产生严重影响。对于并存器质性心脏病的患者应对其心脏结构和功能进行全面评价,了解心脏结构异常(如主动脉瓣狭窄)可预测术中导管操作的难易程度,选择合适的治疗方案以减少并发症发生率;控制心绞痛、纠正或改善心功能不全有助于提高患者对手术的耐受性;高血压患者术前应尽可能使血压控制在理想水平;对于老年患者应考虑到年龄和动脉硬化造成的血管迂曲或走行异常可能会增加血管穿刺和导管操作的难度。

2. 分析心电生理资料 全面复习患者的心电图(包括窦性心律和快速心律失常发作时)及其他心电生理资料,如食管电生理检查或既往有创电生理检查资料。

3. 术前药物治疗 绝大多数患者术前应停用所有抗心律失常药物至少 5 个半衰期。少数术前心动过速频繁发作的患者,尽可能使用半衰期短的抗心律失常药物或通过非药物手段(如食管心房调搏)终止心动过速发作。部分预激综合征并发房颤且伴快速心室率的患者,术前口服胺碘酮(0.2bid×1~2w)可明显减少或避免术中因导管机械性刺激所诱发的房颤,便于手术顺利进行。

4. 术前谈话 术前 24 小时内向患者及其家属说明手术过程、成功率、并发症和复发率等,并获得签字同意,需全身麻醉者通知麻醉科。

(二)操作过程(简述)

首先导管插入部位(腹股沟、手臂、肩膀或颈部)的皮肤消毒,局麻药进行局部麻醉,然后用穿刺针穿刺静脉/动脉血管,电生理检查导管通过血管插入心腔。心脏电生理检查所用的电极导管是长而可弯曲的导管,能将电信号传入和传出心脏。电极导管记录心脏不同部位的电活动,并发放微弱的电冲动来刺激心脏,以便诱发心律失常,明确心动过速诊断。然后,医生通过导管找到心脏异常电活动的确切部位(此过程称为"标测"),再通过消融仪发送射频电流消融治疗,从而根治心动过速。整个过程患者一般处于清醒状态,给予全程监护,有时医生会用镇静剂来缓解患者紧张情绪。电生理检查一般不会引起疼痛,导管行进于血管和心腔时患者不会有感觉,检查时医生可能会用微弱的电流刺激心脏,患者不会感觉到这些电脉冲,往往会诱发出心动过速,感觉和以前发作时一样,可能有头晕、目眩、心悸、胸痛或气短等,告知医生即可。这些操作风险很小,相对而言是很安全的。

(三)术后处理及注意事项

RFCA 过程顺利无并发症的患者可在普通心内科病房观察。穿刺动脉的患者应卧床 12~24 小时,沙袋压迫穿刺部位 6 小时。仅穿刺静脉的患者应卧床 6 小时,沙袋压迫穿刺部位 2 小时。如果术后出现心动过速再次发作的感觉,但并未真正发作,不必紧张且无需特殊治疗。术后早期注意观察血压、心率、心律和 ECG 的变化,密切注意心脏压塞、气胸、血管并发症的发生,必要时行 ECG、UCG 和胸片等检查有并发症的患者经及时处理后应在监护病房内监护。有深静脉血栓高危因素者,如高龄、静脉曲张、栓塞史、肥胖、口服避孕药物等可在穿刺部位包扎 2 小时后应用肝素。出院前常规复查 ECG、UCG 和超声多普勒及 X 线胸片。术后口服阿司匹林 50～150mg/d×1～3 个月,一般术后 1 周后可恢复正常活动。术后建立随访制度,出院后如有复发,应及时就近记录 ECG,并与手术医生取得联系,决定下一步治疗方案。

导管射频消融术主要并发症为:①出血、血肿;②动静脉瘘;③气胸、血气胸;④血栓形成和栓塞(气体栓塞和血栓栓塞);⑤血管损伤及动脉夹层形成;⑥导管意外断裂导致导管取不出来;⑦严重心律失常,如房室传导阻滞,可能需安置永久起搏器;⑧心脏穿孔及心脏压塞;⑨严重过敏反应;⑩猝死。并发症虽然较多,但在有经验的医院,实际发生率很低。

三、导管射频消融术临床应用现状

目前,AVNRT、预激综合征等心律失常一次射频消融成功率可以达到 98% 以上,阵发性房颤成功率达到 80%～90%,持续性和慢性房颤也可达到 60%～80%,再次消融成功率将进一步提高。近年来 RFCA 治疗房速的病例在逐渐增加,成功率为 50%～90%,并发症 < 1%、复发率为 10%～30%,未见死亡病例报道。房速消融成功率偏低的原因与心房结构复杂(包括冠状静脉窦、肺静脉等结构),部分病灶标测到位困难有关。典型房扑的消融成功率 > 90%,复发率 < 10%,无死亡病例报道。目前有关非典型房扑、手术切口折返性房速以及不适当窦速 RFCA 治疗的报道尚少,成功率亦较低,方法学还有待完善。房室交界区的 RFCA 和改良是控制快速房颤心室率的两种方法,前者尚需同时置入永久起搏器。

四、射频消融术与脑卒中

各类心律失常最易出现脑卒中合并症的仍为房性快速心律失常。一项来源于五个治疗中心的研究,选取 191 名行 RFCA 治疗的典型房扑患者,经过为时 3 年的随访后,新发房颤和脑卒中的发生率分别为 27% 和 7.7%。文献中报道的与 RFCA 治疗房颤手术相关的脑血管血栓栓塞事件最高到 5%,发生栓塞并发症的患者基本上都有一个以上的栓塞高危因素,这些患者多未接受系统的抗凝治疗。在近期大样本的临床研究中,与 RFCA 相关的血栓栓塞事件的发生率一般小于 1%。有器质性心脏病、年龄较大的持续性房颤患者,与手术相关血栓栓塞的发生率明显高于没有器质性心脏病的房颤患者。在多变量分析中,年龄、房颤的发生率、左室射血分数和房扑术后自行停止抗凝治疗都与脑卒中发生率的升高独立相关。房颤 RFCA 术中或术后发生脑卒中有可能与手术本身相关。房颤消融相关性栓塞并发症的原因可分为鞘管内血栓、消融导管附着血栓、消融所致焦痂、原心房附壁血栓、操作不严格造成气栓等。消融术前、术中及术后抗凝未充分亦可导致血栓栓塞的发生。几乎所有临床研究的文章中均有报道,消融相关栓塞常发生于消融术后 24 小时,但术后 2 周内亦属栓塞高危期。术中心腔内超声检查可及时发现左心房血栓,降低栓塞并发症的发生。荟萃文献分析表明,静脉应用肝素使 ACT 维持在 300～400s 以上及保持高流量肝素(180ml/h)经房间隔鞘管滴入能明显减少左心房血栓形成和栓塞事件的发生。因此,消融术前、术中及术后的充分抗凝对避免栓塞事件的发生至关重要。

房颤的并发症血栓栓塞,尤其是脑栓塞是房颤致死及致残的主要原因之一。房颤导管消融治疗前后的抗凝治疗是整个房颤抗凝治疗中的一部分。对有下列危险因素的阵发性房颤及所有的持续性房颤患者,术前应用华法林 1 个月进行有效抗凝治疗:高血压、糖尿病、TIA 或脑卒中病史、冠心病及心肌梗死病史、年龄 >65 岁、慢性心力衰竭、左心房 >55mm、左心室射血分数 <0.35 等,抗凝治疗的强度为维持 INR 在 2.0～3.0。在消融术前 3～5 天停止华法林治疗,并改为低分子肝素皮下注射。消融术前常规行经食管超声心动图和(或)肺静脉和心房的 CT/MRI 成像检查。

近来有研究证明,术中强化肝素抗凝治疗,使 ACT >300s,可进一步降低房颤导管消融术相关的栓塞事件。术前已应用华法林进行抗凝治疗的患者,手术前 3～5 天停药,可在手术当天复查 INR,根据情况可适当减少术中肝素的用量。如 INR 小于 1.6,术中可按常规应用肝素。术中预防栓塞除静脉应用肝素外,还应该注意用肝素盐水冲洗鞘管和电极导管。

所有的患者术后均应进行抗凝治疗,术后当天晚上可开始服用华法林,并继续应用华法林进行抗凝治疗至少 3 个月,同时在术后华法林未起效时给予低分子肝素,5000U 每日两次皮下注射,或 100U/(kg·次)。术后抗凝治疗的持续时间取决于患者房颤的发生情况及有无肺静脉狭窄。目前认为房颤消融术后,无论患者是否有房颤发生,应根据患者发生脑卒中的危险因素决定是否继续抗凝,对 CHADS 评分 ≥2 的患者,术后终身抗凝治疗。

如果仍有房颤发生,并计划进行再次消融治疗,抗凝治疗应一直持续到下次手术前。对于房颤仍继续发作,但不计划再次行导管射频消融术的患者,抗凝治疗的原则与房颤患者的抗凝治疗一样,即取决于其是否伴有血栓栓塞的高危因素。对于术后出现严重肺静脉狭窄(>75% 直径)的患者,为减少肺静脉血栓形成的风险,建议持续抗凝治疗直至狭窄解除。为了减少患者血栓栓塞的并发症,目前国外有的心脏中心对所有拟行导管射频消融术的患者,术前均进行 1 个月的抗凝治疗。

(袁　鹏)

──────────── 参 考 文 献 ────────────

1. 中国生物医学工程学会心脏起搏与电生理分会,中华医学会心电生理与起搏分会. 2000 年全国射频导管消融治疗快速心律失常资料总汇. 中国心脏起搏与心电生理杂志,2001,15(6):368.

2. Perry JC,Garson A. Supraventricular tachycardia due to WPW syndrome in children:early disappearence and late recurrence. J Am Coll Cardiol,1990,16:1215.

3. 马长生,任自文. 儿童快速心律失常经导管射频消融治疗适应证评价. 中国介入心脏病学杂志,2001,9:3.

4. Van Hare G. Indications for radiofrequency ablation in pediatric population. J CardiovascElectrophysiol,1997, 8:952.

5. 马长生,杜昕,钟敬泉,等. 胺碘酮对预激综合征合并心房颤动患者射频消融时心房颤动发作的预防作用. 中国心脏起搏与心电生理杂志,2001,15:92.

6. Saoudi N,Cosio F,Waldo A,et al. Classification of atrial flutter and regular atrial tachycardia according to electrophysiologic mechanism and anatomic bases:a statement from a joint expert group from the Working Group of Arrhythmias of the European Society of Cardiology and the North American Society of Pacing and Electrophysiology. J CardiovascElectrophysiol,2001,12:852.

7. Chen SA,Tai CT,Chiang CE,et al. Focal atrial tachycardia:reanalysis of the clinical and electrophysiologic characteristics and prediction of successful radiofrequency ablation. J CardiovascElectrophysiol,1998,9:355.

8. Scheinman MM,Huang S. The 1998 NASPE prospective catheter ablation registry. Pacing ClinElectrophysiol, 2000,23:1020.

9. 刘少稳,杨延宗,高连君,等. 心房颤动导管射频消融静脉电隔离前后的抗凝治疗. 中国心脏起搏与电生理杂志,2004,18:432-434.

10. Bhargava M,Marrouche NF,Martin DO,et al. Impact of age on theoutcome of pulmonary vein isolation for atrial fibrillation using circular mapping technique and cooled-tip ablation catheter. J Cardiovast Electrophysiol,2004,15:8-13.

11. Lang CC,Santinelli V,Augello G,et al. Tranecatheter radiofrequency ablation of atrial fibrillation in patients with mitral valveprostheses and enlarged atria;safety,feasibility,and efficacy. Am Coll Cardiol,2005,45:868-872.

12. Catkins H,Brugada J,Packer DL,et al. HRS/EHRA/ECAS expert Consensus Statement on catheterand surgical ablation of atrial fibrillation;Recommen-dations for personnel,policy,procedures and follow-up. A report of the Heart Rhythm Society(HRS) TaskForce on catheter and surgical ablation of atrial fibrillation. Heart Rhythm,2007,4:816-861.

13. Pappone C,Manguso F,Vicedomini G,et al. Prevention of iatrogenic atrial tachycardia after ablationof atrial fibrillation;a prospective randomized studycomparing circumferential pulmonary vein ablation with a modified approach. Circulation,2004,110:3036-3042.

14. Mangrum JM,Mounsey JP,Kok LC,et al. Intracardiace-chocardiographyguided,anatomically based radiofrequency ablation of focalatrial fibrillation originating from pulmonary veins,Am CollCardiol,2002,39:1964-1972.

15. Martouche NF,Martin Do,Wazni O,et al. Phased-array intracardiac echocardiography monitoring during pulmonary vein isolation inpatients with atrial fibrillation;impact on outcome and complications. Circulation,2003,107:2710-2716.

16. Verma A,Marrouche NF,Natale A. Pulmonary vein antmm isolation;intracardiac echocardiography-guided technique. J Cardiovasc ectrophysiol,2004,15:1335-1340.

17. Gula LJ,Massel D,Redfearn DProutine transoesophagealechocardio,et al. Impact of graphy on safety,outcomes,and cost of pulmonary vein ablation drawn from a Europace,2010,12(11):1550-1557.

18. McCready J W,Nunn L,Lambiase PD,et al. Incidence of left atrial thrombus prior to atrial fibrillation ablation;is pre-procedural transoesophagealechocardiography mandatory. Europace,2010,12(7):927-932.

19. Scholten MF,Thomton AS,Mekel JM,et al. Anticoagulation in atrial fibrillation and flutter. Europace,2005,7:492-499.

20. Ren JF,Marchlinski FE,Callans DJ. Left atrial thrombus associated with ablation for atrial fibrillation;identification with intracardiacechocardiography. J Am Coll Cardiol,2004,43:1861-1867.

21. Marrouche NF,Dresing T,Cole C,et al. Circular mapping and ablation of the pulmonary vein for treatment of atrial fibrillation;impact of different catheter technologies. J Am CollCardiol,2002,40:464-474.

22. Mangrum JM,Mounsey JP,Kok LC,et al. Intracardiac echocardiography-guided,anatomically based radiofrequency ablation of focal atrial fibrillation originating from pulmonary veins. J Am Coll Cardiol,2002,39(12):1964-1972.

23. Oral H,Knight BP,Tada H,et al. Pulmonary vein isolation for paroxysmal and persistent atrial fibrillation. Circulation,2002,105:1077-1081.

第五节　起搏器植入术后脑卒中

前文已经阐述多种心律失常与脑卒中的相关性,心律失常的介入性治疗中及治疗后,脑卒中仍是重要的并发症之一。起搏器植入术作为治疗缓慢性心律失常的重要手段,虽然延长了许多病态窦房结综合征(病窦综合征,SSS)、房室传导阻滞(AVB)等疾病的患者生命,但也有文献报道,置入起搏器增加了患者脑卒中的风险。

一、缓慢性心律失常的类型

缓慢性心律失常指窦性缓慢性心律失常、房室交界性心率、心室自主心律、传导阻滞(包括窦房传导阻滞、心房内传导阻滞、房室传导阻滞)等以心率减慢为特征的疾病。临床常见的有窦性心动过缓、病窦综合征、房室传导阻滞。窦性心动过缓指窦性心律慢于每分钟60次,24小时心跳总数小于86400次。病窦综合征是由于窦房结或其周围组织的器质性病变导致功能障碍,从而产生多种心律失常和多种症状的综合征,主要特点是心动过缓,当合并快速性室上性心律失常反复发作时称为慢-快综合征。房室传导阻滞是指心房向心室方向传导阻滞或心室向心房方向传导阻滞,按传导阻滞的不同分为Ⅰ、Ⅱ、Ⅲ度传导阻滞。

二、心脏起搏器的发展

心脏起搏器(cardiac pacemaker)是一种植入于体内的医用电子治疗仪器,通过脉冲发生器发放由电池供能的电脉冲,经导线电极传导,刺激电极所接触的心肌,使心脏激动和收缩,达到治疗某些心律失常(主要是缓慢性心律失常)所致的心脏功能障碍的目的。心脏起搏技术是心律失常介入性治疗的重要方法之一,并可用于临床心脏电生理研究及射频消融治疗。自第一台心脏起搏器植入人体以来,起搏器制造技术和工艺快速发展,功能日趋完善,起搏器已成功地治疗缓慢性心律失常、挽救了成千上万患者生命。近年来,起搏器也开始应用到快速性心律失常及非心电性疾病,如预防阵发性房性快速心律失常、颈动脉窦晕厥、双室同步治疗药物难治性充血性心力衰竭等。

1791年Galvani用实验证明了生物电的存在,并发现肌肉对电刺激有收缩反应。1882年Ziemssen发现电刺激可引起心脏收缩活动。早期的实验研究和临床观察对后来心脏起搏技术的发明和应用具有重要的意义。1929年9月Lidwill在澳大利亚悉尼举行的学术会议上首次报道了应用他发明的手提式起搏装置成功救活了1个心脏停搏的婴儿。这是人工心脏起搏技术首次用于临床。

1930年,美国医生海曼制造了一台由发条驱动的脉冲发生器,应用针型电极经胸腔穿刺使心脏起搏,成功抢救心脏停搏患者,这台机器被叫做人工心脏起搏器。1952年,美国波士顿哈佛医学院的佐尔医生设计了一种体外起搏器,后因他又研制出以电池为能源的小型起搏器而被认为是心脏起搏器的发明者,被称为"心脏起搏器之父"。1958年瑞典工程师Elmqvlst设计制造了世界上第一台埋藏式定律型起搏器,由Senning医生植入一位完全性房室传导阻滞患者使其存活已逾40余年,虽然埋藏式起搏器对于长期使用患者十分方便但由于起搏方式是心室非同步起搏,即起搏器无论患者心脏是否搏动均按照固定的频率发放电脉冲,因此可与自身的心跳发生竞争引起恶性室性心律失常,甚至猝死,同时在自身心率暂时恢复正常时仍持续起搏而浪费电池能源。因此,在1964年,荷兰卡托拉诺斯医生等研制了按需心室起搏器[R波抑制型(VVI)起搏器],根据电极导管心室端的另一个电板感知心室电活动,由此判断是否需要发放下一次电脉冲,避免了竞争心律和无谓的电能消耗。但其局限性在于仅起搏右心室,丧失了正常的房室同步(即心房先收缩,然后心室收缩),其次,右心室起搏使左心室激动晚于右心室,丧失了左右心室收缩的同步性,因此有些患者有头晕、胸闷等症状,甚至出现心功能不全,临床上称为"起搏器综合征"。

在此之前的 1960 年,美国弗里曼医生发明了心内膜起搏电极导管,不需开胸植入,只需经皮穿刺静脉即可将这种导管送入心腔,克服了开胸手术创伤大、刺激胸壁、导线容易折断、移位,电池寿命较短和稳定性差,患者承受痛苦大等缺点,使心脏起搏技术有了极大的改观。1978 年植入了第一台双腔起搏器。20 世纪 80 年代以后,由于电子技术和传感器技术的快速发展及微处理器的广泛应用,起搏器的功能愈趋完善,出现频率适应性起搏、起搏参数的体外提取和程控、起搏器对心律失常事件和起搏器工作状态的监测和记录等功能,并可根据患者的不同状况在一定范围内自动调整起搏参数使起搏器能更好地适用于复杂的临床情况和不同的患者。

1962 年 10 月由上海市第一人民医院心内科及心外科医师率先安置了全国第一台人工心脏起搏器(经心外膜起搏治疗)。1973 年我国成功植入了第一台经静脉起搏器。中华医学会心电生理和起搏分会 2002 年进行的全国起搏器使用调查得出的数据表明:我国内地至少有 279 家医院开展了起搏器植入术。2001 年植入起搏器总数 10857 台(每百万人 8 台),其中双心腔起搏器占 36.3%,心室单心腔起搏器占 56.2%,其他包括 AAI(R) 和 VVI(R)占 7.5%。

在应用起搏器成功地治疗心动过缓的同时,起搏器也开始应用到非心动过缓病症。20 世纪 70 年代应用抗心动过速起搏器治疗室上性心动过速,这个技术目前仍应用于植入型心律转复除颤器(ICD)中。1995 年 Bakker 等证实了双心室起搏的血流动力学益处,对严重心力衰竭合并室内阻滞,特别是左束支阻滞,双心室起搏可使心室收缩再同步化,心功能改善,活动耐量增加,生活质量提高。目前,这种心脏再同步化治疗(CRT)已获美国 FDA 批准。总之,40 多年来无论是起搏器工程技术还是临床应用都得到快速发展。1997 年对全世界起搏器的使用进行了统计,以每百万人植入起搏器数计算,其中美国 571,法国 552,德国 440,加拿大 368,澳大利亚 345,以色列 293,日本 153,中国香港 100,新加坡 61。

三、心脏起搏器原理

心脏起搏器由脉冲发生器和起搏电极导线构成,脉冲发生器是整个起搏系统的"动力"部分,由起搏器、电池和金属外壳组成,定时发放一定频率的脉冲电流刺激心脏跳动。起搏导线和电极是心脏起搏器的传导部分,一方面将起搏器的输出信号传输到电极所接触的心肌(心房或心室),使局部心肌细胞受到外来电刺激而产生兴奋,并通过细胞间的缝隙连接或闰盘连接向周围心肌传导,导致整个心房或心室兴奋并进而产生收缩活动。感知心脏自身搏动的信号可以反馈给起搏器,以控制起搏脉冲的发放。需要强调的是,心肌必须具备有兴奋、传导和收缩功能,心脏起搏方能发挥其作用。

四、心脏起搏器类型

心脏病学会国际委员会(ICHD)在 1981 年制定了五位字母代码起搏器命名,1987 年,北美心脏起搏电生理学会(NASPE)/英国心脏起搏与电生理学组(BPEG)在该命名基础上制定了 NBG 代码(表 2-7)。

表 2-7　NBG 起搏器五位代码命名

位置	Ⅰ	Ⅱ	Ⅲ	Ⅳ	Ⅴ
功能	起搏心腔	感知心腔	反应方式	程控、频率适应和遥测功能	抗心动过速和除颤功能
代码字母	O:无	O:无	O:无	O:无	O:无
	A:心房	A:心房	T:触发	P:简单程控	P:起搏
	V:心室	V:心室	I:抑制	M:多项程控	S:电击
	D:双腔	D:双腔	D:双重	C:交流	D:双重
	S:单腔	S:单腔		R:频率调节	

表 2-7 中自左至右,各个位置字母代表的意义为:

第一位(Ⅰ):表示起搏的心腔,分别由 A、V 和 D 代表心房、心室和双心腔,O 代表无感知功能。

第二位(Ⅱ):表示感知的心腔,分别由 A、V 和 D 代表心房、心室和双心腔,O 代表无感知功能。

第三位(Ⅲ):表示起搏器感知心脏自身电活动后的反应方式。T 表示触发型,I 表示抑制型,D 表示兼有 T 和 I 两种反应方式,O 为无感知后反应功能。

第四位(Ⅳ):代表起搏器程序控制调节功能的程度。O(无程控功能)、P(1~2 个简单的程控功能)、M(两种以上参数的多功能程控)、C(遥测功能)和 R(频率适应功能)。

第五位(Ⅴ):代表抗快速心律失常的起搏治疗能力。O(无此功能)、P(抗心动过速起搏)、S(电转复)和 D(两者都有)。

(一)根据起搏类型分类

第一代为固律型心脏起搏(VOO,1958—1968 年),即心脏起搏器按照起搏器本身设定的起搏频率进行起搏,起搏器没有感知功能,其主要缺点为起搏竞争性心律失常。第二代为按需型心脏起搏器(VVI,1968—1977 年),即起搏器在原来的基础上增加了感知功能,起搏器能够根据自主心跳进行适时地进行心脏起搏,但因起搏部位位于心室,丧失了房室顺序激动的同步性,由于心尖部的这一不良起搏点和室房逆传等因素,起搏器植入后容易引起头晕、心悸、乏力和血压降低的不良作用,即起搏器综合征。第三代为生理性心脏起搏阶段(DDD、AAI,1978—1996 年),起搏器在起搏和感知功能的基础上又增加了很多生理功能,如房室顺序起搏、频率适应性起搏等,使起搏器以最接近人的生理需求起搏,例如当患者运动机体需氧增加时,起搏器可通过内置的感知器来感知患者的活动状态,自动调整起搏频率,这是人们期望的目标,也是临床医生应尽可能为患者提供的起搏方式。第四代起搏器被称为自动化起搏器(1996 年至今),起搏器的许多工作参数达到自动化调整,例如起搏器可以通过自动调整起搏电压实现节能(如自动阈值夺获、自动阈值管理)或自动调整 AV 间期等。

(二)根据起搏心腔分类

1. 单腔起搏器　起搏电极导线单独植入心房或心室。

(1)AAI 模式:工作方式为心房起搏、心房感知,感知心房自身电活动后抑制起搏器脉冲的发放,而心室信号不被感知。

(2)VVI 模式:工作方式为心室起搏、心室感知,感知心室自身电活动后抑制起搏器脉冲的发放,又称 R 波抑制型心室起搏或心室按需型起搏。在本模式下,心房信号不被感知。VVI 仅当"需要"时才发出脉冲起搏心室,起搏产生的心律实际上是一种逸搏心律。

(3)其他单腔起搏模式:①AOO、VOO 模式:非同步起搏模式,又称为固定频率起搏。心房、心室只有起搏而无感知功能。起搏器以固定频率(非同步)定期发放脉冲刺激心房(AOO)或心室(VOO),脉冲的发放与自身心率快慢无关;②ATT、VTT 模式:为心房、心室触发型起搏模式。心房、心室均具有起搏和感知功能,但感知自身房、室电活动后的反应方式为触发(T)心房、心室脉冲的发放,而非抑制。弊端为耗电,也不作为单独的起搏器模式应用。

2. 双腔起搏器 起搏电极导线分别植入心房和心室。

(1)DDD 模式:又称房室全能型起搏。具有房室双腔顺序起搏、心房心室双重感知、触发和抑制双重反应的生理性起搏模式。

(2)VDD 模式:又称心房同步心室抑制型起搏器。心房、心室均具有感知功能,但只有心室具有起搏功能。在整个 VDD 起搏系统中,P 波的正确感知是其正常工作的关键。

(3)DDI 模式:心房、心室均具有感知和起搏功能,P 波感知后抑制心房起搏,与 DDD 相似,但不触发房室间期,即不出现心室跟踪。该起搏模式的特点为心房起搏时房室可以同步,心房感知时房室不能同步。如果患者房室传导正常的,基本类似 AAI。如果患者存在房室传导阻滞,自身心房活动后的房室延迟时间长短不一。DDI 不作为一个单独的起搏模式而仅作为 DDD(R)发生模式转换后的工作方式。

3. 多腔起搏 如三腔(双心房单心室或单心房双心室)或四腔起搏(双心房 + 双心室)。此时,起搏电极导线除常规植入右心房和右心室外,通常需要通过心脏静脉植入电极导线分别起搏左心房和(或)左心室。

(三)根据起搏生理效应分类

1. 生理性起搏 即尽可能模拟窦房结及房室传导系统的生理功能,提供与静息及活动相适应的心率并保持房室同步,如 AAIR 和(或)DDDR。

2. 非生理性起搏 如 VVI 起搏器,只是保证心室按需起搏,而房室电机械活动不同步。实际上,起搏治疗都不可能是完全生理的,严格地说,所有的心脏起搏器都是非生理性的。

(四)根据是否具有频率适应功能分类

1. 频率适应性起搏器 如常用的 AAIR、VVIR 和 DDDR。

2. 非频率适应性起搏器 如常用的 AAI、VVI 和 DDD。

五、人工心脏起搏适应证

起搏器最初的适应证为心电衰竭,即缓慢性心律失常,包括窦房结功能障碍和房室传导阻滞所致心室率过缓。心室率过缓致脑供血不足,产生头昏、头晕、眩晕、黑蒙、晕厥、抽搐等,周身供血不足可产生疲乏、体力活动耐量降低、充血性心力衰竭等表现。对患者的症状要具体评价,肯定它是与心室率过缓直接相关,才能肯定为"有症状的心动过缓"。人工心脏起搏分为临时和永久两种,它们分别有不同的适应证。

(一)临时心脏起搏适应证

临时心脏起搏是一种临时性或暂时性人工心脏起搏术,起搏器置于体外,起搏电极导线非永久性植入,放置时间一般不超过 2 周,待达到诊断、治疗和预防目的后随即撤出起搏电极导线,如仍需继续起搏治疗则应考虑置入永久性心脏起搏器。任何症状性或引起血流动力学变化的心动过缓患者都是临时心脏起搏对象。临时心脏起搏的目的通常分为治疗、诊断和预防。

1. 治疗方面

(1)阿-斯综合征发作:各种原因(急性心肌梗死、急性心肌炎、洋地黄或抗心律失常药物等引起的中毒、电解质紊乱等)引起的房室传导阻滞、窦房结功能衰竭,由此导致心脏停搏并出现阿-斯综合征发作,都是紧急临时心脏起搏的绝对指征。

(2)心律不稳定的患者在安置永久心脏起搏器之前的过渡。

(3)心脏直视手术引起的三度房室传导阻滞。

(4)心动过缓诱发的尖端扭转型和(或)持续性室性心动过速,经药物治疗无效者。

2. 诊断方面 作为某些临床诊断及电生理检查的辅助手段。如判断窦房结功能、房室结功能、预激综合征类型、折返性心律失常及抗心律失常药物的效果。

3. 预防方面

(1)预期将出现明显心动过缓的高危患者,常见的有急性心肌梗死伴发的某些缓慢性心律失常,心脏传导系统功能不全的患者拟施行大手术及心脏介入性手术,疑有窦房结功能障碍的快速心律失常患者进行心律转复治疗,原先存在左束支阻滞的患者进行右心导管检查时。

(2)起搏器依赖的患者在更换新心脏起搏器时的过渡。

(二)永久心脏起搏适应证

随着起搏工程学的完善,起搏治疗的适应证逐渐扩大。早年植入心脏起搏器的主要目的是为挽救患者的生命,目前尚包括恢复患者工作能力和生活质量。目前主要的适应证可以简单地概括为严重的心跳慢、心脏收缩无力、心搏骤停等心脏疾病。1998 年美国心脏病学会(ACC)和美国心脏病协会(AHA)联合制定了《ACC/AHA 植入起搏器和心律失常装置的指南》,阐述了窦房结功能障碍和获得性房室阻滞的永久性起搏治疗适应证。将其分为三类(表2-8)。

表2-8 ACC/AHA 起搏适应证分类标准

Ⅰ类:有证据和(或)一致同意起搏治疗有益、有用或有效。
Ⅱ类:对于起搏治疗的用途或效果有分歧,或其证据有矛盾。
Ⅱa 类:现有证据/意见倾向于起搏治疗有用或有效。
Ⅱb 类:现有证据/意见不支持起搏治疗有用或有效。
Ⅲ类:现有证据和(或)一致认为起搏无用或无效,在某种情况下还可能有害。

1. 缓慢性心律失常

(1)窦房结功能障碍起搏治疗的适应证(表2-9,括号中字母为证据级别)。

表2-9 窦房结功能障碍患者的永久起搏适应证

类别	适应证
Ⅰ	i 有症状心动过缓的窦房结功能障碍(包括频发性窦停)(C)
	ii 有症状的变时性功能不全(C)
	iii 由于某些疾病必须使用某类药物,这些药物可引起窦性心动过缓并产生症状(C)
Ⅱa	i 窦房结功能障碍导致心率 <40bpm,症状与心动过缓之间存在明确的关系,但无论是否记录到心动过缓的证据(C)
	ii 不明原因晕厥者,临床发现或电生理检查诱发窦房结功能障碍者(C)

类别	适应证
Ⅱb	清醒状态下心率<40bpm,但症状轻微(C)
Ⅲ	i 无症状的窦房结功能障碍(C)
	ii 有症状,但已证实并非窦性心动过缓引起(C)
	iii 有症状,但是由非必需的药物治疗导致(C)

(2)成人获得性房室阻滞永久性起搏治疗的适应证(表2-10,括号中字母为证据级别)。

表2-10　成人获得性房室阻滞的起搏适应证

类别	适应证
Ⅰ	i 任何阻滞部位的Ⅲ度 AVB 和高度 AVB,并发有症状的心动过缓或心力衰竭,或有继发于 AVB 的室性心律失常(C)
	ii 长期服用治疗其他心律失常或其他疾病的药物,该药物可能导致Ⅲ度 AVB 和高度 AVB(无论阻滞部位),并发有症状的心动过缓者(C)
	iii 清醒状态下任何阻滞部位的Ⅲ度 AVB 和高度 AVB 且无症状的患者,被记录到有≥3 秒的心脏停搏,或逸搏心率低于 40bpm,或逸搏心律起搏点在窦房结以下者(C)
	iv 清醒状态下任何阻滞部位的Ⅲ度 AVB 和高度 AVB,无症状的房颤和心动过缓者有一个或更多≥5 秒的长间歇(C)
	v 导管消融房室结后出现的任何阻滞部位的Ⅲ度 AVB 和高度 AVB(C)
	vi 心脏外科手术后没有可能恢复的任何阻滞部位的Ⅲ度 AVB 和高度 AVB(C)
	vii 神经肌肉疾病导致的任何阻滞部位的Ⅲ度 AVB 和高度 AVB,如强直性肌营养不良、Kearns-Sayre 综合征、假肥大性肌营养不良、腓骨肌萎缩症,有或没有心动过缓的症状(B)
	viii 伴有心动过缓症状的Ⅱ度 AVB,无论分型或阻滞部位(B)
	ix 任何阻滞部位的无症状Ⅲ度 AVB,平均心室率<40 次/分或>40 次/分伴有心脏增大或左室功能异常,或阻滞在房室结以下者(B)。
	x 无心肌缺血下运动时的Ⅱ度或Ⅲ度 AVB(C)
Ⅱa	i 成人无症状的持续性Ⅲ度 AVB,逸搏心率大于 40bpm,不伴有心脏增大(C)
	ii 电生理检查发现在希氏束内或以下水平的无症状性Ⅱ度 AVB(B)
	iii Ⅰ度或Ⅱ度 AVB 伴有类似起搏器综合征的血流动力学表现(B)
	iv 无症状的Ⅱ度Ⅱ型 AVB,且为窄 QRS 波者。但当Ⅱ度Ⅱ型 AVB 伴有宽 QRS 波者,包括右束支阻滞,则适应证升级为Ⅰ类(B)
Ⅱb	i 神经肌肉疾病如肌强直性肌营养不良、假肥大性肌营养不良、腓骨肌萎缩症导致的任何程度 AVB(包括Ⅰ度 AVB),有或没有相关症状,不能确定 AVB 会进一步进展者(B)。
	ii 某种药物或药物中毒导致的 AVB,但停药后可改善者(B)
Ⅲ	i 无症状的Ⅰ度 AVB
	ii 发生于希氏束以上、或未确定阻滞部位是在希氏束内或以下的Ⅱ度Ⅰ型 AVB(C)
	iii 可以自行恢复且不会再发生的 AVB(如药物中毒性、Lyme 病、一过性迷走神经亢进、有或无症状的睡眠呼吸暂停综合征导致的低氧(B)

2. 起搏器的新适应证　起搏预防阵发性房性快速性心律失常,起搏治疗肥厚梗阻型心肌病、长 Q-T 间期综合征、P-R 间期过长、慢性充血性心力衰竭,防治神经心源性晕厥等,可

植入性自动心脏转复/除颤器(AICD)。

六、起搏器植入术后脑卒中

起搏器植入术后发生脑卒中的风险目前还缺乏公认的流行病数据,随着起搏器植入术的发展和广泛应用,已有不少学者对术中、术后患者进行前瞻性或回顾性研究。

陆秋芬等对117例植入起搏器患者进行了为期2年的随访,记录脑卒中的发生情况,对植入起搏器后发生脑卒中患者的可能原因进行分析,结果发现117例患者中有7例发生了脑卒中,置入起搏器前有房颤和快速性房性心律失常者脑卒中的发生率高于Ⅱ度或Ⅲ度房室阻滞和病窦综合征患者(分别为11.54%、12.5% vs 2.2%、3.3%,$P < 0.05$)。置入VVI起搏的患者脑卒中的发生率为6.58%,置入DDD起搏的患者脑卒中的发生率为9.75%,两者比较无统计学差异($P > 0.05$)。Logistis多元逐步回归分析提示起搏器患者脑卒中的发生与置入起搏器前心律失常类型(房颤和房性心动过速)有关($P < 0.05$),而与起搏模式无关($P > 0.05$)。研究者分析认为起搏后脑卒中的高发原因可能与血流动力学和凝血系统的改变有关,VVI起搏时存在房室收缩的不同步,心房内血液不能完全注入心室,血液在房内滞留增加了血栓形成的机会,心房内血栓脱落经体循环进入脑血管发生脑卒中。DDD起搏克服了房室不同步的缺点,从理论上来说,可以减少脑卒中的发生,由于该研究例数较少还有待进一步探讨。起搏器植入术后是否需要长期抗凝及抗血小板治疗? 由于接受起搏器植入的患者以老年人居多,他们常并存其他脑卒中高危因素,植入起搏器可以部分解决血流动力学问题,但不能解决全部脑卒中风险,故规范的卒中预防措施仍需采取。若其他脑卒中风险并不明确,为了防止血栓形成,常规服用小剂量抗血小板药物(阿司匹林、双嘧达莫)可能有益无害。对房颤患者,即使植入起搏器,仍需积极抗凝治疗,以减少脑卒中发生。

刘雪玲等对401例植入永久心脏起搏器的手术及随访资料进行回顾性研究。结果发现,病死率22.7%,病死率前3位依次为心力衰竭30例(7.5%)、脑卒中17例(4.2%)、心源性猝死16例(4.0%)。分析死亡原因发现,心脏扩大和单腔心室起搏方式(VVI)与心力衰竭和心源性猝死有关;与心力衰竭死亡相关的因素还有累计心室起搏百分比(Cum %VP) >40%以及术前存在AVB($P < 0.05$);与心源性猝死相关的因素还有冠心病史和术前发生过室性心动过速或室颤($P < 0.05$);17例脑卒中患者的死亡原因与既往脑卒中病史以及手术前后存在房颤有显著相关性($P < 0.05$);各死亡组在年龄、性别的分布上均无统计学意义($P > 0.05$)。脑卒中及房颤病史都是缺血性脑卒中的独立危险因素,这些患者在接受起搏器植入手术中和手术后,易发生心源性脑卒中,增加死亡机会,这种效应随着随访时间延长而更加显著。

起搏术后发生缺血性脑卒中的治疗要遵循缺血性脑卒中治疗指南的基本原则。值得注意的是,在卒中发生前和发生后,起搏器的工作状况是否正常? 心脏结构和电生理活动状况是否有变? 如有异常是否引起血流动力学改变,而由此诱发了心源性脑卒中。这些都是在探讨心源性脑卒中病因和选择治疗策略时需要考虑的问题。

(宋 哲 冯立群)

———————————————— 参 考 文 献 ————————————————

1. 张澍,华伟,黄德嘉,等. 植入性心脏起搏器治疗—目前认识和建议. 中华心律失常学杂志;2003;7(1):8-21.

2. 张畅. 心脏起搏器溯源. 发明与创新(综合版),2005,07(5):43.

3. 胡大一. 心脏起搏治疗 // 叶任高,陆再英. 内科学. 第6版. 北京:人民卫生出版社,2004:224-237.

4. 李冰一. 人工心脏起搏器. 北京生物医学工程,2006,8:445-446.

5. 施海明. 心脏骤停和心脏性猝死 // 陈灏珠,林果为. 实用内科学. 第13版. 北京:人民卫生出版社,2009:1445-1459.

6. 陆秋芬,刘晓红. 117例起搏器置入患者脑卒中的随访分析. 中国心脏起搏与心电生理杂志,2005,19(5):417.

7. 陈柯萍,陈若茜,刘志敏,等. 不同起搏方式(AAI vs DDD)对病态窦房结综合征患者心房颤动发生率的影响. 中华心律失常学杂志,2007,11(5):349-352.

8. 刘雪玲,陈炜,任利辉,等. 植入心脏起搏器患者死亡原因分析. 临床荟萃,2008,23(13):916-918.

9. Laury P1,Chabert JP,Blaise C,et al. A rare cause of stroke in a patient with a cardiac pacemaker. Arch Mal Coeur Vaiss,2002,95(3):219-222.

10. Kachboura S,Ben Halima A,Fersi I,et al. Assessment of heart failure and left ventricular systolic dysfunction after cardiac pacing in patients with preserved left ventricular systolic function. Ann Cardiol Angeiol（Paris）,2008,57(1):29-36.

11. Hoshino T,Ishizuka K,Nagao T,et al. Slow sinus heart rate as a potential predictive factor of paroxysmal atrial fibrillation in stroke patients,2013,36(2):120-125.

第三章　瓣膜性心脏病

瓣膜性心脏病(Valvular Heart Disease)是我国一种常见的心脏病。正常心脏瓣膜的开放和关闭有赖于瓣膜、瓣环以及腱索和乳头肌等结构,当心脏瓣膜出现结构或功能改变时,血液无法顺利排出,或者排出去的血液逆流回来,而使心脏负荷加重,由此引发的一系列病症,称之为瓣膜性心脏病。

瓣膜性心脏病的主要病因包括风湿热、黏液变性、退行性改变、缺血性坏死、先天性畸形、感染和创伤等。可以引起单个瓣膜病变,或多个瓣膜病变。瓣膜病变的类型通常是狭窄或者关闭不全。一旦出现狭窄和(或)关闭不全,便会妨碍正常的血液流动,增加心脏负担,从而引起心脏功能损害,导致心力衰竭。在发达国家心脏瓣膜病以退行性为主,而发展中国家风湿热导致的心脏瓣膜病更常见。随着我国人口老龄化,退行性心脏瓣膜病所占比重逐渐增加。

心脏瓣膜病多为慢性病程,在瓣膜病变早期可无临床症状,当出现心律失常、心力衰竭或发生血栓栓塞事件时出现相应的临床症状。患者常表现为活动后心慌、气短、疲乏和倦怠,活动耐力明显减低,稍作运动便出现呼吸困难,严重者出现夜间阵发性呼吸困难甚至无法平卧休息。心脏瓣膜病也可因急性缺血坏死、急性感染性心内膜炎等而急性发生,表现出急性心衰的症状如急性肺水肿。

不同瓣膜性心脏病临床表现存在差异。二尖瓣狭窄患者可出现咯血,轻者痰中伴有血丝,重者一次性咯出大量鲜血,在急性左心衰时可咳出大量粉红色泡沫痰。此外,长时间的肺部淤血可导致患者频繁发生支气管炎,特别在冬季。某些患者特别是主动脉瓣狭窄患者,会在活动后出现头晕、黑蒙甚至晕厥。也可出现心前区不适或心绞痛症状。

心脏瓣膜病患者在听诊可以听到杂音,瓣膜狭窄或关闭不全的特征性的心脏杂音,如二尖瓣狭窄的心尖部舒张期隆隆样杂音、二尖瓣关闭不全时的心尖部收缩期吹风样杂音、主动脉瓣关闭不全时在胸骨左缘3~4肋间的舒张期哈气样杂音、主动脉瓣狭窄时在胸骨右缘第2肋间的收缩期吹风样杂音等。此外查体还可以发现心脏扩大、心律失常的表现,在急性心衰时可出现肺部湿性啰音或哮鸣音。

心脏瓣膜病常合并脑卒中,发病原因与下列几个方面有关:①栓塞:心脏瓣膜病患者常合并左房附壁血栓、栓子脱落形成脑栓塞所致;另外,心脏瓣膜病患者尤其风湿性心脏瓣膜病的患者合并心房纤颤,易发生栓塞。②血流动力学障碍:心脏瓣膜病如主动脉瓣狭窄、严重主动脉瓣关闭不全常导致心力衰竭,引起血流动力学障碍,导致脑部低灌注,出现缺血性脑卒中。③心脏瓣膜病常需要抗凝治疗,抗凝期间增加出血性脑卒中的风险。

第一节　风湿性心脏瓣膜病与脑卒中

风湿性心脏病(rheumatic heart disease,RHD)目前仍是发展中国家青年人群中最常见的心血管疾病之一,每年该病导致世界范围内 25 万人死亡。急性风湿热是风湿性心脏病的前驱表现,常始于儿童时期 A 组 β 溶血性链球菌感染,由此引起全身结缔组织自身免疫反应,晚期可导致多器官损害、不可逆的瓣膜损害及心衰。大约 30% ~ 50% 的风湿热患者由于长期、反复发作的风湿性心瓣膜炎导致瓣膜及心肌的损害,形成风湿性心脏瓣膜病(rheumatic heart valvular disease,RHVD)。风湿性心脏病患者生存期无论在哪个年龄组都具有脑卒中的高风险,风险主要来源于损伤的瓣膜和并发的房性快速性心律失常。

一、流行病学

2004 年 WHO 一项报道称,全球每年有 520 万风湿性心脏病患者因该病所致的伤残调整了寿命年。全球 5 ~ 14 岁儿童急性风湿热的发病率每年约为 30 万 ~ 35 万,不同地区发病率有所差异,贫困、恶劣的居住环境、营养状态差、教育程度低与急性风湿热的发病密切相关。根据既往的诊断标准,全世界风湿性心脏病的患者在 1560 万 ~ 1960 万。

风湿性心脏病是发展中国家缺血性脑卒中的重要危险因素之一,直接由风湿性心脏病导致的卒中,占这些国家和地区全部卒中病因的 3% ~ 7.5%,每年因该病导致卒中的人数为 14.4 万 ~ 36 万,由此死亡的人数为 10.8 万 ~ 26.9 万。在中国,成年人风湿性心脏病发病率为 186/10 万,是加拿大(22/10 万)和日本(14/10 万)等发达国家的 10 倍左右。

二、病因与发病机制

风湿热是一种由 A 组 β 溶血性链球菌感染上呼吸道后继发的自身免疫性疾病,累及全身结缔组织,以心脏瓣膜损害最为突出,其可能的病理机制如下:

1. 链球菌的抗原成分及毒性作用 链球菌具有多抗原性的特点,其荚膜由透明质酸组成,与人体关节、滑膜有共同抗原,M 蛋白与致病性及毒力关系最密切,是公认的典型的超抗原,链球菌细胞壁的多糖成分"C 物质"也是一种特异性抗原,同人心脏瓣膜糖蛋白有交叉免疫反应。

2. 免疫反应机制 主要由两个步骤组成:第一步是通过分子模拟产生自身抗体。链球菌抗原与人体组织存在交叉抗原,如 M 蛋白与心肌肌浆球蛋白,心瓣膜与菌壁多糖等。感染链球菌后,人体产生大量的自身抗体及活化的自身反应 T 细胞。第二步是自身抗体及炎症细胞因子激活心脏瓣膜内皮细胞,表达血管内皮黏附分子 21(vascular cell adhesion molecule1,VCAM21),随后炎症细胞(包括 CD4 阳性和 CD8 阳性 T 细胞)通过内皮细胞渗透进入无血管结构的心瓣膜,胶原组织因炎症反应产生纤维素样坏死,吞噬坏死物的巨噬细胞和 T 细胞形成风湿性肉芽肿,也称为阿绍夫小体(Aschoff body),病情缓慢进展最终心瓣膜变成瘢痕样组织,由于伴有局部的血管新生,瘢痕组织结构上并不稳定。

3. 个体的遗传易感性 HLA 作为重要的抗原加工成分,被广泛认为与自身免疫性疾病有关。本病首发主要在 5 ~ 15 岁的儿童和青少年,4 岁以下儿童少见。HLA-Ⅱ 等位基因也在不同人种中被证实与风湿性心脏病具有相关性,其相对危险度从 2.3 至 13.6 不等。有学者发现,埃及人中 HLA-DRB1 * 0701 和 DQA1 * 0201 等位基因与该病相关,并且在单纯二尖瓣病变中其关联性更强。

三、病理生理变化

风湿性心脏病患者中约 25% 为单纯性二尖瓣狭窄(mitral stenosis),40% 为二尖瓣狭窄合并二尖瓣关闭不全(mitral stenosis and incompetence)。累及主动脉瓣以关闭不全为主,但多伴有二尖瓣关闭不全。二尖瓣关闭不全的患者中1/3是源于风湿性心脏病,其中约1/2合并有二尖瓣狭窄。联合瓣膜病(combined valvular disease)是风湿性心脏瓣膜病常见的类型。

在风湿热病程中,一般初次感染到形成二尖瓣狭窄估计至少需要2年,多在5年以上,多数患者的无症状期在10~20年或更长。正常二尖瓣瓣口面积约为4~6cm^2,当二尖瓣受风湿病变侵袭后,随时间推移瓣口面积逐渐缩小,瓣面积1.5~2.0cm^{2}时为轻度狭窄,1.0~1.5cm^{2}时为中度狭窄,<1.0cm^{2}时为重度狭窄。基本病变为二尖瓣叶增厚,交界粘连、融合,瓣下腱索挛缩,导致二尖瓣口开放幅度变小、开放受限或梗阻。当瓣口面积缩小到2.0cm^{2}时,左心房压力增高,同时导致肺静脉压和肺毛细血管楔压升高,出现活动时憋气。随病程进展,最终导致肺动脉高压和右心功能衰竭。

慢性二尖瓣关闭不全的初期,左心室舒张期容量代偿性增加,总心排出量增加,从而保证了前向心排出量,由于左室和左房的容积增加,一定程度上允许容纳反流的容量,而不使充盈压升高。在二尖瓣关闭不全代偿期,患者即使是在剧烈运动时也可无任何症状。然而,容量负荷的长期增加最终导致左心室功能障碍,如果左心室射血分数降至40%以下,说明病变较重,手术危险性增加。在这个时期,左心室进一步产生扩张,左心室充盈压增加,最终导致前向心排出量减少,进行性左心房扩大,进一步导致肺充血、肺动脉高压、右心负荷增大,最终引起右心功能衰竭。左房扩大易导致房颤和左房附壁血栓,约40%的二尖瓣狭窄患者可发生房颤,左房附壁血栓形成后约20%的患者有栓塞史。

四、临床表现和体征

轻度的二尖瓣狭窄可无症状,只在重体力劳动时出现心慌、气促等症状。狭窄程度较重者,可出现劳力性呼吸困难,重者不能平卧或有夜间阵发性呼吸困难、端坐呼吸,可有咳嗽、咯血、痰中带血、肺梗死、血栓栓塞。由于左房扩大压迫喉返神经而出现声音嘶哑,压迫食管而引起吞咽困难,发生右心衰时可有纳差、腹胀、肝区胀痛、恶心、呕吐、少尿、水肿等。查体可见:二尖瓣面容,胸骨左缘可有抬举样搏动,心界向左或同时向右扩大,伴有房颤者可有脉搏短绌。心尖部第一心音亢进,可闻及局限的舒张中晚期递增型隆隆样杂音,可伴有舒张期震颤。当瓣膜弹性较好时,可闻及开瓣音,这是考虑二尖瓣交界分离术的主要指征。肺动脉瓣区第二心音亢进,伴轻度分裂。当肺动脉高度扩张,出现功能性肺动脉瓣关闭不全时,可闻及Graham-Steel杂音。严重的二尖瓣狭窄,在三尖瓣区可出现全收缩期杂音,或来自右心室的第三心音。少数二尖瓣狭窄患者在心尖部并不出现舒张期杂音,称为"哑型二尖瓣狭窄",是由于二尖瓣口高度狭窄,或右心室高度扩大占据了心尖区以致不能在常规听诊部位听到杂音。右心衰竭时出现肝肿大、肝颈静脉回流征阳性和水肿等。

二尖瓣关闭不全是风湿性心脏病最常见的瓣膜疾病,特别是发病的早期,由于左房、左室扩张可代偿左室收缩功能减低,患者甚至可以在10年内不出现症状。按关闭不全的程度可有如下表现:①轻度二尖瓣关闭不全:多无明显自觉症状,或仅有劳力性心悸、气促,无症状期可较长;②中度二尖瓣关闭不全:可出现疲倦、乏力和心悸、活动后气促等症状;③重度二尖瓣关闭不全:活动耐力显著下降,可出现劳力性呼吸困难、疲乏、咳嗽、喘憋等。左心衰竭时出现端坐呼吸、夜间阵发性呼吸困难,急性肺水肿、咯血。右心衰竭出现肝脏淤血肿大及触痛、腹胀、食欲下降、黄疸,双下肢水肿,胸/腹腔积液等。一旦发生心力衰竭,则进展迅速。查体可见:心尖部局限性、抬举性搏动,心尖搏动向左下方移位,可闻及心尖区全收缩期吹风样杂音,多为3/6级以上,向左腋下传导,第一心音减弱或消失,有时可闻及第三心音,肺动脉瓣区第二心音亢进、分裂。肺动脉高压和右心衰竭时,可有颈静脉怒张、肝肿大、下肢水肿。

心底部喷射样收缩期杂音是主动脉狭窄的特征,但累及主动脉瓣多以关闭不全为主,常伴有不同程度的二尖瓣关闭不全,也可以单独出现的重度主动脉关闭不全。三尖瓣反流常常是功能性的,主要由于二尖瓣狭窄继发肺动脉高压、右心室扩大后相对三尖瓣关闭不全。

风湿性心脏瓣膜病的并发症主要有心律失常、血栓栓塞、心力衰竭及感染性心内膜炎等。在二尖瓣病变中,房颤是主要的心律失常类型,其他心律失常有阵发性房性心动过速、房扑、房性期前收缩等。约10%的主动脉瓣狭窄病例可发生房室传导阻滞,包括完全性房室传导阻滞,或左束支传导阻滞。重度主动脉瓣关闭不全约$1/4 \sim 1/3$的病例可发生P-R间期延长,室性期前收缩也不少见。

五、辅助检查

1. 心电图 ①二尖瓣狭窄:P波增宽、呈双峰型,称之为"二尖瓣型P波"。肺动脉高压时右心室增大,电轴右偏。晚期常出现房颤;②二尖瓣关闭不全:左心室肥大、ST-T改变、心律异常以房颤多见。

2. 胸部X线片 ①二尖瓣狭窄:"梨型心"是特征性改变,左房、右室增大,肺动脉段凸,主动脉结小,左室小。双肺淤血;②二尖瓣关闭不全:左房双重阴影、显著扩大是特有征象,还可见主动脉弓缩小、肺动脉段凸出、左心室向左下扩大、肺淤血、肺动脉高压表现。食管钡餐造影示食管被扩大的左心房推向右后方。

3. 超声心动图 超声心动图(UCG)是最敏感和特异的无创诊断方法,可了解心脏瓣膜的病变程度、心腔大小、心功能、左心房内有无附壁血栓、估测跨瓣压力、肺动脉压力等,对诊断、决定手术方法及评价手术疗效均有很大价值。对于轻、中度患者若无症状,每半年或一年接受UCG检查随访,及时了解瓣膜病变的情况和心脏功能的变化。经食管UCG对发现左房附壁血栓的敏感性优于经胸UCG。

二尖瓣狭窄的UCG所见:二尖瓣口狭窄、瓣叶增厚、交界粘连、活动与开放受限及瓣下结构的损害,左心房、右心室内径增大等。多普勒超声心动图可估测跨瓣压差。计划行二尖瓣狭窄球囊扩张的患者需行食管超声检查。正常人的二尖瓣口面积为$4 \sim 6cm^2$,当瓣口面积减小一半即对跨瓣血流产生影响可定义为狭窄,二尖瓣狭窄严重程度的分级见表3-1。

表3-1 UCG二尖瓣狭窄的严重程度分级

	轻度狭窄	中度狭窄	重度狭窄
跨瓣膜梯度压力(mmHg)	<5	$5 \sim 10$	>10
肺动脉压(mmHg)	<30	$30 \sim 50$	>50
瓣口面积(cm²)	>1.5	$1.0 \sim 1.5$	<1.0

二尖瓣关闭不全的UCG表现有:左心室前后径增大,左心房显著增大;二尖瓣前后瓣叶在收缩期对合错位或呈分层改变、瓣叶增厚、钙化斑块、挛缩和瓣下结构畸形,甚至可见瓣叶脱垂,腱索松弛冗长或断裂等。彩色多普勒显示收缩期血流反流入左心房,按范围和幅度反

映关闭不全程度。UCG 可为临床提供二尖瓣关闭不全的严重程度、二尖瓣结构形态、左室功能及病因。

对于主动脉瓣狭窄,通过心脏超声检查可以估计瓣膜狭窄的程度、瓣口大小,测量左心室与主动脉的收缩期压力阶差。不仅可以明确诊断,还可以提示瓣膜病变的程度和进程,以结合临床症状决定是否需要手术治疗。

4. 心导管和造影检查　对二尖瓣狭窄的患者,一般只有在患者的症状、体征与 UCG 测定的二尖瓣口面积不一致时,才考虑选用此项检查,主要用于确定跨瓣压差和计算二尖瓣口面积,明确狭窄程度。对二尖瓣关闭不全的患者,一般也不必做心导管检查。但对某些临床表现与体征不成比例的患者、为排除无症状的冠心病、精确地测定二尖瓣的反流量及关闭不全的程度,可考虑做导管和心血管造影检查。可见造影剂由左心室反流入左心房内,且显示瓣环大小、反流量及其充盈范围和浓度,从而可以估计关闭不全的程度。所有年龄在 50 岁以上,或有心绞痛病史的患者,在进行外科手术前,均应常规行冠状动脉造影检查,以明确有无合并冠心病。

5. 理化检查　抗链球菌溶血素"O"(ASO)、C 反应蛋白(CRP)、红细胞沉降率(ESR)等化验检查对诊断和判断有无风湿活动有帮助。凝血酶原时间、纤维蛋白原、纤维蛋白二聚体等检查有助于了解患者凝血和纤溶状态,指导抗凝治疗。合并感染时要做血培养指导抗感染治疗。

六、诊断及鉴别诊断

(一)诊断

患者既往有风湿热病史(急性风湿热的诊断标准参照表 3-2)。体检心前区闻及心脏杂音,杂音的性质提示瓣膜损伤的类型及程度,同时可发现二尖瓣面容、心界扩大等异常体征。UCG 所见是诊断和判断病情的最重要依据之一,ASO、CRP、ESR 等化验检查以及 ECG、X 线胸片可提供诊断和鉴别诊断的依据。

表 3-2　急性风湿热琼斯诊断主要标准及次要标准

主要诊断标准	次要诊断标准
迁移性多发性关节炎	关节痛
心脏炎	发热
环形红斑	Ⅰ度房室传导阻滞
西德汉姆舞蹈病	炎性介质升高(ESR、CRP)
多发皮下结节	

(二)鉴别诊断

1. 亚急性细菌性心内膜炎(subacute bacterial endocarditis,SBE)　也称亚急性感染性心内膜炎。草绿色链球菌等细菌感染引起,最常侵犯二尖瓣和主动脉瓣,特点为病变瓣膜上形成的赘生物易破碎脱落,瓣膜易变形穿孔。临床表现:亚急性或缓慢起病,不规则低热或高热,可为弛张热,伴有乏力、寒战、盗汗、贫血、轻微精神症状等全身感染中毒症状,可出现脾肿大和栓塞现象,若并发脑栓塞、蛛网膜下腔出血或脑膜炎,可出现弥漫性或局灶性神经功能缺损症状、体征。部分患者起病前有口腔手术、呼吸道感染、流产或分娩病史。

2. 心尖部舒张期杂音应与下列情况鉴别　①Carey-Coombs 杂音:系急性风湿热时活动性二尖瓣炎的征象;②Austin-Flint 杂音:为二尖瓣口相对狭窄时出现在舒张早期的杂音;③左房黏液瘤:可闻及类似二尖瓣狭窄的杂音,但杂音多间歇性出现,随体位而改变;④三尖瓣狭窄:杂音最响亮的部位在胸骨左缘与心尖之间,吸气时杂音增强。

3. 主动脉瓣区收缩期杂音应与下列情况鉴别　①肥厚性梗阻型心肌病:胸骨左缘第 4 肋间可闻及收缩期杂音,收缩期喀喇音罕见,主动脉瓣区第二心音正常。UCG 示左心室壁不对称性肥厚,室间隔明显增厚,与左心室后壁之比≥1.3,收缩期室间隔前移,左心室流出道变窄;②主动脉扩张:见于各种原因如高血压、梅毒等。胸骨右缘第 2 肋间闻及短促的收缩期杂音,主动脉瓣区第二心音正常或亢进,无第二心音分裂。UCG 可明确诊断;③三尖瓣关闭不全:胸骨左缘下端闻及高调的全收缩期杂音,吸气时回心血量增加可使杂音增强,呼气时减弱,颈静脉搏动,肝脏肿大。右心房和右心室明显扩大,UCG 可证实;④二尖瓣关闭不全:心尖区全收缩期吹风样杂音,向左腋下传导,吸入亚硝酸异戊酯后杂音减弱。第一心音减弱,主动脉瓣第二心音正常,主动脉瓣无钙化。

七、风湿性心脏瓣膜病的治疗

1. 一般内科治疗　包括①应避免剧烈体力活动,呼吸困难者应减少体力活动,定期复查;②预防上呼吸道感染及感染性心内膜炎,在拔牙等手术前、后用抗生素各 2～3 天;③对链球菌感染、风湿活动及感染性心内膜炎应予积极的预防和治疗,可给予长效青霉素,长期甚至终生使用。

2. 药物治疗　药物治疗的目标就是预防风湿热,改善临床症状,减少血栓发生风险等。每 3 周肌内注射一次苄星青霉素,疗效优于口服青霉素,特别是青年患者及发展中国家患者效果更佳。利尿剂及 β 受体阻滞剂用于治疗心功能不全、控制心率。

二尖瓣狭窄的治疗原则:①治疗风湿活动、抗感染以及纠正其他各种诱发因素;②纠正心衰及其他并发症;③对症支持治疗;④外科手术治疗、介入性瓣膜扩张治疗。具体治疗:①急性肺水肿的处理与急性左心衰所引起的肺水肿相似,不同之处是不宜用扩张小动脉为主的扩血管药,快速洋地黄制剂要慎用,只有出现快速房颤时,才需用毛花苷丙降低心室率。②心房颤动:对于二尖瓣狭窄合并房颤者,由于房颤易诱发心衰,可先用洋地黄制剂控制心室率,必要时可静注 β-受体阻滞剂,恢复窦性心律优于心室率控制,可改善患者的功能活动及生存质量。对阵性房颤伴快速心室率或持续性房颤病程 < 1 年、左房前后径 <60mm、无高度或完全性房室传导阻滞和病窦综合征者,可选择电复律或药物复律(胺碘酮、索他洛尔等),于复律前 3 周和转复窦律后 4 周用华法林抗凝以预防转复窦律后的动脉栓塞。对慢性房颤者,可用 β-受体阻滞剂控制心室率,并给予抗凝治疗,以预防血栓形成和动脉栓塞的发生。③右心衰竭:限制钠盐摄入,应用地高辛及利尿剂,但长期应用应监测血药浓度和血电解质。

二尖瓣关闭不全的药物治疗治疗原则:较轻的二尖瓣关闭不全且无症状者,可追踪观察,注意预防风湿热复发和感染性心内膜炎。有症状的患者口服地高辛、利尿剂、扩张血管药物及其他辅助药物,若左房、左室已扩大,可用血管扩张剂,以减少二尖瓣反流。合并心衰时,按充血性心力衰竭进行治疗。具有外科手术适应证者,应进行瓣膜成形术或瓣膜置换术。较重患者则先以静脉注射洋地黄类强心药,再口服维持,同时给予利尿剂、扩张血管药物及其他辅助药物。危重患者则先以静脉注射洋地黄类强心药、利尿剂,静滴扩张血管药物等,待病情稳定后再改为口服药物。联合 β 受体阻滞剂和血管紧张素转换酶抑制剂(ACEI)强化治疗,可对左室重构以及减少二尖瓣关闭不全引起的缺血事件有良好的获益,但目前并没有证据显示 ACEI 和血管紧张素 Ⅱ 受体拮抗剂(ARB)可减少二尖瓣关闭不全引起的心肌梗死的发生率。需要注意的是急性和慢性二尖瓣关闭不全的治疗有所不同:

(1)急性二尖瓣关闭不全:诱因主要是二尖瓣结构突然变化,如感染引起的二尖瓣叶瓣破坏、腱索断裂,心肌梗死导致乳头肌腱断裂或是经皮球囊导管瓣膜扩张成形术的并发症。药物治疗原则:①减轻心脏后负荷,应用血管扩张剂、ACEI 等;②降低肺动脉压,应用硝普钠、硝酸甘油等。

(2)慢性二尖瓣关闭不全:①对轻、中度二尖瓣关闭不全患者,应预防风湿活动,在进行手术和器械操作前后及时应用抗生素,预防感染性心内膜炎;②出现心力衰竭者应避免过度的体力劳动,限制钠盐摄入,可适当使用利尿剂、洋地黄、血管扩张剂,包括 ACEI;③对伴有房颤、体循环栓塞史者,可长期应用抗凝药物,防止血栓栓塞;④减慢心室率的药物及抗心律失常药物可用于合并房颤的患者,洋地黄与 β-受体阻滞剂是控制心率的主要药物;⑤对无症状的慢性二尖瓣关闭不全伴左心功能正常者,无需特殊治疗,嘱长期随访。

3. 介入性治疗　经皮穿刺导管球囊扩张成形术是目前介入治疗的主要方式。经皮球囊导管瓣膜扩张成形术主要应用于单纯二尖瓣狭窄且符合适应证者,患者的临床表现、瓣膜解剖结构及经认证的有经验的医疗和外科团队是选择介入治疗的基础。对单纯二尖瓣狭窄的适应证为:①心功能 Ⅱ ~ Ⅲ 级;②瓣膜无钙化,腱索、乳头肌无明显病变;③年龄 25 ~ 40 岁;④二尖瓣狭窄瓣口面积在 $0.6 ~ 1.5cm^2$ 为宜;⑤左心房内径 <50mm,房内无血栓;⑥近期无风湿活动,或感染性心内膜炎已完全控制,无动脉栓塞病史;⑦无症状的肺动脉高压患者出现肺水肿,以及预期怀孕的患者,该手术可用于在辐射防护下怀孕后 20 周的患者。

4. 外科治疗　二尖瓣狭窄的外科治疗:根据目前的临床指南,经皮介入治疗已逐渐取代了外科二尖瓣交界闭式分离术,外科手术只适用于经皮球囊导管瓣膜扩张成形术禁忌的患者。外科手术的适应证:①有症状的二尖瓣重度狭窄;②有症状的二尖瓣中度狭窄,超声检查证实左房血栓,或经内科正规治疗心脏中度以上增大者需行外科手术治疗。有风湿活动者,须在风湿活动控制半年后再考虑手术。

(1)球囊扩张或二尖瓣交界闭式分离术:明确的二尖瓣狭窄,瓣口面积 $0.6 ~ 1.5cm^2$,可闻及明确的开瓣音,超声检查证实瓣膜弹性尚好,无左房血栓形成,窦性心律。

(2)二尖瓣置换术:适用于超声检查证实二尖瓣重度狭窄、瓣叶僵硬、严重钙化,瓣下结构改变严重,修复困难,或同时伴有重度二尖瓣关闭不全者。另适应于有左房血栓的二尖瓣重度狭窄,二尖瓣狭窄伴有严重的主动脉瓣、三尖瓣病变,联合瓣膜病变合并二尖瓣关闭不全,伴有需要冠状动脉旁路移植术的患者,二尖瓣分离术后再狭窄等。金属瓣膜优先用于伴有房颤、依从性好、需长期接受抗凝药物的患者。术后需监测凝血指标,常用“国际标准化比值”(INR)。机械瓣膜置换术后应终生口服抗凝药物治疗,INR 值维持在 1.8 ~ 2.5 之间。生物瓣膜置换术以及在二尖瓣成形术中使用人工成形环后,需口服抗凝药物治疗 3 个月,维持 INR 值在 1.8 ~ 2.5 之间。术后注意调节饮食,控制体重增长过快,适量活动,避免心脏负荷过重,建议术后每年复查 ECG、UCG 及胸 X 线片。

二尖瓣关闭不全的外科治疗:二尖瓣置换术适用于二尖瓣重度关闭不全的患者,二尖瓣置换手术后的抗凝治疗、注意事项及随诊同二尖瓣狭窄的外科治疗。

主动脉瓣关闭不全的手术指征:有症状的左室收缩功能减退,射血分数减低 <50%,或

左心室严重扩大(舒张末直径≥70~75mm、收缩末直径≥50~55mm)的患者是外科手术的明确适应证,主要是采用主动脉瓣置换术。临床还应根据患者主动脉瓣反流的严重程度、年龄及临床全面情况做出个体化决定。

八、预后

二尖瓣狭窄患者的预后取决于瓣膜狭窄的程度、心脏增大程度及心功能情况、是否伴有多瓣膜损害、手术治疗的可能性、风湿活动的控制及并发症预防情况。从风湿性二尖瓣狭窄自然病程看:代偿期患者一般可保持轻至中度劳动力达20年以上,如心脏显著增大,则只有40%患者可生存20年,从出现明显症状到丧失工作能力平均7年,从持续房颤到死亡一般为5年。及时手术治疗可维持中等体力劳动及正常生活及常人寿命。慢性二尖瓣关闭不全患者可在相当长一段时间内无症状,但出现症状后5年存活率约80%,10年存活率约60%。若发生腱索断裂,则迅速发生急性左心衰竭或急性肺水肿,预后很差。

九、风湿性心脏瓣膜病与脑卒中的关系

风湿性心脏瓣膜病并发缺血性脑卒中的主要病因是左房附壁血栓形成、栓子脱落而致脑栓塞,合并房颤、心房扩大、反复心衰是附壁血栓形成的诱因,特别是并发房颤。近20年统计,发生心律失常者占全部风湿性心脏病的31%,以二尖瓣狭窄合并关闭不全者较多见,约占39%,二尖瓣狭窄不伴房颤的血栓事件年发生率为1.5%~4.4%,如伴有房颤将增加到22%,二尖瓣关闭不全血栓事件的年发生率为7.7%,伴有房颤时血栓栓塞发生率增加7~18倍。由损伤瓣膜的组织碎片脱落形成的栓子相对少见,除非是在瓣膜的炎症进展期或合并心内膜细菌感染。一项有关国内伴有风湿性心脏病的急性缺血性卒中住院患者的调查报告显示:缺血性卒中合并风湿性心脏病的患者约7.9%,伴有风湿性心脏病的卒中患者年龄更轻、女性更多见、既往多伴有房颤,美国国立卫生研究院卒中量表评分(NIHSS)更高。高血压、糖尿病、房颤、目前吸烟史是风湿性心脏病患者发生缺血性卒中的危险因素,上述因素与无风湿性心脏病患者组的差异有统计学意义。伴有风湿性心脏病的卒中患者1年内卒中复发率显著高于不伴风湿性心脏病的卒中患者(13.6% VS 6.0%,$P=0.001$),且死亡率是不伴有风湿性心脏病的卒中患者的2倍。国外的一项研究提示:年龄、房颤和严重的主动脉狭窄是风湿性心脏病发生脑血管事件的独立危险因素,而年龄、性别、脑血管病、充血性心衰和缺血性心脏病是上述患者致死的独立预测因子。

风湿性心脏瓣膜病引起的脑卒中,应排除其他心脏疾病引起的神经、精神症状等,如细菌性心内膜炎、先天性心脏病、冠心病、肺性脑病、克山病、高血压病、尿毒症、糖尿病酮症酸中毒昏迷和嗜铬细胞瘤等。诊断首先是明确风湿性心脏瓣膜病病史,结合卒中样起病的发病经过,神经系统功能缺损的症状、体征,可作出初步判断。头CT及MRI可通过缺血脑组织的异常信号和演变过程,确定卒中发生的部位、范围、程度。MRA、头CTA+CTP、颈部血管CTA等可了解栓塞发生的部位、缺血性脑组织代谢情况以及患者自身脑血管的状态。通过TCD的微栓子监测,还可以提供脑栓塞风险评估和治疗决策的信息。

风湿性心脏瓣膜病合并脑卒中的治疗应按照中国卒中指南中有关心源性脑栓塞的原则进行,个体化的治疗强调关注患者的全身一般状况、心功能、心功能与治疗的适应性、心律失常在卒中急性期的变化、既往抗凝治疗的状况等。卒中急性期可能出现患者心功能恶化,治疗更需要心内科的专业指导。风湿性心脏病合并脑卒中影响患者的预后和生存质量,对这

些患者,脑卒中的一级、二级预防、药物治疗和手术干预需要神经内科和心内、外科的多学科合作。

(郭 旭 冯立群)

参 考 文 献

1. WHO. The global burden of disease. 2004 update. http://www.who.int/healthinfo/global_burden_disease/GBD_report_2004update_full.pdf.

2. Carapetis JR, Steer AC, Mulholland EK, et al. The global burdenof group A streptococcal diseases. Lancet Infect Dis,2005,5:685-694.

3. Deren Wang, Ming Liu, Zilong Hao, et al. Features of Acute Ischemic Stroke With Rheumatic Heart Disease in a Hospitalized Chinese Population. Stroke,2012,43:2853-2857.

4. Marijon E, Ou P, Celermajer DS, et al. Prevalence of rheumatic heartdisease detected by echocardiographic screening. N Engl J Med,2007,357:470-476.

5. George W. Petty, Bijoy K. Khandheria, Jack P. Whisnant, et al. Predictors of Cerebrovascular Events and Death AmongPatients With Valvular Heart Disease:A Population-Based Study. Stroke,2000,31:2628-2635.

6. Simonini G, Porfirio B, Cimaz R, et al. Lack of association between the HLA-DRB1 locus and post strep tococcal reactive arthritis and acute rheumatic fever in Italian children. Semin Arthritis Rheum,2004,34:553-558.

7. Michael DSeckeler, Tracey R Hoke. The worldwide epidemiology of acute rheumaticfever and rheumatic heart disease. Clinical Epidemiology,2011,3,67-84.

8. 华荣. 中国汉族人风湿性心脏病的遗传易感性研究. 第二军医大学,2009:81-87.

9. 胡盛寿. 阜外心血管外科手册. 北京:人民卫生出版社,2006.

10. Ajaykumar Mahajan, Anup Taksande, Deepak Bohara. Management of patients with ValvularHeart Disease. Medicine Update,2012,22:213-220.

11. Liu M, Wu B, Wang WZ, et al. Stroke in China:Epidemiology,prevention,and management strategies. Lancet Neurol,2007,6:456-464.

12. Camm AJ, Kirchhof P, Lip GYH, et al. Guidelines for the management of atrial fibrillation. Europace,2011,13:1058.

13. Ganesan Karthikeyan, Liesl Zühlke, Mark Engel, et al. Rationale and design of a Global Rheumatic Heart Disease Registry:The REMEDY study. Am Heart J,2012,163:535-540.

第二节 老年性退行性心瓣膜病与脑卒中

老年性退行性心瓣膜病(senile degenerative heart valvular disease,SDHVD)又称老年钙化性心脏瓣膜病、老年心脏钙化综合征。1904 年 Monckebery 首先发现了心脏瓣膜在自然衰老的过程中发生退行性变,同时描述了因 SDHVD 导致的主动脉瓣狭窄。1910 年 Dewitsky 首次指出了二尖瓣环钙化。此后,病理学家证实发育正常的心瓣膜存在增龄性的变性与钙化,尤其在老年人群中,随着年龄的增长,心脏瓣膜的结缔组织发生退行性变、纤维化、钙化,使瓣膜的开启和支撑功能发生异常。SDHVD 常与其他心脏病并存,是老年人发病率最多的瓣膜病。随着人口的老龄化,SDHVD 的发病率明显升高,其发生仅次于冠心病和高血压,已成为老年人心力衰竭、心律失常、晕厥和猝死的重要原因之一,并成为老年人瓣膜置换的首要原因。

近一个世纪以来,SDHVD 的发生机制被认为是一个不可逆的、被动的、自然衰老过程。

但国外许多报道证实心脏瓣膜钙化机制与血管钙化、动脉粥样硬化相似,是一个异位钙化的过程,细胞凋亡、基质小泡、碱性磷酸酶、脂质以及炎性细胞均参与了心脏瓣膜钙化过程,其病理改变与动脉粥样硬化相似,为黏液样变性及脂质聚集,继而钙盐沉积,引起瓣膜及其附属物的功能异常。受累瓣膜以主动脉瓣和二尖瓣环为主。

SDHVD 进展缓慢,狭窄和(或)关闭不全较轻时,血流动力学改变不明显,无症状的亚临床期可长达几十年,一旦出现胸闷、心悸、劳力性呼吸困难等临床症状后,病程进展加速,可出现心力衰竭、感染性心内膜炎、传导阻滞、血栓栓塞、心律失常甚至猝死等。

一、流行病学

随着人类预期寿命大幅增长,SDHVD 发病率逐渐增高,根据 21 世纪对心脏病学走向的预测,SDHVD 还会不断增加,将成为老年临床心脏病学中的一个重要问题。国外报道的发病率明显高于国内。有数据显示,60 岁以上老年人主动脉瓣钙化或硬化的占 67% 以上,而 90 岁以上的患者中几乎 100%。且瓣钙化的程度随着增龄而加重,且多瓣膜受累的发生率也明显增加。有研究发现年龄≥55 岁是该病的独立危险因素,也有研究将年龄定在 60 或 50 岁以上,但随着年龄的增加,此病的发病率大大增高,这一点已经得到了共识。随着瓣膜狭窄和(或)关闭不全的加重,其对血流动力学与心功能的影响逐渐凸现,80 岁以上的患者,全心扩大的发生率高达 62.5%。张怀东等在 205 例心衰患者中检出 SDHVD 67 例,占 32.68%。北京地区军队 SDHVD 流行病学调查显示,SDHVD 的患病率为 13.4%,其中 60 ~ 70 岁、70 ~ 80 岁、80 岁以上年龄组分别为 7.7%、16.1% 和 25.7%。美国的人群整体发病率为 2.5%,18 ~ 44 岁群体发病率为 0.7%,而 75 岁以上的群体发病率为 13.3%,该病的发病率没有性别差异。而更精确的数据,仍待进一步调查研究。国外流行病学研究结果显示:SDHVD 是继冠心病和扩张型心肌病之后,造成慢性心力衰竭的第三大病因。

二、病因和发病机制

SDHVD 确切病因不明。可能涉及的因素较多,有研究表明和动脉粥样硬化病变类似。体外研究提示,主动脉瓣的早期病变是由于血流冲击的剪切力损伤了内皮细胞,继之脂质的浸润和钙化形成。也有研究发现,与动脉粥样硬化有关的细胞因子和炎症因子如肿瘤坏死因子、组织生长因子、金属蛋白酶(MMP)、骨形成蛋白(BMP)等在 SDHVD 的形成中起作用。瓣膜钙化部位成骨细胞增加、碱性磷酸酶表达增加、骨特异转移因子、骨桥蛋白、骨连接素等因子在钙化的瓣膜中表达增加,提示和支持本病和异常骨化有关。此外,遗传、基因突变、冠心病的危险因素均与本病发病密切有关。

1. 解剖学特征或血流动力学理论　SDHVD 主要累及承受压力最高的左心瓣膜(主动脉瓣、二尖瓣),其中又以主动脉瓣的主动脉面和二尖瓣的心室面最明显。高循环阻力状况下,瓣膜钙化的发生率增高,提示心瓣膜及其附属物长期受血流冲击、磨损所产生的机械应力作用是促进瓣膜钙化的重要因素。

2. 慢性炎症理论　国外报道,心脏瓣膜钙化同动脉粥样硬化一样是一种炎性反应过程。炎性细胞在黏附分子的辅助下聚集在心脏瓣膜,通过释放炎性介质而发挥活性作用,从而促进血管的生成、动脉粥样硬化的形成和心脏瓣膜的钙化。2012 年的一个研究中纳入了 100 名二尖瓣环钙化的患者和 100 名通过年龄匹配的健康人群,研究结果提示女性、高血压和冠心病在实验组的比例较高,经过多因素分析,C-反应蛋白(CRP)升高与患者二尖瓣环钙化相关。从侧面论著了慢性炎症理论。

3. 脂质代谢异常　在病变早期及进展期,脂质在瓣膜表面持续聚集,并进入瓣膜间质被氧化,氧化的脂质分子具有高度的细胞毒性,作用于内皮细胞及瓣膜成纤维细胞,同时激活炎性细胞并启动钙化过程。2006 年的一个动物研究中使用高脂肪、高热量的饮食喂养野生鼠(wild-type mice)后,除了引起肥胖、高脂血症以外,均出现主动脉瓣钙化,提示血脂异常或高脂饮食可能是 SDHVD 的一个危险因素。

Rajamannan 的研究结果证实,人类主动脉瓣狭窄时低密度脂蛋白(LDL-C)受体相关蛋白 5 受体上调,LDL-C 受体相关蛋白 5 可作为 Wnt 蛋白的跨膜受体激活 Wnt/LDL-C 受体相关蛋白 5 途径,引起胆固醇水平增加,诱发瓣膜间质细胞向骨形成细胞转化。临床研究发现,血清总胆固醇浓度增高、HDL-C 降低和 LDL-C 升高也与瓣膜钙化相关。

4. 肾素-血管紧张素水平　目前的一些研究认为肾素血管紧张素水平不仅参与了动脉粥样硬化的过程,而且参与了瓣膜狭窄以及损伤的过程。最近的研究证实,狭窄的主动脉瓣膜中血管紧张素转化酶(ACE)表达和活性增加,并主要存于巨噬细胞内及钙化处。在钙化处 ACE 与载脂蛋白 B 共表达,因此,O'Brien 等认为循环中 LDL-C 进入瓣膜同时也携带 ACE 进入瓣膜病损处。病变瓣膜钙化处还表达血管紧张素Ⅱ(Ang Ⅱ)及血管紧张素Ⅱ1 型受体。瓣膜狭窄过程中糜蛋白酶及组织蛋白酶 G 被激活,随后血管紧张素Ⅱ合成增加。因血管紧张素Ⅱ可能具有促炎及促纤维化特征,推测血管紧张素Ⅱ可能在主动脉瓣膜狭窄中扮演重要角色。

5. 钙代谢异常　早在1984 年,Nair 等就提出 SDHVD 患者血磷及血钙产物较正常人高,提示 SDHVD 可能与钙磷代谢异常有关。有研究结果显示,衰老的过程常伴有细胞内钙含量的增加,钙跨膜分布梯度降低,钙从骨骼向软组织转移,因而骨骼与血钙梯度、细胞外钙与细胞内钙梯度均降低,最终导致细胞内钙含量增加,钙离子脱骨后向瓣膜异位沉积导致了瓣膜钙化。有研究提示,原发性甲状旁腺功能亢进患者中主动脉瓣钙化的发病率为46%,二尖瓣环钙化的发病率为39%,复合病变者发病率为25%。

三、诊断

超声心动图(UCG)是诊断 SDHVD 的无创、快捷而有效的方法,多表现为主动脉瓣膜受累,瓣膜增厚,回声增强,瓣叶活动受限,开放幅度减小,瓣膜游离缘却极少受累。近年来又研制出了负荷超声心动图,它不仅可以诊断该病,还可以有效地评估心脏瓣膜病的症状、运动能力及血流动力学的后果,尤其是对那些有严重的瓣膜病却没有症状或可能存在症状的患者,另外,它可以帮助优化手术时机。三维超声心动图是近年来发明的一门新兴技术,它通过食管超声心动图和三维探头经胸观察,可更准确地评估不同瓣膜的功能和解剖构造,可以帮助外科医生制订更合理的手术方案和改善手术疗效,有望成为常规评价心脏瓣膜病的重要部分。

SDHVD 诊断标准:①主动脉瓣钙化,是指主动脉瓣或瓣环回声增强、瓣叶僵硬,瓣膜厚度大于3mm;②二尖瓣钙化是指二尖瓣或瓣环与左室后壁间呈斑块状强回声,二尖瓣回声增强,厚度大于3mm,也包括腱索和乳头肌局限性增厚、回声增强;③三尖瓣和肺动脉瓣钙化是指瓣膜回声增强、增厚或有钙化点。

根据临床表现,退行性心脏瓣膜病分3 种类型:

1. 钙化性主动脉瓣狭窄(CAVS)　主动脉瓣钙化可从主动脉瓣环,瓣叶基底部逐渐发展到瓣膜的边缘。主动脉瓣发生钙化后,瓣膜的活动减弱,瓣膜口狭窄缩小。当左心室收缩时主动脉瓣的瓣口不能充分开放,左室射血阻力增加,久而久之左心室开始肥厚,最后出现左心衰竭。患者最早出现的症状可能是心悸、乏力、劳累性心绞痛。这些症状往往被误认为是冠心病。晚期可出现头晕甚至晕厥以至心力衰竭、猝死。

2. 二尖瓣环钙化(Fibro-calcification of the mitral annulus,MAC)　二尖瓣固定在左房和左室之间的一个纤维环上,此纤维环称为二尖瓣环,老年人的二尖瓣环可发生退行性变和钙化。二尖瓣环钙化限制了二尖瓣瓣叶的关闭,使二尖瓣在左心室收缩时关闭不完全,部分血液反流回左心房,长期的反流可使左心房和左心室扩大,在心尖部可听到收缩期杂音,并可出现房颤。

3. 老年性二尖瓣脱垂症(SMVP)　老年人的二尖瓣由于发生黏液变性,使二尖瓣的瓣叶在左心室收缩时向左心房内突出,甚至翻入左心房腔内,造成二尖瓣关闭不全。临床表现有心悸、乏力、头晕和不典型的胸痛,用硝酸甘油不能缓解。一部分患者可有一过性脑缺血发作。患者出现心律不齐、心力衰竭或感染性心内膜炎时应予以相应治疗。由于瓣膜性心脏病的早期症状不明显而晚期症状非常严重紧急,老年患者应定期进行心脏检查,通过 UCG 和胸部 X 线片进行确诊。

四、老年性退行性心瓣膜病和脑卒中

SDHVD 是脑栓塞的一个栓子来源。二尖瓣环钙化早就被指出是脑栓塞的一个重要危险因素,尽管栓塞通常见于房颤患者,但是二尖瓣环钙化能直接提供栓子来源,并成为缺血性脑卒中的一个独立危险因素。超声提供的回声对比成像能够预测左房的栓子,并且这些栓子是往往是心源性栓塞的一个直接来源。

2011 年 Rodriguez 等人研究了二尖瓣环钙化、主动脉瓣环钙化及主动脉瓣硬化与脑梗死的相关性。该研究纳入心血管健康研究(Cardiovascular Health Study)的受试者接受脑磁共振成像和超声心动图检查,2680 名患者平均年龄为 74.5 ±4.8 岁,其中 39.3% 为男性患者,研究结果显示,任何瓣环/瓣膜钙化、单一的二尖瓣环钙化或单一的主动脉瓣环钙化均与较高的亚临床脑梗死显著相关。在校正多种已知的卒中危险因素(如年龄、性别、人种、体重指数、体力劳动、收缩压、总胆固醇、高密度脂蛋白、吸烟、糖尿病、冠心病以及心衰等)后,这种相关性仍然存在(RR:1.24;95% CI:1.05 ~ 1.47)。并且,瓣膜钙化的严重程度和 MRI 确定的脑梗死明确相关。目前,瓣环或者瓣膜钙化与卒中相关性的机制仍需进一步探讨,特别是需要明确微栓塞是否与瓣膜钙化有关,瓣膜钙化或仅仅是动脉粥样硬化的标志物。

(一)SDHVD 和颈动脉粥样硬化

很多研究已证实颈动脉粥样硬化或狭窄是脑卒中的一个独立危险因素,因为动脉粥样硬化和老年性退行性心瓣膜病的病理机制有相似之处,颈动脉粥样硬化的状况有可能作为 SDHVD 的指标,但目前的研究结果之间还存在一定的矛盾,需要大样本的研究来证实。早期的一个研究中,对 133 名经 UCG 诊断的二尖瓣环钙化患者行颈动脉超声检查,其中 60 名男性,年龄 74.3 ±8 岁,对照组为 129 名无二尖瓣环钙化的受试者,结果提示二尖瓣环钙化的患者中颈动脉狭窄占 45%,无二尖瓣环钙化者中颈动脉狭窄的发生率为 29%(P = 0.006),其中二尖瓣环严重钙化的患者中颈动脉狭窄可达 58%(P = 0.001)。

主动脉瓣膜钙化和动脉粥样硬化的关系已经有研究报道,但并不是所有的研究都得到了阳性结果。2002 年的一个研究纳入 564 名受试者,平均年龄 58.2 ±10.8 岁,31.9% 的患者为女性,高血压患者占 53.2%,该研究使用动脉脉搏波传导速度作为评价动脉硬化的指标,同时应用超声评价颈动脉内中膜厚度,结果提示颈动脉内中膜增厚和主动脉瓣钙化相关,但是经过年龄、血压调整之后并未看到明显的相关性。2009 年的一个小样本研究中专门探讨了颈动脉粥样硬化和主动脉瓣狭窄的关系,该研究提示,相对于全身动脉硬化来讲,颈动脉粥样硬化和主动脉瓣狭窄的相关性更大。

(二)主动脉瓣钙化和脑卒中

早在 1996 年的一项研究探讨了关于主动脉瓣硬化和(或)狭窄与脑卒中之间的相关性。该研究分析了脑卒中、卒中分型以及伴随的心血管危险因素。共纳入 815 名患者,其中 300 名患者经过 UCG 证实主动脉瓣钙化,515 名患者有明显的主动脉瓣狭窄,使用 COX 比例风险模型分析后,该研究未能发现主动脉瓣钙化和(或)狭窄与脑卒中存在相关性。但之后有一个以人群为基础的大样本研究证明了胸主动脉钙化和心血管危险因素之间的关联,该研究共纳入中国人、白种人、西班牙人和黑色人种 4 个不同人种的 6814 名受试者,年龄在 45~84 岁之间,研究结果提示,女性发生胸主动脉钙化的风险较高,同时与高脂血症、LDL-C 升高、HDL-C 降低、心梗家族史以及 CRP 增高相关。

(三)二尖瓣环钙化或纤维化和脑卒中之间的关系

既往的许多研究提示,二尖瓣钙化可能是动脉粥样硬化过程中的一个表现,Cosmi 等人的一个研究中,应用 UCG 对 2131 名患者随访至少 1 年,多因素统计分析的结果证实了上述推测。另有研究发现,年龄、性别、糖尿病和体重指数增高这些脑卒中相关危险因素均与二尖瓣环钙化有明确的相关性。是否可以认为二尖瓣钙化和脑卒中之间存在某种关联? 2005 年的一个以人群为基础的大样本研究纳入了 2723 名健康受试者,收集其临床基本资料,UCG 以及实验室数据,平均连续随访 7 年,其中发生脑卒中 86 例,经过年龄和性别校准后,脑卒中的发生和二尖瓣狭窄相关,但是与主动脉瓣硬化无相关性。2008 年的一个以社区为基础的曼哈顿研究(The Manhattan Study)纳入 1955 名受试者,年龄≥40 岁,既往无心肌梗死或脑梗死。通过二维 UCG 发现 519 名受试者为明确的二尖瓣环钙化,平均年龄为 68±9.7 岁,其中 498 名患者二尖瓣环增厚,253 名患者二尖瓣环钙化在 1~4mm 之间,245 名患者在 4mm 以上。共随访 7.4±2.5 年,期间 100 名(5.1%)患者发生心肌梗死,104 名患者发生缺血性卒中,其他血管事件引起的死亡为 155 名。使用 COX 比例风险模型进行统计学分析,将其他血管性危险因素矫正之后,二尖瓣环钙化患者发生缺血性脑梗死的危险比为 1.59(95% CI 0.95~2.67,P=0.084),提示该研究中二尖瓣环钙化和缺血性脑卒中之间的相关性非常牵强。目前的大样本研究多为其他研究中衍生出来的数据,支持和不支持这种相关性的均存在,所以,仍需要专门的研究来进行评估。

除了基于健康人群的研究之外,2013 年意大利 De Marco M 等人发表的一个针对高血压患者的研究报告。该研究入选 939 名经过治疗的有左室肥厚的高血压患者(这些患者来自 LIFE 研究,Losartan Intervention for Endpoint reduction in hypertension(LIFE)echocardiography substudy),在这些患者中评价二尖瓣环钙化与缺血性脑卒中之间的相关性。UCG 发现 458 名患者二尖瓣环钙化,其中女性、高龄、收缩压升高、左心房增大以及左室射血分数增高的患者更容易出现二尖瓣环钙化。平均随访 4.8 年后,58 名患者发生缺血性脑卒中。经过对数秩和检验,二尖瓣环钙化与缺血性脑卒中有明确的相关性,使用多因素 COX 回归分析模型,二尖瓣环钙化和缺血性脑卒中的风险相关,是其独立的危险因素。

五、治疗

(一)内科治疗

SDHVD 出现症状后,常规的内科治疗应该包括定期随访、及早控制动脉粥样硬化危险因素,合理地控制血压、降血糖等,对于有心绞痛和心力衰竭的患者注意与冠心病鉴别。对瓣膜关闭不全者可以给予 ACEI 及 β 受体阻滞剂治疗。注意老年心功能特点以及用药特点,发生心衰时按心衰指南处理,但尽量避免使用强烈的利尿剂与血管扩张剂。出现房颤时左心室功能会严重恶化,易发生心绞痛及心衰,控制心室率至关重要,原则上应抗凝治疗,监测 INR。应注意预防、及时发现感染性心内膜炎。

1. 他汀类药物　研究提示,SDHVD 的发病机制与血脂异常相关,并与动脉粥样硬化类似,而他汀类药物降脂和治疗动脉粥样硬化疾病的作用已被公认,他汀类药物是否可以作为治疗 SDHVD 一种选择? 有研究表明,他汀类药不同程度地延缓瓣膜钙化的发展。在 RAAVE(Rosuvastatin Affecting Aortic Valve Endothelium)研究中,对严重的主动脉瓣狭窄,给予瑞舒伐他汀钙(rosuvastatin)治疗,LDL-C 降低达标组比 LDL-C 正常底限组,主动脉瓣病变(主动脉瓣流速和瓣口面积)进展得到了延缓。同时一项前瞻性对照研究证实,LDL-C 升高的无症状患者长期应用他汀类药物治疗,能适度延缓主动脉瓣狭窄的病程进展。但并不是所有的研究均提示降脂治疗能够改善瓣膜病变。2005 年新英格兰杂志发表 SALTIRE(Scottish Aortic Stenosis and Lipid Lowering Therapy)研究中,严重主动脉瓣狭窄的患者随机接受阿托伐他汀和安慰剂治疗,结果未能停止或延缓病变的进展。2010 年的一个随机双盲研究共纳入 269 名患者,其中 134 名患者予瑞舒伐他汀 40mg/d,另外 135 名患者使用安慰剂治疗,平均随访 3.5 年后,研究结果未能发现瑞舒伐他汀控制血脂能够降低瓣膜病的过程。因为主动脉瓣退行性病变的机制复杂多样,血脂对退行性瓣膜病的发病作用只是其中之一,他汀类药物对主动脉瓣钙化的治疗作用证据尚不充分。

2. 血管紧张素转换酶抑制剂　尽管有许多研究证据表明,ACEI 对瓣膜的退行性病有抑制和延缓的作用,但 ACEI 的作用仍是有争议的。Rosenhek 的研究中共纳入 211 名患者,研究结果提示他汀类药物可以延缓瓣膜病的发展,而 ACEI 未能奏效。但诸多小样本的回顾性研究仍提示 ACEI 可以降低或者延缓瓣膜病的发生、发展。

(二)介入治疗和外科手术治疗

美国心脏病学会及美国心脏协会(ACC/AHA)制定了瓣膜病的临床手术处理指南,这些指南对于 SDHVD 的手术处理原则上适用。考虑到老年患者手术的风险和成功率,介入治疗更适于老年人治疗的选择。

1. 介入治疗　介入治疗包括经皮主动脉瓣球囊扩张术(成形术)和经皮穿刺主动脉瓣置换术。自 1984 年首次在临床开展经皮瓣膜病介入治疗以来,该技术取得了巨大进展,由于材料和方法学的改进,手术成功率明显提高。Cribier 等首先将经皮主动脉瓣球囊瓣膜成形术用于退行性主动脉瓣狭窄并取得成功,介入手术一定程度上扩大了狭窄的主动脉瓣口面积,降低跨瓣压差,缩短了左室射血时间,增加了射血分数,改善了心功能和血流动力学。该手术安全性大,费用低,为高危老年患者提供了一个新的治疗措施。然而球囊扩张不能根本改变瓣膜的解剖结构,成功率有限,再狭窄率高,因此,被认为仅适合作为一种短期缓解症状的姑息疗法。对瓣膜钙化严重,临床症状明显的患者,仍考虑行瓣膜置换术。经皮穿刺主动脉瓣置换目前的技术还局限于初步临床实验,对支架瓣膜的临床评估仍需完善。

2. 手术治疗　选择手术时机是手术治疗的基础。研究表明,任何没有症状但有严重心脏瓣膜病的患者均可以从手术治疗获益。ACC/AHA 指南推荐,对于没有症状但存在任何级别的左室功能障碍和(或)舒张容积减小者、对心功能正常但存在新发房颤或肺动脉高压者,均可以从手术治疗获益。目前常用的人工瓣膜分为生物瓣膜和机械瓣膜,二者均取得了很好的临床效果。置换机械瓣膜后常需要服用抗凝药物,需定期监测凝血常规,生物瓣膜可以避免这种现象,但生物瓣膜使用 10 年左右后瓣膜逐渐出现退行性病变,常需要第二次手术,因此在使用上也受到了一定限制。对于生物瓣膜的易损性所造成的再次手术的危险是否超过了机械瓣膜置换术后抗凝治疗所带来的血栓形成或出血风险等问题目前尚有争议,目前主要以患者的年龄、居住地和抗凝治疗的依从性作为瓣膜类型选择的依据。另外,目前的研究表明,心脏瓣膜修补术可以避免使用人工瓣膜及抗凝治疗,且存活率明显高于瓣膜置换术,尤其是远期存活率。但是并不是所有的人都可以行瓣膜修补术,同时也存在手术失败的风险。

(三)其他治疗

有许多研究正在进行,可能的治疗包括肥大细胞稳定剂、蛋白聚糖、透明质烷和黏多糖抑制剂等。组织工程学和干细胞移植的联合应用可能为退行性瓣膜疾病的治疗提供乐观的情景,但目前尚处于试验研究阶段,临床应用尚未成熟。

(王力锋)

参 考 文 献

1. Danko C G, Pertsov A M. Identification of gene co-regulatory modules and associated cis-elements involved in degenerative heart disease. BMC Med Genomics,2009,2:31.

2. 李伟兰,付建军. 老年退行性心瓣膜病的超声诊断和分析. 医学影像学杂志,2007(03):293-295.

3. 张怀东,陈丽娟,杜长云. 超声诊断中老年心衰患者中的退行性瓣膜病. 中原医刊,2005(07):21-22.

4. 刘丽 赵玉生 王士雯,等,北京地区军队老年人群退行性心脏瓣膜病流行病学研究,2006,27(10):836-839.

5. Nkomo V T,Gardin J M,Skelton T N,et al. Burden of valvular heart diseases:a population-based study. Lancet,2006,368(9540):1005-1011.

6. Fox KF,Cowie MR,Wood DA,et al. Coronary artery disease as the cause of incident heart failure in the population. Eur Heart J,2001,22(3):228-236.

7. Segal BL. Valvular heart disease,Part 1. Diagnosis and surgical management of aortic valve disease in older adults. Geriatrics,2003,58(9):31-35,36.

8. Mohler E R,Gannon F,Reynolds C,et al. Bone formation and inflammation in cardiac valves. Circulation,2001,103(11):1522-1528.

9. Kurtoglu E,Korkmaz H,Akturk E,et al. Association of mitral annulus calcification with high-sensitivity C-reactive protein,which is a marker of inflammation. Mediators Inflamm,2012,2012:606207.

10. Drolet M C,Roussel E,Deshaies Y,et al. A high fat/high carbohydrate diet induces aortic valve disease in C57BL/6J mice. J Am Coll Cardiol,2006,47(4):850-855.

11. Rajamannan N M. Calcific aortic stenosis:a disease ready for prime time. Circulation,2006,114(19):2007-2009.

12. Chui M C,Newby D E,Panarelli M,et al. Association between calcific aortic stenosis and hypercholesterolemia:is there a need for a randomized controlled trial of cholesterol-lowering therapy? Clin Cardiol,2001,24(1):52-55.

13. Pohle K, Maffert R, Ropers D, et al. Progression of aortic valve calcification: association with coronary athero-sclerosis and cardiovascular risk factors. Circulation, 2001, 104(16): 1927-1932.

14. Chui M C, Newby D E, Panarelli M, et al. Association between calcific aortic stenosis and hypercholesterol-emia: is there a need for a randomized controlled trial of cholesterol-lowering therapy? Clin Cardiol, 2001, 24 (1): 52-55.

15. Goettsch C, Rauner M, Hamann C, et al. Nuclear factor of activated T cells mediates oxidised LDL-induced cal-cification of vascular smooth muscle cells. Diabetologia, 2011, 54(10): 2690-2701.

16. An W S, Kim S E, Kim K H, et al. Associations between oxidized LDL to LDL ratio, HDL and vascular calcifi-cation in the feet of hemodialysis patients. J Korean Med Sci, 2009, 24 Suppl: S115-S120.

17. Liu J, Ma K L, Gao M, et al. Inflammation disrupts the LDL receptor pathway and accelerates the progression of vascular calcification in ESRD patients. PLoS One, 2012, 7(10): e47217.

18. An W S, Kim S E, Kim K H, et al. Associations between oxidized LDL to LDL ratio, HDL and vascular calcifi-cation in the feet of hemodialysis patients. J Korean Med Sci, 2009, 24 Suppl: S115-S120.

19. O'Brien K D, Shavelle D M, Caulfield M T, et al. Association of angiotensin-converting enzyme with low-density lipoprotein in aortic valvular lesions and in human plasma. Circulation, 2002, 106(17): 2224-2230.

20. Mehta P K, Griendling K K. Angiotensin Ⅱ cell signaling: physiological and pathological effects in the cardio-vascular system. Am J Physiol Cell Physiol, 2007, 292(1): C82-C97.

21. 朱玉文. 老年退行性心脏瓣膜病发病机制的研究概述. 中国医药指南, 2010(08): 50-52.

22. Stefenelli T, Abela C, Frank H, et al. Cardiac abnormalities in patients with primary hyperparathyroidism: im-plications for follow-up. J Clin Endocrinol Metab, 1997, 82(1): 106-112.

23. 程泉丽, 王莉, 孟晓萍. 老年性退行性瓣膜病的研究进展. 中国动脉硬化杂志, 2011(12): 1047-1050.

24. O'Connor K, Lancellotti P, Pierard L A. Stress Doppler echocardiography in valvular heart diseases: utility and assessment. Future Cardiol, 2010, 6(5): 611-625.

25. Zakkar M, Patni R, Punjabi P P. Mitral valve regurgitation and 3D echocardiography. Future Cardiol, 2010, 6 (2): 231-242.

26. Rodriguez C J, Bartz T M, Longstreth W J, et al. Association of annular calcification and aortic valve sclerosis with brain findings on magnetic resonance imaging in community dwelling older adults: the cardiovascular health study. J Am Coll Cardiol, 2011, 57(21): 2172-2180.

27. Adler Y, Koren A, Fink N, et al. Association between mitral annulus calcification and carotid atherosclerotic disease. Stroke, 1998, 29(9): 1833-1837.

28. Zureik M, Temmar M, Adamopoulos C, et al. Carotid plaques, but not common carotid intima-media thickness, are independently associated with aortic stiffness. J Hypertens, 2002, 20(1): 85-93.

29. Antonini-Canterin F, Rosca M, Beladan C C, et al. Echo-tracking assessment of carotid artery stiffness in pa-tients with aortic valve stenosis. Echocardiography, 2009, 26(7): 823-831.

30. Boon A, Lodder J, Cheriex E, et al. Risk of stroke in a cohort of 815 patients with calcification of the aortic valve with or without stenosis. Stroke, 1996, 27(5): 847-851.

31. Takasu J, Katz R, Nasir K, et al. Relationships of thoracic aortic wall calcification to cardiovascular risk fac-tors: the Multi-Ethnic Study of Atherosclerosis (MESA). Am Heart J, 2008, 155(4): 765-771.

32. Cosmi J E, Kort S, Tunick P A, et al. The risk of the development of aortic stenosis in patients with "benign" aortic valve thickening. Arch Intern Med, 2002, 162(20): 2345-2347.

33. Kanjanauthai S, Nasir K, Katz R, et al. Relationships of mitral annular calcification to cardiovascular risk fac-tors: the Multi-Ethnic Study of Atherosclerosis (MESA) Atherosclerosis, 2010, 213(2): 558-562.

34. Kizer J R, Wiebers D O, Whisnant J P, et al. Mitral annular calcification, aortic valve sclerosis, and incident stroke in adults free of clinical cardiovascular disease: the Strong Heart Study. Stroke, 2005, 36(12):

2533-2537.

35. Kohsaka S, Jin Z, Rundek T, et al. Impact of mitral annular calcification on cardiovascular events in a multiethnic community: the Northern Manhattan Study. JACC Cardiovasc Imaging, 2008, 1(5): 617-623.

36. De Marco M, Gerdts E, Casalnuovo G, et al. Mitral annular calcification and incident ischemic stroke in treated hypertensive patients: the LIFE study. Am J Hypertens, 2013, 26(4): 567-573.

37. Moura L M, Ramos S F, Zamorano J L, et al. Rosuvastatin affecting aortic valve endothelium to slow the progression of aortic stenosis. J Am Coll Cardiol, 2007, 49(5): 554-561.

38. Moura L M, Ramos S F, Zamorano J L, et al. Rosuvastatin affecting aortic valve endothelium to slow the progression of aortic stenosis. J Am Coll Cardiol, 2007, 49(5): 554-561.

39. Cowell S J, Newby D E, Prescott R J, et al. A randomized trial of intensive lipid-lowering therapy in calcific aortic stenosis. N Engl J Med, 2005, 352(23): 2389-2397.

40. Chan K L, Teo K, Dumesnil J G, et al. Effect of Lipid lowering with rosuvastatin on progression of aortic stenosis: results of the aortic stenosis progression observation: measuring effects of rosuvastatin (ASTRONOMER) trial. Circulation, 2010, 121(2): 306-314.

41. Rosenhek R, Rader F, Loho N, et al. Statins but not angiotensin-converting enzyme inhibitors delay progression of aortic stenosis. Circulation, 2004, 110(10): 1291-1295.

42. O'Brien K D, Probstfield J L, Caulfield M T, et al. Angiotensin-converting enzyme inhibitors and change in aortic valve calcium. Arch Intern Med, 2005, 165(8): 858-862.

43. Bonow R O, Carabello B A, Chatterjee K, et al. ACC/AHA 2006 guidelines for the management of patients with valvular heart disease: a report of the American College of Cardiology/American Heart Association Task Force on Practice Guidelines (writing Committee to Revise the 1998 guidelines for the management of patients with valvular heart disease) developed in collaboration with the Society of Cardiovascular Anesthesiologists endorsed by the Society for Cardiovascular Angiography and Interventions and the Society of Thoracic Surgeons. J Am Coll Cardiol, 2006, 48(3): e1-e148.

44. Zhou Y X, Leobon B, Berthoumieu P, et al. Long-term outcomes following repair or replacement in degenerative mitral valve disease. Thorac Cardiovasc Surg, 2010, 58(7): 415-421.

45. Chiam P T, Ruiz C E. Percutaneous transcatheter mitral valve repair: a classification of the technology. JACC Cardiovasc Interv, 2011, 4(1): 1-13.

46. Daneshmand M A, Milano C A, Rankin J S, et al. Mitral valve repair for degenerative disease: a 20-year experience. Ann Thorac Surg, 2009, 88(6): 1828-1837.

47. Cribier A, Eltchaninoff H, Tron C, et al. [Percutaneous artificial heart valves: from animal experimentation to the first human implantation in a case of calcified aortic stenosis]. Arch Mal Coeur Vaiss, 2003, 96(6): 645-652.

第三节 二尖瓣脱垂与脑卒中

二尖瓣脱垂(Mitral valve prolapse)定义为由于瓣膜结构异常(包括瓣膜下结缔组织如腱索、乳头肌和瓣环等的病变),在心室收缩期二尖瓣瓣叶异常脱入左心房,伴或不伴有二尖瓣关闭不全。二尖瓣脱垂可以为局灶性(一个瓣叶或单个瓣叶的某个节段受累)或广泛性(整个二尖瓣装置受累)。对于查不出病因的二尖瓣脱垂成为特发性二尖瓣脱垂或二尖瓣脱垂综合征,也称 Barlow 综合征。

一、流行病学

早期的研究报道中二尖瓣脱垂患病率相当高,甚至有作者报道该病在青少年女性患病率高达30%。根据 Framingham 研究1983年报道,通过心脏超声检查二尖瓣脱垂人群中的发病率为5%,在60岁以上的老年人中二尖瓣脱垂患病率为3%,而在年轻的子女或配偶中,患病率达到7%。近年随着诊断标准日趋严格,患病率相对较低。Freed 对参加 Framingham 研究的子女包括1845名女性和1646名男性进行第五轮检查,发现二尖瓣脱垂患病率为2.4%,其中在是否有瓣膜脱垂的对象之间,性别和年龄的分布无显著性差异。Sattur 等调查了一组年龄介于13~19岁青少年学生,二尖瓣脱垂患病率为0.7%,其中女生患病率为1.3%,而男生患病率仅0.4%。Hepner 等回顾了24 265例因为临床原因行超声心动图检查的患者的超声数据库,总体患病率为0.6%,其中女性为0.4%,男性为0.7%。岳会云等调查了1715例17~25岁青年中二尖瓣脱垂的患病率,总患病率为1.28%,其中青年女性患病率为3.27%,男性患病率为0.73%。

二尖瓣脱垂的发病率可能与生活的海拔高度有关,Güvenç 等比较了土耳其两个不同海拔高度的地区(5m 和1750m),高海拔地区患病率为6.2%,而低海拔地区仅为2.0%,二者差异具有统计学意义($P = 0.007$),提示生活的海拔高度可能影响二尖瓣脱垂的发病率。

二、病因与分类

在西方发达国家黏液变性是二尖瓣脱垂二尖瓣关闭不全最常见的原因,而在发展中国家风湿性心脏瓣膜病是导致二尖瓣脱垂的常见病因。二尖瓣脱垂的其他病因包括缺乏弹力纤维、马方综合征、感染性心内膜炎、急性缺血性心肌病、慢性缺血性心肌病以及乳头肌断裂等(表3-3)。各种自身免疫病如系统性红斑狼疮、甲状腺功能亢进症等也可能与二尖瓣脱垂的发病有关。

表3-3 二尖瓣脱垂的病因分类

类别	病因
获得性	风湿性
	心内膜炎
	创伤(穿通伤或钝性损伤)
	缺血性(乳头肌功能失调或断裂)
遗传性	黏液样变性
	马方综合征
	埃当综合征
	成骨不全

二尖瓣黏液样变性常有独特的组织和机械结构改变,黏液样二尖瓣脱垂的组织学特征包括二尖瓣海绵层炎症细胞和成纤维细胞增生,黏多糖替代了原来的胶原成分。瓣膜包括胶原和弹力纤维机构紊乱及蛋白多糖聚集,胶原改变包括Ⅲ型胶原增多及Ⅰ型和Ⅳ型胶原减少。当瓣叶组织和腱索变薄变长,导致连接不全,瓣叶和腱索之间的应力-应变关系导致腱索无力或破裂,出现二尖瓣运动异常以及关闭不全。

Noah 等对82例沙特阿拉伯地区甲状腺功能亢进症患者术前检查发现37.8%的患者合并二尖瓣脱垂,显著高于普通人群。两性之间无明显差异(女性患病率38.3%,男性患病率36.3%)。

遗传因素与二尖瓣脱垂的关系也有报道。台湾 Chou 等分析了 COL3A1 胶原基因外显子 31 多态性与二尖瓣脱垂的关系,COL3A1 外显子 31GG 基因型对于二尖瓣脱垂的 OR 值为 7.42(95% CI:4.40～12.52),其中 COL3A1 外显子 31G 等位基因对于二尖瓣脱垂的 OR 值为 2.28(95% CI:1.57～3.29)。提示该基因位点的多态性与二尖瓣脱垂的发病可能相关。Chou 等还分析中国台湾地区人群尿激酶-纤溶酶原激活剂(PLAU)基因特点,二尖瓣脱垂综合征患者较对照组 T4065C 基因 TC 基因型及 T 等位基因出现频率具有显著差异,提示 PLAU T4065C 基因多态性在中国台湾地区人群二尖瓣脱垂综合征的发生中可能有一定程度的作用。卢荔红等研究了原发性二尖瓣脱垂与血管紧张素 I 转化酶(ACE)基因 I/D 多态性的关系,发现中度二尖瓣脱垂患者 I 等位基因频率显著高于对照组,而轻症二尖瓣脱垂患者的 I 等位基因频率与对照组相比差异无显著性。提示基因不仅与二尖瓣脱垂发病有关,而且可能与病情严重程度有关。

三、病理生理

二尖瓣脱垂的病理特征为二尖瓣海绵层增生伴黏多糖堆积,并侵入纤维层,造成胶原纤维断裂,同时增生的海绵层侵犯与瓣叶相连的腱索,致使受侵的瓣叶和腱索强度下降,瓣叶面积增加,腱索延长。瓣叶明显增厚,呈黏液样变性。左心室收缩时二尖瓣瓣叶连同腱索朝向左心房膨出,呈半球状隆起。继而瓣叶纤维化,延长的腱索扭曲,继之纤维化而增厚。腱索张力增加可发生腱索断裂。由于腱索异常,增厚纤维化的二尖瓣叶应力不匀,导致瓣叶卷曲,挛缩,钙化,加重二尖瓣反流;乳头肌及其根部的心肌组织可因过分牵拉,摩擦而引起缺血和纤维化。

二尖瓣脱垂可以不产生明显的病理生理、血流动力学改变。二尖瓣脱垂是由于潜在的疾病引起,潜在的疾病可导致进行性组织改变,以及机械特性的变化,并形成使脱垂加剧和腱索断裂的正反馈回路。当二尖瓣的瓣叶,或腱索,或乳头肌,或瓣环发生病变时,松弛的瓣叶在瓣口关闭后进一步脱向左心房,导致二尖瓣关闭不全。二尖瓣脱垂还可见左心室收缩功能异常,即节段性收缩,可使腱索和瓣叶处于松弛关闭,引起和加重其过长,使二尖瓣收缩晚期发生脱垂。二尖瓣脱垂造成左心室收缩时二尖瓣反流,使左心房负荷和左心室舒张期负荷加重。

四、临床表现

(一)症状

二尖瓣脱垂患者可无明显临床症状,有的患者甚至终身无症状。部分患者可出现一过性症状如胸痛、心悸、易疲劳、呼吸困难、头晕、晕厥等。

1. 胸痛 发生率约 60%～70%,位于心前区,可呈锐痛、钝痛或刀割样疼痛,通常程度较轻,持续时间数分钟至数小时。与劳累或精神因素无关,服用硝酸甘油不能使之缓解。

2. 心悸 出现于 50% 的患者,发生原因可能与心律失常如室性期前收缩、室上性心动过速或室性心动过速等有关,但目前尚缺乏相关的临床电生理证据。

3. 呼吸困难和易疲劳 约 40% 的患者可主诉气短、乏力,常为首发症状,患者运动耐力降低,当二尖瓣严重反流时表现出左心功能不全的症状。

4. 其他症状 主要为神经系统症状,除了表现为脑梗死和短暂性脑缺血发作(详见后述),患者还可表现晕厥、偏头痛和突发性耳聋等。

Vazquez 等观察了二尖瓣脱垂与突发性感音性耳聋（Idiopathic Sudden Sensorineural Hearing loss，ISSNHL）的关系，在 ISSNHL 患者中二尖瓣脱垂的患病率达 29.1%，而对照组仅 2.7%，显著高于对照组，提示二尖瓣脱垂可能为突发性耳聋的危险因素。

Termine 等观察了 20 例有先兆的偏头痛患者，通过心脏超声筛查出二尖瓣脱垂达 40%，而其他头痛患者中二尖瓣脱垂仅占 10%，提示二尖瓣脱垂可能与偏头痛发病有关。

（二）体征

1. 心脏听诊　心尖区或其内侧可闻及收缩中-晚期非喷射样喀喇音，此音在第一心音后 0.14 秒以后出现，由于腱索被突然拉紧或瓣叶的脱垂突然中止所致。紧接喀喇音可听到收缩晚期吹风样杂音，少数为全收缩期杂音。收缩期杂音出现越早，出现时间越长，表明二尖瓣反流越严重。任何能降低左室射血阻力、减少静脉回流，增强心肌收缩力等使左室舒张末期容量减少的措施或药物如立位、屏气、心动过速、吸入亚硝酸异戊酯等均可使收缩期喀喇音和杂音提前。相反如下蹲、心动过缓以及升压药等措施可增加左室射血阻力、增加静脉回流，降低心肌收缩力等使左室舒张末期容量增加，从而使得收缩期喀喇音和杂音延迟。

2. 其他体征　患者体型多呈无力型，可伴有脊柱侧凸、前凸或漏斗胸。

五、二尖瓣脱垂与脑卒中的关系

（一）二尖瓣脱垂与青年人脑卒中的关系

关于二尖瓣脱垂与脑卒中的关系，早期的临床观察认为二尖瓣脱垂与青年人脑卒中有关，1976 年 Barnett 报道了 12 例平均年龄 38 岁无明显动脉硬化依据的脑卒中患者通过心脏超声证实存在二尖瓣脱垂。Tharakan 等（1988 年）对 38 例年龄小于 40 岁的印度脑卒中患者的病因学研究，发现 13% 的患者合并二尖瓣脱垂，在无传统动脉硬化危险因素的患者中二尖瓣脱垂患病率达到 23.8%。Gilon 等对 213 例 45 岁以下缺血性脑卒中的患者和 263 例无明确心脏病的对照者进行病例对照研究。结果显示在脑卒中组仅 4 例（1.9%）患有二尖瓣脱垂，占无其他原因卒中患者的 2.8%，而对照组二尖瓣脱垂占 2.7%。二尖瓣脱垂对于脑卒中的 OR 值为 0.59（95% CI：0.12 ~ 2.50；$P = 0.62$），无统计学意义。作者推断二尖瓣脱垂与青年人缺血性脑卒中关联证据不足。Cerrato 等分析了 273 例 16 岁至 49 岁脑卒中患者的病因，仅 3 例患者脑卒中原因与二尖瓣脱垂有关，患者引起二尖瓣脱垂的病因为均为黏液样变性。

（二）二尖瓣脱垂与脑卒中的前瞻性研究

Zuppiroli 等随访了 316 例二尖瓣脱垂患者，平均随访期为 102 个月，随访期 7 例出现脑缺血（0.3/100 人年）。Avierinos 等通过社区研究了 MVP 患者诊断后缺血性脑血管事件的发生，通过 2.5 ~ 8.5 年的随访，777 例患者中有 30 例患者发生缺血性脑血管事件，与对照组相比，MVP 患者发生缺血性脑血管事件的 RR 值为 2.2（95% CI，1.5 ~ 3.2；$P < 0.001$），其他引起缺血性脑血管事件的独立因素包括年龄（RR，1.08 每年；95% CI，1.04 ~ 1.11；$P < 0.001$），二尖瓣厚度（RR，3.2；95% CI，1.4 ~ 7.4；$P = 0.008$），随访期心房颤动（RR，4.3；95% CI，1.9 ~ 10.0；$P < 0.001$），和需要心脏手术（RR，2.5；95% CI，1.1 ~ 5.8；$P = 0.03$）。其中 MVP 患者发生房颤的危险因素包括年龄、左房内径和二尖瓣反流。

（三）二尖瓣脱垂与无症状脑卒中的关系

土耳其 Karakurum 等对 52 例二尖瓣脱垂患者通过 MRI 评价是否合并无症状性脑梗死，5 例患者发现无症状性脑梗死。提示二尖瓣脱垂的患者较常合并无症状性脑梗死。

(四)二尖瓣脱垂发生脑卒中的可能机制

1. 血栓栓塞 二尖瓣腱索等组织的黏液样变性,使得这些组织松弛和延长,在心脏收缩时容易导致逆流以及形成死腔,导致血液淤滞,形成血栓。当合并左房血栓时发生脑部及其他部位栓塞的风险增大。

2. 心律失常 二尖瓣脱垂患者容易发生房性心律失常和室性心律失常,Turker 等连续观察了 58 例二尖瓣脱垂患者,房性心律失常患者 28 例,占 48%,其中二尖瓣中重度关闭不全是引起房性心律失常的危险因素。Berbarie 等分析了 246 例二尖瓣脱垂导致二尖瓣关闭不全的患者,其中 69 例出现过心房颤动,永久性心房颤动 37 例,占 15%,而发作性心房颤动 32 例,占 13%。Knackstedt 等报道了一例由于严重二尖瓣脱垂而引起心室颤动。

3. 感染性心内膜炎 二尖瓣脱垂也是感染性心内膜炎的危险因素,其引起感染性心内膜炎的 OR 值介于 2.86~8.2 之间(MacMahon 等),感染性心内膜炎常有赘生物形成,赘生物脱落易发生血栓,此外感染性赘生物还可导致感染性动脉瘤,患者可表现为脑出血或蛛网膜下腔出血。Zuppiroli 等随访了 316 例二尖瓣脱垂患者,平均随访期为 102 个月,随访期 2 例出现活动性感染性心内膜炎。

4. 血小板活性异常 Steele 等检查了二尖瓣脱垂患者的血小板存活时间,发现伴有血栓的患者血小板存活时间明显缩短,提示血小板功能异常可能是二尖瓣脱垂患者发生血栓的病因之一。

5. 心功能不全 二尖瓣脱垂可导致二尖瓣关闭不全,严重时影响心功能,从而使得脑组织灌注不足,导致脑缺血损害。近年有二尖瓣脱垂导致心功能不全的病例报道。

六、辅助检查

(一)X 线检查

胸部骨骼异常最常见。多数患者心影无明显异常,严重二尖瓣关闭不全者左心房和左心室明显增大。左心室造影可显示二尖瓣脱垂和反流。

(二)心电图检查

多数患者心电图可正常。部分患者表现为 Ⅱ、Ⅲ、aVF 导联 T 波双相或倒置,以及非特异性 ST 段的改变,此改变在运动后或吸入亚硝酸异戊酯更明显。ST-T 波改变可能或乳头肌缺血,或瓣膜脱垂后左室张力增加,以及交感神经功能亢进有关。可见 QT 间期延长。常见各种心律失常,包括房性期前收缩、室性期前收缩、室上性或室性心动过速、窦房结功能低下及各种不同程度的房室传导阻滞。亦可见预激综合征。

(三)超声心动图检查

对诊断二尖瓣脱垂具有特别的意义。二维超声心动图胸骨旁长轴切面上可见收缩期二尖瓣前后叶突向左心房,并超过瓣环水平。此外,可见二尖瓣呈明显气球样改变,瓣叶变厚,冗长,瓣环扩大,左心房和左心室扩大,腱索变细延长或断裂。M 型超声可见收缩晚期二尖瓣叶关闭线弓形后移超声 2mm 和全收缩期后移超声 3mm。同时,收缩期一段瓣叶或前后瓣叶均呈吊床样改变。

近年实时 3D 经食管超声心动图技术的发展,能够更精确地诊断二尖瓣脱垂。陈昕等比较了 2D 经食管超声心动图和实时 3D 经食管超声心动图,后者评价 MVP 的敏感度、特异度、准确性、阳性预测值、阴性预测值均高于 2D 经食管超声心动图。由于 3D 经食管超声心动图对于解剖结构描述更精确,对于二尖瓣脱垂的手术的指导价值更大。

（四）心脏磁共振

随着磁共振技术在心脏疾病中的应用,心脏磁共振(CMR)对于二尖瓣脱垂患者是否发生二尖瓣关闭不全也有预测作用。Delling 等使用 CMR 评价了 71 例二尖瓣脱垂的患者,发现前叶长度、后叶瓣膜移位、后叶的厚度以及连枷的出现能作为参数预测二尖瓣关闭不全。

（五）血管造影

诊断二尖瓣脱垂一般不需要行血管造影。收缩期左心室造影有助于二尖瓣脱垂的诊断。右前斜位二尖瓣后叶显示最清晰,而左前斜位前叶显示最清晰。可以显示二尖瓣叶组织向瓣环上瓣叶附着点的后下方延伸。此外还可显示瓣叶边缘呈扇贝样,提示组织沉积。

七、诊断

二尖瓣脱垂的临床诊断依据心尖区有收缩中、晚期喀喇音和收缩期杂音以及超声心动图二尖瓣和接合点收缩期显著向上移位,达瓣环水平或瓣环水平以上,很容易诊断,必要时可行左心室造影。

二尖瓣脱垂的诊断标准:Perloff 等 1986 年发表了临床诊断标准。将临床表现分为三组:主要标准,具备一种或一种以上,即可诊断为二尖瓣脱垂。次要标准,需要怀疑二尖瓣脱垂,但不足以明确诊断。非特异性表现,虽然可在二尖瓣脱垂患者中见到,但不具有特异性。见表3-4。

表3-4 二尖瓣脱垂的临床诊断标准

主要标准	(1)心尖区有收缩中、晚期喀喇音和收缩期杂音,同时或单独存在海鸥音(吼鸣音)。
	(2)二维超声心动图:可见二尖瓣和接合点收缩期显著向上移位,达瓣环水平或瓣环水平以上;二尖瓣收缩期时轻、中度向上移位伴腱索断裂;多普勒示二尖瓣反流,瓣环扩张。
	(3)超声心动图加听诊:年轻人二尖瓣收缩期时轻、中度向上移位伴心尖区可闻及显著的收缩中、晚期喀喇音以及心尖区有收缩晚期海鸥音或吼鸣音
次要标准	(1)听诊第一心音响亮伴心尖区全收缩期杂音。
	(2)二维超声心动图可见孤立性二尖瓣后叶收缩期时轻、中度向上移位及二尖瓣前、后叶收缩期时中度向上移位。
	(3)超声心动图与病史:年轻人二尖瓣前、后叶收缩期时轻、中度向上移位,伴有局灶性神经症状发作或黑矇,以及其第Ⅰ级亲属具有病理性二尖瓣脱垂综合征的主要标准
非特异性表现	(1)症状:不典型胸闷、呼吸困难、疲劳倦怠、眼花、眩晕、晕厥。
	(2)体征:胸骨异常、乳房过小。
	(3)心电图:下壁导联或胸前侧壁导联T波倒置,安静或运动心电图有室性期前收缩、室上性心动过速。
	(4)X线:脊柱侧弯,胸骨凹陷或隆突,驼背。
	(5)二维超声心动图:二尖瓣前叶或前后叶收缩期时轻度向上移位
判断	(1)具备主要标准者可确定诊断。
	(2)仅次要标准者应作医学追踪,属可疑诊断。
	(3)非特异性表现(症状、体征)者,不能诊断,但如有其他证据应澄清有无病理性二尖瓣脱垂综合征,而不能随意冠以二尖瓣脱垂综合征的诊断

八、治疗

（一）一般处理

对于体格检查诊断为二尖瓣脱垂的患者以及患者的一级亲属需要行超声心动图检查，以避免过度诊断或漏诊。对于无症状患者以及仅以焦虑为主要临床表现者以及长期心电图随访无心律失常者、无二尖瓣关闭不全证据的患者临床预后良好。对于这些患者应鼓励其进行正常的生活方式，定期临床随访（间隔期 3～5 年），随访内容包括心电图和彩色超声心动图。对于有长收缩期杂音提示二尖瓣关闭不全的患者，需要复查更加频繁，需每年复查一次。是否对二尖瓣脱垂的患者进行感染性心内膜炎进行预防目前缺乏临床证据。

（二）干预心律失常

对于临床表现为心悸，胸闷，头晕、晕厥等临床表现的患者，以及那些在常规心电图已经存在室性心律失常或 QT 间期延长的患者，应进行动态心电图监测和（或）运动心电图检测心律失常。通过筛查心律失常降低猝死的风险。

频繁的室性期前收缩和阵发性室上性心动过速发作引起的心悸可使用 β-肾上腺素能受体阻滞剂治疗。这些药物还可减轻其他原因引起的胸部不适，尤其对于已经合并有冠状动脉粥样硬化性心脏病或因二尖瓣脱垂导致局部心肌缺血的患者有益。对于频繁发作或长时间发作的阵发性室上性心动过速可使用房室旁道射频消融治疗。

（三）脑卒中的预防

虽然二尖瓣脱垂对于青年脑卒中的发病证据不足，但基于社区人群研究，目前倾向于二尖瓣脱垂仅轻度增加脑卒中的风险，因此一般不予抗凝治疗来预防脑卒中，仅对于已经有神经系统症状的患者需要口服阿司匹林预防脑卒中，尤其对于合并心房颤动或左心房血栓的患者。AHA/ASA 指南均建议对于有二尖瓣脱垂的缺血性卒中或 TIA 患者，可以考虑长期抗血小板治疗。2010 年中国缺血性脑卒中和短暂性脑缺血发作二级预防指南也建议使用抗血小板治疗。

（四）手术治疗

对于合并重度二尖瓣关闭不全的二尖瓣脱垂患者，和其他原因导致的二尖瓣关闭不全一样，需要行瓣膜手术。对于 90% 以上的患者仅需要行瓣膜修补术，一般不需要瓣膜置换术。最常用的手术方法是切除变形的瓣叶段，尤其是后叶的中央扇，并置入人造环以减少环的扩张。前叶腱索断裂的患者可以采用后叶腱索移动进行治疗。对某些患者可以使用腱索和（或）乳头肌缩短方法进行治疗。

手术指征的选择可以根据 2006 年美国心脏病医师学院（ACC）/美国心脏病协会（AHA）对二尖瓣关闭不全制定的指南进行选择。分为 I 类推荐、II a 类和 II b 类推荐和 III 类推荐，见表 3-5。

（五）感染性心内膜炎的预防

二尖瓣脱垂的患者发生感染性心内膜炎的风险增加 3～8 倍，年发病率为 0.02%。引起感染性心内膜炎的危险因素包括：男性、年龄大于 45 岁、出现收缩期杂音、瓣叶变厚和过长。由于关闭不全导致湍流以及增厚的瓣叶是感染的原因，而不伴二尖瓣关闭不全的患者其发生感染性心内膜炎的可能性和普通人接近。因此对于有收缩期杂音的这类患者形牙科治疗时需要预防性使用抗生素。

表3-5　二尖瓣关闭不全手术适应证

Ⅰ类(强烈建议手术) 首选瓣膜修补	有症状
	无症状但射血分数(EF)在30%~60%
	无症状,但收缩末期内径(ESD)40~55mm
	急性发作
Ⅱa类　存在争议,倾向手术	无症状,但修复机会大于90%
	无症状,伴新出现房颤
	无症状,肺动脉高压
	EF<30%或ESD>55mm,二尖瓣结构异常,修复可能性大
Ⅱb类推荐　存在争议,不利于手术	严重左室功能障碍(EF<30%)和功能性二尖瓣关闭不全
Ⅲ类　不推荐手术	无症状,且修复可能性存在疑问
	轻度二尖瓣关闭不全
	中度二尖瓣关闭不全

九、预后

二尖瓣脱垂患者的预后取决于二尖瓣脱垂的严重程度及进展快慢,二尖瓣反流的轻重,以及有无各种并发症。绝大多数患者疾病进展缓慢,无需治疗,生活质量接近正常人。伴有严重二尖瓣反流者,可导致进行性充血性心力衰竭,系二尖瓣反流逐渐加重所致;亦可急性发生,多在腱索断裂或并发感染性心内膜炎时出现。应考虑给予外科手术治疗。伴有心律失常者,一般对健康无影响。预后取决于心律失常的恶性程度及对治疗的反应。伴有感染性心内膜炎者,预后取决于抗感染治疗效果以及有无复发。伴有一过性脑缺血和体循环栓塞者,其预后取决于抗凝治疗的效果。

(曹贵方)

参 考 文 献

1. Savage DD, Devereux RB, Garrison RJ, et al. Mitral valve prolapse in the general population. I. Epidemiologic features, The Framingham Study. Am Heart J, 1983, 106(3):577-581.

2. Freed LA, Levy D, Levine RA, et al. Prevalence and clinical outcome of mitral-valve prolapse. N Engl J Med, 1999, 341:1-7.

3. Güvenç TS, Canga Y, Karabağ Y, et al. Prevalence of mitral valve prolapse in residents living at moderately high altitude. Wilderness Environ Med, 2012, 23(4):300-306.

4. Hepner AD, Ahmadi-Kashani M, Movahed MR. The prevalence of mitral valve prolapse in patients undergoing echocardiography for clinical reason. Int J Cardiol, 2007, 123(1):55-57.

5. Noah MS, Sulimani RA, Famuyiwa FO, et al. Prolapse of the mitral valve in hyperthyroid patients in Saudi Arabia. Int J Cardiol, 1988, 19(2):217-223.

6. 卢荔红,黄肖莉,沈晓丽,等. 原发性二尖瓣脱垂综合征与血管紧张素转换酶基因I/D多态性的相关性. 临床心血管病杂志, 2004, 20(4):197-199.

7. Barnett HJ, Jones MW, Boughner DR, et al. Cerebral ischemic events associated with prolapsing mitral valve. Arch Neurol, 1976, 33(11):777, 782.

8. Tharakan J, Ahuja GK, Manchanda SC, et al. Mitral valve prolapse and cerebrovascular accidents in the young. Acta Neurol Scand, 1982, 66(3):295-302.

9. Chou HT, Hung JS, Chen YT, et al. Association between COL3A1 collagen gene exon 31 polymorphism and risk of floppy mitral valve/mitral valve prolapse. Int J Cardiol, 2004, 95(2-3):299-305.

10. Chou HT, Chen YT, Wu JY, et al. Association between urokinase-plasminogen activator gene T4065C polymorphism and risk of mitral valve prolapse. Int J Cardiol, 2004, 96(2):165-170.

11. Gilon D, Buonanno FS, Joffe MM, et al. Lack of evidence of an association between mitral-valve prolapse and stroke in young patients. N Engl J Med, 1999, 341(1):8-13.

12. Avierinos JF, Brown RD, Foley DA, et al. Cerebral ischemic events after diagnosis of mitral valve prolapse: a community-based study of incidence and predictive factors. Stroke, 2003, 34(6):1339-1344.

13. Cerrato P, Grasso M, Imperiale D, et al. Stroke in young patients: etiopathogenesis and risk factors in different age classes. Cerebrovasc Dis, 2004, 18(2):154-159.

14. Karakurum B, Topçu S, Yildirim T, et al. Silent cerebral infarct in patients with mitral valve prolapse. Int J Neurosci, 2005, 115(11):1527-1537.

15. Turker Y, Ozaydin M, Acar G, et al. Predictors of atrial arrhythmias in patients with mitral valve prolapse. Acta Cardiol. 2009, 64(6):755-760.

16. Berbarie RF, Roberts WC. Frequency of atrial fibrillation in patients having mitral valve repair or replacement for pure mitral regurgitation secondary to mitral valve prolapse. Am J Cardiol. 2006, 97(7):1039-1044.

17. Knackstedt C, Mischke K, Schimpf T, et al. Ventricular fibrillation due to severe mitral valve prolapse. Int J Cardiol, 2007, 116(3):e101-102.

18. MacMahon SW, Roberts JK, Kramer-Fox R, et al. Mitral valve prolapse and infective endocarditis. Am Heart J, 1987, 113(5):1291-1298.

19. Cerrato P, Grasso M, Imperiale D, et al. Stroke in young patients: etiopathogenesis and risk factors in different age classes. Cerebrovasc Dis, 2004, 18(2):154-159.

20. Zuppiroli A, Rinaldi M, Kramer-Fox R, et al. Natural history of mitral valve prolapse. Am J Cardiol, 1995, 75(15):1028-1032.

21. Steele P, Weily H, Rainwater J, et al. Platelet survival time and thromboembolism in patients with mitral valve prolapse. Circulation, 1979, 60(1):43-45.

22. Benenstein R, Saric M. Mitral valve prolapse: role of 3D echocardiography in diagnosis. Curr Opin Cardiol, 2012, 27(5):465-476.

23. Rybczynski M, Treede H, Sheikhzadeh S, et al. Predictors of outcome of mitral valve prolapse in patients with the Marfan syndrome. Am J Cardiol, 2011, 107(2):268-274.

24. Sattur S, Bates S, Movahed MR. Prevalence of mitral valve prolapse and associated valvular regurgitations in healthy teenagers undergoing screening echocardiography. Exp Clin Cardiol, 2010, 15(1):e13-15.

25. Vazquez R, Solanellas J, Alfageme I, et al. Mitral valve prolapse and sudden deafness. Int J Cardiol, 2008, 124(3):370-371.

26. Termine C, Trotti R, Ondei P, et al. Mitral valve prolapse and abnormalities of haemostasis in children and adolescents with migraine with aura and other idiopathic headaches: a pilot study. Acta Neurol Scand. 2010, 122(2):91-96.

27. 岳会云, 阚长春. 青年人中的二尖瓣脱垂患病率调查. 黑龙江医学, 2007 (10):795-796.

28. Perloff JK, Child JS, Edwards JE. New guidelines for the clinical diagnosis of mitral valve prolapse. Am J Cardiol, 1986, 57(13):1124-1129.

29. 陈昕, 杨亮, 冯伟, 等. 实时三维经食管超声心动图术前评价二尖瓣脱垂的准确性研究. 中国超声医学杂志, 2012, 28(4):327-329, 347

30. Delling FN, Kang LL, Yeon SB, et al. CMR predictors of mitral regurgitation in mitral valve prolapse. JACC Cardiovasc Imaging. 2010,3(10):1037-1045.

31. Furie KL, Kasner SE, Adams RJ, et al. Guidelines for the prevention of stroke in patients with stroke or transient ischemic attack:a guideline for healthcare professionals from the american heart association/american stroke association. Stroke,2011,42(1):227-276.

32. 中华医学会神经病学分会脑血管病学组缺血性脑卒中二级预防指南撰写组. 中国缺血性脑卒中和短暂性脑缺血发作二级预防指南 2010. 中华神经科杂志,2010,43(2):154-160.

第四节　其他瓣膜病变与脑卒中

心脏瓣膜及其周围组织病变累及瓣膜的结构或功能者均属瓣膜病。心脏瓣膜病的好发部位、病理形态等方面的表现由于病因而不尽相同,近五十年来,心脏瓣膜病的常见病因发生了明显的改变。本节将对除本章第一、二节所述的风湿性心脏瓣膜病、老年性心脏瓣膜病之外的其他瓣膜病作概括性描述。

一、其他心脏瓣膜病的常见病因

心脏瓣膜病的病因,有的已经确定,有的至今仍不明确。对病因尚不明确的,我们称为原发性或特发性心脏瓣膜病。目前已知病因的心脏瓣膜病有:

(一)遗传性和先天性

1. 遗传性结缔组织病　结缔组织病可导致孤立的瓣膜病,如二尖瓣脱垂、主动脉瓣反流,多瓣膜脱垂,主动脉瓣环扩张,肺动脉扩张。马方综合征和埃勒斯-当洛综合征(EDS)是遗传性结缔组织病,可伴发心脏瓣膜病变。近年来又发现成人多囊肾常合并主动脉根部扩张、主动脉瓣反流及二尖瓣脱垂。

2. 先天性发育异常　在心脏发育过程中,心内膜垫发育障碍可引起瓣膜缺陷或畸形,其形式多种多样,如瓣膜缺如、狭窄、裂缺、位置异常等,可累及单一瓣膜或多个瓣膜,病变程度亦不一致,重者合并房、室间隔缺损或大动脉畸形。伴有瓣膜畸形的先天性心脏病可组成不同的综合征,如法洛四联症、鲁登巴赫综合征等。

(二)外源性因素

1. 理化因子　主要是指环境因素,它对心血管系统的作用是多方面的,不同的因素对心脏的影响随种类、强度和个体差异的不同而异,表现形式亦不同。当前,特别值得重视的是地球化学因素、环境物理因素、环境化学因素、毒物以及药物等。这些因素一般不单独地作用于心脏瓣膜,大多是毒害心肌或者全身多系统,再影响心脏瓣膜。例如,大剂量的辐射可致心内膜纤维化及纤维弹力组织增生,从而使房室瓣扭曲,导致二尖瓣或三尖瓣反流,多发生于暴露辐射数月或数年后。偏头痛患者长期服用麦角胺可导致心脏瓣膜病,最常见的是二尖瓣或三尖瓣狭窄狭窄并反流。麦角类的多巴胺受体激动剂"甲磺酸培高利特"和减肥药"芬氟拉明"、"苯三胺"均因有致心脏瓣膜损害的风险而退市。某些毒品也可以造成心脏瓣膜损害如甲基苯丙胺(冰毒)。

2. 生物因子　细菌、病毒以及真菌感染对心脏瓣膜的作用一般以感染性心内膜炎形式损伤心脏,但也有比较集中损害瓣膜的。感染性心内膜炎对瓣膜结构的破坏较为突出,常有瓣膜叶穿孔、腱索断裂等。

（三）代谢障碍、组织变性和免疫反应

心脏、大血管的系统性代谢障碍和组织变性，或心脏瓣膜的代谢障碍和组织变性均可造成瓣膜损伤。代谢障碍和组织变性可以是全心脏的，甚至是全身性的，但也有的只限于瓣膜，主要损害心脏的有心肌病、心肌的缺血性损伤等。瓣叶和腱索本身没有血管，缺血性损害伤及的是乳头肌，从而影响瓣膜功能。累及心脏瓣膜的自身免疫病除风湿热以外，还见于系统性红斑狼疮、类风湿性关节炎、川崎病等主要累及结缔组织的全身性疾病，瓣膜病变只是全身表现的一部分。

（四）外伤

外伤造成的瓣膜损伤多见于心脏的穿透性损伤和车祸等。外伤发生时心腔或大血管腔内压力突然增高，在"水锤"的作用下使瓣叶撕裂、穿孔或者腱索断裂。胸部外伤最常见的瓣膜损害是主动脉瓣破裂或穿孔，从而导致主动脉瓣反流，而尸检发现房室瓣破裂更常见，常合并其他严重损伤，如心脏破裂。左心系统的乳头肌完全断裂可致二尖瓣重度反流而死亡，乳头肌部分断裂、腱索断裂或瓣叶撕裂致二尖瓣反流较轻时患者可幸存。

（五）肿瘤

心脏的原发肿瘤很少，原发于瓣膜的肿瘤更少。肿瘤对于瓣膜的影响，主要是使瓣膜口狭窄或者关闭不全。除肿瘤外，像无菌性心内膜炎赘生物也有肿瘤病变相似的表现，临床有时较难区别。

（六）其他器官疾病

如慢性肾衰竭，该病患者易发生营养不良性钙化及感染性心内膜炎而导致瓣膜病。钙化可致二尖瓣反流，严重时可致二尖瓣狭窄或累及主动脉瓣，造成主动脉瓣狭窄。甲状旁腺功能亢进患者可出现多系统钙化现象，也包括心脏瓣膜钙化，钙化的瓣膜可出现结构和功能异常。

二、各类心脏瓣膜病的病理特征

风湿性心脏瓣膜病、先天性心脏瓣膜病和感染性心内膜炎所致心脏瓣膜病的病理特征参见相关章节，本节主要涉及获得性、非风湿性、非感染性心脏瓣膜病。

（一）非细菌性血栓性心内膜炎（nonbacterial thrombotic endocarditis，NBTE）

NBTE 可在心脏瓣膜上产生质地松脆的无菌性赘生物，赘生物通常由纤维蛋白及血小板组成，主要累及二尖瓣和主动脉瓣。NBTE 可发生于各种非致死性急、慢性病中，常与慢性消耗性疾病、恶性肿瘤和弥散性血管内凝血（DIC）等多种疾病有关。NBTE 发病机制尚不清楚，可能为上述疾病患者体内肿瘤坏死因子或白介素-1 水平增高，引起血小板沉积所致。临床上一旦诊断 NBTE，应对患者进行详尽的肿瘤相关检查，尤其是腺癌。NBTE 患者的心瓣膜上赘生物质地松脆，易于脱落成栓子，引起全身许多脏器的动脉栓塞。最常见的栓塞部位是肾、脾、脑和心脏等，其中脑栓塞的风险最大。

大动脉炎是一种病因不明的慢性进行性非特异的血管炎症，病变主要累及主动脉及其主要分支，肺动脉、冠状动脉也可受累。受累动脉壁有慢性炎症细胞浸润、弹力纤维断裂和纤维组织增生，可形成坏死性肉芽组织，其内可见上皮样细胞和朗汉斯细胞，上述病变可累及瓣周组织和瓣膜。阜外心血管病医院 290 例大动脉炎的研究中，14.5% 有主动脉瓣关闭不全，8.3% 有二尖瓣反流，肺动脉和三尖瓣的反流率分别为 3.1% 和 4.5%，研究认为主动脉瓣是大动脉炎的直接损害，其他瓣膜可能是继发损害。据报道，获得性免疫缺陷综合征（acquired immune deficiency syndrome，AIDS）最常见的心内膜损害是非细菌性血栓性心内膜

炎及瓣膜赘生物形成,左心系统受累更常见。

(二)变性及代谢障碍性瓣膜病

瓣膜变性有年龄性和病理性两种。随着年龄增长,在压力和血流的作用下,瓣膜的胶原和弹力纤维均可增加,瓣叶的关闭缘增厚,也可有脂质沉着,这属于年龄性改变,但瓣膜过度增厚和钙化,便成为病理性的老年性瓣膜钙化病,详见本章第二节。

淀粉样变性病(amyloidosis)是以异常折叠(β折叠)的蛋白为主的淀粉样物质在细胞外沉积所引起的一组疾病。淀粉样蛋白沉积在不同的组织或器官,可引起相应组织或器官的功能障碍及损害,心脏是系统性淀粉样变性常累及部位。原发性或免疫球蛋白轻链淀粉样变性病中,50%有心脏表现,心肌细胞间的淀粉样蛋白沉积可使心肌细胞萎缩,产生充血性心力衰竭或限制性心肌病。淀粉样物质常在乳头肌部沉积,常引起房室瓣功能失调,造成关闭不全,而瓣膜部少有淀粉样物沉积。孤立性心房淀粉样变病是淀粉样变性病的少见类型,女性多见,发病率随年龄增加,也可见于年轻的瓣膜性房颤患者。

纯合子型家族高脂蛋白血症(Ⅱ型高脂蛋白血症)能引起主动脉瓣或主动脉瓣上狭窄。此型高脂蛋白血症引起的主动脉损害,升主动脉重于降主动脉,动脉壁的纤维粥样斑块能造成主动脉瓣上狭窄,瓣膜细胞内脂质氧化、沉积以及瓣膜的纤维化可引起瓣口狭窄。糖原沉积病可造成心室壁肥厚,多见于糖原贮积症Ⅱ型(Pompe病),左室前壁区域的糖原堆积会引起主动脉瓣下狭窄,但糖原本身不损害瓣膜。痛风是尿酸盐在组织内沉积引起的关节或其他组织的炎性病变,但沉积于瓣膜造成瓣膜功能失调的病例虽然有报道,但为数极少。

(三)结缔组织病和自身免疫性病

系统性红斑狼疮(systemic lupus erythematosus,SLE)是一种较为少见的全身性、非感染性的自身免疫病,可侵犯皮肤、关节、心、肝、肾、神经系统、浆膜和血管,对心脏的损害主要引起心包炎、冠状动脉硬化、心脏瓣膜病变、心内膜炎和心肌炎。瓣膜病变是SLE重要的心脏并发症之一,国外文献报道成人SLE心脏瓣膜病变者为40%~61%,国内成人报道为38.0%,其中瓣膜增厚发生率最高,其次为瓣膜反流和赘生物。心脏瓣膜赘生物常呈小结节状分布在瓣叶上,被称为"非典型性疣状心内膜炎",是急性红斑狼疮的表现。不同于风湿性瓣膜炎的是,SLE引起的瓣膜损伤不完全沿瓣膜关闭线分布,在瓣膜的心房、心室面以及腱索均有分布,且不一定伴有心肌病变。瓣膜病变的存在与否与SLE患者的病程、狼疮活动、病情严重程度以及治疗方案无关。有瓣膜病变的SLE患者易并发脑卒中、外周栓塞、充血性心力衰竭及感染性心内膜炎,其并发症发生率和死亡率均高无瓣膜病的SLE患者。

类风湿性关节炎的瓣膜损害表现在瓣的基部纤维性增厚,并可见类风湿性肉芽肿,瓣膜病变一般只是类风湿性关节炎的一种合并损害。血清阴性脊柱关节病为一组HLA-B27阳性,类风湿性因子阴性的免疫性疾病,如强直性脊柱炎、Reiter病、银屑病关节炎、炎症性肠病性关节炎、Whipple病及白塞病,主要瓣膜损害为继发于主动脉扩张的主动脉瓣反流。川崎病是见于儿童期的系统性、免疫性血管炎,易侵犯冠状动脉,也可出现瓣膜损害,以关闭不全为主。

结节病(Sarcoidosis)又称肉样瘤病,是一种原因不明的以非干酪性坏死肉芽肿为病理特征的系统性结缔组织病,其病变组织愈合后可形成纤维瘢痕。与其他器官相比,心脏受累是较少的,若累及心脏主要有心肌损害、传导阻滞和室性心动过速等心律失常,也可表现为二尖瓣和三尖瓣关闭不全,二尖瓣脱垂,多数与乳头肌受累有关。

(四)瓣膜的缺血性损伤

心脏瓣膜装置中除乳头肌外,各部都无丰富的血液供应,因此,瓣膜装置的缺血性损伤主要是由心壁或乳头肌的缺血造成。心脏缺血多在左心室,故瓣膜装置的缺血性损伤以二尖瓣为主,其他心脏瓣膜极为少见。缺血部位不同,造成的二尖瓣损伤的机制不同。全心性缺血时,多因为心脏扩张造成关闭不全。急性心肌梗死可引起的左室乳头肌缺血、断裂造成急性二尖瓣脱垂。慢性左室乳头肌缺血可造成乳头肌硬化。乳头肌起始部及其附近心壁的急性心肌梗死或慢性缺血均可造成局部心肌收缩力减弱,尤其是该部室壁瘤形成后,心壁矛盾运动发生,二尖瓣牵拉力方向改变,导致二尖瓣关闭不全。乳头肌断裂造成的二尖瓣脱垂与腱索断裂造成的二尖瓣脱垂,在临床表现方面有相似之处,但后者可因多种病因引起,却很少由缺血引起。

(五)肿瘤

心脏的原发和继发肿瘤都是很少见的,肿瘤发生在瓣膜上则更为稀少。由于缺乏特征的临床表现,多数要靠影像学检查,而肿瘤的定性诊断有赖于病理组织学检查。阜外心血管病医院曾回顾性分析9例二尖瓣肿瘤病例,其中6例位于二尖瓣前叶,3例位于后叶,术后病理诊断为乳头状弹力纤维瘤2例、间叶肉瘤2例、钙化性假瘤2例、黏液瘤、脂肪瘤及血囊肿各1例。心脏瓣膜的瘤样组织脱落可引起系统栓塞表现,以脑栓塞多见。瘤样组织嵌顿瓣口时,可造成猝死。

三、其他心脏瓣膜病与脑卒中

上述各类心脏瓣膜病引起脑卒中的机制主要为:①瓣膜损伤后的脱落组织引起脑栓塞,包括大的栓子和微栓子;②心功能不全导致的脑低灌注损害。由于瓣膜损伤的机制和程度不同,栓子的易碎性、可溶性不同,对抗凝治疗的反应可能不同。本节所涉及的心脏瓣膜病并发脑卒中后的表现和处理,可参见在本书的绪论和本章的前两节。

(张玮玮 冯立群)

———————————— 参 考 文 献 ————————————

1. 崔鸣,陈凤荣. 21世纪心脏瓣膜病的病因概述. 岭南心血管病杂志,2012,3(18):202-204.

2. 刘美贞,王京生. 心脏瓣膜疾病诊断治疗学. 北京:中国协和医科大学出版社,2001:89-125.

3. 陶冶,薛维爽,张朝东,等. 以脑梗死为首发症状的恶性肿瘤合并非细菌性血栓性心内膜炎一例. 中华神经科杂志,2012,12(45):912-913.

4. Asapa S,Patel A,Khan OA,et al. Non-bacterial thromotic endocarditis. Eur J Cardiothorac Surg,2007,32: 696-701.

5. Nunes H,Humbert M,Capron F,et al. Pulmonary hypertension associated with sarcoidosis:mechanisms,haemodynamics and prognosis. Thomx,2006,61:68-74.

6. Katsouras CS,Leontaridou C,Achenbach K,et al. Echecardiograph-icevidence of posteromedial hypokinesis of the left ventricle in relation to mitral regurgitation in cardiac sarcoidosis. Heart Vessels,2006,21:382-384.

7. Roldan CA,Shively BK,Lau CC,et al. Systemic lupus erythematosus valve disease by transesophageal echocardiography and the role of anti-phospholipid antibodies. J Am Coll Cardiol,1992,20:1127-1134.

8. 吴索华,马虹,叶任高,等. 系统性红斑狼疮的心脏瓣膜病变. 中华风湿病学杂志,2000,4:156-158.

9. Chee CE,Lacy MQ,Dogan A,et al. Pitfalls in the diagnosis of primary amyloidosis. Clin Lymphoma Myeloma Leuk,2010,10:177-180.

10. Merlini G,Bellotti V. Molecular mechanisms of amyloidosis. N Eng J Med,2003,349:583-596.

11. Harit V,Desai MD,Wilbert S,et al. Cardiac Amyloidosis:Approaches to diagnosis and management. Cardiolo-

gy in Review,2010,18:1-11.

12. 罗国华,孙寒松,王红月,等. 二尖瓣肿瘤的外科治疗. 中国心血管病研究杂志,2006,7(4):501-502.

13. 刘建英,张真路. 心脏乳头状弹力纤维瘤2例. 临床与实验病理学杂志,2013,4(29):460-461.

14. Lee SJ,Kim JH,Na CY,et al. Eleven years'experience with Korean cardiac myxoma patients:focus on embolic complications. Cerebrovasc Dis,2012,33:471-479.

15. Kohno N,Kawakami Y,Hamada C,et al. Cerebral embolism associated with left atrial myxoma that was treated with thrombolytic therapy. Case Rep Neurol,2012,4:38-42.

16. Doguet F,Hauville C,Godin M. A biatrial myxoma revealed by pulmonary embolism. Arch Cardiovasc Dis, 2011,104:421-422.

17. 田向阳,倪贵华,赵卫东,等. 以脑梗死起病的左房黏液瘤并发全身多发性血管栓塞一例. 中华神经科杂志,2013,7(46):501-502.

第五节　心脏瓣膜病术后脑卒中

心脏瓣膜病(valvular heart disease,VHD)是指由于炎症、钙化、黏液样变性、退行性改变、先天性畸形、缺血性坏死、创伤等多种原因引起的单个或多个瓣膜病变,包括瓣叶、瓣环、腱索、乳头肌的结构或功能异常,导致瓣口狭窄和(或)关闭不全。心脏扩张或主动脉、肺动脉根部严重扩张时也会引起相应的房室瓣或半月瓣相对关闭不全。

心脏瓣膜病多数见于风湿性心脏瓣膜病(rheumatic heart valvular disease,RHVD)、感染性心内膜炎、老年退行性瓣膜病等。RHVD是风湿性炎症过程中所致的瓣膜损伤,是最常见的VHD,随着生活水平提高、医疗条件改善以及人口老龄化,RHVD、感染性心内膜炎的发病率逐渐降低,老年退行性瓣膜病、钙化和瓣膜黏液样变性发病率逐渐增加,但RHVD仍是我国最常见的心脏瓣膜病之一。

一、瓣膜病类型及主要手术治疗

心脏瓣膜病可累及所有的心脏瓣膜,最常见的为二尖瓣病变,其次为主动脉瓣。由于退行性瓣膜病的发病增加,目前两种最常见的瓣膜病类型是钙化性主动脉瓣狭窄和二尖瓣反流,而主动脉瓣反流和二尖瓣狭窄已变得相对少见。

(一)主动脉瓣狭窄(Aortic stenosis,AS)

1. 临床特点　正常成人主动脉瓣瓣口面积≥3cm²。主动脉瓣瓣口面积>1cm²时,为轻度狭窄,0.75~1cm²为中度狭窄,<0.75cm²为重度狭窄。

AS是西方成人最常见的心脏瓣膜病。随着年龄的增长发病率相应增加,85岁以上老年人发病率可达到2%~4%。国内目前尚无确切的流行病学资料,但相对西方国家为低。

AS的主要病因为风湿热、先天性二叶瓣畸形、退行性变。AS的症状主要为呼吸困难、心绞痛、晕厥等,查体在主动脉瓣听诊区闻及收缩期喷射性杂音,UCG为明确AS有效的方法。AS常见的并发症有心律失常、心衰、感染性心内膜炎及猝死。AS出现症状后的平均寿命为3年左右,5年生存率只有15%~50%。死亡原因主要为左心功能衰竭(70%)、猝死(15%)和感染性心内膜炎(5%)。

2. 手术治疗　手术治疗的主要方法为主动脉瓣人工瓣膜置换术、经皮主动脉瓣成形术和经导管主动脉瓣置入术。以下是手术指征,括号中为证据和推荐级别。

(1)主动脉瓣置换术(aortic valve replacement,AVR):AS患者AVR手术指征:①有症状

的重度 AS(Ⅰ,B)。②无症状的重度 AS 患者,但左心室射血分数(LVEF) < 50%(Ⅰ,C)。③重度 AS 患者需行冠状动脉旁路移植术(CABG)、升主动脉手术或其他瓣膜手术时,同期行 AVR(Ⅰ,C)。④无症状的重度 AS 患者但运动试验阳性(Ⅰ,C)。⑤外科手术高危的有症状重度 AS 患者,虽适合作经导管主动脉瓣置入术,但"心脏团队"根据患者的个人情况偏向于 AVR(Ⅱa,B)。⑥中度 AS 患者需行 CABG、升主动脉手术或其他瓣膜手术,同期行主动脉瓣置换(Ⅱa,C)。⑦有症状的重度 AS,伴低血流、低压差但 LVEF 正常(Ⅱa,C)。⑧低血流、低压差的症状性重度 AS,LVEF 低下,但被证实低血流可以逆转(Ⅱa,C)。⑨LVEF 正常、运动试验正常、手术风险低的无症状重度 AS,合并以下一种情况者:i 极度 AS,主动脉瓣跨瓣流速 > 5.5m/s;ii 严重钙化,主动脉瓣跨瓣压差年增加速率 ≥ 0.3m/s(Ⅱa,C)。⑩LVEF 正常、运动试验正常、手术风险低的无症状重度 AS,合并以下一种情况者:i 脑钠肽水平显著升高;ii 运动后跨瓣压差增加 > 20mmHg;iii 严重左室肥厚但不合并高血压(Ⅱb,C)。⑪低血流、低压差的症状性重度 AS,LVEF 低下但被证实低血流不能逆转(Ⅱb,C)。

(2)经导管主动脉瓣置入术(transcatheter a ortic valve implantation,TAVI):AS 患者行 TAVI 术的指征:①TAVI 应由心内科医师、心外科医师及其他专家构成的"心脏团队"实施(Ⅰ,C);②TAVI 应在心外科手术随时可以启动的医院进行(Ⅰ,C);③重度症状性 AS 患者,心脏团队在综合考虑伴随疾病认为患者不适合外科 AVR 术,且 TAVI 术后可以提高患者生活质量,预期寿命超过 1 年的患者(Ⅰ,B);④高危的症状性重度 AS 虽仍可以进行外科手术,但心脏团队根据患者的个人情况偏向于行 TAVI 的患者(Ⅱa,B)。

(二)二尖瓣关闭不全(mitral regurgitation,MR)

1. 临床特点　在工业化国家,随着风湿热发病率降低和人口寿命延长,退行性二尖瓣关闭不全已成为最常见的心脏瓣膜病,也是欧洲第二大需要手术的心脏瓣膜病。

MR 主要因二尖瓣瓣叶、瓣环、腱索、乳突肌病变或左心室扩张(相对性关闭不全)引起。原发性二尖瓣关闭不全是由于二尖瓣结构器质性病变导致,病因包括风湿热、感染性心内膜炎、心肌梗死及退行性病变。继发性二尖瓣关闭不全又称功能性二尖瓣关闭不全,二尖瓣瓣叶及腱索结构正常,但由于心脏扩大、左室重构导致瓣下结构改变引起相对性二尖瓣关闭不全。

MR 主要表现为乏力、呼吸困难、急性左心衰竭、肺水肿等。查体在二尖瓣听诊区闻及收缩期杂音,UCG 为诊断二尖瓣关闭不全的重要依据,UCG 左心房内最大反流束面积 < 4cm² 为轻度关闭不全,4~8cm² 为中度、> 8cm² 为重度关闭不全。并发症主要有心房颤动、感染性心内膜炎、血栓栓塞、心力衰竭等。

无手术治疗前,慢性重度 MR 确诊后内科治疗 5 年存活率为 80%,10 年为 60%。急性 MR 患者预后很差,慢性无症状性 MR5 年内全因死亡率 22% ±3%、心脏性死亡率 14% ±3%、心血管事件发生率 33% ±3%。预测预后的因素包括年龄、房颤、肺动脉高压、左房扩大、左室收缩末期内径(LVESD)、LVEF。

2. 手术治疗　手术是治疗 MR 的有效手段,术式主要为瓣膜修补术和人工瓣膜置换术。

(1)瓣膜修复术:尽管缺乏随机对照研究,一般认为原发性 MR 应选择外科瓣膜修复术而非置换术,前者与后者比,能更好地保护心功能,降低围术期及远期并发症发生率,提高患者生存率。对外科手术的预后预测因素包括年龄、心房颤动、肺动脉高压、术前左室功能及瓣膜可修复性。

EVEREST 研究及欧洲、美国注册研究已经证实,经皮二尖瓣缘对缘修复术(Mitra Clip)成功率约为 75%,即使在患者一般情况较差的情况下,也较安全,且耐受性良好。术后 1 年

84

内无心脏死亡、无外科手术、无中度以上反流的 MR 患者生存率为 55%。Mitra Clip 术有一定局限性,在减少二尖瓣反流方面逊于外科修复术,目前最长随访时间为 2 年。在 EVER-EST-Ⅱ研究中,1 年内仍有 20% 需要再次介入治疗。该技术有严格的 UCG 入选标准,并非所有的 MR 患者都适合 Mitra Clip 术。对重度原发性 MR 适应于 Mitra Clip 术为:①症状性重度原发性 MR 患者,若"心脏团队"判断其为外科手术高危或禁忌,UCG 显示解剖符合标准,预期寿命超过 1 年,可行 Mitra Clip 术(Ⅱb,C);②如果预期可以耐受的重度原发性 MR,应该首选二尖瓣修复术而不是置换术(Ⅰ,C)。

(2)ACC/AHA 对非缺血性重度 MR 的手术指南推荐:①慢性重度 MR,心功能 NYHA 分级 2~3 级或 4 级,无或有严重的左室功能不全的患者,二尖瓣外科手术有益(Ⅰa,B);②无症状的慢性重度 MR,轻中度左室功能不全的患者,二尖瓣外科手术有益(Ⅰa,B);③无症状的慢性重度 MR,左室功能尚可[LVEF > 0.6 和(或)LVESD < 40mm],无残留二尖瓣反流的成功修复可能性超过 90% 的患者,可以由有经验的外科中心行二尖瓣修复术(Ⅱa,B);④无症状的慢性重度 MR,左室功能尚可[LVEF > 0.6 和(或)LVESD < 40mm],新发生房颤的患者,可以行二尖瓣手术(Ⅱa,C);⑤没有症状的慢性重度 MR,左室功能尚可,肺动脉高压(休息时 >6.7kpa 或活动时 >8.0kpa)的患者可以行二尖瓣手术(Ⅱa,C);⑥二尖瓣瓣环严重异常,心功能 NYHA 分级 3 级或 4 级,严重左室功能不全[LVEF < 0.3 和(或)LVESD > 55mm],高度可能成功行二尖瓣修复术的慢性 MR 患者可以行二尖瓣手术(Ⅱa,C);⑦严重左室功能不全,持续心功能分级 3~4 级,继发慢性重度 MR 患者,尽管治疗心衰较为理想,但仍可以考虑二尖瓣修复(Ⅱb,C);⑧无症状的重度 MR 患者,左室功能正常,对修补术的可行性存在明显疑问的(Ⅲ,C);⑨轻中度 MR 患者,不考虑行单纯二尖瓣外科手术(Ⅲ,C)。

无症状非缺血性重度二尖瓣反流手术治疗建议

指征	级别
有或无症状伴轻度左室功能不全(EF50%~60%,ESD45~50mm)的患者	1
有或无症状伴中度左室功能不全(EF30%~50%,,ESD50~55mm)的患者	1
无症状伴正常左室功能但有房颤的患者	2a
无症状伴正常左室功能但有肺动脉高压的患者	2a
无症状伴 EF50%~60% 且 ESD < 45mm 或伴 EF >60% 且 ESD45~55mm 的患者	2a
严重左室功能不全 EF < 30% 和(或)ESD > 55mm 很可能保留腱索的患者	2a
无症状伴左室功能保留的很可能适合二尖瓣修补术的患者	2b
无症状伴左室功能正常,对修补术的可行性存在明显疑问的患者	3

(3)继发性 MR 手术治疗:继发性 MR 手术是一个挑战,患者手术死亡率较高、远期预后也不佳。缺血性心脏病伴 MR 的患者再血管化可改善二尖瓣反流,应根据个例的不同情况考虑行瓣膜修补和(或)瓣环成形术,但外科手术目前仍有争议,患者修复术后 MR 容易复发,并不能很有效地延长寿命,而药物治疗较为重要。风湿性 MR 的手术治疗参见"风湿性心脏病"章。

(三)二尖瓣狭窄(mitral valve stenosis,MS)

1. 临床特点 正常人二尖瓣瓣口面积为 4~6cm^2,瓣面积减少一半时出现狭窄的症状,瓣口面积 >1.5cm^2 为轻度狭窄,1~1.5cm^2 为中度狭窄,<1.5cm^2 为重度狭窄。

导致 MS 的主要病因风湿热在工业化国家已明显减少,然而在世界范围内 MS 仍然有非常高的发病率和死亡率。

MS 的症状主要表现为呼吸困难、咳嗽、咯血等,查体在二尖瓣听诊区闻及舒张中晚期隆隆样杂音,UCG 检查可明确诊断,并发症主要有房颤、急性肺水肿、血栓栓塞及右心衰竭。

MS 在未开展手术治疗时,10 年生存率在确诊时无症状的患者为 84%,轻症患者为 42%,中、重度症状患者为 15%,从发现症状到完全致残平均 7.3 年,死亡原因多为心力衰竭(62%)、血栓栓塞(22%)和感染性心内膜炎(8%)。

2. 手术治疗　手术为治疗二尖瓣狭窄的有效方法,术式主要为经皮二尖瓣分离术和人工二尖瓣置换术。经皮二尖瓣分离术(percutaneous mitral commissurotomy,PMC)在二尖瓣口面积 >1.5cm^2,二尖瓣反流≤2 级的患者中 80% 可达到满意的效果。MS 患者临床特点不适合 PMC 包括:老年、二尖瓣分离术史、NYHA4 级、永久性房颤、严重肺动脉高压。解剖特点不适合 PMC 包括:UCG 评分 >8 分,Cormier 评分 >3 分(X 线显示二尖瓣钙化),二尖瓣瓣口非常小,严重三尖瓣反流。

MS 患者 PMC 手术指征为:①症状性 MS,临床和解剖特点适合 PMC(Ⅰ,B);②症状性 MS,有外科手术禁忌或高危(Ⅰ,C);③症状性 MS,解剖特点不适合 PMC 但临床特点适合 PMC(Ⅱa,C);④无症状的 MS,患者解剖特点适合 PMC,且有血栓栓塞高危性如血栓栓塞史、左心房血流淤滞、房颤,或者患者血流动力学失代偿、肺动脉收缩压 >50mmHg,需要心外科手术,计划怀孕(Ⅱa,C)。

手术是否成功以及并发症情况与患者自身状态和术者经验有关,手术相关的死亡率为 0.5% ~4%,栓塞发生率为 0.5% ~5%。PMC 术后患者长期随访 10 ~20 年无事件生存率为 30% ~70%,成功的 PMC 同时减少了手术的风险性。人工瓣膜置换可参见"风湿性心脏瓣膜"章。

(四)主动脉瓣关闭不全(aortic valve regurgitation,AR)

1. 临床特点　主动脉瓣关闭不全的主要原因有风湿热、感染性心内膜炎、先天性二叶瓣畸形等。症状主要有心悸、头部强烈波动感、低血压、体位性头晕、左心衰竭等。常见体征有收缩压升高、舒张压降低、脉压增大及周围血管征,听诊为主动脉瓣听诊区舒张早期高调叹气样杂音。UCG 为诊断 AR 的主要方法。重度 AR 患者内科治疗后的 5 年生存率为 75%,10 年存活率为 50%。

2. 手术治疗　主动脉瓣关闭不全的主要治疗为人工主动脉瓣置换术或修补术。

(1)严重主动脉瓣关闭不全外科手术指征:①有症状患者(Ⅰ,B);②无症状患者但静息 LVEF≤50%(Ⅰ,B);③接受 CABG、主动脉或其他瓣膜病手术的患者,同期行主动脉瓣置换(Ⅰ,C);④静息 LVEF >50% 的无症状患者但合并左心室扩张,LEVDD(左室舒张末期内径) >70mm 或 LVESD >50mm 或 LVESD/体表面积 >25mm/m^2(Ⅱa,C)。

(2)主动脉根部疾病外科手术指征(无论主动脉瓣关闭不全的严重程度):①主动脉根部疾病,升主动脉最大内径≥50mm 的马方综合征患者(Ⅰ,C);②主动脉根部疾病,升主动脉最大内径≥45mm 合并危险因素的马方综合征(Ⅱa,C);③升主动脉最大内径≥50mm 合并危险因素的二叶式主动脉瓣患者以及升主动脉最大内径≥55mm 的其他情况患者(Ⅱa,C)。

二、心脏瓣膜病手术后脑卒中

心脏瓣膜手术是治疗心脏瓣膜病的有效方法,但同时心脏瓣膜手术也伴随着较高的死亡率和并发症,瓣膜血栓形成、栓塞以及抗凝相关的出血是瓣膜置换术后最常见的严重并发症,脑卒中为其严重并发症之一,脑卒中极大地影响了患者术后生活质量并增加了死亡率。

(一)发病机制

心脏术后脑损害的机制尚未完全明确,目前保留的主要发病机制假说是动脉粥样硬化斑块脱落栓塞、血栓形成和微栓子形成。经颅多普勒超声证实,在动脉夹被释放时有微栓子产生,心脏术后脑损伤患者的尸检显示小血管内存在大量栓塞,与其他患者相比动脉粥样硬化患者有更严重的主动脉粥样硬化,因此,心脏手术后有更高的风险并发脑卒中。其他机制包括脑血流量下降、脑水肿、炎症反应和代谢紊乱。低灌注和栓塞之间有相互协同作用,高速的血流会将小栓子冲走,而当脑部低血流量时小栓子清除障碍,栓子更易到达目的血管并滞留。

房颤已被公认为是脑卒中的独立危险因素,心脏瓣膜病患者多合并房颤,而房颤亦是瓣膜置换术后常见的心律失常之一。心脏瓣膜病易出现心脏扩大、心功能衰竭等并发症,左心房扩大时,左房内血液淤积,血流动力学紊乱,加上房颤等因素,增加了左房血栓形成的风险,易导致体循环栓塞及脑栓塞。

(二)心脏瓣膜病术后脑卒中

瓣膜置换术后头 3 个月是血栓栓塞发生的高峰期,据统计早期栓塞发生率为 1.6%。有关心脏机械瓣膜置换术后早期栓塞率的报道较少,刁明强和董力统计国内外 3390 例行机械心脏瓣膜置换术的患者,术后 1 个月血栓栓塞率为 0.38%,术后 3 个月为 0.41%。对 680 例心脏机械瓣膜置换术后患者于 9d 常规进行经食管超声心动图检查,发现有 64 例(9.4%)瓣周血栓形成,其中 2 例由于影响瓣膜功能再次手术,其余 62 例经过药物治疗后仍有 9 例发生相关栓塞并发症(1.3%)。唐跃等报道住院期间早期脑栓塞率为 1.8%,超过 1/3 的患者发生于术后 3 个月内,50% 以上患者发生于术后 1 年内,说明心脏机械瓣膜置换术后应及早并长期监测抗凝治疗,减少并发症的发生。

(三)经导管主动脉瓣置入术脑卒中

经导管主动脉瓣置入术(TAVI)主要应用于有过多危险因素的严重主动脉瓣狭窄患者,TAVI 术后并发症主要有血管并发症、脑卒中和瓣周漏。TAVI 术后 30 天的死亡率约为 8% ~ 10%,其中脑卒中患者约占死亡人数的 11%。法国 3195 例患者研究显示 TAVI 术后脑卒中发病率为 4.1%。瓣膜学术委员会(Valve Academic Research Consortium, VARC)利用 meta 分析收集 2001 年至 2011 年的 3519 例 TAVI 术后病例,脑卒中发病率为 3.2%,术后脑卒中和 TIA 的发病率约为 11%。TAVI 术中脑部微栓塞很常见,在送入导丝、扩张自体瓣膜和释放支架瓣膜过程中均有微栓塞的发生。脑卒中发病率在 TAVI 术后 1 周发病率最高。脑卒中严重增加了 TAVI 术后死亡率。一系列详细的神经影像学研究显示,临床上无症状脑栓塞发病率在 TAVI 术后高达 70%。TAVI 术后无症状脑栓塞的远期发病情况还是未知的。TAVI 术后早期脑卒中的预测因子包括既往脑卒中病史、严重的动脉粥样硬化、较小的主动脉瓣区。尽管脑卒中发病率在 TAVI 术后 1 周逐渐减低,但仍然存在着并发脑卒中的风险性。研究显示 TAVI 术后晚期脑卒中的预测因子包括高级神经系统功能的缺失、既往脑卒中病史和经心尖途径。与经心尖途径相比经股动脉途径可能会降低脑卒中发病率。因此认为,TAVI 术后脑卒中与输送系统经过主动脉导致主动脉粥样硬化斑块脱落相关。然而,PARTNER-A 研究显示,经心尖途径与经股动脉的脑卒中发生率相当,故有些专家认为脑卒中产生原因还可能与球囊扩张使得主动脉瓣上钙化物质脱落有关。

术后新发作的心房颤动也是 TAVI 术后脑卒中的一个危险因素。术后 48 小时是 TAVI

术后房颤发病的高峰期,最小发病率为 5% ~ 10%。尽管术后房颤未增加 TAVI 术后死亡率,却将术后脑卒中的风险提高了 4 倍(OR,4.4;95% CI 1.2 ~ 15.6;13.6% vs. 3.2%,$P = 0.04$),这些数据提示通过预防性用药,如胺碘酮减少房颤发作可以提高 TAVI 手术质量。

由于栓塞是 TAVI 术后脑卒中的主要原因,术中防栓塞的保护设备可防止术后并发症的发生,但其安全性和有效性仍需相关研究的进一步探索。

(四)主动脉瓣置换术后脑卒中

1. 主动脉瓣置换术后脑卒中发病率   不同的心脏手术神经系统损伤类型和发病率不同。单纯主动脉瓣置换术后神经系统并发症发病率为 0.7% ~ 5.0%,合并其他手术如 CABG 或二尖瓣置换术时发病率更高。Bucerius 等收集 1830 例单纯主动脉瓣置换术的患者,研究发现脑卒中发病率为 4.8%。Bakaeen 等对 7142 例单纯主动脉瓣置换术后的研究显示,80 岁以下患者脑卒中发病率为 1.9%,80 岁以上患者脑卒中发病率为 2.4%。术后脑卒中明显增加了主动脉瓣置换术后的死亡率。有脑卒中的患者住院死亡率可高达 24%,而不伴有神经系统并发症的患者死亡率仅为 4.6%。同样,脑卒中也明显延长了住院时间。

2. 危险因素   围术期脑卒中的危险因素包括高龄、女性、既往脑血管病史、既往周围血管病史、糖尿病、高血压、既往心脏手术史、急诊手术。手术方面的因素同样会影响术后脑卒中的发病,如体外循环时间大于 2 小时、使用血液透析或大量输血。

尽管年龄是主动脉瓣置换术后脑卒中一个重要的危险因素,如 Brown 等的研究,年龄 < 70 岁脑卒中的发病率为 0.7%,70 ~ 80 岁脑卒中发病率 < 2.0%,年龄 > 80 岁脑卒中发病率 < 2.5%。然而,在过去的十年内高龄手术患者逐渐增加,死亡率和脑卒中发病率却在减少。

三、心脏瓣膜病术后抗凝

(一)人工心脏瓣膜的种类

人工心脏瓣膜主要分为生物瓣和机械瓣。人工瓣膜置换瓣膜的选择和随后预防性治疗是减少瓣膜置换术后并发症的关键,没有完美的人工瓣膜,无论机械瓣还是生物瓣所有的瓣膜都有可能带来新的问题。生物瓣的优点是不需要终生抗凝,一般仅需在换瓣术后的前三个月进行抗凝治疗,除非有房颤或者其他指征的存在。但生物瓣耐久性差,10 余年后瓣膜毁损而需再次行换瓣治疗。机械瓣耐久性好,是目前临床上使用最普遍的人造心脏瓣膜,但机械瓣膜置换术后需要终生抗凝治疗,定期监测 INR 值,防止抗凝不足引起血栓形成和栓塞包括瓣周血栓形成、脑栓塞等,而抗凝过量又可能引起出血包括瓣周出血和颅内出血等。抗凝相关并发症占心脏机械瓣置换术后远期并发症的首位。所以,正确、合理的抗凝治疗对提高心脏瓣膜置换术的手术质量及预防其并发症有着重要意义。

两项比较机械瓣和生物瓣的随机对照实验,发现两种瓣膜置换术后血栓形成和血栓栓塞发生率并没有明显差异,长期生存率也非常相似。另一项更新的随机对照实验,收集年龄在 55 ~ 70 岁的患者 310 例,显示生物瓣和机械瓣置换术后在生存率、血栓栓塞率和出血率方面没有明显差异,但是生物瓣置换术后瓣膜功能失调和再手术率明显高于机械瓣。

除去血流动力学方面的因素,选择机械瓣或生物瓣主要取决于,评估机械瓣置换术后抗凝相关的出血和栓塞风险和生物瓣置换术后瓣膜结构退化(structural valve deterioration,SVD)的风险。前者主要取决于目标 INR 值的确定、抗凝质量的管理、阿司匹林的使用和患者出血的危险因素。

（二）瓣膜置换术后的凝血机制改变

心脏机械瓣膜置换术后早期凝血功能紊乱主要表现在由出血倾向发展为高凝倾向,凝血激活增加,炎症应答的刺激可以加速激活凝血系统,血栓栓塞的危险性随之增高,促使心脏瓣膜置换术后患者早期栓塞率增高。心脏瓣膜术后由于血液与非正常心内膜表面接触,血小板激活,纤维蛋白与血小板凝块形成,机械瓣下游形成湍流,加上机械瓣膜的异物表面均可能诱发血栓形成以及栓塞。上述过程提示应在机体凝血激活状态转变之前开始抗凝治疗。心瓣膜置入后3个月内,由于缝合环尚未内皮化,更容易激动凝血系统形成血栓,而这正是生物瓣置入后一般需要抗凝治疗3个月的原因。

纤维蛋白原(FBG)是众多凝血蛋白的一种,FBG的血浆含量增高,在高凝状态或血栓前状态的形成中起重要作用,被认为是血栓前状态的检测指标之一。正常情况下,血浆FBG以无生物活性的酶原形式存在,人造瓣膜、人造血管能激活纤维蛋白酶原,使之转化而具有凝血活性,促使血液呈高凝状态,这在换瓣术后TIA发生中有重要作用。因此,换瓣术后不仅要检测PT和INR,也要密切注意FBG水平,FBG增高提示血液高凝状态,诱发TIA发甚至脑栓塞。

（三）抗凝策略

心脏机械瓣膜置换术后患者需终身抗凝,生物瓣膜植入以后需要3~6个月的正规抗凝治疗。由于抗凝不当导致的出血与栓塞占心脏瓣膜置换术后远期并发症的75%。抗凝治疗的强度至今仍有争议,由于种族和地域的原因,亚洲人的抗凝强度低于欧美国家,这一观点近年来在我国已得到广泛的认可。术后第一个月是血栓栓塞发生的高峰期,在此期间抗凝效果应比目标值要求更高,尤其是二尖瓣机械瓣置换术后的患者。瓣膜修补和瓣膜置换术后抗血栓形成治疗原则如下:

1. 所有机械瓣置换术后的患者推荐终生使用口服抗凝药物治疗(Ⅰ,B)。

2. 生物瓣置换术后患者如有其他抗凝治疗适应证如房颤、静脉血栓栓塞,推荐终生使用口服抗凝药物治疗(Ⅰ,C)。

3. 机械瓣置换术后伴有动脉粥样硬化的患者应考虑额外使用低剂量的阿司匹林(Ⅱa,C)。

4. 机械瓣置换术后发生血栓栓塞的患者,即使INR值控制得较理想也应考虑额外使用低剂量的阿司匹林(Ⅱa,C)。

5. 二尖瓣或三尖瓣生物瓣置换术后的患者应考虑在术后的前三个月口服抗凝药治疗(Ⅱa,C)。

6. 二尖瓣成形术后的患者应考虑在术后的前三个月口服抗凝药治疗(Ⅱa,C)。

7. 主动脉瓣生物瓣置换术后的患者在术后的前三个月应考虑使用低剂量的阿司匹林(Ⅱa,C)。

8. 主动脉瓣生物瓣置换术后的患者在术后的前三个月可以考虑使用口服抗凝药治疗(Ⅱb,C)。

在过去的经典指南中曾指出:手术后第1天拔除引流管后观察2小时无出血征象即开始使用抗凝药物,口服华法林首次剂量4.5~6mg,服用华法林后每日测定PT,以此作为剂量调整的依据;不能口服者静脉注射肝素每次0.5~1mg/kg,1次/6小时。后来专家们对指南又做了较为精确的说明,明确提出术后第1天给华法林剂量4.5~6mg,随后根据INR值调整剂量。

华法林(Warfarin)是香豆素类口服抗凝剂,目前临床广泛应用于血栓栓塞性疾病。华法林在体内主要是抑制维生素K依赖性凝血因子的合成,同时也抑制蛋白C、蛋白S的抗凝系统。由于蛋白C、蛋白S半衰期更短(仅6~8小时),在患者服药的最初数天内,华法林对抗凝系统的抑制更严重,机体反而处于暂时的高凝状态。华法林开始发挥抗凝作用通常在 3 天以后,因此为克服蛋白 C、蛋白 S 被抑制引起的高凝状态,口服华法林最初 3 ~ 5 天需与低分子肝素重叠。抗凝强度过低易导致栓塞,也是心脏机械瓣膜置换术后缺血性脑卒中发生最重要、最直接的原因。

随着心脏瓣膜材料不断改进以及国内外对抗凝研究的不断深入,抗凝强度的认识已经趋向于低强度抗凝治疗。ACC/AHA 于 2008 年对 2006 年的心脏瓣膜疾病治疗指南的更新中推荐,心脏机械瓣膜置换后的 INR 控制目标为二尖瓣 2.5 ~ 3.5,主动脉瓣为 2.0 ~ 3.0。欧洲抗凝自我检测早期试验(Early Self-controlled Anticoagulation Trial,ESCAT)二期研究的中期报告表示,将主动脉瓣置换术后 INR 目标值由 2.5 ~ 4.5 降至 1.8 ~ 2.8,二尖瓣或双瓣膜置换术的 INR 目标值定为 2.5 ~ 3.5,并指出此抗凝强度可以明显减少出血并发症发生而并未增大栓塞并发症的风险。2012 年欧洲新指南更倾向于推荐主动脉瓣生物瓣置换术后的患者前三个月使用低剂量的阿司匹林进行抗血栓形成治疗。TAVI 术后一般建议双联抗血小板治疗 3 ~ 6 个月,之后长期应用低剂量阿司匹林。

目前中国人抗凝治疗控制 INR 值在 1.5 ~ 2.5 为宜,过高并不能减少血栓的发生率,而出血的发生率明显增加。

(乔秋博 冯立群)

参 考 文 献

1. O'Brien SM,Shahian DM,Filardo G,et al. The Society of Thoracic Surgeons 2008 cardiac surgery risk models: Part 2-isolated valve surgery. Ann Thorac Surg,2009,88 (1 Suppl):S23-S42.

2. Iung B,Baron G,Butchart EG,et al. A prospective survey of patients with valvular heart disease in Europe:the Euro Heart Survey on Valvular Heart Disease. Eur Heart J,2003,24:1231-1243.

3. Nkomo VT,Gardin JM,Skelton TN,et al. Burden of valvular heart diseases:a population-based study. Lancet, 2006,368:1005-1011.

4. Vahanian A,Iung B,Pierard L,et al. Valvular heart disease // Camm AJ,Lüscher TF,Serruys PW. The ESC Textbook of Cardiovascular Medicine. 2nd ed. Malden/Oxford/Victoria: Blackwell Publishing Ltd, 2009: 625-670.

5. Carapetis JR,Steer AC,Mulholland EK,et al. The global burden of group A streptococcal diseases. Lancet Infect Dis,2005,5:685-694.

6. Iung B,Nicoud-Houel A,Fondard O,et al. Temporal trends in percutaneous mitral commissurotomy over a 15-year period. Eur Heart J,2004,25:701-707.

7. Varma PK,Theodore S,Neema PK,et al. Emergency surgery after percutaneous transmitral commissurotomy:operative versus echocardiographic findings, mechanisms of complications and outcomes. J Thorac Cardiovasc Surg,2005,130:772-776.

8. Fawzy ME,Shoukri M,Al Buraiki J,et al. Seventeen years' clinical and echocardiographic follow up of mitral balloon valvuloplasty in 520 patients, and predictors of long-term outcome. J Heart Valve Dis, 2007, 16: 454-460.

9. Kim MJ,Song JK,Song JM,et al. Long-term outcomes of significant mitral regurgitation after percutaneous mitral valvuloplasty. Circulation,2006,114:2815-2822.

10. Stolz E,Gerriets T,Kluge A,et al. Diffusion-weighted magnetic resonance imaging and neurobiochemical markers after aortic valve replacement:implications for future neuroprotective trials? Stroke,2004,35:888-892.

11. Hauville C,Ben-Dor I,Lindsay J,et al. Clinical and silent stroke following aortic valve surgery and transcathe-

ter aortic valve implantation. Cardiovasc Revasc Med,2012,13(2):133-140.

12. Kutay V,Kirali K,Ekim H,et al. Effects of giant left atrium on thromboembolism after mitral valve replace-ment. Asian Cardiovasc Thorac Ann,2005,13(2):107-111.

13. Scherer M,Dz emali O,Aybek T,et al. Impact of left atrial size reduction on chronic atrial fibrillation in mitral valve surgery. J Heart Valve Dis,2003,12(4):469-474.

14. Emery RW,Emery AM,Raikar GV,et al. Anticoagulation for mechanical heart valves:a role for patient based therapy. J Thromb Thrombolysis,2008,25 (1):18-25.

15. Laplace G,Lafitte S,Labque JN,et al. Clinical significance of early thrombosis after prosthetic mitral valve re-placement:a postoperative monocentric study of 680 patients. J Am Coll Cardiol,2004,43(7):1283-1290.

16. 唐跃,吴清玉,董超,等. 机械瓣置换术后抗凝方法和凝血酶元国际标准化比值监测的临床研究. 中华心血管病杂志,2003,31 (6):427-430.

17. 潘文志,葛均波. 2012 欧洲瓣膜性心脏病处理指南简介. 中国医学前沿杂志,2013,5(2):61-65.

18. Gilard M,Eltchaninoff H,Iung B,et al. Registry of transcatheter aortic valve implantation in high-risk patients. N Engl J Med,2012,366(18):1705-1715.

19. Reidy C,Sophocles A,Ramakrishna H,et al. challenges after the first decade of transcatheter aortic valve re-placement:focus on vascular complications,stroke,and paravalvular leak. J Cardiothorac Vasc Anesth. 2013, 27(1):184-189.

20. Leon MB,Piazza N,Nikolsky E,et al. Standardized endpoint definitions for transcatheter aortic valve implanta-tion clinical trials:A consensus report from the Valve Academic Research Consortium. Eur Heart J,2011,32 (2):205-217.

21. Généreux P,Head SJ,Van Mieghem NM,et al. Clinical outcomes after transcatheter aortic valve replacement using valve academic research consortium definitions:A weighted meta-analysis of 3,519 patients from 16 stud-ies. J Am Coll Cardiol,2012,59:2317-2326.

22. Reinsfelt B,Westerlind A,Ioanes D,et al. Transcranial Doppler microembolic signals and serum marker evi-dence of brain injury during transcatheter aortic valve implantation. Acta Anaesthesiol Scand,2012,56(2): 240-247.

23. Tay EL,Gurvitch R,Wijesinghe N,et al. A high-risk period for cerebrovascular events exists after transcatheter aortic valve implantation. JACC Cardiovasc Interv,2011,4:1290-1297.

24. Miller DC,Blackstone EH,Mack MJ,et al. Transcatheter (TAVR) versus surgical (AVR) aortic valve re-placement:Occurrence,hazard,risk factors,and consequences of neurologic events in the PARTNER trial. J Thorac Cardiovasc Surg,2012,143:832-843.

25. Ghanem A,Müller A,Nähle CP,et al. Risk and fate of cerebral embolism after transfemoral aortic valve im-plantation:A prospective pilot study with diffusion-weighted magnetic resonance imaging. J Am Coll Cardiol, 2010,55:1427-1432.

26. Kahlert P,Knipp SC,Schlamann M,et al. Silent and apparent cerebral ischemia after percutaneous transfemoral aortic valve implantation:A diffusion-weighted magnetic resonance imaging study. Circulation, 2010, 121: 870-878.

27. Rodés-Cabau J,Dumont E,Boone RH,et al. Cerebral embolism following transcatheter aortic valve implanta-tion:Comparison of transfemoral and transapical approaches. J Am Coll Cardiol,2011,57:18-28.

28. Bleiziffer S,Ruge H,Mazzitelli D,et al. Survival after transapical and transfemoral aortic valve implantation: talking about two different patient populations. J Thorac Cardiovasc Surg,2009,138 (5):1073-1080.

29. Smith CR,Leon MB,Mack MJ,et al. Transcatheter versus surgical aortic valve replacement in high-risk pa-tients. N Engl J Med,2011,364(23):2187-2198.

30. Amat-Santos IJ,Rodés-Cabau J,Urena M,et al. Incidence,predictive factors,and prognostic value of new-onset

atrial fibrillation following transcatheter aortic valve implantation. J Am Coll Cardiol,2012,59:178-188.

31. Nuis RJ,Van Mieghem NM,Schultz CJ,et al. Frequency and causes of stroke during or after transcatheter aortic valve implantation. Am J Cardiol,2012,109:1637-1643.

32. Motloch LJ,Reda S,Rottlaender D,et al. Postprocedural atrial fibrillation after transcatheter aortic valve implantation versus surgical aortic valve replacement. Ann Thorac Surg,2012,93:124-131.

33. Onsea K,Agostoni P,Samim M,et al. First in-man experience with a new embolic deflection device in transcatheter aortic valve interventions. EuroIntervention,2012,8:51-56.

34. Carpenter JP,Carpenter JT,Tellez A,et al. A percutaneous aortic device for cerebral embolic protection during cardiovascular intervention. J Vasc Surg,2011,54:174-181.

35. Nietlispach F,Wijesinghe N,Gurvitch R,et al. An embolic protection device for aortic valve interventions. JACC Cardiovasc Interv,2010,3:1133-1138.

36. Bucerius J,Gummert JF,Borger MA,et al. Stroke after cardiac surgery:a risk factor analysis of 16184 consecutive adult patients. Ann Thorac Surg,2003,75:472-478.

37. Bakaeen FG,Chu D,Huh J,et al. Is an age of 80 years or greater an important predictor of short-term outcomes of isolated aortic valve replacement in veterans? Ann Thorac Surg,2010,90:769-774.

38. Filsoufi F,Rahmanian PB,Castillo JG,et al. Incidence,imaging analysis,and early and late outcomes of stroke after cardiac valve operation. Am J Cardiol,2008,101:1472-1478.

39. Gulbins H,Florath I,Ennker J. Cerebrovascular events after stentless aortic valve replacement during a 9-year follow-up period. Ann Thorac Surg,2008,86:769-773.

40. Brown JM,O'Brien SM,Wu C,et al. Gammie JS. Isolated aortic valve replacement in North America comprising 108,687 patients in 10 years:changes in risks,valve types,and outcomes in the Society of Thoracic Surgeons National Database. J Thorac Cardiovasc Surg,2009,137:82-90.

41. Vahanian A,Alfieri O,Andreotti F,et al. Guidelines on the management of valvular heart disease (version 2012). Eur Heart J,2012,33(19):2451-2496.

42. Stassano P,Di Tommaso L,Monaco M,et al. Aortic valve replacement:a prospective randomized evaluation of mechanical versus biological valves in patients ages 55 to 70 years. J Am Coll Cardiol,2009,54:1862-1868.

43. van Geldorp MW,Eric Jamieson WR,Kappetein AP,et al. Patient outcome after aortic valve replacement with a mechanical or biological prosthesis:weighing lifetime anticoagulant-related event risk against reoperation risk. J Thorac Cardiovasc Surg,2009,137:881-886.

44. Sun JC,Davidson MJ,Lamy A,et al. Antithrombotic management of patients with prosthetic heart valves:current evidence and future trends. Lancet,2009,374:565-576.

45. 董力,石应康,田子朴,等. 心脏机械瓣膜替换术后低强度抗凝治疗. 中华外科杂志,2003,41(4):250-252.

46. 马建旸,董力,田子朴,等. Carbomedics 机械瓣置换术后低强度抗凝治疗的观察. 中国胸心血管外科临床杂志,2003,10(4):302-303.

47. 刘岩,孟旭,陈宝田. 人工机械瓣膜低强度抗凝治疗的观察. 中华胸心血管外科杂志,2001,17(5):263-265.

48. 庄炜,周新民,胡建国,等. 国人 Carb omedics 机械瓣膜置换术后抗凝治疗的临床观察. 中南大学学报(医学版),2004,29(4):460-462.

49. Bonow Ro,Carabello BA,Chatteriee K,et al. 2008 Focused Update Incorporated In to the ACC/ AHA 2006 guidelines for the management of patients with valvular heart disease. Circulation,2008,118(15):e523-e661.

50. 朱晓东,张宝仁,等. 心脏外科学. 北京:人民卫生出版社,2007:855.

51. Masson JB,Kovac J,Schuler G,et al. Transcatheter aortic valve implantation:review of the nature,management,and avoidance of procedural complications. JACC Cardiovasc Interv,2009,2(9):811-820.

第四章　冠状动脉粥样硬化性心脏病

　　脑卒中和冠状动脉粥样硬化性心脏病(简称冠心病)都是严重危害人类健康,影响生活质量的疾病。现已证明,心、脑血管病的危险因素有近300种,主要是年龄、性别、高血压、高血脂、吸烟、饮酒、糖尿病、不平衡膳食、缺少运动等,除年龄和性别是不可改变的因素外,其余多与生活方式有关,是可以改变的。脑卒中和冠心病具有相似的危险因素,其发病在国际和国内的分布却有很大差异,在发达国家冠心病多于脑卒中,在中国等大多数发展中国家脑卒中多于冠心病。在我国,脑卒中和冠心病的分布也存在明显的地区差异,北方的脑卒中和冠心病发病率高于南方。除了和脑卒中有相同的危险因素,冠心病的各种不同发作类型和治疗过程都可能并发脑卒中比如急性心肌梗死后脑卒中,经皮冠状动脉成形术(PCI、PTCA)后脑卒中,以及冠状动脉旁路移植术(CABG)后脑卒中等。本章主要涉及急性心肌梗死后脑卒中。

　　PCI和PTCA是治疗冠心病的重要的方法,通过心脏导管术完成,在术中和术后均有发生脑血管病的风险。大部分与手术过程有关的脑卒中发生在术中或术后很短的时间内,文献报道,36小时以内的脑卒中发生率在0.07%～7.0%。>80岁的老年患者、严重的心脏血管病变、并存多种血管病变危险因素的患者更易发生术后脑卒中。心脏导管术后的缺血性脑卒中有几点证据为栓塞源性:①MRI影像显示为多血管分布的多灶性急性梗死,血管的危险因素可能来自于大血管壁上的动脉粥样硬化斑块,是潜在的栓子来源;②经颅多普勒(TCD)证实探测到高流量栓子信号,这些固体栓子在导管前进时、注射造影剂时以及左心室造影时出现。

　　CABG手术是外科治疗冠心病的有效手段,目前已得到广泛应用,脑卒中是CABG手术后最主要的神经系统并发症。体外循环导致的血细胞的破坏、补体激活、炎症反应、低灌注、栓子等均可诱发术后脑梗死,术中对主动脉的操作造成动脉粥样硬化斑块脱落导致术后脑栓塞。栓子对脑的损害并不决定于其绝对数量,而与其大小、性质、到达的部位或脑灌注情况有关。近20年来开展的非体外循环CABG(OPCABG)避免了低灌注及对主动脉的操作等,理论上讲,非体外循环心脏手术时,有较少的栓子进入脑部,也减少了对主动脉的操作等,术后神经系统并发症应该减少。但事实上,近年的研究显示,体外循环与非体外循环术后MRI上缺血病灶发生率相近,说明除体外循环外,还有其他因素造成术后脑梗死。高龄、原有颅内血管狭窄、术前脑卒中史是CABG术后神经系统并发症的独立危险因素。

　　由于技术进步和预防措施有效,选择PCI或CABG时年龄已不是主要的界限,随着人类生存年的延长,越来越多的高龄老人接受了PCI或CABG治疗。但目前普遍认为,高龄患者无论是接受PCI还是CABG,由于术前并存的危险因素较多,脑自动调节功能较差,侧支循环也差,容易出现脑低灌注,低灌注时栓子容易滞留,两者协同作用易造成脑缺血性损害。所以对高龄患者的术前的评估非常重要,术中、术后需严密观察,及时发现和处理并发症,尤其是缺血性脑损害。

认识冠心病和脑卒中的关系,有助于加强对患者的评估,若患者既往有脑卒中病史或曾有心脏手术史,更应密切监测,尽量维持足够的脑灌注压,以减少神经功能障碍的发生。

第一节　心肌梗死与脑卒中

一、定义

心肌梗死(myocardial infarction,MI)是指由缺血时间过长导致的心肌细胞死亡,是心肌血流灌注的供给与需求失衡之结局。心肌缺血在临床中常可通过患者的病史和心电图(ECG)改变而发现。急性心肌梗死(acute myocardial infarction,AMI)的临床症状包括静息或用力时心前区或胸骨后剧烈疼痛,或左肩背、上肢、下颌、上腹部的不适感,症状持续20分钟以上不缓解,有时伴恶心、呕吐、呼吸困难、大汗或晕厥。这些症状并非MI的特异性临床表现,因而常被误诊。MI有时表现为不典型症状,甚至没有任何症状,仅能通过ECG、心脏标志物升高或影像学检查发现。

2007年10月欧洲心脏病学会(ESC)、美国心脏病学会(ACC)、美国心脏学会(AHA)和世界心脏联盟(WHF)联合颁布了全球心肌梗死的统一定义:出现心肌坏死生化标志物典型的升高和降低,同时至少伴有下述标准之一,可诊断急性、进展性心肌梗死:①心肌缺血症状;②ECG病理性Q波形成;③ECG出现ST段改变提示心肌缺血;④冠状动脉介入治疗:如血管成形术。

二、病因

冠状动脉粥样硬化不稳定粥样斑块破裂和糜烂,继而出血和管腔内血栓形成造成冠脉血管部分或完全急性闭塞,而侧支循环未充分建立,冠脉相应供血部位心肌严重而持久地急性缺血达20~30分钟以上,即可发生心肌梗死。这是心肌梗死发生最常见的原因,大约70%的致死性事件都是由斑块破裂引起。促使斑块破裂出血及血栓形成的诱因有:

1. 应激反应　晨起6时至12时交感神经活动增加,机体应激反应性增强,心肌收缩力、心率、血压增高,冠状动脉张力增高。过度的情感反应也可导致类似结果。

2. 血液高凝状态　在饱餐特别是进食多量脂肪后,血脂增高,血液黏稠度增高。高热、脱水等导致血液浓缩,出现高凝状态。

3. 心脏负荷加重　重体力活动、情绪过分激动或用力大便等行为时,血压剧升,左心室负荷明显加重。

4. 少见的冠状动脉病变　冠状动脉栓塞、冠状动脉痉挛、冠状动脉口阻塞、冠状动脉炎症以及冠状动脉先天畸形。

5. 其他　休克、出血、外科手术或严重心律失常,导致心排血量骤降,冠状动脉灌流量锐减。

三、流行病学

冠心病是动脉粥样硬化导致器官病变的最常见类型,近年来冠心病发病率在国内外均呈上升趋势。流行病学研究发现,动脉粥样硬化的进展和心肌梗死的发生与生活方式有重要的相关性。

四、病因、发病机制

对冠心病病因研究已表明,年龄、性别、血脂、血压、血糖和吸烟为主要危险因素,这些因素在冠心病的发生、发展中都是独立的危险因素。INTERHRART 研究对 15000 名患者进行分析,发现90%的 MI 患者存在吸烟、血脂异常、高血压、腹型肥胖、糖尿病等危险因素。冠状动脉病变愈严重,并存的冠心病易患因素愈多,这些因素的存在不仅是单个因素叠加的危险性,而是存在一种正向的交互和协同作用,这种协同作用反映了不同的病理生理机制,而不是纯机遇因素所致,它使冠心病的发病及发展几率显著升高。体重指数(BMI)大于 25 的人群一旦合并高血压、高血脂,即形成代谢综合征,这些易患因素之间可互为因果,相互促进,导致很强的致心血管病作用。另外,胰岛素抵抗可能是一个始动因素,与高血压、高血糖及肥胖有关的基因在染色体的位置相邻,从而导致危险因素聚集。

在生化指标的调查中,血清 HDL-C 水平降低、LDL-C 水平增高是冠心病发病的独立危险因子已得到公认。研究发现,LDL-C/HDL-C、TG/HDL-C 在 AMI 组显著升高,LDL-C/HDL-C 的基础水平与冠心病危险性密切相关,基线的 LDL-C/HDL-C 比值不仅可作为动脉粥样硬化预测因子也是急性冠脉事件的预测因子。研究证实不同 TG 水平的冠心病发病率与 LDL-C/HDL-C 比值相关,当 TG > 2.3mmol/L、LDL-C/HDL-C 比值 > 5 时,冠心病发病率明显增加。由于血清 TG 升高常伴有 HDL-C 水平减低和 LDL-C 水平升高,提示 LDL-C/HDL-C、TG/HDL-C 比值都可作为冠心病的预测因子。大量的临床试验已经证实,降脂治疗可使心脏事件减少 70% 以上,这对确定冠心病的治疗有十分重要的指导意义,目前,调脂防治冠心病以降低 LDL-C 为首要靶目标。

同型半胱氨酸(homocysteine,Hcy)自 1931 年被 Vincentdu Vigneaud 发现,1969 年 McCully 首次提出血清中高水平的 Hcy 是引起血管病变的原因。之后越来越多的证据表明,血 Hcy 水平的升高不仅与心血管疾病,而且与脑血管疾病、周围血管疾病及妊娠期高血压疾病等多种血管性疾病有关。

研究发现,危险因素与内皮损伤程度呈正相关,内皮功能下降对冠脉循环有不利影响,进而导致冠心病的发生。血管内皮功能损伤涉及多个机制,如高血压引起的机械损害,高血脂和高血糖引起的氧化应激损伤,血液高黏滞诱发的内皮抗聚能力下降,炎症反应导致细胞因子在内皮募集等。血管内皮损伤和修复机制目前已成为冠心病研究的热点,有望给冠心病的预防、治疗带来突破。

AMI 并发脑梗死的发病机制:①AMI 患者一般有高血脂、高血压、高黏血症,存在脑动脉粥样硬化的病变基础;②AMI 发生后心肌收缩力下降,左室射血分数(EF)降低,血流缓慢,血液黏滞度高;③治疗 AMI 时,为减轻心脏前、后负荷所采用的利尿、降压措施以及静脉应用硝酸甘油等扩血管药物,可引起血压不同程度降低,导致脑血流灌注不足;④AMI 发生后,若有广泛室壁运动异常,可诱发心室附壁血栓形成,栓子脱落形成脑栓塞;⑤AMI 可并发各类心律失常,如心房颤动、室性心动过速等可诱发附壁血栓形成及脱落,导致脑栓塞。

五、临床表现

1. 先兆　50% ~81.2% 患者在发病前数日有乏力、胸部不适,活动时心悸、气急,烦躁以及心绞痛发作等前驱症状,其中以新发生的心绞痛和原有心绞痛加重最为突出,心绞痛发作较以前频繁,硝酸甘油疗效差,应警惕 AMI 的可能。

2. 症状 MI 反映了长时间缺血引起的心肌细胞坏死,是血液灌注供/求平衡失调的结果。临床表现包括:劳力性或静息性胸痛,并伴放射痛。非典型的疼痛可见到上腹部疼痛、肩颈痛、背痛、上臂及腕部痛以及下颌疼痛。AMI 所致疼痛通常持续≥20 分钟,疼痛部位的肌肉活动对疼痛没有影响,疼痛也不因深呼吸而加重;可以伴有乏力、呼吸困难、出汗、恶心、呕吐、头晕、眩晕及晕厥等,特别是无法解释的恶心、呕吐,继发于左心室功能衰竭的呼吸困难,不明原因的无力、眩晕、晕厥,当多个上述症状并存时要高度警惕,这些症状可伴或不伴有胸痛。

(1)疼痛最先出现,多发生于清晨,疼痛部位和性质与心绞痛相同,但程度重,持续时间长,可达数小时或更长,休息或服硝酸甘油不能缓解。患者常烦躁不安、出汗、恐惧,可伴濒死感,少数患者无疼痛,一开始就表现为休克或急性心衰。部分患者疼痛位于上腹部,易被误诊。

(2)有发热、心动过速、白细胞增高和血沉增快等全身症状。发热多在疼痛发生后24~48 小时后出现,体温多在 38℃左右,持续约一周。

(3)疼痛剧烈时常伴有恶心、呕吐和上腹胀痛等胃肠道症状,肠胀气亦不少见,重症者有呃逆。

(4)心律失常多发生在起病 1~2 天,而以 24 小时内最多见。以室性心律失常最多,尤其是室性期前收缩。室颤是 AMI 早期,特别是入院前的主要死亡原因。房室和束支传导阻滞亦较多见。

(5)低血压和休克多在起病后数小时至数日内发生,主要为心源性。

(6)心力衰竭主要是急性左心衰竭,可在起病最初几天发生。

六、心肌梗死的诊断

通过患者病史、临床表现、血液心肌损伤标志物测定、ECG 记录(ST-T 改变、Q 波)、影像检查(心肌血流灌注成像、UCG 和左心室造影术)以及病理学检查作出诊断。有些技术分别可以鉴别微面积、小面积和大面积心肌坏死,在临床实践中,用于检查心肌细胞丧失,对心肌细胞丧失分级并且判断预后,每一种技术的敏感性和特异性有很大的差异。

1. 心肌梗死的临床分类

Ⅰ型:自发性 MI,与原发的冠状动脉事件如斑块破裂而引起的心肌缺血相关。

Ⅱ型:MI 继发于心肌的供氧/耗氧不平衡所导致的心肌缺血,如冠状动脉痉挛、贫血、冠状动脉栓塞、心律失常或低血压。

Ⅲ型:心脏性猝死,有心肌缺血的症状和新出现的 ST 段抬高或新的左束支传导阻滞(LBBB),但未及采集血样之前就死亡。

Ⅳ型:MI 与治疗缺血性冠状动脉事件而进行的 PCI 相关。

Ⅴ型:MI 与治疗缺血性冠状动脉事件而进行的 CABG 相关。

2. 心肌坏死生化标志物改变 心肌坏死时,由于细胞膜损害,导致心肌细胞内的蛋白成分进入血,成为心肌损伤的标志物。目前用于检测的血清心肌标志物主要有肌钙蛋白Ⅰ(Troponin I,TnI)、肌钙蛋白 T(Troponin T,TnT)、肌酸激酶同工酶(Creatine kinase Mb,CK-MB)、肌红蛋白(Myoglobin,Mb)。TnI、CK-MB 水平升高并伴有临床急性心肌缺血的背景,即可临床诊断为 AMI。若未发现心肌缺血证据,虽生化标记物浓度动态升高,还需寻找心肌损害的其他原因如心肌炎、肌营养不良等。肌钙蛋白是优选的心肌损害的生化标记物,目前临床检测最多的是 TnI,其心脏特异性几乎达 100%,敏感性亦高,可以反映显微镜下才能见到的小灶心肌坏死,阳性诊断率达 79.3%,因而成为诊断 AMI 的金标准。TnI 测定值增高水平在诊断 AMI 时定义为所测值高于对照组参考值的 99% 以上。参考值的确定必须由每一个实验室按照统一的方法,通过特异的定量研究和质量控制来确定。由于心肌坏死后,TnI 增高可以维持 7 ~ 10 天以上,因此,需确定 TnI 水平增高的确是由于新近临床事件所致。如果不能测定 TnI,最佳的替代方法就是测定 CK-MB。CK-MB 对心肌组织的特异性不如 TnI,但是有资料显示,CK-MB 对不可逆的心肌损伤临床特异性更高。CK-MB 增高水平在诊断 AMI 时定义为超过对照组参考值的 99% 以上。多数情况下,连续两次检测到心肌生化标记物水平升高,就可以诊断 AMI。TnI、CK-MB 和 Mb 组成的三联检测已广泛应用于早期诊断 AMI,如果早期化验结果为阴性,而临床表现高度可疑,则应在入院时、入院后 6 ~ 9 小时和 12 ~ 24 小时复查。再梗死使 AMI 患者预后的危险程度增加,发现再梗死具有重要的临床意义,诊断再梗死的标准是第二份血样的检测值增加 20%。

需注意除外其他原因引起的 TnI 升高,包括:①急性和慢性充血性心力衰竭;②肾衰;③快速性或缓慢性心律失常,或心脏传导阻滞;④急性神经系统疾病包括卒中;⑤肺栓塞和肺动脉高压;⑥心脏挫伤、消融、起搏和心脏复律;⑦浸润性心脏疾病,如淀粉样变性和硬皮病;⑧炎性疾病,如心肌炎;⑨药物毒性,如阿霉素和氟尿嘧啶(5-FU);⑩其他:主动脉夹层、肥厚型心肌病、甲减、心尖球型综合征(Apical ballooning syndrome)、横纹肌溶解伴心肌损伤、休克、败血症或烧伤等。

3. 心电图改变 ECG 改变一直是诊断 AMI 以及判断梗死部位、面积的重要手段。心肌缺血的 ECG 主要表现是 ST 段抬高或 ST 段压低以及 T 波改变,T 波高尖(超急性期 T 波)可以出现在 AMI 非常早的时期,心肌坏死的 ECG 表现主要是 QRS 波群的变化。有些疾病的 ECG 表现易和 MI 混淆,如早期复极、LBBB、预激综合征、Brugada 综合征、心包炎、肺栓塞和蛛网膜下腔出血等,临床上要根据病史、体格检查、生化检测以及其他影像学资料加以甄别。AMI 患者出现的 ST 段抬高可以自发性地回落,或在治疗后回落,通过 ECG 诊断 MI 时,应当考虑再灌注治疗对 ST 段变化的影响,有些 ST 段抬高后迅速回落的患者不会发生心肌坏死。如果 ST 段压低在 V1 至 V3 导联最明显,而其他导联无 ST 段抬高时,应当考虑可能发生了后壁缺血或梗死,但是这需要得到影像检查的证实。再发缺血症状持续 20 分钟以上,伴有 2 个以上相邻导联新发 Q 波或 ST 段较之前抬高 0.1mV 考虑为再发 MI。ST 段再次抬高也可见于致死性心脏破裂。在没有干扰 QRS 波群的因素(如左束支传导阻滞、左心室肥厚和 WPW 综合征)或非冠状动脉搭桥术后即刻,可以根据标准 12 导联 ECG 上 QRS 波群的变化诊断 AMI。单份 ECG 符合 Q 波标准,提示既往 MI。Q 波间期 > 30ms 同时伴有 ST-T 段下移,可能提示梗死,但还需要进行进一步的检查证实,在连续 3 份以上的 ECG 至少应有 2 份 ECG 显示异常改变。对 Q 波深度的标准需要进一步的研究,就像诊断后壁 MI 的 QRS 标准一样,束支传导阻滞伴有附加 Q 波也在此之列。右束支传导阻滞不会干扰对 Q 波的判读,而左束支传导阻滞常常使得 Q 波模糊不清。左束支传导阻滞时新出现的 Q 波,应考虑为病理性的。并非所有 MI 的患者都有 ECG 异常改变,因此,正常 ECG 并不能排除 AMI 诊断。有些患者的 QRS 波群在正常范围时,其生化标记物测定浓度已达峰值,这样的患者可以认为是微面积梗死,但是也需要得到进一步证实。

4. 病理学分期 MI 是由于心肌长时间缺血引起的心肌细胞死亡。病理学上,心肌细胞死亡分类为凝固性坏死和收缩带坏死,但有时是细胞凋亡的结果。AMI 根据临床特征可分为进展期(<6 小时)、急性期(6 小时~7 天)、愈合期(7 天~28 天)和陈旧期(>29 天)。但根据临床和 ECG 确定 AMI 的时间,与根据病理学确定 AMI 的时间并不相同。例如,病理学上显示梗死已处于愈合阶段时,ECG 可以仍表现为演进性的 ST 段改变,心肌标志蛋白仍然增高。病理学上诊断心肌坏死无需考虑冠状动脉的形态学改变及临床病史。根据病理表现对 MI 可作如下分类和分期:

(1)根据梗死范围分类:显微镜下梗死(局灶性坏死)、小面积梗死(<左心室的 10%)、中面积梗死(左心室的 10%~30%)、大面积梗死(>左心室的 30%)。

(2)根据梗死部位分类:前壁、侧壁、下壁、后壁、室间隔部,或前述组合。

(3)根据病理学描述分期:急性期、愈合期和陈旧期。

5. 影像学检查　影像检查技术用于帮助在急诊科进行 AMI 的鉴别,发现引起胸痛的非缺血原因,发现 AMI 的并发症,确定短期与长期预后。用于缺血性心肌病变的影像学检查主要有 UCG、MRI 及心肌核素扫描,UCG 是最常采用的影像检查,其优点之一是可以确定许多非缺血原因的急性胸痛,例如心包炎、心瓣膜病(主动脉狭窄)、肺动脉栓塞和主动脉病变(主动脉夹层)。在急性期心肌标志物尚未升高时,UCG 可能检测到室壁运动异常等情况,可以对其定位并明确范围。对于拟诊 AMI 但是 ECG 不具诊断意义或不能解释的患者帮助极大,有助于 MI 的诊断和发现 MI 的并发症。对已确诊 AMI 的患者,影像学检查有助于评价 AMI 发生后左心室残存功能,发现梗死扩展,识别共存的瓣膜功能不全、附壁血栓和梗死的机械性并发症。在 MI 恢复期,影像学检查在评价左室功能方面十分有用,能确认是否有存活心肌,对制定治疗策略有一定的指导意义。

6. 特殊临床背景的心肌梗死　经皮冠状动脉介入治疗(PTCA 或 PCI)后心脏生化标记物增加,提示心肌细胞死亡,由于这种坏死是心肌缺血的结果,因此,应当根据新的标准定义MI。此时,大面积梗死可能系介入操作并发症所致,临床上容易确定。但微面积梗死更为常见,多因 PTCA 或 PCI 手术过程中,破裂的动脉粥样硬化斑块碎片脱落造成微栓塞。与心脏外科手术有关的心肌损害可以由不同机制引起:缝合针损伤、手术时翻动心脏造成的局灶损伤、灌注不良、心肌细胞缺氧、冠状动脉或静脉移植物栓塞以及手术其他并发症。上述机制可造成类似心肌缺血梗死样损害。

七、心肌梗死与脑卒中的关系

在常规溶栓、抗凝治疗年代以前,AMI 患者脑卒中发病率为 1.7%~3.2%,某些人群为 8.6%。常规溶栓、抗凝年代,AMI 患者脑卒中发病率为 1.2%,来自社区的住院 AMI 人群为 2.1%。目前国外研究显示,AMI 患者脑卒中的发生与患者自身因素如年龄、共存疾病等有关,提高溶栓剂使用率可以预防 MI 患者并发脑卒中,减少脑卒中的发生率,但与溶栓治疗相关的脑出血成为常见的卒中类型。

文献报道,AMI 患者住院期间或病后 6 周内脑梗死的发生率为 1.0%~8.6%,但伴有附壁血栓形成的前壁 AMI 患者 4 周内并发脑梗死的可能性则高达 20%。AMI 并发脑梗死后治疗较为困难,死亡率明显增高。据国内资料统计,只有 AMI 时死亡率为 9.6%~33%,合并脑梗死时病死率为 53%~61%。

1. 急性心肌梗死并发脑梗死病死率和病残率增高的可能原因

(1)AMI 并发脑梗死时由于应激及血管活性物质释放,使心肌的血液灌注和供氧明显减少,EF 降低,心功能恶化,继发脑供血减少,脑细胞缺血缺氧,加重脑损害。

(2)此类患者由于卧床时间长,活动量小,易导致肺部感染、深静脉血栓等并发症,并发症使患者全身情况恶化。

2. 急性心肌梗死并发脑梗死的发病机制

(1)附壁血栓:AMI 致心内膜坏死,坏死组织的表面粗糙变性易诱发附壁血栓形成。另外,大面积 MI 易形成室壁瘤,当 AMI 并发室壁瘤或心力衰竭时,室腔内血流缓慢,则导致附壁血栓的形成。当栓子脱落随血流入脑可引起脑栓塞,这是 AMI 并发脑梗死的主要机制。AMI 后并发脑栓塞的栓子来源主要为附壁血栓,以左室附壁血栓最为危险,附壁血栓脱落进入冠状动脉引起 AMI 的可能很小,而出现体循环动脉栓塞的可能性较大,最常见的栓塞部位就是脑。心房附壁血栓在 AMI 较少见,AMI 并发房颤时可发生左房附壁血栓。并发脑梗死的 AMI 多见于前壁、侧壁及心尖部位的心肌梗死,国外报道上述部位发生率 53.3% ~83%。

(2)血流动力学和血液流变学改变:AMI 发生后,心排血量下降,有效循环血量不足,血压下降,合并心衰时应用利尿剂,卧床等原因都可致血流速度缓慢、血液黏稠度增加,在原有脑动脉硬化的基础上易并发脑血栓形成。

(3)休克:休克引起血压下降为 AMI 的主要临床表现之一。研究发现,当收缩压突然降至 70~80mmHg 时,约8%~20%的患者在短时间内脑血流量减少,出现短暂性脑缺血发作(TIA),引起的脑功能障碍。对 AMI 并发 TIA 的患者,虽然神经功能缺损为可复性,但要注意患者可能存在颅内外血管狭窄,特别是反复、刻板样发作的临床表现,可能后果严重。文献报道,约有25%~40%的 TIA 患者,在 5 年内将产生严重的脑分水岭梗死。另有研究认为 TIA 是冠心病的等位征。

(4)高龄:年龄每增加 1 岁 AMI 并发脑卒中的风险增加 1.04 倍,高龄是 AMI 患者并发脑卒中的危险因素。其原因主要是高龄患者并存多种危险因素。

3. 急性心梗共存疾病与脑卒中的关系

(1)房颤:AMI 住院患者可出现阵发性或持续性房颤,两者均与脑卒中发生有关。有研究认为,入院时存在的房颤和房扑不是 AMI 患者缺血性脑卒中的独立预测因子,住院期间发生的房颤与缺血性脑卒中发生相关。AMI 患者脑卒中的发生与房颤持续时间有关,在 AMI 期间发生房颤的时间越长,附壁血栓形成的机会越多。

(2)脑卒中病史:既往脑卒中病史为 AMI 患者脑卒中发生的第六位危险因素,近 3 个月内发生的脑卒中史是 AMI 患者脑卒中最强的危险因子,脑卒中病史距离 AMI 发生的时间越近,再发脑卒中的危险性越大。

(3)高血压病史:研究发现高血压病史和住院期间高血压都是 AMI 溶栓治疗后颅内出血的危险因素,住院期间高血压致颅内出血作用更强。另一项研究结果显示,高血压病史是溶栓患者缺血性脑卒中的一个预测因子。高血压病史可能对 AMI 患者并发出血性或缺血性脑卒中都有致病作用。溶栓前、溶栓期间和溶栓后住院期间,控制高血压可预防出血性和(或)缺血性脑卒中的发生。

(4)心率增快:研究表明,入院时心率增快是 AMI 患者脑卒中的预报因子。心率增快常反映心功能低下、低血容量和低血压,心率增快促进有明显脑血管狭窄的老年患者发生脑血栓形成,增加脑卒中的风险。

4. 心梗部位和脑卒中的关系 调查发现,前壁 MI 与脑卒中发生有极显著的关系,前壁 MI 易发生左室血栓形成,下壁 MI 左室血栓形成率低。222 例前壁 MI 患者平均随访 39 个月,1 例发生下肢栓塞,11 例发生脑栓塞,其中 8 例发生在第 1 个月,UCG 监测显示,左室血栓形成、隆突型血栓,血栓活动和血栓形态动态变化与体循环栓塞有关。

5. 常规溶栓和脑卒中的关系 常规溶栓治疗为 AMI 患者缺血性脑卒中的保护因素。理论上,溶栓剂可直接溶解左室内血栓,梗死部位的再灌注改善左心功能,减少左室附壁血栓形成。

6. 急性心肌梗死并发脑梗死的可能原因

(1)由于两种疾病在共同的致病环境下通过相似的发病机制,所以由一个脏器发病,导致另一个脏器继而发病的序贯现象。

(2)AMI 后在血小板、血管活性物质的共同作用下,形成高凝状态,特别是对于未用抗血小板药的患者,发生继发性血栓事件的危险增大。对于有房颤的 MI 患者,由于未充分抗凝治疗,心腔内附壁血栓的脱落认为是脑源性栓子的主要来源。

(3)老年患者动脉硬化严重,基础病变多,合并高血压、糖尿病的几率高,并发脑梗死比例明显增加。

(4)AMI 后低血压、心衰导致血流缓慢,易诱发脑血栓形成。

(5)AMI 后,通过心脏神经反射引起脑血管痉挛,导致血流缓慢,内皮系统损害,致脑血栓形成。

八、治疗与预后

(一)监护和一般治疗

1. 休息 至少卧床休息 1 周,保持环境安静。

2. 吸氧 鼻管或面罩吸氧。

3. 监测 对 ECG、BP、R 监测至少 5～7 天,必要时监测毛细血管压和静脉压。

4. 护理 参见 AMI 相关专著。

(二)解除疼痛常用药物

1. 哌替啶肌注或吗啡皮下注射,最好和阿托品合用。轻者可服用可待因或罂粟碱。

2. 硝酸甘油或硝酸异山梨酯,舌下含用或静滴,注意心率加快和低血压。

3. 中药制剂。

4. 心肌再灌注疗法亦可解除疼痛。

(三)血运重建治疗

1. 溶栓疗法 发病 3 小时内行溶栓治疗,梗死相关血管开通率增高,病死率明显降低,其临床疗效与直接 PCI 相当。发病 3～12 小时内行溶栓治疗,其疗效不如直接 PCI,但仍能获益。发病 12～24 小时内,如果仍有持续或间断缺血症状和持续 ST 段抬高,溶栓治疗仍有效。溶栓的生存获益可维持长达 5 年。伴左束支传导阻滞的 AMI 和大面积梗死如前壁 MI、下壁 MI 合并右室梗死患者,从溶栓治疗中获益最大。院前(救护车上)溶栓治疗可能挽救更多的生命,目标是在救护车到达的 30 分钟内开始溶栓,目前国内大部分地区难以达到上述要求,溶栓治疗多是在医院内进行。

下列情况首选溶栓:①不具备 24 小时急诊 PCI 治疗条件、不具备迅速转运条件、无溶栓禁忌证的 ST 段抬高性 MI(STEMI)患者;②具备 24 小时急诊 PCI 治疗条件,患者就诊早(发病 <3 小时)而且不能及时进行导管治疗;③具备 24 小时急诊 PCI 治疗条件,但是 D2B 时间(到达医院至第一次球囊扩张时间)与 D2N 时间(到达医院至溶栓开始时间)相差 >60 分钟,且 D2B 时间 >90 分钟;④对再梗死患者,如果不能在症状发作后 60 分钟内进行血管造影和 PCI 者。必须注意溶栓治疗禁忌证,特别是根据临床综合判断,患者的风险/效益比是否有利于溶栓治疗,尤其是有出血倾向者,包括严重肝肾疾病、恶病质、终末期肿瘤等。由于流行病学调查显示中国人群的出血性卒中发病率高,因此大于 75 岁患者应首选 PCI,选择溶栓治疗时应非常慎重,并酌情考虑减量。

2. 直接 PCI 缺血症状出现后,越早接受 PCI 治疗获益越大。STEMI 患者应在症状出现 12 小时内接受针对梗死血管的直接 PCI 治疗,并使 D2B 时间 <90 分钟。直接 PCI 时,应常规作支架置入术。对于 <75 岁、发病 <36 小时、发生心源性休克的患者,如果无手术禁忌证,应该在休克发生 <18 小时接受 PCI 治疗。伴有严重心功能不全和(或)肺水肿的患者应该在发病 <12 小时接受直接 PCI 治疗。下列情况为急诊 PCI 的 I 类推荐:①年龄 >75 岁、已接受溶栓治疗的 STEMI 伴心源性休克患者,若适合进行血运重建,进行冠脉造影后选择 PCI 治疗或急诊 CABG 是合理的;②患者具备以下一项或多项条件,接受 PCI 是合理的:血流动力学或心电不稳定、持续的缺血症状、患者溶栓失败(溶栓开始 90 分钟内 ST 段抬高最显著,导联回落 <50%,并且有中等或大面积心肌处于危险状态如前壁 MI、累及右室的下壁 MI、胸前导联 ST 段下移)。对于不具备 I 类适应证的中高危患者,进行冠脉造影和 PCI 治疗的策略也许是合理的,但其益处和危险目前尚不清楚。无血流动力学障碍患者,在直接 PCI 时不应该对非梗死相关血管进行 PCI 治疗。发病 12 小时后无症状、血流动力学和电学稳定的 STEMI 患者,不应该接受直接 PCI 治疗。对于已经接受溶栓治疗的患者,如果有 PCI 禁忌或不同意接受进一步有创治疗,不推荐进行冠脉造影和 PCI 治疗。

3. 转运 PCI STEMI 患者就诊医院无行直接 PCI 条件时,若有溶栓禁忌证,或虽无溶栓禁忌证但病程已 >3 小时仍 <12 小时,推荐转运到有条件直接 PCI 的医院。目前不建议使用易化 PCI 的术语,也不再应用补救性 PCI 的概念。高危 STEMI 患者就诊于不能行直接 PCI 的医院时,可在溶栓或抗栓(抗血小板或抗凝)治疗同时,尽快转运患者至可行 PCI 的医院或外请经验丰富的介入医生就地救治(具有 PCI 硬件设备的医院)。溶栓失败后进行紧急导管术,目的是开通梗死血管,防止心肌的进一步坏死,改善患者的生存。如果接受溶栓治疗的患者具备以下任何一项,推荐其接受冠状动脉造影后行 PCI 或急诊 CABG 治疗:①溶栓 45~60 分钟后仍有持续心肌缺血表现;②适合接受再血管化治疗,<75 岁的心源性休克患者;③严重充血性心力衰竭和(或)肺水肿(Ⅲ级);④血流动力学不稳定的室性心律失常。

4. 择期 PCI 对早期溶栓成功患者或未溶栓患者超过 24 小时后,在详细临床评估后,可择期 PCI。择期 PCI 推荐指征为:①病变适宜 PCI 且有再发 MI 表现;②病变适宜 PCI 且有自发或诱发心肌缺血表现;③病变适宜 PCI 且有心源性休克或血流动力学不稳定;④患者 LVEF <0.40、心力衰竭、严重室性心律失常;⑤对无自发或诱发心肌缺血的梗死相关动脉严重狭窄者,于发病 24 小时后行 PCI;⑥对梗死相关动脉完全闭塞、无症状的 1~2 支血管病变,若无严重心肌缺血表现,血流动力学和心电稳定,不推荐发病 24 小时后常规行 PCI。DANAMI 和 SWISSÒ 研究显示,当患者出现心肌缺血症状时,延迟 PCI 对预防死亡、再梗死有益。因此,目前的推荐意见是在 STEMI 溶栓治疗后恢复期,仅对有自发或诱发的心肌缺血患者作心导管和 PCI,必要时可作激发试验,以对患者进一步危险分层。但对溶栓后 24 小时以内的患者应在适当时间常规进行冠脉造影和 PCI。

5. 药物洗脱支架在直接 PCI 中的应用 药物洗脱支架(DES)又称为药物释放支架,通过包被于金属支架表面的聚合物携带药物,当支架置入血管内病变部位后,药物自聚合物涂层中通过洗脱方式有控制地释放至血管壁组织而发挥生物学效应。DES 不仅能有效抑制 PCI 术后血管壁的弹性回缩,而且显著抑制血管平滑肌细胞及新生内膜的过度增殖,从而显著降低了 PCI 术后再狭窄率。急性 STEMI 直接 PCI 时,DES 作为裸金属支架(BMS)的替代方案是合理的,在疗效/安全比合理的情况下,对小血管病变、长病变或糖尿病患者,可考虑DES。随机对照研究和荟萃分析显示,DES 可能降低靶血管再次血运重建,但死亡、再梗死和支架内血栓的发生与 BMS 无差别。DES 的长期疗效和安全性还需要更多的临床试验来证实。推荐 DES 有选择地在再狭窄危险性高、血栓负荷低的患者中应用。

6. 无复流诊治　无复流是指急诊 PCI 术后冠脉造影显示血管腔达到再通,且残余狭窄小于 10% 时,仍然存在前向血流障碍(TIMI 血流 2 级)。无复流机制可能与内皮缺血损伤、血管内纤维蛋白、血小板和白细胞聚集导致微血管阻塞有关。对于急诊 PCI 中无复流现象,预防比治疗更为重要。对慢再流或无复流现象的治疗药物主要有:钙拮抗剂、硝酸酯类、腺苷、血小板糖蛋白(GP)受体拮抗剂。对血栓负荷过重的患者,使用血栓抽吸导管,减少无复流发生,使造影心肌灌注和 ST 段抬高改善率增加,1 年预后也倾向于好转。

（四）辅助药物和器械治疗

美国心脏病协会基金会/美国心脏协会(ACCF/AHA)在 2013 年版冠心病治疗指南中,有关 STEMI 治疗的内容,已对硝酸酯类、β 受体阻滞剂、血管紧张素转换酶抑制剂(ACEI)、血管紧张素受体阻滞剂(ARB)、钙通道阻滞剂(CCB)、醛固酮拮抗剂等药物的应用作了详细的阐述,特别是对抗栓和机械辅助疗法进行了深入的讨论。详细内容可参见该指南原文。

1. 抗栓治疗　STEMI 静脉溶栓或直接 PCI 时,适当的抗栓治疗极其重要,能进一步改善 STEMI 再灌注疗效和临床预后,有效防止梗死相关血管再阻塞的发生。无禁忌证时,所有 STEMI 患者应在早期嚼服阿司匹林 300mg,然后长期服用 75～150mg。在首次或再次 PCI 之前或当时,应尽快服用氯吡格雷初始负荷量 300mg(拟直接 PCI 者最好 600mg),或在急诊 PCI 时,尽快给予普拉格雷 60mg,维持剂量 10mg/d。若患者已溶栓治疗,尚未服用噻吩吡啶类药物,则给予氯吡格雷负荷量 300～600mg。若患者未溶栓,可给予氯吡格雷负荷剂量 300～600mg,或已明确冠脉解剖情况,计划行 PCI 时,则应及时给予 60mg 负荷剂量普拉格雷,最迟不超过 PCI 后 1 小时。住院期间,所有患者继续服用氯吡格雷 75mg/d。对于有脑卒中及短暂性脑缺血病史的 STEMI 患者,不推荐在急诊 PCI 前应用普拉格雷作为双联抗血小板药物。出院后,置入 DES 患者可考虑氯吡格雷 75mg/d 或普拉格雷 10mg/d 15 个月以上。准备择期行 CABG 的患者若正在服用氯吡格雷,应在术前 5～7 天停药,服用普拉格雷的患者至少术前 7 天停药,除非患者净获益大于出血风险。静脉溶栓联合血小板 GP Ⅱb/Ⅲa 抑制剂可提高疗效,但出血并发症增加。对 >75 岁的患者,因为颅内出血风险明显增加,不建议溶栓与 GP Ⅱb/Ⅲa 受体拮抗剂联用。直接 PCI 前(行或不行支架术)最好尽早应用。直接 PCI 时,冠脉内注射 GP Ⅱb/Ⅲa 受体拮抗剂有利于增加心肌灌注、缩小梗死范围和改善近期预后。主张所有 STEMI 患者急性期均进行抗凝治疗。普通肝素已成为 STEMI 溶栓治疗的最常用的辅助用药,随溶栓制剂不同,肝素用法亦不同。重组组织型纤溶酶原激活剂(rt-PA)为选择性溶栓剂,必须与充分抗凝治疗相结合。尿激酶和链激酶均为非选择性溶栓剂,对全身凝血系统影响很大,因此溶栓期间不需要充分抗凝治疗。低分子肝素具有应用方便、不需监测凝血时间、出血并发症低等优点,建议用低分子肝素代替普通肝素。EXTRAC-TIMI25 研究为低分子肝素与多种溶栓药物(链激酶、阿替普酶、瑞替普酶、替奈普酶)的联合应用提供了证据。直接 PCI 时也可考虑用比伐卢定。

STEMI 急性期后,UCG 提示有心腔内活动性血栓,口服华法林 3~6 个月。不能耐受阿司匹林和氯吡格雷者,可长期服用华法林,维持 INR2~3。有其他需要口服华法林的适应证时,可在阿司匹林和(或)氯吡格雷的基础上加用,但需注意出血风险,缩短监测间隔。如三者合用,建议 INR2.0~2.5。

2. 机械治疗　在 STEMI 治疗中,主动脉内球囊反搏(IABP)和体外膜肺氧合(ECMO)对稳定血流动力学具有重要作用,可改善心源性休克患者的临床预后。动物实验发现,超饱和氧释放和全身低温治疗对改善直接 PCI 后左心室功能具有潜在作用。AMIHOTAMIHOT Ⅱ研究证明,在大块前壁心肌梗死患者,该方法能减低梗死范围和改善心血管预后。有关低温在 STEMI 患者直接 PCI 中临床价值还需深入研究。

3. 消除心律失常

(1)室性期前收缩或室性心动过速用利多卡因,情况稳定后,改用美西律。

(2)心室颤动时,采用非同步直流电除颤,药物治疗室性心动过速不满意时,及早用同步直流电复律。

(3)缓慢的心律失常可用阿托品静注。

(4)Ⅱ、Ⅲ度房室传导阻滞宜用临时人工心脏起搏器。

(5)室上性心律失常药物不能用洋地黄、维拉帕米控制时,用同步直流电复律或用抗快速心律失常的起搏治疗。

4. 控制休克

(1)补充血容量:右室 MI 时,中心静脉压升高不一定是补充血容量的禁忌。

(2)应用升压药。

(3)应用血管扩张剂如硝普钠、硝酸甘油等。

(4)其他对症治疗,纠正酸中毒,保护肾功能,应用糖皮质激素。

5. 其他治疗

(1)促进心肌代谢药物:维生素 C,辅酶 A,细胞色素 C,$VitB_6$ 等。

(2)极化液疗法:由氯化钾、胰岛素、葡萄糖配成,促进心肌摄取和代谢葡萄糖。

(3)右旋糖酐 40 或淀粉代血浆:补充血容量及抗休克治疗时可考虑。

(4)β 受体阻滞剂、CCB 和 ACEI:前壁心梗伴交感神经亢进时,可防止梗阻范围扩大。

(5)抗凝疗法,华法林等,同时监测凝血酶原时间。

(五)急性心肌梗死并发脑梗死的治疗

AMI 并发脑梗死以脑栓塞多见,栓子沿血液循环进入脑动脉系统,引起动脉管腔闭塞,导致该动脉供血区局部脑组织的坏死。临床上表现为突然发生的偏瘫、偏身感觉障碍、偏盲、失语等局灶神经功能缺损,也可有意识障碍、抽搐等弥漫性脑功能障碍。心源性栓塞起病快,进展迅速,梗死灶易出现大片脑水肿,也容易产生出血转化,故急性期不宜应用较强的抗凝或溶栓药物。维持血压在适当水平,保证正常的脑灌注。因脑栓塞再发率高,故急性期后应根据原发病选用抗血小板聚集或抗凝药物口服,预防脑栓塞再发。

九、二级预防

AMI 患者特别是 STEMI 患者恢复后可发生再次心肌梗死、心力衰竭及心血管死亡等不良事件,因此出院后科学、合理的二级预防十分重要。患者在出院前应作周密的估计,尤其是检出残余的心肌缺血,测定心肌存活性。并对患者讲解非药物干预包括戒烟、适度运动及控制体重的重要性。在药物干预方面,阿司匹林、β受体阻滞剂、ACEI/ARB以及他汀类药物都有大量的循证医学证据,无禁忌证者均应坚持使用,并努力使血压、血脂和血糖指标能够达标。康复治疗有利于降低总死亡率及心脏病死率,应予提倡。美国糖尿病协会的研究显示,降低血糖水平可以使冠心病的死亡率降低,故糖尿病患者的冠心病二级预防,应予药物降糖治疗,使空腹血糖≤6.1mmol/L,HbA1c<7%。高血压患者的冠心病二级预防,更要严格控制血压,使SBP<130mmHg,DBP<90mmHg,使冠心病危险性进一步降低。

一级预防的重要性亦不可忽视。首先是生活方式的干预,即保持心理平衡,情绪稳定,不吸烟,坚持每天60～90分钟、每周不少于5次的中等强度运动,保持BMI在18.5～22.9kg/m^2,然后再依据个体情况进行二级干预。

由于冠心病和脑卒中属同源性疾病,一、二级预防的原则是相同和相通的,做好冠心病的一、二级预防,同样可以有效地预防脑卒中的发生。

(张　华　冯立群)

参 考 文 献

1. Arboix A,Alio J. Acute cardioembolic cerebral infarction:answers to clinical questions. Curr Cardiol Rev,2012, 8(1):54-67.

2. Gahremanpour A,Perin EC,Silva G. Carotid artery stenting versus endarterectomy:a systematic review. Tex Heart Inst J,2012,39(4):474-487.

3. Jashari F,Ibrahimi P,Nicoll R,et al. Coronary and carotid atherosclerosis:similarities and differences. Athero-sclerosis,2013,227(2):193-200.

4. Liao J,O'Donnell MJ,Silver FL,et al. In-hospital myocardial infarction following acute ischaemic stroke:an ob-servational study. Eur J Neurol,2009,16(9):1035-1040.

5. Van Belle E,Dallongeville J,Vicaut E,et al. Ischemia-modified albumin levels predict long-term outcome in pa-tients with acute myocardial infarction. The French Nationwide OPERA study. Am Heart J,2010,159(4): 570-576.

6. Ivanusa M,Ivanusa Z. Risk factors and in-hospital outcomes in stroke and myocardial infarction patients. BMC Public Health,2004,5(4):26.

7. Palmerini T,Biondi-Zoccai G,Riva DD,et al. Risk of stroke with percutaneous coronary intervention compared with on-pump and off-pump coronary artery bypass graft surgery:Evidence from a comprehensive network meta-a-nalysis. Am Heart J,2013,165(6):910-917.

8. English JD. Stroke as a complication of acute cardiac disease. Continuum Lifelong LearningNeurol,2011,17 (5):1024-1039.

9. Anandasundaram B,Lane DA,Apostolakis S,et al. The impact of atherosclerotic vascular disease in predicting a stroke,thromboembolism and mortality in atrial fibrillation patients:a systematic review. J Thromb Haemost, 2013,11(5):975-987.

10. 高润霖. 从急性心肌梗死治疗指南看再灌注治疗策略的选择. 中华心血管病杂志,2005,33(11): 1061-1064.

11. 田雨,麦劲壮,李莹,等. 代谢综合征与心脑血管病关系的前瞻性研究. 中国预防医学杂志,2013,14 (4):241-245.

12. 徐远溪,邢燕,赵明中,等. 冠状动脉病变程度与冠心病危险因素的关系. 同济大学学报(医学版), 2007,28(1):83-87.

13. 杨建军,丁慧敏,王伟红,等. 同型半胱氨酸与脑卒中、冠心病、高血压的相关性研究. 宁夏医科大学学报,2010,32(1):78-82.

14. 崔国红,佟伟军. 多种危险因素在脑卒中和冠心病之间的分布差异. 医学综述,2008,14(4):562-564.

15. 王鲁豫. 心肌梗死诊断新进展及意义. 医学导刊,2008,2:6-8.

16. 皮延生,张薇,施侣元,等. 急性心肌梗死住院患者脑卒中危险因素的研究. 中华流行病学杂志,2002,23(6):457-460.

17. 马辉,王宁夫,童国新,等. 急性心肌梗死合并脑梗死临床分析. 心脑血管病杂志,2007,7(2):127-128.

18. 张晓慧,康慧. 急性心肌梗死并发脑卒中的多因素 Logistic 回归分析. 黑龙江医学,2011,35(8):564-565,575.

19. 姜建党,石红敏. 急性心肌梗死并脑卒中 34 例临床分析. 中国实用神经疾病杂志,2011,14(1):54-55.

20. 范伯丽,董会奕,蒋宝琦,等. 同型半胱氨酸血症血小板及内皮细胞活性的体内研究. 中华心血管病杂志,2004,3(22):126-129.

21. 王薇,赵冬,刘静,等. 中国 35~64 岁人群血压水平与 10 年心血管病发病危险的前瞻性研究. 中华内科杂志,2004,43(10):730-734.

22. 王薇,赵冬,孙佳艺,等. 中国 11 省市队列人群危险因素与不同类型心血管病发病危险的比较. 中华心血管病杂志,2006,34(12):1133-1135.

23. Jood K,Jern C,Wilhelmsen L,et al. Body mass index in mid-life is associated with a first stroke in men:a prospective population study over 28 years. Stroke,2004,35(12):2764-2769.

24. 潘恩春,顾东风. 脑卒中的危险因素. 中国分子心脏病学杂志,2004,4(5):313-318.

25. 张华,张苗. 脑卒中患者心脏导管术后再发急性脑血管意外分析. 中华医学杂志,2007,87:2613-2617.

26. 于钦军,曹莉. 老年患者冠状动脉搭桥术后神经功能障碍的初步探讨. 中华麻醉学杂志,2002,22(5):261-263.

第二节　经皮冠状动脉介入术后脑卒中

经皮冠状动脉介入治疗(percutaneous coronary intervention,PCI)是指经心导管技术疏通狭窄甚至闭塞的冠状动脉管腔,从而改善心肌的血流灌注的治疗方法。自从 1977 年 Andreas Gruentzig 开展了首例经皮冠状动脉腔内血管成形术(Percutaneous TransluminalCoronary Angioplasty,PTCA),经过 30 多年的发展,在基础研究、器械设备、技术水平以及临床研究等方面,PCI 都取得了令人瞩目的发展。

一、发展历史

PCI 发展史大致分为三个阶段:第一阶段(1977—1996 年)主要以 PTCA 为主,1996 年底统计全国有 50 余家开展 PCI,完成 6213 例;第二阶段(1996—2001 年)进入快速发展阶段,开始广泛开展支架置入术,2001 年完成了 16345 例 PCI,成功率97%,其中80%置入支架;第三阶段(2002 年至今)持续发展阶段,尤其是药物洗脱支架(Drug-eluting Stents,DES)投入临床,极大改善了患者的预后。近 10 余年,PCI 年增长率保持在 30% 左右,统计显示,2010 年我国完成 PCI 病例总数为 28.5 万例,总死亡病例数为 891 例,死亡率为 0.31%,2011 年病例总数则增长为 33.3 万例。随着国内 PCI 的广泛应用,手术质量也得到了逐步提高,与国外的差距已微乎其微。

二、PCI 技术方法

(一)经皮冠状动脉腔内血管成形术

PTCA 通过拉伸血管壁,撕裂动脉粥样硬化斑块,并沿纵轴使局部的粥样斑块重新分布,以达到扩张冠状动脉管腔之目的。单纯的球囊扩张尽管能使早期的心肌缺血得以改善,但是常常遗留30%～35%的残余狭窄,并且3%～5%患者术后可出现急性闭塞。另外,单独PTCA血管再狭窄率较高,为25%～50%。这些局限性限制了PTCA的使用,也促进了其他技术的发展。

(二)冠状动脉斑块消斑术

冠状动脉斑块消斑术包括冠状动脉斑块旋切术、冠状动脉内旋磨术、激光消蚀血管成形术等。对于较大偏心斑块、圆形斑块、弥漫性和严重钙化的病变,单纯PTCA受到限制,而上述方法起到了补充作用,可以改变血管顺应性,以获得更大的管腔直径。研究表明,这些技术确实降低了冠状动脉急性闭塞的发生率,但是再狭窄率仍无明显降低,并且费用较高、操作复杂。近年来,随着冠状动脉支架的发展,冠状动脉斑块消斑术的应用率也随之降低。

(三)冠状动脉支架

20世纪90年代金属裸架(Bare Metal Stent,BMS)的问世,是PCI技术的一次突破,它能够对狭窄部位提供机械支撑,有效减少弹性回缩,对夹层和急性闭塞能较好的控制。研究表明,支架术与单纯PTCA相比,使造影再狭窄率降低30%。然而,支架的广泛应用也带来了新问题。一方面,置入支架后的内膜增生等系列炎症反应可能导致再狭窄,研究显示BMS总的再狭窄率及再次血管侵入性手术几率保持在20%～30%。另外一方面,为控制支架血栓形成早期服用华法林等抗凝药物,却增加了出血风险。直到DES的出现,使得支架再狭窄发生率极大降低。RAVEL试验结果表明,与普通支架相比,西罗莫司洗脱支架组的7个月再狭窄率为0%。RESEARCH试验研究显示西罗莫司洗脱支架组的主要心脏不良事件发生率为15.4%,裸支架组为22%,两组的血管重建危险率为8.2%和14.8%($P = 0.002$),证明了2年内西罗莫司洗脱支架对比BMS依然有效。然而,虽然DES的早期血栓形成发生率为0.53%,但4年后升高到4%,多支复杂病变5年后则升高为9.4%,可以引起的心肌梗死甚至死亡,所以,晚期血栓形成的问题需要密切关注。DES虽在临床广泛应用,但其安全性仍受到质疑。目前新型支架中,生物可吸收支架成为热点,但其有效性仍需临床验证。

三、临床应用

PCI最初应用于慢性稳定性冠心病患者,由于新技术、新器械的使用和各种药物等辅助手段的改善,医师经验的积累以及循证医学证据的支持,PCI适应证逐渐扩展到不稳定型心绞痛(Unstable Angina Pectoris,UA)、非ST段抬高心肌梗死(Non-ST-segment elevation myocardial infarction,NSTEMI)以及ST段抬高心肌梗死(ST-segment elevation myocardial infarction,STEMI)。PCI手段又可以分为直接PCI、转运PCI、补救PCI、易化PCI、溶栓后PCI等。

四、并发症

PCI治疗的并发症包括血管并发症、慢血流、无复流、急性闭塞、冠脉夹层、冠脉痉挛、冠脉穿孔、脑卒中、急诊冠状动脉旁路移植术(Coronary artery bypass grafting,CABG)、心肌梗死、过敏反应、循环衰竭甚至死亡等。

(一)急性冠脉闭塞与无复流

急性冠脉闭塞常因冠脉夹层、血栓形成、弹性回缩、血管痉挛和管壁内出血等引起,是导致急性心肌梗死、急诊CABG甚至死亡的重要原因。随着支架术的发展,急性冠脉闭塞率较单纯PTCA明显下降。冠脉无复流是指心外膜冠脉闭塞经溶栓或急诊介入治疗已得到正常开通,但由于微循环水平血液仍不能完全恢复,使缺血心肌组织无有效再灌注的现象,表现为冠脉血流减慢(TIMI 血流≤2 级,未达正常的 TIMI 3 级)或无血流(TIMI 血流 0 级或 1 级)。PCI 后无复流的发生率为 5% ~50%,旋磨术后为 1.2% ~9.1%。急性心肌梗死(Acute Myocardial Infarction,AMI)患者在行急诊 PCI 支架置入后,心肌无复流发生率达 30% ~37%,即使冠脉血流已达 TIMI 3 级,仍有 15% ~20% 的患者存在心肌无复流。无复流现象的机制较复杂,并未完全明确,目前认为导致无复流现象的主要原因包括:临床因素如不稳定性心绞痛、急性心肌梗死、心源性休克、糖尿病等;血管病变因素如不稳定斑块、完全闭塞病变、退行性变的隐静脉移植物、血栓形成和弥漫性长病变等;冠状动脉介入治疗方式,主要为旋磨和旋切。迄今为止,并没有证据表明哪种手段对所有无复流是有效的。一些研究表明,有效的药物主要包括血管扩张药物如硝酸甘油、钙拮抗剂、硝普钠、腺苷等和血小板膜糖蛋白(GP)Ⅱb/Ⅲa 受体抑制剂。临床研究表明,预先应用某些血管扩张剂可减少 PCI 中无复流的发生,研究最多的药物主要为维拉帕米和腺苷。GPⅡb/Ⅲa 抑制剂包括阿昔单抗和替罗非班均被证明可减少急性冠脉综合征患者 PCI 后无复流的发生率。远端保护装置可明显减少退行性隐静脉移植物病变 PCI 中的无复流发生。

(二)冠脉穿孔

冠脉穿孔是 PCI 是少见但严重的并发症,总发生率是 0.1% ~2.5%,穿孔多发于左前降支近中段。冠状动脉穿孔通常采用 Ellis 分型:Ⅰ型:造影剂在管腔外形成小溃疡,但没有造影剂外渗;Ⅱ型:造影剂渗入到心肌或心包,但没有造影剂喷射状外渗;Ⅲ型:造影剂从≥1mm 的孔道向心包侧喷射状外渗;Ⅳ型:造影剂渗入心腔或冠状静脉窦。冠状动脉穿孔造成的后果包括死亡、AMI、心脏压塞、动静脉瘘和动脉瘤形成等,总体死亡率约 10%,常由Ⅲ型和Ⅳ型穿孔引起。造成冠脉穿孔的原因主要包括:①危险因素:老年女性、糖尿病、心力衰竭史等;②器械因素:慢性完全阻塞性病变 PCI 时使用中硬度导引钢丝或亲水涂层导引钢丝;钙化病变旋磨术或支架术置入后高压扩张;球囊(支架)直径与血管大小不匹配;③操作因素:导丝操作粗暴、高压球囊(支架)扩张;④复杂病变、硬化病变、完全闭塞病变、扭曲病变;⑤相关药物:术前使用血小板糖蛋白Ⅱb/Ⅲa 抑制剂。

(三)支架脱落

支架置入过程中支架脱落是极少见的情况,尤其是在当今多应用球囊预装支架,发生率为 0.1%。常见原因包括病变未经充分预扩张;病变血管扭曲或已置入支架;支架与球囊为贴紧;支架置入失败,回撤支架至导引导管时卡脱等。支架脱落一旦发生,可导致心肌缺血、心肌梗死、周围动脉栓塞甚至死亡。

(四)血管并发症

术后血管并发症主要包括穿刺部位出血、血肿、假性动脉瘤、动静脉瘘、动脉夹层等。穿刺部位出血及血肿常见于经股动脉途径的介入治疗,与抗血栓药物强度过大、手术操作、局部压迫止血效果、基础疾病等有关。轻者可自行吸收,重者需要重新压迫止血甚至行外科手术修补。假性动脉瘤是指动脉壁部分破裂后,血液溢出至血管外并被外周局部组织纤维形成包裹性搏动性血肿,并非动脉真性扩张所致,发生率为 0.3%;动静脉瘘指穿刺动脉和静脉之间出现的直接连接,局部伴有连续性杂音,多普勒超声可确诊。

(五)支架血栓形成

冠脉内支架血栓形成是指支架置入后,由于各种因素导致支架植入处形成血栓,引起冠状动脉管腔完全性或不完全性阻塞,术后 1 年内发生率 0.5% ~1.05%。ACUITY 试验研究显示,急性和亚急性血栓形成发生率为 1.4%,晚期血栓发生率为 0.8%,随着强效抗血小板药物和高压球囊的应用,其发生率已降至 0.7%。支架血栓形成后果较严重,临床可表现为心脏性猝死、AMI 或不稳定性心绞痛,病死率高达 20%。支架血栓形成的机制尚未完全阐明,可能与临床表现、冠脉病变和介入操作等因素有关。

(六)对比剂肾病与急性肾衰竭

对比剂肾病(Contrast-Induced Nephropathy,CIN)是指排除其他肾脏损害原因,使用对比剂 48~72 小时后出现的肾脏功能减退或原有肾功能不全加重,CIN 目前尚无统一诊断,通常认为血清肌酐较使用对比剂前升高 25% 或者升高 0.5mg/dl 即可诊断。CIN 在总体人群中发病率不超过 1%,但若合并肾功能不全则发病率超过 5%,若同时合并糖尿病和肾功能不全其发病率可高达 19%,约占医源性急性肾衰竭发病率的 11%。CIN 是一个医源性疾病,易导致急性肾衰竭,死亡率较高。Levy 等对 16000 名使用对比剂的住院患者行回顾性调查发现,有 183 例发生 CIN,但死亡率高达 34%,未发生 CIN 的对照组死亡率为 7%,去除致死性疾病后,以肾衰竭为表现的 CIN 患者死亡率增加了 5.5 倍。

(七)脑卒中

脑卒中较少见,但死亡率高,其中缺血性脑卒中占 58%,出血性脑卒中占 18%,另 24% 性质不清。多项研究表明 PCI 术后脑卒中发生率约 0.2%~0.4%,死亡率却高达 30%~50%,故应高度重视脑卒中的预防。

五、PCI 与脑卒中关系

(一)PCI 术后卒中流行病学

2002 年 Fuchs 等研究了接受 PCI 治疗的 9662 例患者,术后脑卒中发生率为 0.38%(43 例),其住院病死率为 37.2%。美国一项研究纳入了 706 782 例行 PCI 治疗的患者,结果显示 PCI 术后院内脑卒中发生率仅为 0.22%,死亡率却高达 30%,而无脑卒中死亡者仅占 1%。2010 年 Piyayotai D 等研究表明 PCI 术后合并院内脑卒中发生率为 0.26%,死亡率为 30%~50%。有学者对 72 例 PCI 术后患者进行头磁共振检查,发现 34.7%(26 例)有新发无症状性脑梗死灶。

(二)危险因素

综合目前的研究,PCI 术后脑卒中的危险因素主要包括高龄、女性、既往高血压、糖尿病、脑血管病、外周血管病、充血性心力衰竭、既往 CABG、肌酐清除率≤40ml/min、术前使用抗栓药物或者肝素、急诊 PCI、溶栓后 PCI、应用主动脉内球囊反搏(Intra-Aortic Balloon Pump,IABP)、静脉移植、急性冠脉综合征(Acme Coronary Syndrome,ACS)等。

1. 年龄　脑卒中的患者多为老年人,超过 55 岁以后,每增加 10 岁左右,发生缺血性卒中和出血性卒中的风险增加约 1 倍,同时高龄也是围术期脑卒中的危险因素。随着 PCI 术的适应证的延伸,患有血管钙化和严重合并症的老年人也会被纳入适应证之中并接受 PCI 术。如今在德国,50% 的接受心导管术的患者大于 70 岁。年龄对心脑血管系统的影响以及逐年增加的卒中危险因素的累积效应,使老年患者 PCI 术后脑卒中的风险提高,目前多项研究表明,年龄 >70 岁是 PCI 术后卒中的危险因素。

2. 性别　脑卒中的发病率、死亡率以男性居多,但是,>80 岁的老人中缺血性脑卒中更易发生于女性。研究表明 PCI 术后脑卒中也是以女性多见,这与上述的危险因素-高龄相互印证。

3. 动脉粥样硬化的危险因素　高血压、糖尿病、高脂血症、严重肾功能不全、高龄作为动脉粥样硬化的危险因素,已经相继被证明是 PCI 术后脑卒中的高危险因素。2002 年 Fuchs 等收集了 1991 年至 1999 年的 9662 例行 PCI 治疗的患者,其中 43 例患者术后发生了脑卒中。研究显示,PCI 术后脑卒中患者多为高龄(72 ± 11 vs. 64 ± 11 岁,$P < 0.001$)、低左室射血分数(42 ± 12 % vs. $46 \pm 13\%$,$P = 0.04$)、既往糖尿病(39.5% vs. 27.2%,$P = 0.07$)、应用 IABP(23.3% vs. 3.3%,$P < 0.001$)。2004 年 Dukkipati 等纳入了 1993 年至 2002 年 20 679例 PCI 术患者,其中 92 例患者发生脑血管病,包括 13 例(0.04%)短暂性脑缺血性发作(transient ischemic attack,TIA)和 79 例(0.25%)脑卒中。多元回归分析显示,糖尿病(OR1.8,95% CI:$1.1 \sim 3.0$;$P = 0.013$)、高血压(OR 1.9,95% CI:$1.1 \sim 3.3$;$P = 0.033$)、既往脑血管病(OR 2.3,95% CI:$1.3 \sim 4.0$;$P = 0.0059$)和肌酐清除率$\leqslant40$ml/min(OR 3.1,95% CI:$1.8 \sim 5.2$;$P < 0.0001$)均为 PCI 术后发生脑血管病的危险因素。

4. 既往心、脑、外周血管病史和CABG 术　既往脑血管病史、外周血管疾病、充血性心力衰竭以及 CABG 术的患者一般都患有较重的动脉粥样硬化,上述因素均已被证明是 PCI 术后脑卒中的危险因素。Wong 等研究了 2000 年至 2001 年纽约州血管成形术注册中心的接受 PCI 治疗的 76 903 例患者,有 140 例(0.18%)发生术后脑卒中,统计分析显示,高龄、充血性心力衰竭住院史,既往颈动脉疾病均为独立危险因素。另外,Brown 等的研究结果表明,CABG 术也是 PCI 术后脑卒中的危险因素。

5. 左室射血分数降低　2007 年 Kawamura 等分析了 2281 例 NSTEMI 或 STEMI 并行 PCI 治疗的患者,其中 20 例(0.88%)发生术后脑卒中,缺血性脑卒中占95%,多因素分析显示,左室射血分数$\leqslant30\%$是唯一的独立预测因素(OR = 4.3,$P = 0.003$)。左室功能降低的患者,若行左室造影可能会因心尖血栓移位而造成脑卒中。UCG 是观测左室功能最实用、便捷的检查方法,如果患者左室功能降低,应避免左室造影。

6. PCI 术中操作　PCI 操作过程也与术后脑卒中相关。2012 年 Hoffman 等对 1994 年至 2008 年住院的 21 497 例行 PCI 术的患者进行了回顾性研究,术后发生缺血性卒中或 TIA 的患者作为卒中组(n = 79),对照组(n = 158)术后无缺血性卒中或 TIA,比较两组术中操作过程因素,结果显示,使用更多的导管(median:3 [quarter(Q)1,Q3:3,4] vs. 3 [Q1,Q3:2,3],$P < 0.001$)、更大剂量的对比剂(250ml vs. 218ml,$P = 0.006$)、大口径导管(median:7-F[Q1,Q3:6,8] vs. 6-F [Q1,Q3:6,8],$P < 0.001$)、病变的数量(1.7 ± 0.8 vs. 1.5 ± 0.8,$P = 0.14$)和支架数量(1.4 ± 1.2 vs. 1.2 ± 1.1,$P = 0.35$)在两组间大致相同,但是,PCI 术后脑卒中组倾向于使用旋磨术(10% vs. 3%,$P = 0.029$),卒中组与对照组对比整个手术成功率低(71% vs. 85%,$P = 0.017$)。

7. 主动脉内球囊反搏的应用和静脉移植　Fuchs 等研究采用多因素分析,结果显示,应急使用 IABP 是最强的卒中预测因素(OR = 9.6,CI:$3.9 \sim 23.9$,$P < 0.001$),其次是预防使用 IABP(OR = 5.1)、年龄 >80 岁(OR = 3.2,相比于 50 岁)和静脉移植干预(OR = 2.7)。

8. 急诊 PCI 和急性冠脉综合征　2009 年 Aggarwal 等收集了美国国家心血管数据注册中心 2004—2007 年 706 782 例接受 PCI 治疗的患者,其中术后发生脑卒中的有 1540 例。对脑卒中组与非脑卒中组进行多因素分析,结果发现,除了公认的高龄、女性、IABP 等独立危险因素外,ACS 也是重要危险因素($P < 0.0001$)。急诊 PCI 多为 ACS 患者实施,两者均为危险因素。ACS 患者钙化一般较严重,特别是在 ST 段抬高的心肌梗死患者,在急诊 PCI 术中导管可能较粗,在通过主动脉弓时刮掉主动脉粥样硬化斑块,造成脑卒中。ACS 患者与稳定

性心绞痛相比,血流动力学更具不稳定性,增加颅内血栓形成风险。ACS 患者行 PCI 术后发生脑卒中的几率比仅行诊断性造影术高。

9. 术前使用抗栓药物、肝素或 GP Ⅱb/Ⅲa 抑制剂　多项研究均表明术前使用抗栓药物或者肝素是 PCI 后脑卒中的危险因素。目前临床对冠心病的抗栓治疗较为积极,尤其是针对 ACS 更为激进,并且术中常应用肝素,这就增加了 PCI 术后出血性脑卒中的风险。GP Ⅱb/Ⅲa 抑制剂的应用能明显降低 ACS 患者缺血性事件的发生率已经是毋庸置疑的事实,因此,目前美国心脏协会(AHA)、美国心脏病学学会(ACC)以及欧洲心脏病学学会(ESC)都以 I 类证据推荐在 ACS 介入治疗中应用 GP Ⅱb/Ⅲa 抑制剂,但是,GP Ⅱb/Ⅲa 抑制剂的应用势必会增加出血的风险,此风险是否能被缺血性事件风险降低所抵消,而使患者最终受益目前还无定论。Wong 等研究揭示,GP Ⅱb/Ⅲa 抑制剂为独立危险因素。与此结果不同,Martijn 等综合了 4 个双盲随机试验(EPIC、CAPTURE、EPILOG、EPISTENT),共纳入 8555 例接受 PCI 治疗的患者,随机分为阿昔单抗组($n = 5476$)和安慰剂组($n = 3079$),所有患者均接受阿司匹林和肝素治疗,主要终点事件是治疗 30 天内发生出血脑卒中和非出血脑卒中。结果显示,卒中发生率在阿昔单抗组($n = 22,0.40\%$)和安慰剂组($n = 9,0.29\%$)无显著统计学差异($P = 0.46$)。非出血性脑卒中阿昔单抗组为 0.17%,安慰剂组为 0.20%,差异为 -0.03%(95% CI:$-0.23\% \sim 0.17\%$),出血性脑卒中发生率分别为 0.15% 和 0.10%,差异 0.05%(95% CI,$-0.11\% \sim 0.21\%$)。阿昔单抗组中,接受标准剂量肝素治疗的患者出血性脑卒中率高于比接受低剂量肝素治疗的患者(0.27% vs. 0.04%,$P = 0.057$)。结果表明,在阿司匹林和肝素治疗基础上加上阿昔单抗并未增加 PCI 术后患者脑卒中风险。PCI 患者若应用阿昔单抗,应该选择低剂量、与体重相应的肝素。

(三)卒中发生时间

Dukkipati 等研究结果显示,57 例(62%)脑血管病患者发生于 PCI 术后 24 小时内,17 例(18%)发生于 24 小时至 48 小时之间,18 例(20%)发生于 48 小时后。13 例 TIA 患者中有 12 例进行了影像学检查,发现 2 例有急性缺血性的病灶,其余 10 例未发现病灶。由于 PCI 术后并非常规进行头 CT 检查,所以,可能有许多无症状性卒中患者被忽略。Kawamura 等研究结果发现,20 例 PCI 术后脑卒中患者中,有 12 例(60%)是发生在术后 24 小时内,8(40%)例发生在术后 24 小时后。脑卒中发生于术后 24 小时内的 12 例患者,有 9 例(75%)发生于 PCI 术中。术后 24 小时内脑卒中患者组较未发生脑卒中者对比,术前更少使用 GP Ⅱb/Ⅲa 抑制剂($P = 0.015$)、隐静脉移植($P = 0.04$)、PCI 术多于心肌梗死发生 24 小时后($P = 0.014$);术后 24 小时后发生脑卒中的患者更倾向于与既往糖尿病、心源性休克、高肌酐清除率、低射血分数、前壁 STEMI 以及紧急使用 IABP 相关。

综合目前研究,大约 60% 的 PCI 术后脑卒中是发生于 PCI 术后 24 小时内。PCI 术后 24 小时内和 24 小时后发生脑卒中的危险因素不同。PCI 术后 24 后发生卒中的患者倾向于是前壁的 STEMI,并且较差的血流动力学状态(高血清肌酐、低射血分数和 IABP 需求)。但是术后 24 内脑卒中患者没有这些特点,相反与静脉移植物,少使用 GP Ⅱb/Ⅲa 抑制剂以及心肌梗死发生 24 小时后行 PCI 术治疗有关,后两者可能与炎症反应作用有关。

(四)与 PCI 相关的脑卒中发生机制

PCI 术后缺血性脑卒中的原因大多为栓塞机制。潜在的栓子可以是动脉粥样硬化斑块、胆固醇颗粒、导管或引导线尖端血栓、左心室壁血栓、左心房血栓、通过未闭卵圆孔的栓子以及空气栓子等。毕齐等学者总结认为支持为栓塞机制的证据主要包括:①磁共振成像

（magnetic resonance imaging, MRI）显示为多血管分布的多灶性急性脑梗死,可能来自于大血管壁上的动脉粥样硬化斑块,是潜在的栓子来源;②经颅多普勒超声(transcranial Doppler sonography, TCD)证实探测到高流量的栓子信号,这些栓子在导管前进时、注射造影剂以及左心室造影时出现;③术后脑卒中多数发生在操作过程中或在第一个 24 小时内,这支持栓子是潜在存在的。与冠脉造影术相关的脑栓塞发生率小于 1%,尸检、TCD 和 MRI 研究发现,临床不明显的栓塞占所有心导管术患者的 35%。多数 PCI 围术期脑卒中患者是无症状的,是因为大多数栓子很小,不影响大脑的重要部位。

目前认为 PCI 术后缺血性脑卒中的发病机制可能为:①导管尖端导致粥样硬化斑块脱落。接受 PCI 治疗的患者,血管系统常常为严重动脉粥样硬化。主动脉弓粥样硬斑块是卒中复发的独立预测因素,特别是不稳定斑块厚度大于 4mm 与卒中复发和新发的血管事件显著相关。当操作冠脉造影时,导管经股动脉或者桡动脉进入体内血管的进程中,主动脉弓、近端颈动脉、椎动脉的动脉粥样硬化斑块均为潜在的栓子,导管尖端导致粥样硬化斑块脱落造成脑卒中。②体内导管的尖端血栓形成是栓子的重要来源。③少见的潜在栓子来源还包括空气栓塞、术中低血压、动脉内膜撕裂及折断的导丝上的金属栓子等。④造影剂也会引起非特异性神经症状例如视觉障碍或者皮盲。幸运的是,大多数患者对比剂引起的神经症状有个很好的预后,自发可逆的。⑤手术时间延长反映了更多的体内导管操作,使动脉粥样硬化斑块脱落以及导管尖端血栓形成的风险倍增。既往的研究显示,行支架术的患者脑卒中的几率明显高于单纯进行冠脉造影检查的患者,前者体内导管操作时间比后者长,栓子脱落和在导管尖端形成血栓的机会相对增多。⑥尸检结果还提示,在大脑皮层的小动脉上发现了胆固醇结晶栓子。

PCI 术后出血性脑卒中,较缺血性脑卒中少见,约占所有 PCI 术后脑卒中的 18%。其机制主要与术前使用抗栓药物或肝素有关,尤其是在 ACS 患者,经常给较为激进的抗血小板药物治疗,增加了出血风险。另外,一些血流动力学不稳定患者,也可能会发生出血性脑卒中。

（五）临床表现

PCI 术后合并脑卒中的常见临床表现依次为运动障碍、言语障碍、精神异常、视觉障碍、面神经麻痹、感觉障碍及反应迟钝等。Dukkipati 等研究分析 PCI 术后脑血管病患者的临床症状,结果显示患者症状表现为:运动障碍(35%)、言语障碍(33%)、精神状态改变(32%)、视觉障碍(15%)、面神经麻痹(15%)、反应迟钝(13%)、感觉障碍(9%)、头痛(9%)、记忆力下降(3%)、共济失调(3%)、癫痫(1%)。Kawamura 等研究发现,PCI 术后脑卒中患者 95% 为缺血性脑卒中,缺血性脑卒中出血性转化占 15%,脑出血仅占 1%。常见的临床症状为轻偏瘫(45%),其中三分之二为右侧,意识模糊或反应迟钝占 35%,失语占 20%,偏盲占 10%,复视占 5%,眩晕占 5%。可见,PCI 术后脑卒中与动脉粥样硬化等病因导致的脑卒中临床表现类似,如单独出现或同时出现运动障碍、感觉异常、高级皮层功能损害等表现。

（六）影像学检查

影像学评估是诊断 PCI 术后脑卒中主要检查手段。缺血性脑卒中发病 24 小时内头颅 CT 一般无明显改变,24 小时后梗死区出现低密度灶。与 CT 相比,头颅 MRI 可以发现更小的梗死灶,尤其是功能 MRI,如 DWI 与 PWI 可以在发病数分钟内检测到缺血性改变,为早期诊断和治疗提供了科学依据。术中出现脑卒中,行 DSA 可以帮助诊断和治疗。诊断出血性脑卒中首选头颅 CT,早期表现为圆形或者椭圆形的高密度灶。此外,TCD 可以检查术中或术后微栓子检测,预测术中脑卒中发生风险。

(七)诊断

本病以高龄 PCI 患者多见,有高血压、糖尿病、脑血管病、外周血管病、充血性心力衰竭、既往 CABG 术等危险因素,术前常使用抗栓药物或者肝素或者术中应用 IABP 等。症状常在 PCI 术中或者术后 24 小时内出现,表现为运动或者言语障碍、精神状态改变、视觉障碍、面神经麻痹或者反应迟钝等,头 CT/MRI、DSA 有助于诊断。

(八)治疗

目前,脑卒中仍是 PCI 术是极为严重的并发症,具有高致残和致死率。然而,目前仍无相关官方指南指导 PCI 术后脑卒中预防和治疗,仅有一些小型临床试验和专家建议。

1. 预防 在为患者行 PCI 术前,尽量对危险因素做出全面的分析,减少 PCI 术后脑卒中的风险。例如术前行 UCG,有助于发现左室功能降低的患者,提示在行 PCI 术时尽量避免左心室造影,以免心尖血栓形成。严重动脉粥样硬化尤其具有不稳定斑块的患者已被证明是 PCI 术后脑卒中危险易患人群,所以术前建议行血管超声检查。Zeymer 等建议高危动脉粥样硬化患者 PCI 术前行经食管超声心动图和腹部超声。那些左室功能降低或者严重动脉粥样硬化的患者若 PCI 不能避免,建议在术中采用防损伤的或者较小导管,避免透视时间过长,操作要谨防粗暴。Lund 等发现对严重动脉粥样硬化斑块的高危患者经股动脉行 PCI 术有较高的脑卒中风险。但是 Karalis 等研究相反,认为经股动脉行 PCI 术脑卒中发生率较低。所以,若检查到患者主动脉有不稳定斑块,建议使用经桡动脉或者肱动脉代替经股动脉穿刺血管,这可能有助于减少脑卒中风险。临床实践中,当患者就诊时许多危险因素已不能被改善(例如高龄、女性、既往脑血管病史等),或者对于 STEMI 患者,医生迫于时间的紧急,不能全面分析患者的危险因素,在行 PCI 术中操作尽量仔细,避免过多使用对比剂和过长透视时间,减少导管使用数量以及选择小口径导管。

2. 治疗

(1)缺血性脑卒中:PCI 术后缺血性脑卒中的治疗原则是尽快开通闭塞血管、恢复血流。

术中发生脑卒中患者,立即行脑血管造影,明确血管闭塞部位和病因,血栓团块所致栓塞可以采用动脉溶栓,斑块或者碎块等其他栓子者可以采用机械取栓,这需要有经验的医师进行规范和严密的操作。术后发生脑卒中的患者,应立即行头 CT 或 MRI 检查,如无脑出血和明显脑组织肿胀,并且术中未接受大量肝素或者 GP Ⅱb/Ⅲa 抑制剂,凝血功能正常,可以考虑在严密监测下进行静脉溶栓治疗。PCI 术合并脑卒中的患者属于抗血小板治疗的极高危分层,应给予阿司匹林(75~150mg/d)和氯吡格雷(75mg/d)双抗治疗,这与 PCI 术后抗血小板治疗方案相一致。为避免增加出血风险,建议不宜继续接受抗凝。

(2)出血性脑卒中:PCI 术后出血性脑卒中患者,建议立即停用抗栓、抗凝治疗,控制并稳定血压。一般于出血病情稳定 7~10 天后给予氯吡格雷治疗,若患者再发血栓风险较大或者左主干病变,可于 PCI 术后 3~5 天给予氯吡格雷治疗。

(九)预后

尽管 PCI 术后脑卒中发生率较低,但是预后较差。研究分析 PCI 术后脑血管病是住院死亡(OR 7.8,95% CI:4.2~14.7;$P < 0.0001$)、急性肾衰竭(OR 2.8,95% CI:1.4~5.7;$P = 0.0042$)和透析(OR 3.73,95% CI:1.01~13.8;$P = 0.049$)的独立危险因素。大多数 PCI 术后合并脑卒中的患者会延长住院时间,造成巨大费用,出院时仍伴有神经缺损症状,严重影响患者生存质量。

(吴 昊)

参 考 文 献

1. 中华医学会心血管病学分会介入心脏病学组,中华心血管病杂志编辑委员会. 中国经皮冠状动脉介入治疗指南2012(简本). 中华心血管病杂志,2012,40(4):271-277.

2. 韩业晨,张抒扬,林松柏,等. 有缺血性卒中史的冠心病患者经皮冠状动脉介入治疗的长期疗效. 中华心血管病杂志,2011,39(11):980-983.

3. Akkerhuis K M,Deckers J W,Lincoff A M,et al. Risk of stroke associated with abciximab among patients undergoing percutaneous coronary intervention. JAMA,2001,286(1):78-82.

4. Upadhya B,Sane D C,Applegate R J,et al. Differences in baseline characteristics and in-hospital outcomes in patients with or without prior stroke undergoing percutaneous coronary intervention. J Invasive Cardiol,2005,17(5):243-247.

5. Werner N,Zahn R,Zeymer U. Stroke in patients undergoing coronary angiography and percutaneous coronary intervention:incidence,predictors,outcome and therapeutic options. Expert Rev Cardiovasc Ther,2012,10(10):1297-1305.

6. Murai M,Hazui H,Sugie A,et al. Asymptomatic acute ischemic stroke after primary percutaneous coronary intervention in patients with acute coronary syndrome might be caused mainly by manipulating catheters or devices in the ascending aorta,regardless of the approach to the coronary artery. Circ J,2008,72(1):51-55.

7. Wrigley B J,Shantsila E,Lip G Y. Percutaneous coronary intervention in anticoagulated patients and balancing the risk of stroke and bleeding:to interrupt or not to interrupt? Chest,2010,138(4):771-774.

8. New clinical data shows enoxaparin reduces risk of repeat heart attacks and stroke in patients undergoing PCI. Cardiovasc J S Afr,2006,17(5):264.

9. Gamble S M,Saulle L N,Aronow W S,et al. Incidence of in-hospital mortality or nonfatal myocardial infarction or nonfatal stroke in 216 diabetics and 552 nondiabetics undergoing percutaneous coronary intervention with stenting. Am J Ther,2007,14(5):435-437.

10. Wong S C,Minutello R,Hong M K. Neurological complications following percutaneous coronary interventions (a report from the 2000-2001 New York State Angioplasty Registry). Am J Cardiol,2005,96(9):1248-1250.

11. Aggarwal A,Dai D,Rumsfeld J S,et al. Incidence and predictors of stroke associated with percutaneous coronary intervention. Am J Cardiol,2009,104(3):349-353.

12. Kawamura A,Lombardi D A,Tilem M E,et al. Stroke complicating percutaneous coronary intervention in patients with acute myocardial infarction. Circ J,2007,71(9):1370-1375.

13. Fuchs S,Stabile E,Kinnaird T D,et al. Stroke complicating percutaneous coronary interventions:incidence, predictors,and prognostic implications. Circulation,2002,106(1):86-91.

14. Palmerini T,Biondi-Zoccai G,Reggiani L B,et al. Risk of stroke with coronary artery bypass graft surgery compared with percutaneous coronary intervention. J Am Coll Cardiol,2012,60(9):798-805.

15. Dukkipati S,O'Neill W W,Harjai K J,et al. Characteristics of cerebrovascular accidents after percutaneous coronary interventions. J Am Coll Cardiol,2004,43(7):1161-1167.

16. Hoffman S J,Routledge H C,Lennon R J,et al. Procedural factors associated with percutaneous coronary intervention-related ischemic stroke. JACC Cardiovasc Interv,2012,5(2):200-206.

17. 张华,毕齐. 脑卒中患者经皮冠状动脉成形术加支架术后再发急性脑血管病分析. 心肺血管病杂志,2009(4):262-265.

18. 张华,张茁. 脑卒中患者心脏导管术后再发急性脑血管意外分析. 中华医学杂志,2007(37):2613-2617.

19. 马长生,霍勇等. 介入心脏病学. 第2版. 北京:人民卫生出版社,2012.

20. Levine G N,Bates E R,Blankenship J C,et al. 2011 ACCF/AHA/SCAI Guideline for Percutaneous Coronary

Intervention. A report of the American College of Cardiology Foundation/American Heart Association Task Force on Practice Guidelines and the Society for Cardiovascular Angiography and Interventions. J Am Coll Cardiol,2011,58(24):e44-e122.

21. 陆再英,钟南山. 内科学. 第7版. 北京:人民卫生出版社,2008.

22. Bonow RO,Mann DL,Zipes DP,et al. Braunwald's Heart Disease:A Textbook of Cardiovascular Medicine. 9th ed. Philadelphia:Elsevier Saunders,2012.

第三节 冠状动脉旁路移植术后脑卒中

冠状动脉旁路移植术(coronary artery bypass grafting,CABG)俗称冠状动脉搭桥术,是治疗心肌缺血性疾病的主要手段,是目前外科治疗冠心病最常用的有效方法之一,我国每年有2万以上患者接受CABG。CABG使用患者的自体血管进行移植,一般是从胸部、腿部或手臂内取下血管,绕过狭窄或阻塞的冠状动脉搭起一座"血管桥",恢复和改善缺血区心肌的血液供应,减少发生心肌梗死的几率。既往的研究显示,CABG术后的神经系统并发症主要有脑卒中、脑病和认知障碍,其中脑卒中的发生率为1%~5%,脑病的发生率为10%~15%,认知障碍的发生更为常见,但多为暂时性,其发生率目前尚缺乏公认的统计学数据。脑卒中在CABG术后的发生率虽然低于脑病和认知障碍,但由于脑病和认知障碍常表现为术后一过性脑损害,而脑卒中多呈永久性或致死性脑损害,故CABG术后脑卒中的不良后果不容忽视。

一、发病率

北京安贞医院毕齐等探讨了心脏手术后早期脑血管病的发生、死亡、种类、危险因素以及防治方法,重点统计了术后脑血管病的发病率、病死率和种类,结果显示:术后神经系统合并症的总发生率为1.44%(146/10173),其中脑血管病占52.74%(77/146);在脑血管病并发症中,脑栓塞占39.08%(34/87),脑血栓形成占28.74%(25/87),脑出血占11.49%(10/87),人造瓣膜心内膜感染合并脑血管病占10.34%(9/87),其他占10.35%(9/87);神经系统合并症组死亡44例,其中因并发脑血管病死亡者占47.7%(21/44)。张苗等回顾分析10173例心脏手术患者,发现在术后出现神经功能损伤的146例患者中,脑血管病占52.74%(77/146),缺氧性脑损害占22.60%(33/146),癫痫占8.91%(13/146),其他占15.75%(23/146)。术后全部死亡人数的6.94%(44/634)有神经系统合并症,在术后死亡原因中居第五位。国外文献报道,CABG术后脑卒中的发病率在2.1%~5.2%之间,病死率为0%~38%。另有文献报道,CABG术中及术后脑血管病发生率为1.4%~1.7%,约1%患者术后立即发生脑神经功能缺失,提示手术中脑损害。在同时做CABG和颈动脉内膜切除术(carotid endarterectomy,CEA)的患者中,术后脑卒中发生率高达18.2%。

二、危险因素

CABG手术的高危因素有高龄、左心室射血分数(EF)低、左主干严重狭窄、术前1个月有心肌梗死、充血性心力衰竭、慢性肾功能不全、呼吸功能不全、外周血管病、心脏手术史及脑卒中史等。Schachner等对387例行CABG的患者(33~84岁,平均年龄67岁,其中女性占76%)进行了手术后平均52个月时间的随访,研究影响术后新发脑卒中的危险因素,结果显示:术后52个月内脑卒中累积发病率为7%(26/387例),单因素分析结果显示高龄($P = 0.007$)、术前不稳定型心绞痛($P = 0.031$)、慢性阻塞性肺疾病($P = 0.009$)、颈动脉疾病($P < 0.001$)、术前脑卒中病史($P < 0.001$)、升主动脉粥样硬化($P = 0.010$)与术后合并脑卒中有关。

(一)病史

具有卒中病史的患者可能更容易在心血管疾病手术后出现并发症。据北京安贞医院神经内科近年的研究,既往脑卒中病史与不停跳冠状动脉旁路移植术(OPCABG)后神经系统并发症具有相关性。研究表明,既往有脑卒中病史的患者在OPCABG术后,神经系统合并症的发病率明显高于无脑卒中史患者,脑卒中病史、颈部血管狭窄为OPCABG术后神经系统合并症发生的危险因素。Schachner等研究影响CABG术后新发脑梗死的危险因素,结果显示,术前卒中病史为独立危险因素。曹莉等研究发现,术后心房颤动和/或术后低血压为有卒中史患者OPCABG术后再发卒中的独立危险因素。有脑梗死病史患者在OPCABG术后,呼吸机辅助时间及ICU时间较无脑梗死者延长。

王滨等收集北京安贞医院2010年1月至2012年9月468例有脑卒中史的OPCABG手术患者的临床资料,探讨这些患者OPCABG术后再发急性脑梗死的相关因素。根据术后有无再发急性脑梗死分为再发脑梗死组(A组)41例和无再发脑梗死组(B组)427例,分析与缺血事件发生的相关因素,术后再发脑梗死的时间为完成手术至重症监护病房(ICU)住院期间。结果显示:①术后再发急性脑梗死占8.8%(41/468);②单因素分析显示,A、B两组间术前双侧颈内动脉重度狭窄[41.5%(17/41),8.9%(38/427)]、术前EF≤35%[53.7%(22/41),25.8%(110/427)]、术中Enclose Ⅱ 主动脉近端吻合器的应用[19.5%(8/41),76.3%(326/427)]、术后急性心肌梗死[34.1%(14/41),9.1%(39/427)]、术后心房颤动[48.8%(20/41),10.8%(46/427)]、术后低血压[68.3%(28/41),18.7%(80/427)]、术后机械通气时间>72小时[75.6%(31/41),15.0%(64/427)]、入住ICU时间>72小时[82.9%(34/41),25.3%(108/427)]及病死率[29.3%(12/41),5.4%(23/427)],差异均有统计学意义($P < 0.01$);③多因素Logistic回归分析显示,术前双侧颈内动脉重度狭窄(OR = 6.338,95% CI:2.283~21.019)、术前EF≤35%(OR = 2.737,95% CI:1.267~6.389)、术后急性心肌梗死(OR = 3.656,95% CI:1.933~6.894)、术后心房颤动(OR = 3.104,95% CI:1.135~8.016)与术后低血压(OR = 4.173,95% CI:1.836~9.701)是OPCABG患者术后再发急性脑梗死的独立危险因素。术中应用Enclose Ⅱ 主动脉近端吻合器(OR = 0.556,95% CI:0.337~0.925)是OPCABG患者术后再发急性脑梗死的保护因素;④结论:伴有脑卒中史的患者行OPCABG术后,再发急性脑梗死的发生率及病死率高,术前双侧颈内动脉重度狭窄、术前EF≤35%、术后急性心肌梗死、术后房颤和术后低血压是术后再发急性脑梗死的独立危险因素,而术中应用Enclose Ⅱ 主动脉近端吻合器是再发急性脑梗死的保护因素。此研究中,41例术后再发急性脑梗死均发生于术后48小时内,其中术后急性心肌梗死发生在术后36小时内,均发生于急性脑梗死之前。术后再发急性脑梗死患者呼吸机辅助时间>72小时、入ICU时间>72小时,病死例数均较术后无再发脑梗死者多,住院时间也明显长于术后无再发脑梗死者,说明术后再发急性脑梗死者预后差,术后功能恢复也差。如果能进行前瞻性的研究,并对术前高危患者作出脑血管储备功能评估,对预防术后再发脑梗死更有意义。

（二）年龄

高龄是 CABG 手术的高危因素之一,高龄患者术前合并症较多,各器官储备能力下降,冠状动脉病变复杂及左主干病变严重,术后并发症较多。

MérieC 等研究发现,1901 例 CABG 手术后脑卒中患者,477 例发生在术后 30 天内,且发生卒中的概率随着年龄增加而增加。术后 30 天内卒中风险经年龄、性别、伴随疾病和选择性药物治疗四因素调整后,既往卒中病史($P = 0.001$)、糖尿病($P = 0.019$)、高血压($P = 0.003$)、周围血管疾病($P = 0.001$)、肾衰竭($P = 0.012$)、他汀类药物($P = 0.049$)及氯吡格雷($P = 0.032$),在 CABG 后卒中随着年龄是增加的,但统计学差异没有那么明显,在超过 70 岁的老年人中,这种关系还不确定。因此,为了减少术后卒中风险,而减少老年人的 CABG 手术,纯粹建立在年龄基础上的 CABG 手术指征是有争议的。

曹莉等分析了 437 例患者的术前与术后临床资料,这些患者在北京安贞医院完成 OP-CABG 手术并且术前有脑卒中史。根据年龄将患者分成 2 组:≥70 岁为高龄组共 137 例,<70 岁为对照组共 300 例,对 2 组进行对照分析。高龄组在糖尿病、吸烟、饮酒及体重指数等方面明显低于对照组,而术前肌酐升高($\geq 103\mu mol/L$)发生率明显高于对照组。结果表明,具有脑卒中史的高龄 CABG 患者肾功能不全者较多,而 70 岁以下患者生活方式较高龄患者差。高龄组在呼吸机辅助时间≥24 小时及 ICU 时间≥24 小时方面明显高于对照组,表明高龄患者术后肺功能恢复较差。通常认为 OPCABG 可避免因体外循环引起的肺损伤,对维持患者围术期肺功能有利,但 Cimen 等比较 OPCABG 和体外循环下 CABG 术后肺功能变化没有显著差异,说明 OPCABG 并没有改善患者术后的肺功能。Staton 等研究甚至表明 OPCABG 对术后肺顺应性影响更大。上述研究说明除体外循环外还有其他因素影响术后肺功能,因此,对于老年患者,特别是术前存在肺功能不全者,要强调术前呼吸功能锻炼、术中保持胸膜腔完整、术后加强肺部治疗、尽早下床活动等综合治疗措施,以减少老年 OPCABG 术后的呼吸道并发症,促进患者康复。70 岁以上者术后肺功能不全、肾功能不全及房颤发生率较高,监护时间较长,而术后脑卒中及死亡发生率无差别,住院时间无延长。以上研究结果对今后脑卒中 OPCABG 患者围术期预防并发症具有一定临床意义。

（三）术式

目前 CABG 的术式分为体外循环下 CABG(On-pump Coronary artery bypass grafting,On-CABG)和非体外循环下 CABG(Off-pump Coronary artery bypass grafting,OPCABG)两种术式。

近年来,OPCABG 已经成为临床上冠心病外科治疗的发展趋势,但是目前对其安全性和有效性仍有不同的看法。有研究认为 OPCABG 与 On-CABG 的术后并发症无明显区别。Straka Z 等前瞻性研究两种术后主要并发症的发病率及病死率,得出 OPCABG 在临床安全性和有效性方面与 On-CABG 相当的结论。另有报道则认为 OPCABG 可以减少术后并发症的发生。Lee JD 等对 60 例患者进行了前瞻性随机对照研究,其中 30 例行 On-CABG,30 例行 OPCABG,研究发现,OPCABG 不仅降低了患者的手术费用,还减少了术后神经系统合并症。Lund C 等指出,OPCABG 的优点为不使用心肺转流术(cardiopulmonary bypass,CPB),避免了体外循环所导致的血细胞破坏、补体激活、炎症反应、高阻低排状态、气栓、血栓形成以及对全身各器官的潜在影响,OPCABG 减少了对升主动脉的仪器操作,从而减少了手术过程中脑微栓子的形成等。另有研究表明,体外循环组术后脑梗死患者病情较重,体外循环组虽然年龄较非体外循环组小,但气管拔管时间及在 ICU 的时间均较非体外循环组较长。然而,最近的一项研究回顾性分析了随机对照研究、系统性研究和 meta 分析,比较 On-CABG 和

OPCABG 患者的术后卒中和认知等方面的表现,表明 CPB 可能不是心脏手术后脑损害的原因,此结论与以往的观点不同。曹莉等研究表明,On-CABG 手术后易发生早发脑梗死,常为双侧与大面积脑梗死,症状较重,OPCABG 后脑梗死常为迟发脑梗死,皮层梗死较多,说明二者脑梗死的发病机制有所不同,但均与栓塞和低灌注有关,On-CABG 更易造成双侧脑部低灌注。至于每位患者脑部能耐受多长时间及何种程度的低灌注还不清楚,相关研究也不多。Pccl 等研究表明体外循环心脏术后早发脑梗死发病率高,非体外循环术后迟发脑梗死发病率高,术后因素是造成非体外循环手术后脑梗死的主要原因。理论上讲,非体外循环心脏手术时,术后神经系统合并症应该减少,但有影像学研究显示,OPCABG 与 On-CABG 术后 MRI 的 DWI 上缺血病灶发生率相近,说明除体外循环外,还有其他因素造成术后脑梗死。

北京安贞医院王滨等研究发现,体外循环术中升主动脉插管、阻断等操作可引起升主动脉或弓部的钙化或粥样硬化斑块脱落,是 On-CABG 术后缺血性脑卒中的主要原因之一。OPCABG 术可以避免术中对升主动脉插管和阻断等操作,减少体外循环本身所致的微栓子,从而降低 CABG 术后缺血性脑卒中危险。但单纯 OPCABG 术不能避免桥血管近端与主动脉吻合时对主动脉的部分阻断,应用桥血管近端吻合器也只能避免对升主动脉的部分阻断,有报道表明,使用桥血管近端吻合器后出现明显的微栓碎片,导致早期与吻合器相关的桥血管闭塞。采用(双侧乳内动脉、桡动脉与乳内动脉 Y 形桥)序贯搭桥法行 OPCABG 术,既可以保证对心肌的完全再血管化,又可以完全避免术中对主动脉的操作,从而减少术中因主动脉斑块脱落引起的缺血性脑卒中。对于合并颈动脉狭窄者,同期先行 CEA,然后行 CABG 术,可以降低围术期缺血性脑卒中的发生率。有研究显示,13 例合并颈动脉狭窄 >70% 的患者,同期先行 CEA,然后行 OPCABG 术,取得了良好的效果。老年冠心病患者多同时合并升主动脉及主动弓部粥样硬化斑块、颈动脉粥样硬化斑块及狭窄、房颤和糖尿病等高危因素,对这些患者术中应采用主动脉免触技术,选择 OPCABG。如必须体外循环可选择腋动脉或股动脉插管,不阻断主动脉,在体外循环辅助下行 CABG 术。对于合并颈动脉狭窄 >70% 者,应同期先行 CEA,然后行 CABG 术。无论是 On-CABG 还是 OPCABG,术中、术后都应保持血流动力学的稳定,减少因血压波动引起斑块脱落而致缺血性脑卒中。

术中及术后升主动脉粥样硬化斑块脱落栓塞是 CABG 并发脑卒中的主要病因之一,应用 EncloseⅡ主动脉近端吻合器具有保护作用。EncloseⅡ主动脉近端吻合器在 OPCABG 中的应用不影响升主动脉对全身脏器的血液供应,并以极少的失血和极低的主动脉损伤而完成桥血管吻合,具有良好的安全性和稳定性,明显降低术后脑血管并发症的发生率。以往 CABG 中行大隐静脉桥血管近端吻合时,常规使用主动脉侧壁钳,钳夹升主动脉壁,故极易造成主动脉粥样硬化斑块破碎脱落。为减少对主动脉的操作,降低对主动脉壁的损伤,近年来,北京安贞医院在 OPCABG 中使用肝素(1mg/kg)抗凝,于升主动脉置入 EncloseⅡ主动脉近端吻合器,使吻合器内膜和动脉壁之间形成无血环境,以 6-0 缝线吻合大隐静脉于升主动脉上。据北京安贞医院心脏外科的一项研究显示,对于有脑卒中史行 OPCABG 术的患者,术中应用 EncloseⅡ主动脉近端吻合器术后再发急性脑梗死的发生率为 2.4%,而未应用者再发急性脑梗死的发生率为 24.6%,前者术后再发急性脑梗死的发生率明显降低,差异有统计学意义($P < 0.01$)。多因素 Logistic 回归分析结果显示,使用吻合器是术后再发急性脑梗死的保护因素。

(四)术后房颤

心脏手术术后房颤常发生于术后 5 ~ 6 天内,特点是反复发作和自限性,术后房颤的机制并不完全清楚,但许多研究表明,术后房颤增加了脑卒中风险。老年 CABG 患者术后房颤的发生率较高,年龄每增加 5 岁,房颤的发生率可能增加 1.24~1.48 倍。许多文献报道,高龄组术后房颤发生率明显高于对照组。

目前,接受 CABG 手术的患者年龄逐年增大,而一般状况较差,使手术技术的进步与术后房颤发生率两者不平行。以下几项因素被认为与体外循环手术后房颤发生有密切关系:高龄、开胸造成的创伤、在右房上过多的操作、心脏停跳液的使用和术中升主动脉阻断时间。另外,传统的体外循环手术可导致水、电解质紊乱,使机体内环境失调而诱发房颤。OPCABG手术虽然避免了体外循环对机体造成的影响,且手术技术日趋成熟,手术器械也飞速发展,但术后房颤的发生率并未明显下降,可见体外循环并非是引起房颤的唯一因素。

马晓辉等研究了一组接受 CABG 手术患者的住院期间资料,认为高龄是导致 CABG 手术后房颤的高危因素。年龄大于 70 岁的患者术后发生房颤的概率增大 3.9 倍,发生持续性房颤的概率是小于 70 岁患者的 3.13 倍。类似的研究国外报道的年龄界限为 75 岁。马晓辉等研究中,有脑卒中病史的患者在 CABG 手术后,发生持续性房颤的概率是其他患者的4.18 倍,但调查的例数少,推论的正确与否有待进一步证实。国外资料证实,有持续性房颤者住院期间发生脑卒中的机会也会大大增加。随着年龄增大,心肌纤维化程度增加、窦房结纤维变性、脂质增加及心肌间质内淀粉样沉积成为房颤发生的病理基础,而与动脉粥样硬化相关的伴随疾病、手术意外情况是诱发因素。我们应当尽量消除手术意外和不恰当处理等可控制因素,以减少术后房颤的发生。

(五)动脉粥样硬化

韩国学者 Sun U. Kwon 等报道,脑动脉粥样硬化是 CABG 后患者脑卒中的独立危险因素。研究者对 1367 例准备行 CABG 的患者进行术前磁共振脑血管成像,采用动脉粥样硬化评分评估疾病严重度,分析术后脑卒中发病情况。结果显示:在所有受试者中,CABG 术后发生脑卒中者占 2.41% (33/1367),其中动脉粥样硬化性脑卒中占 45% (15/33);脑动脉粥样硬化评分与 CABG 术后脑卒中的发生独立相关(OR = 1.35);颅内、外脑动脉粥样硬化均与 CABG 术后脑卒中风险显著相关,术前超声证实颈动脉狭窄或闭塞与术后脑血管病发生有明确关系。王滨等研究发现,术前双侧颈内动脉重度狭窄易引起术后再发脑梗死。然而系统性回顾研究颈动脉疾病与 CABG 术后卒中的病理机制作用,假定预防性的颈动脉支架治疗没有额外的风险,对颈动脉疾病的治疗只能阻止 40% ~50% 的 CABG 术后脑卒中。

北京安贞医院神经内科连续收集选择择期行 OPCABG 的患者 475 例,根据颈动脉超声结果分为 4 组:无狭窄、轻度、中度及重度狭窄,分析狭窄程度与术后神经系统并发症的关系及影响因素。结果表明:①4 组患者之间,年龄、脑卒中病史、糖尿病史及神经系统并发症比较,差异有统计学意义($P < 0.05$);②颈动脉狭窄患者术后神经系统并发症发生率高于无颈动脉狭窄患者($\chi^2 = 3.851, P = 0.050$);③脑卒中病史(OR = 1.835,95% CI:1.023 ~ 3.289,$P < 0.05$)、颈动脉重度狭窄(OR = 2.793,95% CI:1.296 ~ 6.018,$P < 0.05$)与术后神经系统并发症相关($P < 0.05$),脑卒中病史、颈动脉重度狭窄是 CABG 术后神经系统并发症的危险因素。不论颈动脉狭窄程度,均可导致术后神经系统并发症发生率增高,但随颈动脉狭窄程度增加,风险也随之增加,脑血流低灌注可能为主要原因。研究报道,原有主动脉病变、颈动脉狭窄或闭塞者 CABG 术后易发生脑梗死。合并有严重的颈动脉疾病的患者,行 CABG 术后发生卒中和心肌梗死的危险性极高。颈动脉重度狭窄者可能通过血压升高、侧支循环等方式进行代偿,行 OPCABG 术后因血压降低等因素,患者更容易出现急性脑缺血事件。文献

报道,双侧颈内动脉重度狭窄合并脑卒中史的患者在行 OPCABG 术后,再发急性脑梗死的发生率为 41.5%(17/41),与术后无再发脑梗死组差异有统计学意义($P < 0.01$),多因素 Logistic 回归分析结果显示双侧颈内动脉重度狭窄是独立危险因素。

(六)心功能

射血分数(EF)降低会使脑灌注压下降,尤其是术前具有脑卒中史者,其脑动脉硬化通常较严重,可能合并颅内外血管狭窄,更需要较高的平均动脉压(MBP)以维持脑灌注。王滨等研究发现,术前 EF≤35% 和术后急性心肌梗死易引起术后再发脑梗死,EF≤35% 是术后再发脑梗死的危险因素,EF 降低更易造成术后急性心肌梗死。心肌梗死和脑梗死属于同源性疾病,因为动脉粥样硬化是累及心脏和脑血管在内的全身性血管疾病。文献报道,急性心肌梗死时合并脑梗死的发生率为 8.6%,心肌梗死病史是既往曾患缺血性卒中患者住院(非卒中原因入院)期间再发脑梗死的独立危险因素,冠心病患者的脑梗死发生率比无冠心病者高 5 倍。有脑卒中史的急性心肌梗死患者,其急性期存在脑卒中再发的高风险。

(七)其他

Rafiq S 等通过一项前瞻性研究发现,使用凝血弹性描记法测定出 43.5% CABG 术前患者血液呈高凝性,此类患者术后栓塞性并发症和死亡有更高的风险。有学者对 220 名首次行 CABG 手术的患者行栓塞基因和搭桥术后效果的研究,发现血管全部闭塞导致的栓塞事件中,V 因子和 PT G20210A 基因型有相对高的出现率。

用经颅多普勒超声(TCD)对术中栓子进行监测,产生栓子最多的是瓣膜手术,其次是 On-CABG,最少的是 OPCABG,栓子的成分除了粥样硬化斑块、血栓、脂肪外,大部分栓子是气栓。有些患者术后血小板数量及功能一过性下降,导致反应性血小板增多,术后恢复期发生脑梗死可能与血小板增多有关。肾功能不全是 CABG 手术的独立危险因素,即使术前有轻度肾功能不全亦增加 CABG 术的危险性,这些患者术后肾衰竭需替代治疗的多,血流动力学不稳定,间接地增加了脑卒中的风险。

心脏瓣膜置换术联合 CABG 术,术后神经功能障碍发生的危险性较单纯一种手术的危险性要大。心脏瓣膜置换术是开放心脏手术,术中产生栓子的风险更大、数量更多;CABG 患者年龄偏大、合并症多及升主动脉粥样硬化较多;联合手术体外循环时间长,上述因素导致联合手术后神经功能障碍发生率明显增高。

三、发病机制

文献显示,CABG 围术期脑损伤的机制主要是脑动脉栓塞和(或)脑血流灌注不足,体外循环引起的炎性反应和组织缺血再灌注损伤可能导致脑损伤进一步加重。影像学检查发现,30%~50% 的心脏术后脑卒中是由于可能来源于升主动脉粥样硬化斑块脱落造成的脑血管栓塞。脑微栓子(直径<200μm)可通过 TCD 监测、视网膜血管荧光造影及组织病理得到证实。MRI 弥散加权相对早期脑缺血较敏感,有研究发现,30%~45% 的心脏术后患者出现新的脑局部缺血损伤,这些损害都有典型的栓子和(或)灌注不足的影像学特征,脑微栓子可能由气体或微颗粒组成。气栓的来源可能是开放的左心腔或空气进入体外循环回路,微栓子的来源比较复杂。主动脉粥样硬化的程度与 CABG 术中经 TCD 监测到的脑微栓子信号数量有关联。心脏手术后尸检发现存留在大脑微小动脉中的脂肪栓子,犬试验中提示,来自心内吸引的脂肪(回到体外循环储血池)可能是这些脂肪栓子的主要来源。目前常用的体外循环过滤器对去除脂肪物质是无效的,新型的过滤器或应用红细胞洗涤机来处理心包内

血液可以减少脂肪栓子。

脑血流灌注不足可能是心脏术后脑卒中发病率升高的另一个重要原因,约27%～43%的患者在体外循环时经历了局部或全脑低氧饱和度状态,显示大脑氧供需失衡,脑血流低灌注是主要原因。约50%的老年患者术前有过脑卒中、脑白质病变和腔隙性脑梗死,这些病变通常在临床上是"静息"的,但与脑动脉狭窄和神经系统并发症高风险相关。Gottesman等的研究重申了脑血流灌注不足对围术期脑卒中发生的重要性,他们通过MRI的弥散加权相分析,发现98例心脏手术后脑卒中患者中68%属于脑血流灌注不足型,体外循环期间MBP比基线下降≥10mmHg时,与发生脑卒中的3倍高的风险有关。在无脑血管狭窄的患者中,低灌注性脑梗死常累及双侧,双侧脑梗死患者的CABG手术死亡率高于其他类型的脑梗死($17\%:4\%$, $P=0.04$)。脑血流灌注不足在不停跳心脏手术时更值得关注,心脏位置的改变可能导致系统性的低血压和脑静脉压过高。在550例接受OPCABG手术患者中,经脑电图和脑氧饱和度监测发现有15%的患者在术中出现脑低氧饱和度。因此,尽管不用体外循环的CABG可能会减少TCD监测到的微栓信号,但由于脑血流灌注不足导致脑损伤的风险却在增加。安贞医院神经内科收集OPCABG术后275例患者资料,研究发现,术后缺血缺氧性脑病患者术后血氧饱和度明显低于未发生脑病患者($P<0.05$)。

有研究提示围术期神经损伤可能有遗传基础。单中心研究发现,术后神经认知功能障碍和脑卒中与载脂蛋白E等位基因和炎性基因的多态现象有关联。这些数据可能会增加对脑损伤机制的理解,还可能提供术前危险分级的方法。

四、CABG后神经系统合并症的预防

CABG术后并发脑卒中的患者中,90%存在低、中度水平的脑卒中危险因素,加强术前检查和调整手术操作过程可能会降低术后脑卒中发生的危险性。

(一)术前检查

完善术前影像学筛查,减少术后脑血管病的发生率。MRI技术具有高分辨率、高精确度、非侵袭性等优点,不仅能够诊断新发的脑卒中,而且能够发现亚临床的脑功能改变。多排CT可以更准确地反映脑血流动力学信息、反映局部病理生理学变化。CT灌注(Computed Tomography Perfusion,CTP)通过一些定量指标如:平均通过时间(mean transit time,MTT)、最大峰值时间(time-to-peak,TTP)、局部脑血流量(regional cerebral blood flow,rCBF)、局部脑血容量(regional cerebral blood volume,rCBV),清楚地显示脑血流动力异常,根据各种参数的比值及相互关系提供有关的脑血流变化的功能信息。但以往研究中的多排CT设备,由于探测器宽度的限制,仅可针对数毫米至4cm范围脑组织进行动态扫描,无法获得全脑数据。320排动态容积CT机架旋转一次,即达到全脑扫描,可以一次检查获得CT平扫、4维全脑血管成像(computed tomography angiography,CTA)和4维全脑灌注成像,便于对脑血流动力学及脑血流储备进行定量评价。这些影像数据可以直观地反映颅内血管及血流动力学状况,综合评价手术前后全脑的综合功能,为探讨CABG后神经系统合并症的机制提供了有力的技术支持。毕齐等应用MRI研究CABG手术前、后患者的认知功能,所有入选患者术后无认知功能下降,术前、术后认知功能评分相比无统计学意义(包括MMSE,CDR及GDS评分),头颅f-MRI结果显示,手术前、后脑灌注无显著改变,包括rCBF、rCBV、rMTT、TTP,从另一角度提示脑灌注与术后认知功能改变有对应关系。

术前行升主动脉影像学检查及颈动脉疾病评估可以发现高危患者,并指导选择合适的

外科手术。Amory DW 等对 2575 例接受 CABG 手术的患者进行分析,发现术前给患者使用 β-肾上腺素能受体拮抗剂对降低 CABG 后神经系统合并症有一定意义,值得临床医师借鉴。日本学者前瞻性研究单纯 CABG 手术患者 201 例,术前行神经科全面查体、TCD、血管超声检查及 MR 检查,发现有颅内血管狭窄的患者 CABG 术后神经系统合并症是无颅内血管狭窄患者的 2.28 倍,有颅内、外血管狭窄的患者 CABG 术后神经系统合并症是无颅内、外血管狭窄患者的 3.87 倍,结果表明,颅内血管狭窄是 OPCABG 术后神经系统合并症的独立危险因素。既往的研究显示,中国人的颅内血管狭窄发生率较高,术前对高危患者仅作颅外颈动脉的评估是不全面的,颅内脑血管的评估非常必要。Brown 等报道,接受 CABG 的患者中超过 28% 合并有严重的冠状动脉疾病,超 22% 合并有严重的颈动脉疾病,这类患者术后并发脑卒中和心肌梗死的危险性很高。对于这类患者无论是择期行 CEA 手术,或是与 CABG 同期手术,都显著降低术后脑卒中和心肌梗死的危险性。术前应对高危患者的脑血管功能进行评估,明确颅内外血管情况,制定合理的干预措施,对减少术后并发症有重要意义。

(二)手术操作

随着接受心脏手术患者年龄的增长,手术前合并脑血管疾病、颈动脉疾病、主动脉粥样硬化性疾病的患病率也在增长,因此,对于这类高危人群,在手术过程中避免主动脉操作对于提高的安全性显得尤为必要。毕齐等研究指出,术后神经系统合并症以脑血管病为主,缩短术中心肌血流阻断时间和体外循环转机时间,可减少心脏手术后神经系统合并症的发生。Shmiada 等通过研究分析指出,手术过程中(包括 on-CABG 和 OPCABG)通过选择性药物进行血流动力学支持,显著地降低 CABG 术后脑血管合并症($P < 0.05$)。实验证实,低温状态(2~5℃)对缺血性脑损害有保护作用,术中复温不可过快过高,尽量缩短术中心肌血流阻断时间和体外循环转机时间。Gold 等研究表明在体外循环期间维持较高的 MBP,患者术后神经并发症减少。

Lahtinen 等对 2630 例 on-CABG 患者进行分析,发现术后脑卒中患者中 36.5%(19/52 例)在卒中发生前出现房颤,平均发作 2.5 次,因此认为手术后有效预防房颤及左心房血栓形成,可显著降低术后合并脑卒中的风险。术后有感染的患者要积极抗感染,以防止细菌性动脉炎导致脑血管病。心脏手术需要气管插管、机械通气和全身麻醉来协助手术的完成,术后需要进入 ICU 进行监护治疗,当患者清醒时难免会产生焦虑情绪,而药物镇静会延长气管插管时间,也会延长 ICU 住院时间,增加并发症发生概率,也增加患者家庭及社会负担。早期拔除气管插管的患者可以降低术后并发症,音乐疗法可减少心脏手术后患者的焦虑评分和气管插管时间。

除生命体征、血氧饱和度等 ICU 必要的监测外,在有条件的情况下,最好在术前、术中和术后对颅压、脑干诱发电位、TCD 及脑电进行监测,根据中枢神经系统的情况调整体外循环时间、温度及整个手术时间,减少手术后神经系统合并症,提高心脏手术的成功率。CABG 术后脑损害和术后认知障碍的发生率、严重性目前仍不能完全分辨,原因在于 CABG 术后神经系统变化的病因还没有完全阐明,需要进一步深入研究。

(三)抗栓治疗

阿司匹林是治疗冠心病广泛应用的药物之一,它能够有效地增加冠心病患者的生存率和减少心肌梗死等心脏不良事件的发生,并对保持 CABG 后旁路移植血管的通畅也起着非常重要的作用,但是阿司匹林的应用增加了手术出血的风险。因此,CABG 术前是否应停用阿司匹林一直以来是一个有争议的话题,早期的研究报道认为,术前服用阿司匹林增加了患者术后出血的风险。1978 年 Michelson 等报道了 9 例患者术前 7 天内服用阿司匹林,术后胸液引流量要明显多于另外 9 例对照的患者。Ferraris 等认为术前服用阿司匹林明显的增加了患者术后输血。因此,2004 年 ACC/AHA 在指南中建议对于择期行体外循环下 CABG 的患者,术前停用阿司匹林 7 ~ 10 天。但是,最近的研究认为术前服用阿司匹林并没有增加术后出血的风险。2005 年 Bybee 等报道认为术前 5 天之内使用了阿司匹林的患者较停用者并没有增加对输血需求以及二次开胸探查。可见,CABG 术前是否应停用阿司匹林仍存在争议。

OPCABG 作为一种微创化的治疗手段,在临床上得到了广泛的应用,它避免了体外循环所引起的全身炎症反应以及对机体凝血功能的影响。关于 OPCABG 术前是否应停用阿司匹林,国内外相关的研究报道较少。2003 年 Srinivasan 等回顾性报道了 340 例 OPCABG 患者,其中 170 例患者术前服用阿司匹林,另外 170 例患者作为对照,结果两组患者术后胸液引流无显著差异,二次开胸率相同,两组患者在输血方面无显著差异。另有研究报道,术前不停用阿司匹林心行择期 OPCABG 手术后,并没有增加患者术后出血的风险,也没有增加患者术后输血以及二次开胸探查的风险,没有影响到术后早期结果。但迄今为止,仍然缺乏前瞻性的随机对照试验。至于阿司匹林与 CABG 术后脑卒中的发生的关系,目前尚缺乏相关研究报道。

CABG 术后并发脑卒中的治疗见本书总论部分,但具体的治疗选择要围绕患者的全身情况、重要器官功能,采用个体化的治疗方案。由于病因涉及栓塞和低灌注,是选择治疗的考量,但是,是否抗栓治疗要权衡患者手术创伤的出血风险和栓塞后出血转化风险,在积极改善脑血流灌注的同时也要注意颅压和心功能。

(骆　迪　冯立群)

参 考 文 献

1. 毕齐,张苗,贺建华,等．心脏手术后早期脑血管病并发症的临床研究．中华医学杂志,1999,79(6):1-3.

2. 张苗,毕齐,贺建华,等．心脏手术后神经系统合并症研究——附 10173 例病例分析．中华心胸血管外科杂志,1999,15(2):90.

3. Shirani S,Boroumand MA,Abbasi SH,et al. Preoperative carotid artery screening in patients undergoing coronary artery bypass graft surgery. Arch Med Res,2006,37(8):987-990.

4. Cernaianu AC,Vassilidze TV,Flum DR,et al. Predictors of stroke after cardiac surgery. J Cardiovas Surg,1995,10:334-339.

5. Mizuhara A,Ino T,Adachi H,et al. Cerebral infarction after the cardiovascular operation. Nippon Kyobu Geka Gakkai Zasshi,1995,43:1907-1912.

6. Johansson T,Aren C,Fransson SG,et al. Intra and postoperative cerebral complications of openheart surgery. Scand J Thorac Cardiovasc Surg,1995,29:17-22.

7. Ascione R,Reeves BC,Pano M,et al. Trainees operating on high-risk patients without cardiopulmonary bypass:a high risk strategy. Ann Thorac Surg,2004,78:26-33.

8. Schachner T,Z immer A,Nagele G,et al. Risk factors for latest roke after coronary artery bypass grafting. J Thorac Cardiovasc Surg,2005,130(2):485-490.

9. Schachner T,Zimmer A,Nagele G,et al. Risk factors for late stroke after coronary artery bypass grafting. J Thorac Cardiovasc Surg,2005,130(2):485-490.

10. 曹莉,李琴,毕齐．非体外循环冠状动脉旁路移植术后再发脑卒中的临床分析．中华胸心血管外科杂志,2011,27(5):297-299.

11. 曹莉,李琴,王文化,等. 术前脑梗死对冠状动脉旁路移植术后恢复的影响. 中华胸心血管外科杂志,2010,26:184-186.

12. 乔秋博,毕齐. 脑卒中后非体外循环下冠状动脉旁路移植术后神经系统并发症研究. 心肺血管疾病杂志,2013,32(4):463-478.

13. 王滨,贾明,刘楠,等. 伴卒中史患者非体外循环冠状动脉旁路移植术后再发急性脑梗死的影响因素分析. 中国脑血管病杂志,2013,10(6):298-302.

14. Mérie C,Køber L,Olsen PS,et al. Risk of Stroke After Coronary Artery Bypass Grafting:Effect of Age and Comorbidities. Stroke,2012,43(1):38-43.

15. Cimen S,Ozkul V,Ketenci B,et al. Daily comparison of respiratory functions between on-pump and off-pump patients undergoing CABG. Eur J Cardiothorac Surg,2003,23:589-594.

16. Staton GW,Williams WH,Mahoney EM,et al. Pulmonary outcomes of off pump vs on pump coronary artery bypass surgery in a randomized trial. Chest,2005,127:892-901.

17. 韩劲松,王辉山,朱洪玉,等. 冠状动脉旁路移植术后呼吸机依赖的危险因素. 心肺血管病杂志,2008,27:148-150.

18. 曹莉,李琴,毕齐. 70 岁以上脑卒中患者冠状动脉旁路移植术后转归分析. 心肺血管病杂志,2011,30(3):219-221.

19. Straka Z,Widimsky P,Jirasok K,et al. Off-Pump versus on-pump coronary surgery final results from a prospective randomized study. Ann Thorac Surg,2004,77(3):789-793.

20. Lee JD,Lee SJ,Tjsushima WT,et al. Benefits of off-pump bypass on neurologic and clinical morbidity:a prospective randomized trial. Ann Thorac Surg,2003,76(1):18-26.

21. Lund C,Hol PK,Lundblad R,et al. Comparison of cerebral embolization during off-pump and on-pump coronary artery bypass surgery. Ann Thorac Surg,2003,76(3):765-770.

22. 韩劲松,王辉山,米洪玉,等. 冠状动脉旁路移植术后呼吸机依赖的危险因素. 心肺血管病杂志,2008,27:148-150.

23. Alston RP. Brain damage and cardiopulmonary bypass:is there really any association? Perfusion,2011,26(Suppl 1):20-26.

24. 曹莉,王永梅,李琴,等. 心脏外科手术后脑梗死的临床分析和影像学特点. 心肺血管病杂志,2010,29(2):108-111.

25. Peel GK,Stamou SC,Dullum MK,et al. Chronologic distribution of stroke after minimally invasive versus conventional coronary artery bypass. J Am Coll Cardiol,2004,43:752-756.

26. Friday G,Sutter F,Curtin A,et al. Brain magnetic resonance imaging abnormalities following off-pump cardiac surgery. Heart Surg Forum,2005,8:E105-E109.

27. Barbut D,Yao FF,Lo YW,et al. Determination of size of aor tic embo li and embolic load during coronary artery bypass. Ann Thorac Surg,1997,63:1262-1267.

28. Patel NC,Deodha r AP,Gr ayson AD,et al. Neuro lo gical outcome in coronary surgery:independent effect of avoiding cardiopulmonary by pass. Ann Thorac Surg,2002,74:400-406.

29. Stamou SC,Jablonski KA,Pfister AJ,et al. Stroke after conventional versus minimally invasive coronary artery bypass. Ann Thorac Surg,2002,74:394-399.

30. 肖志斌,张永,姚健民,等. 连续 35 例 80 岁以上高龄患者行冠状动脉旁路移植术无死亡的临床经验. 临床心血管病杂志,2010,13(10):46-48.

31. 刘锐,顾承雄,张兆光,等. Enclose Ⅱ主动脉近端吻合器在非体外循环环状动脉搭桥术中的应用. 心肺血管病杂志,2010,29(6):486-488.

32. Mravinac CM. Neurologic dysfunctions following cardiac surgery. Crit Care Nurs Clin North Am,1991,3(4):691-698.

33. Villareal RP, Hariharan R, Liu BC, et al. Postoperative atrial fibrillation and mortality after coronary artery bypass surgery. J Am Coll Cardiol, 2004, 43:742-748.

34. Mathew JP, fontes ML, Tudor IC, et al. A multicenter risk index for atrial fibrillation after cardiac surgery. JAMA, 2004, 291:1720-1729.

35. Crosby LH, PifaloWB, Woll KR, et al. Risk fact ors for atrial fibrillat ion after coronary artery bypass grafting. Am J Cardiol, 1990, 66:1520.

36. Cox JL. A perspective of postoperative atrial fibrillation in cardiac operations. Ann Thorac Surg, 1993, 56:405.

37. Tamis-Holland JE, Homel P, Durani M, et al. Atrial fibrillation after minimally invasive direct coronary artery bypass surgery. Am J Coll Cardiol, 2000, 36:1884-1888.

38. Law rence LC, Richard BS, Michael R, et al. Hazards of postoperative artial arrhythmias. Ann Thorac Surg, 1993, 56:539.

39. Cox JL. A perspective of postoperative artrial fibrillation in cardiac operations. Ann Thorac Surg, 1993, 56 (3):405-409.

40. Schwartz LB, Bridgman AH, Kieffer RW, et al. A symptomatic carotid artery steno sis and stroke in patients undergoing cardiopulmonary by pass. J Vasc Surg, 1995, 21:146-153.

41. Naylor AR, Mehta Z, Rothwell PM, et al. Carotid artery disease and stroke during coronary artery bypass: a critical review of the literature. Eur J Vasc Endovasc Surg, 2011, 42 (1):S73-83.

42. 宋哲, 毕齐, 李俊玉. 颈动脉粥样硬化与冠状动脉旁路移植术后神经系统并发症相关性研究. 心肺血管病杂志, 2013, 32(4):459-462.

43. 朱团结, 董光茹, 李颖, 等. 心脏手术后早期昏迷的病因探讨. 中国现代手术学杂志, 2006, 10(5):378-380.

44. Brown KR. Treatment of concomitant carotid and coronary artery disease. Decision-making regarding surgical options. JCardiovasc Surg (Torino), 2003, 44(3):395-399.

45. 宋红. 尼莫地平治疗急性脑梗死临床分析. 吉林医学, 2013, 22(12):110-112.

46. Shirani S, Boroumand MA, Abbasi SH, et al. Preoperative carotid artery screening in patients undergoing coronary artery bypass graft surgery. Arch Med Res, 2006, 37(8):987-990.

47. Rafiq S, Johansson PI, Ostrowski SR. et al. Hypercoagulability in patients undergoing coronary artery bypass grafting: prevalence, patient characteristics and postoperative outcome. Eur J Cardiothorac Surg, 2011:1-6.

48. Richard LW, Nancy AN, Anil A, et al. Cerebral injury after cardiac surgery: identification of a group at extraordinary risk. Stroke, 1999, 30:514-522.

49. Kestin AS, Valeri CR, Khuri SF, et al. The platelet function defect of cardiopulmonary bypass. Blood, 1993, 82:107-117.

50. Abu-Omar Y, Balacumaraswami L, Pigott DW, et al. Solid and gaseous cerebral microembolization during off-pump, on-pump, and open cardiac surgery procedures. J Thorac Cardiovasc Surg, 2004, 127:1759-1765.

51. Shaw A, Swaminatham M, Stafford-Smith M. Cardiac surgery-associated acute kidney injury: Putting together the pieces of the puzzle. Nephron Physiol, 2008, 109:55-60.

52. 朱小玲, 李庆祥, 徐万兴, 等. 冠心病患者肾动脉狭窄及危险因素分析. 心肺血管病杂志, 2006, 25:204-206.

53. 卜星彭, 鹿育萨. 急性心肌梗死、急性脑梗死患者血清同型半胱氨酸、叶酸、维生素 B12 水平研究. 中西医结合心脑血管病杂志, 2013, 12(01):331-333.

54. 段鸿洲, 李良, 张扬, 等. 颈动脉狭窄合并冠心病的分期介入治疗及随访研究. 中国介入心脏病学杂志, 2012, 24(6):124-126.

55. Likosky DS, Leavitt BJ, Marrin CA, et al. Intra-and postoperative predictors of stroke after coronary artery bypass grafting. Ann Thorac Surg, 2003, 76(2):428-435.

56. Smith T, Gildeh N, Holmes C, et al. The Montreal Congitive Assessment: validity and utility in a memory clinic setting. Can J Psychiatry, 2007, 52(5): 329-332.

57. Restrepo L, Wityk RJ, Grega MA, et al. Diffusion and perfusion weighted magnetic resonance imaging of the brain before and after coronary artery bypass grafting surgery. Stroke, 2002, 33: 2909-2915.

58. 毕齐, 李琴, 张苗, 等. CABG 后神经系统合并症研究. 中华内科杂志, 2008, 3(47): 202-205.

59. Gaspar M, Laufer G, Bonatti J, et al. Epiaortic ultrasound and intraoperative transesophageal assentment in patient undergoing CABG. Surgical technique modification to avoid cerebral stroke. Chirurgia-(Bucur), 2002, 97(6): 529-535.

60. Amory DW, Grigore A, Amory JK, et al. Neuroprotection is associated with beta-adrenergic receptor antagonists during cardiac surgery: evidence from 2575 patients. J Cardiothorac Vasc Anesth, 2002, 16(3): 270-277.

61. Yoon BW, Bae HJ, Kang DW, et al. Intracranial cerebral artery disease as a risk factor for central nervous system complications of coronary artery bypass graft surgery. Stroke, 2001, 32: 94-99.

62. 佟海燕, 宋灿罗, 赵春华, 等. 颈动脉粥样硬化相关因素分析及超声评价的意义. 心肺血管病杂志, 2008, 27: 204-207.

63. Brown KR. Treatment of concomitant carotid and coronary artery disease. Decision making regarding surgical options. J Cardiovasc Surg (Torino), 2003, 44(3): 395-399.

64. Kim KB, Kang CH, Chang WI, et al. Off-pump coronary artery bypass with complete avoidance of aortic manipulation. Ann Thorac Surg, 2002, 74(4): 1377-1382.

65. Shim ada Y, Yaku H, Yamamoto F. Choice of hemodynamic support during coronary artery bypass surgery for prevention of stroke. J Extra Corpor Technol, 2006, 38(2): 134-138.

66. Gold JP, Charlson ME, Williams-Russo P, et al. Improvement of outcomes after coronary artery bypass. A randomized trial comparing intraoperative high versus low mean arterial pressure. J Thorac Cardiovasc Surg, 1995, 110: 1302-1311.

67. Lahtinen J, Biancai F, Salmela E, et al. Postoperative atrial fibrillation is a major cause of stroke after on-pump coronary artery bypass surgery. Ann Thorac Surg, 2004, 77(4): 1241-1244.

68. Holman W, Allman R, Snasom M, et al. Alabama coronary artery bypass grafting project: results of a statewide quality improvement initiative. JAMA, 2001, 285: 3003-3010.

69. Caumo W, Ferreira M, Cardoso B. Perioperative anxiety: psychobiology and effects in postoperative recovery. The Pain Clinic, 2003, 15: 87-101.

70. Hawkes CA, Dhileepan S, Foxcroft D. Early tracheal extubation for adult cardiac surgical patients. Anesthesia&Analgesia, 2004, 99: 1870.

71. 王楠, 张文源, 苏金玉, 等. 音乐疗法对心脏手术后患者的影响. 现代中西医结合杂志, 2008, 17(24): 3819.

72. Antithrombotic Trialists. Collaboration. Collaborative meta analysis of randomised trials of antiplatelet therapy for prevention of death, myocardial infarction, and stroke in high-risk patients. BMJ, 2002, 324(7329): 71-86.

73. Mangano DT, Multicenter study of perioperative ischemia research group. Aspirin and mortality from coronary bypass surgery. N Engl J Med, 2002, 347(17): 1309-1317.

74. Goldman S, Copeland J, Moritz T, et al. Improvement in early saphenous vein graft patency after coronary artery bypass surgery with antiplatelet therapy: results of a Veterans Administration Cooperative Study. Circulation, 1988, 77(6): 1324-1332.

75. Gavaghan TP, Gebsk IV, Baron DW. Immediate postoperative asp irin improves graft patency early and late after coronary artery bypass graft surgery. Circulation, 1991, 83: 1526-1533.

76. Michelson EL, Morganroth J, Torosian M, et al. Relation of preoperative use of aspirin to increased mediastinal blood loss after coronary artery bypass graft surgery. J Thorac Cardiovasc Surg, 1978, 76(5): 694-697.

77. Ferraris VA,Ferraris SP,Joseph O,et al. Aspirin and postoperative bleeding after coronary artery bypass grafting.. AnnSurg,2002,235:820-827.

78. Eagle KA,Guyton RA,Davidoff R,et al. ACC/AHA 2004 guideline update for coronary artery bypass graft surgery:a report of the ameri can college of cardiology/american heart association task force on practice guidelines (Committee to Update the 1999 Guidelines for Coronary Artery Bypass Graft Surgery). Circulation,2004,110:340-437.

79. Bybee KA,Powell BD,Valeti U,et al. Preoperative aspirin therapy isassociated with improved postoperative outcomes in patients undergoing coronary artery bypass grafting. Circulation,2005,112:1286-1292.

80. Srinivasan AK,Grayson AD,Pullan DM,et al. Effect of preoperat ive aspirin use in off pump coronary artery bypass operations. Ann Thorac Surg,2003,76:41-45.

第五章 心脏肿瘤

原发性心脏肿瘤是一种少见的心脏疾病,尸检发生率为 0.0017% ~0.03%。肿瘤起源于心外膜、心肌或心内膜,其中良性肿瘤占 75% ~87%,恶性肿瘤占 13% ~25%。原发性心脏肿瘤临床特征缺乏特异性、复杂多样,不易与其他心脏病鉴别,常在健康体检或因其他疾病常规影像学检查时意外发现。

心脏良性肿瘤一半以上为黏液瘤,其他依次为心脏乳头状弹性纤维瘤(26%)、横纹肌瘤(6%)、脂肪瘤(4%)。部分良性肿瘤如黏液瘤具有家族遗传性倾向,发病年龄广泛,可发生于婴幼儿至成年人。原发性恶性心脏肿瘤约占 10%,其中 90% 以上为肉瘤,其次为间皮瘤、纤维肉瘤、横纹肌肉瘤、未分化瘤等。恶性肿瘤不具有家族遗传性倾向,多发生在 40 岁以上的成年人。

心脏肿瘤的临床症状一般取决于肿块效应、侵害部位、栓塞及组织构成。原发性心脏良性肿瘤具有非特异性临床表现:①血流动力学改变:主要由肿瘤阻塞血流而引起,出现类似瓣膜狭窄的表现,如缺氧、心律失常、晕厥或猝死;②栓塞:肿瘤栓子脱落可致脑栓塞、周围血管栓塞或肺栓塞;③全身炎性反应:长期低热、贫血、乏力、肌肉或关节疼痛、血沉快等。良性肿瘤不会发生远处转移。恶性肿瘤临床症状主要表现为:①进展迅速的顽固而反复的充血性心力衰竭;②局部侵犯或远处转移的全身症状,如持续性发热、局部疼痛、心包积液或积血、进行性消瘦、顽固性心律失常以及脑等重要脏器转移表现等。

脑卒中是心脏肿瘤的重要并发症,肿瘤及其瘤周组织坏死脱落形成栓子,随血流进入脑血管引起脑栓塞。本章主要讨论原发心脏肿瘤中最常见的心房黏液瘤及心脏乳头状弹性纤维瘤与脑卒中的关系。

第一节 心房黏液瘤与脑卒中

黏液瘤是常见的心脏原发性肿瘤,占心脏原发性肿瘤的 50%,病理学研究认为黏液瘤起源于心内膜下具有多向分化潜能的间叶细胞。绝大多数黏液瘤发生于心房,且以左房为主,大约 10% ~25% 的心房黏液瘤首次发病表现为脑栓塞。

一、概述

心房黏液瘤(atrial myxoma)是最常见的心脏良性肿瘤,可发生于各个年龄组,发病率仅为 0.5/百万,其中女性约占 75%,大多数为散发病例,少数有家族遗传史。文献报道,单发左心房黏液瘤最多见,约占总数的 80%,大多起源于房间隔卵圆窝,有蒂相连,发生于右心房的黏液瘤占了 7% ~20%,而发源于右心室、三尖瓣、左心室、二尖瓣较为少见。

心房黏液瘤因缺乏特异的临床表现,常引起漏诊和误诊。所以,当患者出现下列表现时：①发病急，进展快；②体位改变与心脏杂音及临床症状有密切关系；③发生一过性晕厥，但无脑血管病变；④胸部 X 片示肺淤血较轻，心脏扩大较轻，而临床症状较重；⑤不明原因的长期发热、血沉增快、贫血、体重减轻等症状；应考虑心房黏液瘤的可能性，并通过 UCG 进行确诊。5% 心房黏液瘤患者有家族史，有家族史的患者以及 20% 的散发病例存有潜在的基因异常，这类患者手术后有较高的复发率（21% ~ 67%）。有家族史的心房黏液瘤患者约 20% 可并发肾上腺皮质结节状增生、睾丸滋养细胞瘤、垂体肿瘤和多发性黏液样乳腺纤维瘤等，有上述情况的黏液瘤，常被称之为"复杂型黏液瘤"。黏液瘤如不手术切除，自然预后个体差异较大，但有一点可肯定，左心房黏液瘤患者出现呼吸困难、咯血，或右心房黏液瘤患者出现腹水或肝大，大多在 1 ~ 2 年内死亡。未切除的黏液瘤反复栓塞的可能性较大。有家族史的黏液瘤患者预后较无家族史患者差。

二、病理

黏液瘤为腔内生长肿瘤，可发生于任何一个心腔内，更好发于心房，特别是左心房，约占 75%；其次是右心房，大约占 10% ~ 20%；余下的 6% ~ 8% 发生于左、右心室，后二者发生率大致相当。在家族性病例中，双心房或多中心黏液瘤较常见。多数心房黏液瘤起源于卵圆窝边缘，少数可起源于心房任何部位甚至心耳，双心房黏液瘤从房间隔起源向两侧心房腔内生长，个别病例报告黏液瘤发生于心脏瓣膜、肺动脉、肺静脉及腔静脉。右心房黏液瘤的"蒂"常比左心房黏液瘤为宽，也容易发生钙化，有时在胸部平片上就可见到。心室黏液瘤多常见于女性和儿童，可为多中心型，典型的右心室黏液瘤是由游离壁长出，而左心室黏液瘤则趋向起源于后乳头肌附近。黏液瘤外观乳白色、浅黄色或略带浅棕色，表面光滑类似胶冻样组织，多数形态呈大小不同的圆形或椭圆形，略呈分叶状或葡萄串珠状，在部分切面有灶性出血、囊状结构或灶性坏死，黏液瘤大多生长迅速，偶也有生长停滞现象。心脏瓣膜特别是二尖瓣，因肿瘤附着、侵犯导致不同程度的损伤，引起瓣膜关闭不全。心脏黏液瘤质地松脆，脱落的组织形成栓子在心腔随着血流漂动而导致栓塞，栓子来源多是黏液瘤碎块、黏附于瘤体表面的血栓，尚有黏液瘤局部感染后坏死脱落组织所形成的栓子。大约 30% ~ 45% 的左房黏液瘤患者出现动脉栓塞，全身所有的器官都可发生，包括脑、四肢、冠状动脉等，大的瘤栓还可栓塞主动脉大的分支。

三、临床表现

体积很小的黏液瘤可以没有症状，肿瘤长大后即可出现血流动力学改变、全身表现和周围血管栓塞三类症状。心脏黏液瘤的临床表现与瘤体所在的位置、大小、形态、生长速度、瘤蒂长短、是否分叶、有无碎片脱落、瘤体内有无出血、变性或坏死及全身反应情况有关。

左房黏液瘤最常见的临床表现是由于房室瓣血流受阻引起，早期常有心悸、气短、运动耐力减低等症状，与风湿性二尖瓣病变相类似，体格检查在心尖区可听到舒张期或收缩期杂音，肺动脉瓣区第二音增强。右房黏液瘤造成三尖瓣瓣口阻塞时可出现颈静脉怒张、肝肿大、腹水、下肢水肿等，与三尖瓣狭窄或缩窄性心包炎的表现类似，体格检查在胸骨左缘第4、5 肋间可听到舒张期杂音。起源于右心房的黏液瘤还可以造成右心室流出道梗阻。本病的梗阻症状有随体位变动而发作的特点，出现与体位相关的发作性眩晕及呼吸困难，肿瘤突然堵塞房室瓣口引起心搏量显著降低，可发生突然晕厥或心脏骤停。大约 20% 的患者合并心律失常，表现为房扑、房颤等。黏液瘤病例还可出现反复发热、食欲缺乏、体重减轻、关节痛、贫血等全身表现,并有红细胞沉降率增快、血清球蛋白增高等炎症反应指标。这些表现的产生机制尚不明确,可能与肿瘤组织的坏死、出血诱发自身免疫反应及炎症细胞浸润有关。

栓塞是黏液瘤最主要的并发症,可发生体、肺循环栓塞。据文献报道35%的左房黏液瘤和10%的右房黏液瘤会发生栓塞,左心的黏液瘤容易脱落致大脑、肾脏以及四肢的栓塞,以脑动脉栓塞最为常见,右心的黏液瘤易造成肺循环的栓塞。少数黏液瘤病例最早的临床表现是周围动脉栓塞,摘除栓子经病理切片检查才明确诊断。

四、诊断及鉴别诊断

(一)诊断

由于心脏黏液瘤的临床表现无特征性,其诊断还有赖于辅助检查,UCG是诊断心脏黏液瘤比较敏感和可靠的方法,二维UCG比M型更能迅速、准确、直观地显示出肿瘤的大小、形态及活动度。心脏黏液瘤的主要声像图表现为,以单发左房黏液瘤最为多见,瘤体则呈实质略强回声光团,显示边界清晰,若有蒂多附于房间隔上,瘤体边缘回声松散或呈葡萄串样者易脱落形成栓子。大多数左房黏液瘤活动度比较大,舒张期易脱入二尖瓣口,收缩期又回到左房,由此影响二尖瓣的正常开闭,导致左房增大及二尖瓣口相对的狭窄。从M型UCG上可以看出黏液瘤呈云雾状样回声,二尖瓣呈城墙样改变。由于UCG可以有效地确定心脏黏液瘤的大小、形状、位置、附着点和活动度,还可评价继发血流动力学改变,是诊断该病的首选检查方法。

其他辅助检查:ECG可有心房、心室增大,Ⅰ～Ⅱ度房室传导阻滞,不完全右束支传导阻滞等改变,也可合并心律失常如房扑、房颤等,病情较重者可有ST-T改变。但是ECG的诊断只具有参考意义,不能对本病进行诊断。在心房黏液瘤引起房室瓣口阻塞并导致血流动力学改变之前,胸片表现大多正常。随着瘤体对房室瓣口血流阻塞的逐渐加重,胸部X线表现与相应的房室瓣病变如风湿性二尖瓣或三尖瓣狭窄相同。当胸片示有二尖瓣病变征象,心尖部有舒张期或收缩期杂音但无典型的隆隆样杂音,且杂音随体位变化而改变,结合临床有晕厥、动脉栓塞及血沉增快等表现者应想到本病可能。但胸部X线片对本病的诊断无特异性。血管造影曾是心脏肿瘤诊断的重要方法,能够确定心脏肿瘤大小、位置、形态和心脏瓣膜功能等,对左心房黏液瘤有诊断意义的心血管造影表现是,心房内充盈缺损影随心动周期运动,在心室舒张期经二尖瓣口脱出,瘤体可部分或全部进入左室,在心室收缩期瘤体返回左房。血管造影属有创性检查,随着UCG、CT、MRI等无创影像技术的广泛应用,心血管造影用于心脏肿瘤的诊断已逐年减少。

(二)鉴别诊断

左房黏液瘤首先需要与风湿性心脏病二尖瓣病变作鉴别。详细病史可提供某些鉴别诊断的依据。如本病无风湿热病史,可有晕厥病史,病程一般较短,病情进展较快,尤其在窦性节律情况下发生体循环栓塞,若无其他病因可查时,应高度怀疑左房黏液瘤的可能性。心尖区短促而非渐增性舒张期杂音,且杂音性质和强度随着体位改变而变化,也可作为鉴别诊断的参考依据。UCG更具有特殊诊断价值,为了术前得到明确诊断,避免不必要的手术探查,因而对风湿性瓣膜病变,术前作UCG检查是完全必要的。

右心房黏液瘤需与三尖瓣狭窄、三尖瓣下移、慢性缩窄性心包炎和心肌病作鉴别,在某些病例中作选择性心腔内造影,可以显示瘤体大小、部位和活动情况,以资鉴别。

同时,还需与心脏其他肿瘤进行鉴别诊断,如脂肪瘤和横纹肌瘤,其病理基础决定了超声表现有其各自的特征,利用这些特征可作为诊断和鉴别的依据。脂肪瘤多发生在左室或左房,活动度较小有漂浮感,肿瘤边缘光滑,回声较强,没有分叶。横纹肌瘤发生在室壁心肌内,肿瘤与正常心肌间有明确的界线。向心腔内弧形凸出。

五、心房黏液瘤与脑卒中的关系

据报道,45%的心房黏液瘤患者会出现神经科临床表现,左房黏液瘤所致脑卒中的临床表现与一般栓塞性脑卒中相似,表现形式包括反复的脑缺血发作、脑栓塞、脑动脉瘤形成、蛛网膜下腔出血和脑实质出血,左房黏液瘤栓子可栓塞至大脑半球各叶、脑干、小脑、视网膜和脊髓,表现为意识障碍、抽搐、失语、偏瘫、单瘫、截瘫、间歇性失明、头痛、头晕、恶心、呕吐等症状。在许多病例中,神经系统表现可先于其他症状出现。黏液瘤所致脑栓塞可在没有心脏或全身症状的情况下出现。引起栓塞的黏液瘤常合并心律失常,特别是合并房颤。

病理学者分析引起栓塞的黏液瘤有以下特点:①肿瘤外形多如桑葚并成分叶状,其表面颗粒样瘤组织易发生脱落或形成血栓;②瘤体发生出血较多,导致肿瘤体积增大,部分伴坏死致表面破坏并易形成血栓;③肿瘤体积偏大。脱落的肿瘤组织还可在脑血管和周围血管上皮继续生长,破坏血管壁形成血管瘤。脑动脉瘤可在黏液瘤术前或术后发现,一些患者发生动脉瘤前没有脑栓塞症状。

六、治疗

目前没有药物可以阻止心房黏液瘤的生长,也没有药物可以有效地预防和治疗黏液瘤引起的栓塞。由于心房黏液瘤有发生猝死的危险,所以对于心房黏液瘤的患者要早诊断、早手术治疗。目前的治疗原则是:心房黏液瘤一经确诊,必须积极对待,应无例外地尽早作好手术安排,以解除其经常受到的动脉栓塞和(或)猝死威胁;对于个别有严重心功能不全的患者,如果没有急性房室瓣堵塞症状,可给予内科保守治疗调整心功能,同时又必须做好急诊手术准备。

第二节 心脏乳头状弹性纤维瘤与脑卒中

一、概述

心脏乳头状弹力纤维瘤(papillary fibroelastoma of heart)又称瓣膜乳头状瘤或弹力纤维错构瘤。乳头状弹力纤维瘤(papillary fibroelastoma,PF)是罕见的良性肿瘤,虽然目前资料显示其发病率不到原发性心脏肿瘤的10%,但乳头状弹力纤维瘤却是心脏瓣膜最常见的原发性肿瘤(约占90%),包括主动脉瓣、二尖瓣的后叶与前叶、二尖瓣腱索和乳头肌,少见部位是三尖瓣、肺动脉瓣、心房和心室的心内膜壁等。

心脏PF是一种表面覆盖单层内皮细胞、无血管成分的乳头状纤维结缔组织,可发生于任何年龄,40~80岁高发,无性别差异,由于多无特异的临床表现,常在体检作UCG或排查心源性栓塞时发现。PF瘤体较小,直径0.5~2.0cm左右,多在1cm左右,发生在心腔的瘤体较大,多个乳头状突起由一个短蒂连于心内膜上,呈典型菜花样表现,浸入盐水中呈"海葵"样,质地较脆,表面易形成血栓,血栓脱落或瘤体乳头断裂易致栓塞。本病一经诊断,宜早期手术切除,肿瘤多带蒂附着于心脏瓣膜或心内膜,易切除干净,复发率及病死率均较低。

二、病理

约77%的心脏PF起源于瓣膜,其余23%源于非瓣膜组织的心内膜表面。95%以上的心脏PF位于左心系统,主动脉瓣及二尖瓣是最常见的起源部位,占诊断病例的60%~90%,其次为三尖瓣及肺动脉瓣。成人的心脏PF最常累及主动脉瓣、二尖瓣及肺动脉瓣,儿童常累及三尖瓣。文献报道,二尖瓣最常见的肿瘤为PF(约占90%),故又称为瓣膜乳头状瘤。在非瓣膜组织起源的心脏PF中,左室壁是最常见的起源部位,但也可起源于心脏的任何地方,包括房间隔、室间隔,左心室或右心室流出道、冠状动脉开口、下腔静脉瓣及传导系统。非瓣膜组织起源的心脏PF通常单发,但也有多发的病例报道。

PF的病理学起源尚不明确,目前存在多种假说,包括血栓机化、错构瘤、赘生物、内源性及外源性刺激产生的心内膜和腱索组织反应性增生等。组织化学染色显示肿瘤内存在纤维蛋白、透明质酸和层状弹力纤维,支持心脏PF与血栓机化有关。先天性PF常合并其他先天性心脏畸形,这些证据否定了血栓机化学说,而更多支持其来源于错构瘤的假说。有报道称,心脏PF的发生与心脏手术史有明确的相关性,且病变位置多在既往手术部位附近,心脏PF也更多见于长期患有心脏疾病的老年患者,这些提示PF可能继发于一些心脏机械性损伤。另有一种观点认为,心脏PF可能继发于心内膜射线损伤,是心内膜对放射性损伤的一种迟发性反应,可与其他放射性损伤如心包炎等并存,放射性损伤相关的心脏PF的发生可经历较长的潜伏期,9~31年不等。一些心脏PF患者出现树突状细胞及巨细胞病毒阳性,提示其可能是并发于病毒性心内膜炎的一种慢性病变。

心脏PF外观呈圆形、卵圆形或不规则形,瘤体有叶状细长乳头分支,表面色灰黄,质软而松脆,类似海葵置入盐溶液中时明显,常可见到肿瘤表面血栓形成,大部分肿瘤直径不超过10mm,但也有直径达70mm的个案报道。心脏PF镜下改变具有高度特征性,形态为细乳头状的分支结构,由丝状体构成一致密的中心核,几乎均为无细胞的胶原构成,偶尔环绕黏液性基质,周边常含有粗、碎片状弹力纤维,表面覆有一层内皮细胞,可见内皮细胞增生。胶原构成的中心核与瓣叶的胶原相连续。

三、临床症状

心脏PF缺乏典型的临床表现及血流动力学表现,通常不易被诊断。非特异性临床表现包括乏力、发热、心悸、胸闷、呼吸困难、体重减轻和栓塞等。部分患者以栓塞为首发症状,而其他临床表现不明显。偶尔可见肿瘤脱落栓塞冠状动脉开口而引起心绞痛或猝死,故心脏PF也被视为猝死的病因之一。还有些肿瘤体积较小,仅在尸检或心脏手术时偶被发现。

栓塞目前被认为与PF破裂或者乳头表面纤维片段脱落相关,栓子中可以分离到肿瘤碎片,全身性栓塞可产生一系列的临床后果。左心系统的PF可造成体循环栓塞,包括脑、视网膜、冠状动脉、肠系膜、肾脏及肢体动脉栓塞,脑栓塞可引起局灶或弥漫性神经功能缺损,冠脉栓塞引起心绞痛、心肌梗死及猝死,外周血管栓塞引起肠系膜动脉缺血、肾梗死、肢体缺血。右心系统的PF导致栓塞的临床证据少见,但肺血管栓塞可以导致肺动脉高压及致死性肺栓塞。此外,在卵圆孔未闭的患者中,右心系统PF增加体循环栓塞的风险。

对血流及瓣膜功能的影响由肿瘤大小、活动度及位置等决定。反复肺水肿及心衰多见于左室及右室梗阻,暂时的房室瓣完全梗阻症状同二尖瓣或三尖瓣狭窄相似,引发晕厥或猝死。据报道,类似事件多发生于心脏PF累及主动脉瓣造成部分性或完全性左、右冠状动脉梗阻。冠状动脉阻塞可引发较少见的心律失常,包括传导系统紊乱、完全性房室传导阻滞甚至室颤。部分心脏 PF 患者心脏听诊可闻及收缩期或舒张期杂音,往往是由于肿瘤累及瓣膜或造成流出道梗阻。

四、诊断及鉴别诊断

心脏 PF 常在例行 UCG 检查、心脏手术及尸检时被偶然发现。尽管 CT 与磁共振在心脏肿瘤的探查方面已取得了进展,但 UCG 仍是目前诊断心脏 PF 最有效、便捷的检查。经食管超声心动图(transesophageal echocardiography,TEE)有着更高的敏感性,通常是在经胸超声心动图(Transthoracic echocardiography,TTE)的提示下,于外科手术前对肿瘤进行评估,包括肿瘤的位置、与周围结构的关系等。在经 TEE 中,心脏 PF 常表现为运动性的、带蒂的中等回声小团块,通常边界清楚,有特定的外观,有时内部有斑点,近边缘处点彩样,这些均与肿瘤表面的乳头状回声有关。近 50% 的心脏 PF 带蒂,若有较细的茎(<3mm)PF 就有较大的运动性,使瘤体在收缩期或舒张期可能扑动或脱垂入心腔。对于诊断 ≥20mm 的心脏 PF,TEE 的敏感性为 88.9%,特异性 87.8%,总体准确性为 88.4%。对于诊断 <20mm 的心脏 PF,TEE 的敏感性为 61.9%。近年来,三维重建 TEE 用于心脏 PF 的诊断,其性能更加优越。

本病需与其他心脏肿瘤如心脏黏液瘤,巨兰伯赘疣及血栓等鉴别。心脏黏液瘤最常见于左房,借蒂附着于卵圆孔边缘,发生在右房或心室较少见,女性发病率高于男性。从组织结构看,黏液瘤内存在血管组织,肌纤维特异性蛋白呈阳性反应。其他心脏良性肿瘤,如横纹肌瘤和纤维瘤,凭借外观很容易与心脏 PF 区分。恶性肿瘤或转移性心脏肿瘤通常侵犯心肌及心包,与心脏结构很难分离,系统性症状明显。感染性心内膜炎引起的赘生物通常伴有发热或其他系统性感染症状及体征,赘生物的外观及大小也很容易随着治疗而发生变化。

心脏 PF 还需与巨兰伯赘疣(Giant Lamblia's excrescence)鉴别。两者均可发生于半月瓣的心室侧及房室瓣的心房侧,但巨兰伯赘疣瓣膜小刺不见于半月瓣的主动脉侧,亦不发生于房室瓣的中部及房室内膜,而 PF 可以发生于这些部位,特别是房室瓣的中部而非闭锁缘。巨兰伯赘疣瓣膜小刺内为沉积的纤维素,不含黏多糖、平滑肌细胞和弹力纤维,而 PF 则含有上述成分。

五、心脏乳头状弹性纤维瘤与脑卒中的关系

脑栓塞是心脏 PF 最常见的临床表现之一,占所有症状的 15% ~25%,并可以作为首发症状。以前心脏 PF 被认为是良性,无危害的,但近年来一些尸检研究提示这类肿瘤存在一些严重并发症。由于肿瘤呈乳头状、质软、脆性高,易脱落形成栓子,同时,肿瘤表面还可以作为纤维素及血小板的聚集基质,诱导血栓形成,栓子脱落引起脑栓塞。Klarich 等人对 37 个 UCG 提示心脏 PF 的病例进行回顾性分析,发现在平均 31 个月的随访时间内,9 例发生神经系统并发症,1 例发生外周栓塞,1 例发生心梗。同一作者对无症状心脏 PF 病例进行随访,发现 31% 的无症状病例发展为有症状。在另一组 45 个心脏 PF 病例报告中,3 例出现脑血管事件。另外,散发的病例报道显示,心脏 PF 症状的出现可经历 6 个月至 30 年间不等。心脏 PF 常发生在心脏的高血流与高压力流出道,这些部位的 PF 引发脑栓塞的风险相对高于常见的黏液瘤所致的脑栓塞。

六、治疗

由于心脏PF罕见,至今尚未形成统一的治疗标准。初步的外科切除需考虑PF的大小、位置、运动性以及PF相关并发症的潜在可能性,一般认为,心脏PF常有蒂,手术容易完整切除,术后很少复发,致死率很低。对于有症状的、影像学提示位于左心系统的PF,很可能引发栓塞,外科手术切除是首先推荐的治疗方法。对于无症状的心脏PF患者,外科手术指征尚不明确。对于那些肿瘤具活动性或者因其他原因需接受心脏手术的病例,可对心脏PF予一并切除。肿瘤大于1cm并具活动性的无症状患者,发生心血管并发症的风险增加,包括栓塞及猝死,这类患者需接受根治性外科切除。而肿瘤直径小于1cm并且不活动的无症状患者,需密切随访UCG,直到出现症状或肿瘤增大或肿瘤出现活动性,可考虑外科手术切除,但目前还未达成共识。当心脏PF具有威胁生命的潜在并发症,外科切除对于这类心脏PF患者仍是最佳治疗方式,包括那些无症状患者。

如果患者手术风险较高,特别是高龄,内科保守治疗应该是首选治疗方法而非外科手术,可选择抗凝治疗或抗血小板治疗,也可联合治疗。尽管目前还没有指南来评价这些治疗的有效性,但是在外科手术实施前,这些治疗应该被使用,对于极高危患者,应该给予长期治疗,因为肿瘤表面的血栓沉淀物将引发栓塞。对于神经系统并发症的防治目前还没有明确的统一观点。当心脏PF并发大面积缺血性卒中时,延迟的心脏手术治疗有望降低术后神经系统功能恶化的风险。若同时存在颈动脉疾病需按照典型的心脏瓣膜合并颈动脉疾病治疗,推荐给予同期手术。外科手术可以完整地切除肿瘤而保留肿瘤边缘的正常组织,对于大多数患者,单纯的保留瓣膜的肿瘤切割术即可,但是当瓣叶损坏或肿瘤与瓣叶密切黏附时,需同时予瓣膜修复术或瓣膜置换术。心脏PF质脆易碎,应注意避免有创性操作可能导致的碎片及栓塞。

外科切除可能是一种治愈性的,安全可耐受的方法。目前尚未见报道心脏PF外科切除后复发。虽然心脏PF患者经外科切除后预后良好,但由于患者年龄较大,并发症多,此类患者术后的生存质量与黏液瘤患者相比仍较差。

(刘春洁 冯立群)

参 考 文 献

1. Maraj S,Pressman GS,Figueredo VT. Primary cardiac tumors. Int J Cardiol,2009,133(2):152-156.

2. Characterization CG. Management of cardiac tumors. Semin Cardiothorac Vasc Anesth,2010,14(1):6-20.

3. Plana JC. Three-dimensional echocardiography in the assessment of cardiac tumors:the added value of the extra dimension. Methodist Debakey Cardiovasc J,2010,6(3):12-19.

4. Anavekar NS,Bonnichsen CR,Foley TA,et al. Computed tomography of cardiac pseudotumors and neoplasms. Radiol Clin North Am,2010,48(4):799-816.

5. Hoey ET,Mankad K,Puppala S,et al. MRI and CT appearances of cardiac tumours in adults. Clin Radiol,2009, 64(12):1214-1230.

6. Shah DJ. Evaluation of cardiac masses:the role of cardiovascular magnetic resonance. Methodist Debakey Cardiovasc J,2010,6(3):4-11.

7. Jha NK,Khouri M,Murphy DM,et al. Papillary fibroelastoma of the aortic valve a case report and literature review. J Cardiothorac Surg,2010,5:84.

8. Bicer M,Cikirikcioglu M,Pektok E,et al. Papillary fibroelastoma of the left atrial wall:a case report. J Cardio-

thorac Surg,2009,4:28.

9. Truscelli G,Torromeo C,Miraldi F,et al. The role of intraoperative transoesophageal echocardiography in the diagnosis and management of a rare multiple fibroelastoma of aortic valve:a case report and review of literature. Eur J Echocardiogr,2009,10(7):884-886.

10. Elbardissi AW,Dearani JA,Daly RC,et al. Survival after resection of primary cardiac tumors:a 48-year experience. Circulation,2008,118(14 suppl):S7-15.

11. Nwachukwu H,Li A,Nair V,et al. Cardiac fibroma in adults. Cardiovasc Pathol,2011,20(4):e146-e152.

12. Barbetakis N,Asteriou C,Kleontas A,et al. Primary pleomorphic liposarcoma:a rare mediastinal tumor. Interact Cardiovasc Thorac Surg,2010,11(3):327.

13. Truong PT,Jones SO,Martens B,et al. Treatment and outcomes in adult patients with primary cardiac sarcoma:the British Columbia Cancer Agency experience. Ann Surg Oncol,2009,16(12):3358-3365.

14. Law KB,Phillips KRB,Cusimano RJ,et al. Multifocal "tapete" papillary fibroelastoma. J Clin Pathol,2009,62:1066-1070.

15. Bicer M,Cikirikcioglu M,Pektok E,et al. Papillary fibroelastoma of the left atrial wall:a case report. Journal of Cardiothoracic Surgery 2009,4:28.

16. Domenech A,Arenaza DP,Rivello HG,et al. Surgery for papillary fibroelstoma with uncommon location in left ventricle. Asian Cardiovasc Thorac Ann,2010,18:174-176.

17. Chia PL. Incidental finding of an aortic valve mass on 64-slice computed tomographic coronary angiography. Annals Academy of Medicine,2009,38(10):926-927.

18. Parthenakis F,Nyktari E,Patrianakos A,et al. Asymptomatic papillary fibroelastoma of the aortic valve in a young woman-a case report. Cardiovascular Ultrasound,2009,7:43.

19. Gopaldas RR,Atluri PV,Blaustein AS,et al. Papillary fibroelastoma of the aortic valve-operative approaches upon incidental discovery. Tex Heart Inst J,2009,36(2):160-163.

20. Klarich KW,Enriquez-Sarano M,Gura GM,et al. Papillary fibroelastoma;Echocardiographic characteristics for diagnosis and pathologic correlation. J Am Coll Cardiol,1997,30:784-790.

21. Zurru MC,Romano M,Patrucco L,et al. Embolic stroke secondary to cardiac papillary fibroelastoma. Neurologist,2008,14:128-130.

22. Grinda JM,Couetil JP,Chauvaud S,et al. Cardiac valve papillary fibroelastoma:Surgical excision for revealed or potential embolization. J Thorac Cardiovasc Surgl,999,117:106-110.

23. Mete A,Erbasan O,Kemaloglu C,et al. Pulmonary artery obstruction due to papillary fibroelastoma on the pulmonary valve:A rare cardiac tumor. Thorac Cardiovasc Surg,2009,57:116-118.

24. DiLorenzo WR,Donohue TJ,Ghantous AE. Papillary fibroelastoma arising from the pulmonary valve associated with pulmonary embolization. Conn Med,2008,72:143-146.

25. Le Tourneau T,Pouwels S,Gal B,et al. Assessment of papillary fibroelastomas with live threedimensional transthoracic echocardiography. Echocardiography,2008,25:489-495.

26. Gopaldas RR,Atluri PV,Blaustein AS,et al. Papillary fibroelastoma of the aortic valve. Tex Heart Inst J,2009,36:160-163.

第六章　先天性心脏病

第一节　先天性心脏病与脑卒中概述

先天性心脏病(congenital heart disease,CHD)是指在人胚胎发育时期(妊娠2~3个月内),由于心脏及大血管的形成障碍而引起的局部解剖结构异常,或出生后应自动关闭的心脏通道(在胎儿属正常)未能闭合。CHD是先天性畸形中最常见的一类,约占各种先天畸形的28%,CHD的发生率约占出生活婴的0.7%~0.8%,是儿童期最常见的心脏病,我国每年新出生的CHD患儿达15万左右。CHD的病因、发病机制目前仍未完全阐明,近年的研究显示,由于染色体和单基因异常而导致的CHD约占15%,但目前多数学者认为主要是遗传和环境两者相互作用结果所致。导致心血管畸形的因素主要有:①妊娠早期胎儿宫内病毒感染,如流行性感冒、流行性腮腺炎、风疹和柯萨奇病毒感染等;②母亲妊娠期有大剂量放射线接触史和服用致畸药物史(甲苯磺丁脲、抗癌药、抗癫痫药物等);③母亲妊娠期营养和代谢紊乱性疾病(糖尿病、高钙血症等);④引起胎儿宫内缺氧的各种慢性疾病等;⑤母亲妊娠早期有酗酒、吸毒等不良习惯;⑥环境因素,如大气、水质、毒物及放射性元素等。

CHD临床以心功能不全、发绀以及发育不良等为主要表现,肺部感染、心力衰竭及严重缺氧是小儿CHD的主要死因。出生后发现CHD的婴儿,如果不予任何治疗,约1/2在出生1年内可能死亡,其中1/3在3个月内死亡,未治疗的CHD患者平均寿命30岁左右。CHD的并发症包括肺炎、心力衰竭、肺动脉高压、感染性心内膜炎、缺氧发作、脑栓塞和脑脓肿等。存在左向右分流的CHD易发生呼吸道感染、心力衰竭、感染性心内膜炎。存在右向左分流的CHD易发生脑栓塞、脑脓肿、感染性心内膜炎。

脑卒中是CHD患儿神经系统主要并发症,以脑栓塞为主,感染性心内膜炎是重要诱发因素,尤其是在有分流的CHD如房间隔缺损(atrial septal defect,ASD)、室间隔缺损(ventricular septal defect,VSD)、动脉导管未闭(patent ductus arteriosus,PDA)以及复杂CHD中较为常见。并发脑卒中的CHD儿童多存在发绀,并有慢性缺氧和红细胞增多症,所以,卒中的原因也可能与红细胞增多导致的高黏血症相关。此外,相当一部分CHD相关性脑卒中与手术和其他介入性操作有关。CHD患儿若存活到成年仍具有脑卒中的高风险,心源性栓塞是青年脑卒中的重要病因,近年的研究提示,ASD和卵圆孔未闭(patent foramen ovale,PFO)是心源性栓塞的主要病因。

一、先天性心脏病的分类

(一)传统分类方法

主要根据血流动力学变化将CHD分为如下三组:

1. 无分流型(无发绀型)　心脏左右两侧或动、静脉之间无异常通路和分流,不产生发绀。包括主动脉缩窄、肺动脉瓣狭窄、主动脉瓣狭窄以及肺动脉瓣狭窄、单纯性肺动脉扩张、原发性肺动脉高压等。

2. 左向右分流(潜在发绀型) 心脏左右两侧血流循环途径之间有异常通道。早期由于左心体循环的压力大于右心肺循环压力,所以,血流经过异常通道从左向右分流,不出现青紫。在啼哭、屏气或任何病理情况下,肺动脉或右心室压力增高并超过左心压力时,致使血液自右向左分流,出现青紫。如 ASD、VSD、PDA、主肺动脉隔缺损以及主动脉窦动脉瘤破入右心或肺动脉等。

3. 右向左分流(发绀型) 心脏的畸形构成了左右两侧心血管腔内的异常交通。右侧心血管腔内的静脉血通过异常交通持续分流入左侧心血管腔,大量静脉血注入体循环,故可出现持续性青紫。如法洛四联症(tetralogy of Fallot, TOF)、法洛三联症、右心室双出口和完全性大动脉转位、永存动脉干等。

(二)遗传学分类

遗传性疾病共分五大类,即单基因病、多基因病、染色体病、线粒体病和体细胞遗传病,除体细胞病主要与肿瘤有关外,其余四种均与心血管病有关。

1. 单基因病 即孟德尔遗传病,包括常染色体显性遗传、常染色体隐性遗传、X 连锁遗传、Y 连锁遗传。目前约有 120 种单基因病伴有心血管系统缺陷性综合征,其中部分已确定了分子遗传缺陷的基因定位及基因突变,如常染色体显性遗传方式的马方综合征、Noonan 综合征、Holt-Oram 综合征、不伴耳聋的长 Q-T 综合征(LQT)和主动脉瓣上狭窄等;常染色体隐性遗传方式的 Ellis-Van 综合征、伴耳聋的 LQT 综合征等。

2. 染色体病 由染色体畸变所致的疾病。在人类染色体病中约有 50 种伴有心血管异常。常见的主要有 21-三体综合征(Down 综合征),该综合征心血管受累的频率为 40% ~ 50%,主要为心内膜垫缺损、VSD、ASD,TOF 和大动脉转位也有报道。18-三体综合征(Eward 综合征)心血管受累的频率接近 100%,常见的为 VSD、PDA 及 ASD,其他心脏异常包括主动脉瓣和(或)肺动脉瓣畸形、肺动脉瓣狭窄、主动脉缩窄、大动脉转位、TOF、右位心和血管异常。13-三体综合征(Patau 综合征)心血管受累的频率约为 80%,常见的有 PDA、VSD、ASD、肺动脉狭窄、主动脉狭窄和大动脉转位等。这三种综合征的大部分患儿被认为是染色体不分离所致,也与母亲生育年龄有关。

3. 多基因遗传病 是指与两对以上基因有关的遗传病,其发病既与遗传因素有关,又受环境因素影响,故也称多因子遗传。如 TOF 等。

4. 线粒体病 由线粒体 DNA 或编码线粒体结构蛋白的核 DNA 突变所致,病变累及全身多系统,以脑和横纹肌等能量代谢旺盛的器官损害为主,有些心肌病属于线粒体病。

(三)Silber 分类法

以病理改变为基础,同时结合临床和 ECG 表现对 CHD 进行分类。

1. 单纯心血管间交通 包括 ASD、Lutembacher 综合征、部分性肺静脉异位引流、完全性肺静脉异位引流、单心房、三心房、VSD,PDA 及主肺动脉隔缺损。

2. 心脏瓣膜畸形 包括主动脉瓣狭窄、主动脉瓣二瓣化畸形、肺动脉瓣狭窄、肺动脉瓣关闭不全、Ebstein 畸形及二尖瓣关闭不全。

3. 血管畸形 包括主动脉缩窄、假性主动脉缩窄、主动脉弓畸形、永存动脉干、主动脉窦瘤、冠状-静脉瘘、肺动脉畸形起源于主动脉、原发性肺动脉扩张、肺动-静脉瘘,肺动脉狭窄及永存左上腔静脉。

4. 复合畸形　包括 TOF、完全性心内膜垫缺损、大血管转位、单心室、三尖瓣闭锁及肺动脉瓣闭锁合并完整室间隔。

5. 立体构相异常(spatial abnormalities)　包括右位心合并内脏转位(dextrocardia with sinus inversus)、单纯右位心(isolateddextrocardia)、中位心(mesocardia)及左位心(levocardia)。

6. 心律失常　包括先天性房室传导阻滞、先天性束支传导阻滞、致命性家族性心律失常及预激综合征。

7. 心内膜弹力纤维增生症。

8. 家族性心肌病。

9. 心包缺失(pericardial defects)。

10. 心脏异位(ectopia cordis)和左心室憩室。

二、先天性心脏病的临床症状

(一)心力衰竭

常见的是充血性心力衰竭,特别是新生儿期心力衰竭被视为致死性的急症,多数是由于患儿有较严重的心脏缺损。由于肺循环、体循环充血,心输出量减少,患儿临床表现出面色苍白、喘憋、呼吸困难和心动过速,心率可达 160～190 次/分,血压常偏低,心脏听诊可闻及奔马律,肝大,但外周水肿较少见。

(二)发绀

由于右向左分流而使动、静脉血混合而致。在口唇、指(趾)远端及甲床、鼻尖及面颊最明显,伴有血氧分压降低、红细胞增多。

(三)蹲踞

患有发绀型 CHD 的患儿,特别是 TOF 的患儿,常在活动后出现蹲踞体征,这样可增加体循环血管阻力从而减少心隔缺损产生的右向左分流,同时也增加静脉血回流到右心,从而改善肺血流。

(四)肺动脉高压

当 ASD、VSD 或 PDA 患儿出现严重的肺动脉高压和发绀时,被称为艾森曼格综合征。临床表现为发绀、红细胞增多、杵状指(趾)、右心衰竭征象(颈静脉怒张、肝肿大、周围组织水肿等),这时患者已丧失了手术机会,唯一等待的是心肺移植。患者大多数在 40 岁以前死亡。

(五)杵状指(趾)

发绀型 CHD)几乎都伴杵状指(趾)和红细胞增多症。杵状指(趾)的机制为:肢体末端慢性缺氧、微循环障碍及代谢障碍,导致手指或足趾末端组织增生、肥厚呈杵状膨大。

(六)发育障碍

CHD 患儿往往发育不正常,表现为瘦弱、营养不良、发育迟缓、活动耐力差,发绀型 CHD 患儿由于慢性缺氧可出现精神、智能发育迟滞。

(七)其他

胸痛、晕厥、猝死多发生在复杂 CHD、伴心律失常的 CHD、伴有冠脉畸形及大血管畸形的 CHD 患者中,部分患儿可出现大量排汗。

三、先天性心脏病的并发症

(一)肺炎

是最常见的并发症。因为 CHD 患儿的肺脏长期处于充血状态,气道黏膜屏障功能损害,易患呼吸道感染并易发展为肺炎,如果肺炎治疗不及时可以诱发心衰,威胁生命。积极预防和治疗感冒、气管炎等极为重要。

(二)心力衰竭

是心功能不全的失代偿表现。表现为活动受限,喘憋及呼吸困难,端坐呼吸和夜间阵发性呼吸困难都是特征性表现。肺部感染易诱发心力衰竭,活动过多、饱食、摄盐过多等都是诱发因素。所以 CHD 患者不能过度劳累,生活要有节制、规律,不宜参加剧烈的活动。严重的 CHD 可在医生指导下口服强心药,预防心力衰竭的发生。

(三)肺动脉高压

是 CHD 患者常见的并发症。据报道,有 5%～10% 的患儿伴有不同程度的肺动脉高压,严重影响患儿的预后。CHD 患儿由于心脏缺损,心内分流,产生持续的血流动力学改变引起血管内皮损伤,诱发肺血管重塑,导致肺动脉高压。

(四)感染性心内膜炎

由于心脏畸形常伴有心内膜损伤,一旦出现菌血症,细菌可以在心内膜上停留,并生长、繁殖,造成心内膜和心瓣膜损伤,严重影响心功能并可并发体循环栓塞。防治感染尤其是溶血性链球菌感染引起的扁桃体炎、风湿性关节炎等,是预防感染性心内膜炎的关键。

(五)晕厥和缺氧发作

晕厥是复杂 CHD 特别是 TOF 患儿常见的并发症,常发生在洗热水澡或运动时,因脑部暂时性缺氧引起的,轻者晕厥持续几分钟,重者可长达数小时,伴休克且持续时间较长的有生命危险。患儿洗澡最好是盆浴,卧位,以保证大脑维持一定的血流量,一旦发作,应平卧或头低脚高位。严重的应保持这种体位送医院诊治。缺氧发作是 TOF 患儿常见的并发症,表现为进食、排便或哭闹后突发青紫加重、呼吸深慢、意识障碍、抽搐、心脏杂音减弱,频繁缺氧发作是病情加重的表现,需手术干预。

(六)脑卒中和脑脓肿

发绀型 CHD 患儿血黏度增高,在血流动力学紊乱的心腔中可形成附壁血栓,这些血栓随血流到达大脑,堵塞脑血管,引起偏瘫、失语等脑卒中表现。有右向左分流的 CHD 患者,静脉系统的栓子可经分流的通道进入体循环,引起脑栓塞。此外,低灌注和高黏血症也使 CHD 患者具有脑卒中的高风险。并发感染性心内膜炎的 CHD 患者,瓣膜的感染性赘生物脱落可引起脑栓塞,还可以引起脑脓肿。

四、先天性心脏病与脑卒中

胎儿期严重的心脏发育缺损可以影响胎儿脑的血供应。俞宏真等研究发现,CHD 患儿可发生局灶性或多发性脑梗死,局灶性梗死主要与栓子(血栓或气栓)有关,而多发性脑梗死主要由于低血压、低灌注导致的弥散性脑损伤所致。Estan 研究提示,PDA 患者双侧脑半球血流动力学存在差异,大脑中动脉供血区最易发生缺血,其中 75% 的缺血事件发生于左侧大脑中动脉。近年来,PFO 与脑梗死的关系成为研究的热点,成人的 PFO 被证实是引发缺血性脑卒中的危险因素。但是,新生儿期卵圆孔未闭合属于暂时生理性的,大多数则在出生 3 个月～1 岁后卵圆孔出现解剖性闭合,若引发新生儿脑梗死,其原因可能是合并肺动脉高压、卵圆孔的口径过大等综合因素。

五、先天性心脏病脑血流的变化与调节

低氧血症可使 CHD 的机体发生一系列适应性变化,以维持其正常的生理功能。CHD 患

者的缺氧程度差异很大,但其脑功能均能维持相对正常,脑血流的适应性变化与调节是其保持正常脑功能的主要机制之一。根据脑血流(Cerebral blood floot,CBF)的不同变化,低氧血症分为急性期和慢性期两个阶段,发生低氧血症的最初 48~72 小时为急性期,此后为慢性期。

(一)急性低氧血症期的脑血流

在急性低氧血症期,体循环血流再分配,小肠、肝、肾、脾、胰、甲状腺、躯干和皮肤的血流量减少,脑血流量增多。Iwamoto 等发现低氧血症($PaO_2 = 5.33kPa$,$SaO_2 = 50\%$)最初 2 小时,脑耗氧量($CMRO_2$)及脑氧转运量增加,脑血管阻力(CVR)降低,CBF 增加 100%~150%。2 小时后,$CMRO_2$ 及脑氧转运量降至正常,CBF 随着 CVR 的升高逐渐降低。3 小时CBF 为正常值的 150%,48~72 小时恢复到正常水平,进入慢性期。

Iwamoto 等认为,$CMRO_2$ 的暂时升高与交感神经兴奋、儿茶酚胺类递质释放增加有关,CBF 与 PaO_2、动脉血氧含量(CaO_2)显著负相关,CVR 与 PaO_2,CaO_2 显著正相关。CVR 的相关性大于 CBF,这表示 CVR 对血氧的变化比 CBF 敏感。Fredricks 等研究结果显示,脑阻力血管的内皮细胞是血氧感受器,当 PaO_2 降低时,内皮细胞内的环氧化酶途径被激活,产生前列环素、前列腺素 E2 或其类似物而不是一氧化氮,这种物质作用于血管平滑肌细胞膜上的三磷酸腺苷(ATP)敏感 K^+ 通道,导致平滑肌松弛,血管扩张,CBF 增加。

低氧血症 2 小时后,脑静脉血液浓缩,脑组织水肿。这可能与两种机制有关:①血管内皮通透性增加;②脑血管扩张,毛细血管压升高,促使液体外渗。颅内压因脑脊液的再分布而维持正常。此现象持续的时间,尚待进一步研究。

(二)慢性低氧血症期的脑血流

在慢性低氧血症期,CBF 正常或略低,其他脏器和组织血流分布同急性期。Berman 等发现,血红蛋白、血红蛋白的氧半饱和时分压(P_{50})、2,3-二磷酸甘油酯(2,3-DPG)波动是为了稳定 CaO_2,使 CaO_2 稳定在正常值的 75% 左右,不随 PaO_2 和 SaO_2 变化而改变,所以,慢性期脑血氧转运量较正常减少约 30%。通过增加脑氧摄取分数(EO_2,$EO_2 = CaO_2 - CvO_2/CaO_2$,$CvO_2$ 为静脉血氧含量),维持脑组织的氧吸收,使脑耗氧量保持在正常范围。

血细胞比容(Hct)在低氧血症发生后逐渐增加,2 周后显著高于正常值。Hct 增高导致血黏度增加,但血黏度与 Hct 并非呈线性关系。血黏度和血管几何构形决定着体内血流阻力的大小,而血管几何构形在血管阻力中的作用称血管立体阻力,血管立体阻力 = 血流阻力/血黏度($Z = R/Ea$)。当血黏度增加时,脑血管代偿性扩张,脑血管立体阻力降低,CBF 得以维持。同时,肠道等非生命器官的血流阻力和血管立体阻力增加,血流减少,促进体循环血流再分配,有利于维持正常脑血流,其发生可能与中枢介导的交感神经兴奋致血管收缩有关。Micheal 等研究结果显示血黏度增高时,脑血管立体阻力减低,脑血管血流阻力和 CBF无变化,而非生命器官的血管立体阻力无变化,血流减少。多元回归和偏回归分析显示,脑血管立体阻力与血黏度显著负相关。他们认为血黏度升高后的脑血管扩张是局部代谢因子介导的,非生命器官血流减少是血黏度升高,血流阻力增加造成的,与血管收缩无关。

(三)脑微血管

新生微血管形成是脑对慢性低氧血症的主要适应性变化,它增加微血管的密度,缩小微血管间的距离,改善组织的充氧状况。微血管形成有发芽和非发芽两种方式。Mironov 等用扫描电镜,对慢性低氧血症期的小鼠大脑皮层毛细血管网的三维几何形进行定性和定量分析,发现大脑皮层第 3 层深部、第 4 和第 5 层平均毛细血管段长度(两分支点间的长度,90.2 ±

13.9μm)显著大于第1、第2层和第3层浅部(68.1±3.5μm)和对照组(68.9±4.5μm)的长度,脑血管密度增加,纡曲和袢形成增加,未观察到圆锥样微血管芽。他们认为,该研究是在慢性期进行的,新生血管形成快,发芽过程已完成,血管芽已与其他血管连接,故难于发现圆锥样微血管芽。

新生微血管形成受诸多因子的调控。血管形成因子引发形成过程,抑制因子则终止这一过程。两种因子的平衡作用维持静止的微血管状态,但在缺氧等刺激下,经数天转变而迅速增殖。目前,已提纯、排序和克隆了8种血管形成多肽,其中,刺激内皮细胞有丝分裂的有:碱性和酸性成纤维细胞生长因子(bFGF、aFGF)、A-转化生长因子(TGF-A)、血管内皮生长因子(VEGF)、血小板衍生内皮细胞生长因子(PD-ECGF);抑制有丝分裂的有:B-转化生长因子(TGF-B)、A-肿瘤坏死因子(TNF-A)。此外,前列腺素 E1(PGE1)、PGE2、腺苷等小分子物质和铜离子复合物也具有血管形成作用。

(四)中枢性调节及其机制

低氧血症不仅通过周围化学感受器反射性兴奋延髓腹外侧(RVL)血管运动神经元,而且在化学感受器去神经后仍可以直接刺激 RVL 血管运动神经元,使交感神经兴奋,体循环血流再分配,脑血流得以维持。这是对细胞内氧减少的反应,而不是代谢产物(如乳酸、CO_2、K^+、H^+)蓄积及兴奋性神经递质释放的结果。RVL 血管运动神经元的这些反应不是缺氧后细胞功能损害的病理性结果,很可能是一种直接的细胞发放信号过程,类似于周围化学感受器缺氧信号的发放。这些神经元被高度血管化,其胞体被毛细血管贯穿,具有丰富的线粒体,对 CO_2 和 H^+ 刺激不敏感,而对低氧血症敏感,信号表达需动脉血氧含量变化的刺激。所以,Sun 等认为 RVL 血管运动神经元是中枢氧感受器。

Suhmitt 等对慢性期儿茶酚胺能脑干区如背正中延髓、RVL、蓝斑等部位酪氨酸羟化酶(TH)和去甲基肾上腺素(NE)进行定量分析,发现上述部位 TH 和 NE 均增加,由此认为,中枢神经系统参与了对慢性低氧血症期的适应性调节。腺苷是 ATP 分解产物,在细胞内形成并迅速释放到细胞外,与其 A2 受体结合,引起脑血管扩张,CBF 增加,所以腺苷是代谢性扩血管物质。

六、发绀型先天性心脏病与脑卒中

发绀型 CHD(CCHD)由于血流动力学改变,引起缺氧发作、心力衰竭,甚至导致死亡。也可由于血液流变学改变,引起血液高黏滞综合征、脑栓塞、脑脓肿、出血倾向,可导致瘫痪、死亡。研究 CCHD 血液流变学变化特征及其发生机制,对于防治并发症,降低病残率和病死率有着重要的临床意义。

(一)发绀型 CHD 血液流变学改变的病理生理基础

1. 继发性红细胞增多症　任何一种右向左分流的 CHD 都可引起发绀。由于动脉血氧含量降低,刺激骨髓增生造血,以增加红细胞代偿性提高单位血容量的携氧能力。但如红细胞增加过多,HCT 超过70%以上时,血液黏度急剧上升,使血液循环驱动发生困难,形成高黏滞综合征,由此引起:①心脏负荷增大,体循环血液减少,组织供氧降低;②末梢血流淤滞,各器官血栓形成,脑梗死较为多见;③弥散性血管内凝血,出血倾向,其中以肺出血最多见。

2. 中枢神经系统并发症　发绀型 CHD 患儿 HCT 升高,脑部血流变得缓慢,血液易凝聚形成脑血栓,进而形成脑梗死,如细菌停留在脑梗死处则形成脑脓肿。Thomas 等研究指出,患儿的大脑血流量在 HCT 为47%～53%时较36%～46%时大大降低。当法洛四联症患儿的 HCT>70% 时,脑血管事件发生率明显增高。Phornphut-kult 统计,CCHD 患儿脑血管事件发生率为 1.6%,并多见于婴幼儿,其临床表现为瘫痪、癫痫发作、智力障碍、脑电图异常、发热、惊厥、昏迷、最终死亡。

3. 其他器官血栓病变　发绀型 CHD 患儿由于血液黏度增高,末梢血流淤滞,全身各器官均可形成血栓。Yeager 和 Frecd 报道,单心室,大动脉错位患者并发心绞痛者 2 例,法洛四联症患儿并发心肌梗死 1 例,前者经等血容量稀释法治疗,除去过剩红细胞后心绞痛均治愈,后者经抢救治疗无效死亡。尸检确诊为后侧壁心肌梗死。此外,曾有报道发绀型 CHD 患者并发肠系膜动脉栓塞,肠缺血坏死而需肠切除治疗。

4. 相时性缺铁性贫血　低氧血症刺激骨髓造血,使体内铁储备减少,造成相对性缺铁性贫血。一般认为,发绀型 CHD 患儿的血红蛋白为 100~130.9/L(100%~139%)时,即呈相对性缺铁性贫血。患儿的红细胞呈小细胞低色素性,红细胞刚性增高,变形能力降低,透过毛细血管困难,使血液黏度进一步呈指数曲线升高,加重了高黏滞综合征的病理生理改变。很多临床资料表明,这种贫血不仅使患儿缺氧加重,而且使脑血管事件发生率增高。

多数学者认为,发绀型 CHD 并发相对性缺铁性贫血是导致高黏滞综合征的重要发病机制之一,但少数作者持反对意见。Palart 认为,红细胞增多症的高黏滞现象与低色素小细胞贫血无关。Birgegard 指出,原发性红细胞增多症放血治疗时,缺铁对血黏度没有影响。

5. 出血倾向　发绀型 CHD 患儿血液黏滞度过度增高后,全身各器官微血栓形成,在弥散性血管内凝血的过程中,消耗了大量血小板,致使血小板计数减少,血块收缩不良。此外,低氧血症使肝脏制造凝血因子和纤维蛋白原产生障碍。如发绀型 CHD 患儿的凝血因子 V、Ⅷ降低,纤维蛋白原减少,凝血酶原时间、部分凝血活酶时间、凝血时间等均延长。患儿血液中尚可查到冷沉淀纤维蛋白原和纤维蛋白原降解产物。发绀型 CHD 患儿临床若出现出血倾向,以肺出血最多见。在患儿外科手术时,出血、渗血明显,是手术早期死亡原因之一。

(二)无脾伴发绀型 CHD 综合征与脑卒中

无脾伴发绀型 CHD 综合征又称无脾综合征、脾脏发育不全综合征、先天性脾缺如伴房室和内脏转位综合征。其特征是先天性脾脏发育不全或无脾伴有心脏、大血管畸形,兼有腔、肺静脉反流异常,同时合并有胸腔内脏位置异常。李占魁等曾报道一例无脾综合征合并右位心和脑梗死的患儿。该患儿为 9 月女婴,以反复呼吸道感染住院,入院查体发现:口周及指、趾端发绀,杵状指趾。右胸前稍隆起,胸骨右缘 2~3 肋间可触及震颤,心界向右扩大,可闻及 4/6 级粗糙的收缩期杂音,向颈部及背部传导,肝右肋下 3cm。辅助检查:RBC 及 Hb 轻度增高;ECG 示心房及心室肥大,以右室肥大为主,T 波改变;UCG:右位心,单心室(AⅡ型),肺动脉狭窄,ASD(中央型);腹部 B 超:肝脏左右对称呈水平位,未探及脾脏声影,腹主动脉、下腔静脉呈前后排列左右反位。胸部正位片:心脏大部分位于右侧胸腔,心尖指向右下方,右心增大。患儿住院期间出现肢体活动障碍、昏迷、抽搐发作,双眼向左凝视,去皮层强直状态等表现,CT 示双侧额、颞、顶叶脑梗死。无脾综合征的心脏畸形属发绀型 CHD,常继发红细胞增多,常见的中枢神经系统并发症有脑脓肿、脑卒中等。脑血管栓塞一般发生于小于 2 岁的患儿,其可能与红细胞增多症导致血液高黏滞度有关。Tomiyama 等认为血浆黏滞度是影响脑血流的重要因素,已通过实验证实,血液稀释疗法(以低分子右旋糖酐或乳酸林格液进行稀释)能迅速降低血液黏度,增加脑血流。近年来,随着 CHD 患儿生存率提高,中枢神经系统并发症日趋明显,这与不稳定的血流动力学改变和低灌注所造成的严重脑供血障碍关系密切。

七、先天性心脏病合并感染性心内膜炎与脑卒中

感染性心内膜炎(infective endocarditis,IE)易发生于原有心脏结构异常的心脏,文献报道,VSD 比其他类型的 CHD 易患 IE。由于心脏内产生不正常的湍流,经常冲击心腔某些部位的内面,使局部遭受机械性损伤,引起纤维组织增生,凝血机制激活,局部血小板和纤维蛋白聚集,形成赘生物。赘生物是细菌栖息和繁殖的温床,并不断地散落菌簇污染血流引起菌血症。CHD 合并 IE 若不及时发现或处理不当将引起严重并发症,如脑栓塞、脑脓肿。心源性栓子通常累及大脑中动脉分布区域,也可累及枕叶以及胼胝体。

抗生素的有效应用使风湿性心脏病合并 IE 的发病率减少,而 CHD 合并 IE 的发病率上升并已超过前者,且并发症和病死率较高,单独药物或介入治疗治愈率低,易复发。CHD 合并 IE 外科手术治疗虽有一定风险,但早期诊断及手术可达到较好疗效。有中枢神经系统并发症者,因体外循环可影响机体凝血机制,手术时机的选择存在分歧。文献报道,脑出血或脑栓塞后 4 周手术风险明显降低,

郭等对 30 例 CHD 合并 IE 病例进行回顾性分析,入院时发热 >1 周者 21 例,有心脏杂音者 28 例,4 例皮肤有出血点,脾大 5 例。5 例合并栓塞,其中脑栓塞 3 例、肢体动脉栓塞 2 例。术前心功能 NYHA 分级Ⅱ级 4 例,Ⅲ级 20 例,Ⅳ级 6 例。入院后给予抗生素治疗、手术治疗。结果:治愈率 90%(27/30),病死率 10%(3/30),术后早期死亡 2 例分别死于心力衰竭和脑出血。本组 3 例脑栓塞患者均于栓塞 4 周后手术,术后恢复良好,未见新发脑部并发症。

八、先心病脑损伤的监测与评估

(一)经颅多普勒超声技术

CHD 因血流动力学和血液流变学改变,多数患者脑血流量下降,明显影响中枢神经系统功能,可引起不同程度的神经系统症状和体征,影响预后。应用经颅多普勒超声技术(TCD)监测脑血流变化,不仅可以指导发绀型 CHD 术前内科保守治疗,亦可用于各型 CHD 手术和心导管治疗中的脑血流动态监测及栓子监测,以便及时干预,改善预后。

1. 发绀型先天性心脏病高黏滞血症的监测 发绀型 CHD 常继发红细胞增多症。血细胞比容 >0.5 时,患儿发生高黏滞综合征,这时血液驱动困难,脑血流下降,组织器官血供、氧供减少。临床可利用 TCD 监测并及时筛选出脑血流障碍者,给予适当治疗,对防止中枢神经系统并发症十分有益。

2. 动脉导管未闭的监测 PDA 患者的肺血流增加,导管的左向右分流改变了由颈内动脉供应的颅内血管的血流,其较特异性的变化是舒张期血流减低、缺失或逆向,这一现象称为脑循环盗血。Rodriguez 等研究证实,婴儿和新生儿动脉导管成功关闭后,大脑中动脉的血流速度增加,舒张期血流速度增加 40% 以上,此现象在中-大型 PDA(直径 >3mm)伴低压力梯度(<30mmHg)时尤为明显。因此,瞬时脑血流速度的增加及收缩期流速/平均流速比率减少可证实 PDA 成功关闭。在新生儿或小婴儿应用导管法或手术关闭导管时,经食管心脏超声放置探头困难,而 TCD 技术将有重要帮助。

(二)磁共振质子波谱

磁共振波谱(MRS)是迄今为止唯一能无创伤地探测活体组织化学特性的检测手段,能测出不同化合物在强磁场作用下所产生的不同化学位移,通常用 ppm 表示峰值,从而对机体

内多种不同化合物进行相对定量分析。其中利用^{1}H 原子核的磁共振波谱称为磁共振质子波谱(^{1}H-MRS)，与 MRI、CT 和脑血管造影等结构性影像技术相比，^{1}H-MRS 提供了神经元的完整性、细胞的增生和衰变、能量代谢以及脑组织或肿瘤组织坏死等不同信息。在许多疾病中，代谢改变先于病理形态改变。由于 MRS 对代谢改变的潜在敏感性高，故能早期提供信息以检测病变。慢性缺氧造成的脑损伤应用常规 MRI 检查方法难以发现。^{1}H-MRS 对发绀型 CHD 患儿的脑组织进行监测，可反映脑组织代谢的异常，目前^{1}H-MRS 测定的常见物质有乙酰天冬氨酸（NAA）、乳酸（Lac）、胆碱类复合物、肌酸/磷酸肌酸（Cr）肌醇、谷氨酰胺、谷氨酸盐等，可以通过各代谢物波峰下面积大小变化或各代谢物比值变化作出诊断。

1. NAA 位于波谱 2.0ppm 处，是正常波谱中最大的峰。NAA 主要位于成熟神经元内，是神经元的内标记物。NAA 减少可能是由于神经损害和线粒体功能失调所致。此外，还可能由于细胞膜的破坏，NAA 被酶水解而减少。

2. Lac 位于 1.3ppm 附近，一般不能测得。在正常脑组织中，细胞能量代谢以有氧氧化为主，脑内乳酸水平很低。病理情况下，如能量代谢改变时（缺血缺氧性脑病、脑梗死、线粒体脑病、部分脑肿瘤、脑脓肿等），因为有氧代谢不能正常进行，无氧酵解增加，则可出现异常的乳酸峰。当 Lac 峰出现并加深时，标志着脑组织发生了缺血缺氧改变。

3. Cr 位于波谱 3.0ppm 处，Cr 包括肌酸和磷酸肌酸，为能量代谢产物，在脑组织中其浓度比较稳定，可作为脑组织^{1}H-MRS 的内参照物。

发绀型 CHD 患儿由于长期处于低血氧的内环境中，虽然有一定的代偿机制和对缺氧的耐受性，但神经元的代谢功能与正常血氧儿童有不同程度差异的。倪俊研究发现，发绀型 CHD 患儿与对照组儿童相比，NAA/Cr 比值降低，且降低的程度与发绀严重程度成正比，即发绀程度越严重，NAA/Cr 比值降低越明显。发绀型 CHD 患儿由于长期处于低血氧的内环境中，血液黏滞度增高，血流速度减慢，脑神经元在缺氧、缺血、炎症介质代谢产物及氧自由基等作用下，出现代谢障碍功能异常。NAA/Cr 的降低可能是由于正常神经元数量的减少或髓鞘破坏导致，反映了慢性缺氧对神经元的功能损害。

倪俊研究还发现，发绀型 CHD 患儿脑组织^{1}H-MRS 波谱中能检测到不同峰值的乳酸峰，Lac/Cr 高于对照组儿童，严重发绀型 CHD 患儿的 Lac/Cr 又高于轻、中度发绀型患儿。显示慢性缺氧可引起脑组织代谢改变及乳酸增高，且缺氧程度越严重，乳酸峰值越高。这可能是因为发绀型 CHD 患儿血氧浓度低，脑组织存在不同程度缺氧，从而使线粒体功能异常导致细胞呼吸链代谢异常，ATP 形成障碍，不能为细胞活动提供充足的能量，组织代谢缺氧，通过无氧酵解途径合成 ATP 补足能量，并产生乳酸。MRS 在脑内检出乳酸峰，正是直接反映了脑部缺血缺氧的病理生理过程。有文献报道，在 MRI 表现正常的区域内已可发现乳酸含量增高，这提示 MRS 有助于早期发现脑组织缺血缺氧后的代谢改变，同时也支持了代谢变化早于形态学改变。

发绀型 CHD 患儿脑组织存在 NAA 及 Lac 的代谢异常，需要早期选适当时机进行 CHD 纠治术，神经营养药物或其他改善脑组织氧供的方法可使患儿的脑功能损伤减小，改善患儿的生存质量。

（三）脑电图、脑干听觉诱发电位

小儿 CHD 可因长期低氧-缺氧血症导致不同程度的脑损害，出现脑电图（EEG）和（或）脑干听觉诱发电位（BAEP）的异常。

1. 先天性心脏病患儿 EEG 变化 临床应用 EEG 评价 CHD 患儿脑功能损害已多年。

Cohen 等报道,在 132 例 CHD 患儿中 EEG 异常率为 23.7% ~ 76.8%,其中发绀型 CHD 异常率为 70% ~ 85.7%,非发绀型 CHD 异常率为为 27.3% ~ 72.6%,EEG 常为慢波活动、慢波灶、偶有癫痫样放电,约 1/3 为阵发性或局灶性异常。温恩懿研究结果提示,发绀型 CHD 组 EEG 异常率为 80%,非发绀型 CHD 组为 30%,发绀型组高于非发绀型组,且差异显著($P <$ 0.05)。EEG 异常类型为弥漫性或慢波活动为主。上述研究表明,CHD 可损害患儿脑功能,且发绀型较非发绀型重。

2. 先天性心脏病患儿 BAEP 的变化　BAEP 用于 CHD 患儿中枢神经系统功能状况的评价少见报道。Sunaga 等对 142 例 <11 个月的 CHD 患儿,进行 BAEP 研究,结果显示,I-V 波波峰间潜伏期(IPL)较健康儿显著延长,并与动脉氧分压和氧饱和度呈负相关,认为慢性缺氧是 CHD 患儿脑干发育延迟的重要因素。

李宏向等的研究表明,1 岁以内非发绀型 CHD 患儿听觉通路的周围部分(听神经)及中枢部分(脑桥、中脑)发育均延迟,而发绀型 CHD 患儿听神经发育正常,脑桥及中脑发育延迟。中枢发育延迟可能因低氧血症的适应性机制完全建立前,神经元胞体增大、轴突加长以及髓鞘形成受阻,而这种延迟在短期内难以恢复。非发绀型 CHD 和发绀型 CHD 患儿在神经发育的差异可能与下列情况有关:听觉通路成熟顺序是向心性的,外周部分较中枢部分先成熟,非发绀型 CHD 生后即有体循环血流量减少,可能影响整个听觉通路的发育;发绀型 CHD 患儿大多在生后 3 ~ 6 个月出现发绀,而此时 I 波已发育成熟,其确切机制有待探讨。

3. 先天性心脏病患儿 EEG 与 BAEP 变化关系　温恩懿研究发现,CHD 患儿的 EEG、BAEP 变化并非完全同步:①EEG 异常者 BAEP 均有改变;②EEG 正常者有部分 BAEP 异常;③BAEP 正常者 EEG 均正常。提示 BAEP 变化较 EEG 变化似乎敏感性更高,可能更敏感反映中枢神经系统功能状况。研究结果还提示,CHD 对脑干的影响较其他部位为多,EEG 或 BAEP 单一指标的检测不能全面反映 CHD 对患儿脑功能影响,联合检测有利于全面了解脑功能状况。

综上所述,CHD 患儿可伴有脑功能异常,随着年龄增长,CHD 所导致的慢性低氧-缺氧对患儿的影响依然存在,对 CHD 患儿早期干预,可能有利于保护患儿的脑功能。

九、预防策略

针对 CHD 脑损伤的不同时期的预防,学者们提出了相应的神经监测策略,并建议对这些高危人群进行系统管理。这些策略包括:①早期识别遗传因素和神经病变,对患儿的神经系统的状态做出评估;②在手术前尽可能对患儿进行神经影像学检查,从各种异常显像中界定出脑损伤高危人群;③在 CHD 手术中应用 TCD 监测脑血流灌注情况,使用新式单导联 EEG 系统,持续进行 EEG 监测;④不断地改进手术技术,包括使用交替灌注技术,使脑损伤减至最小;⑤采取积极措施,避免温度过高及低氧血症;⑥术后管理包括癫痫的预防和控制、合理护理等。医学界期待神经监测模式的进一步发展,将有助于早期识别脑缺血,并提供预防脑损伤的理想阈值。

(陈明盈　冯立群)

───────────── 参 考 文 献 ─────────────

1. 张荣娜,张肖民,陈庶伟.30 例新生儿脑梗死围生期因素的分析.中国妇幼保健,2011,26(21): 3275-3276.

2. Estan I, Hope P. Unilateral neonatal cerebral infarction in full term in-fants J. Arch Dis Child Fetal Neonatal, 1997, 76:88-92.

3. 俞宏真, 李奋. 儿童先天性心脏病脑功能损害评估. 实用儿科临床杂志, 2011, 26 (1) :57-60.

4. 李宏向. 先天性心脏病脑循环变化与调节. 国外医学:儿科学分册, 1997, 24 (6) :298-300.

5. Schmitt P, Pequignot J, Garcia C, et al. Regional specificity of the long-term regulation of tyrosine hydroxylase in some catecholaminergic rat brainstem areas. I. Influence of long-term hypoxia. Brain Res, 1993, 611 (1) :53-60.

6. Dalinghous M, Knoester H, Gratama JW, et al. Effect of increased w-hole blood viscosity on regional blood flows in chronically hypoxemic lambs. Am J Physiol, 1994, 267 (36) :H471-476.

7. Iwamoto J, Curran Everett DC, Krasney E, et al. Cerebral metabolic and pressure-flow responses during sustained hypoxia in awake sheep. J Appl Physiol, 1991, 71 (4) :1447-1453.

8. Fredricks KT, Liu Y, Rush NJ, et al. Role of endothelium and arterial K + channels in mediating hypoxic dilation of middle cerebral arteries. Am J Physiol, 1994, 267 (36) :H580-586.

9. Berman W, Wood SC, Yabek SM, et al. Systemic oxygen transport in pat ients with congenital heart disease. Circulation, 1987, 75 (2) :360-810.

10. Chen RY, Carlin RD, Smichon S, et al. Effects of dextran-induced hyperviscosity on regional blood flow and hemody-namics in dogs. Am J Physiol, 1989, 256Z (25) :H898-905.

11. Sun M K, Reis DJ. Hypoxia selectively excites vasomotor neurons of rostral ventrolateral medulla in rats. Am J Physiol, 1994, 266 (35) :R245-256.

12. Sun MK, Jeske IT, Reis DJ. Cyanide excites medullary Sympathoexcitatory neurons in rats. Am J Physiol, 1992, 262 (31) :R182-189.

13. Nilsson GE, Hylland P, Lofman CO. Anoxia and adenosin induce i-ncreased cerebral blood flow rat e in crucian carp. Am J Physiol, 1994, 267 (36) :R590-595.

14. 李占魁, 柯华, 李静, 等. 无脾综合征合并右位心和脑梗塞 1 例. 中国当代儿科杂志, 2008, 10 (1) : F0003-F0004

15. 张清友. 发绀型先天性心脏病的内科诊治进展. 新医学, 2004, 35 (5) :309-310.

16. Tomiyama Y, Brian JE Jr, Todd MM. Plas maviscosity and cerebral blood flow. Am J Physiol Heart Circ Physiol, 2000, 279 (4) :H 1949-1954.

17. Plessis AJ. Neurologic complications of cardiac disease in the new born. Clin Perinato, 1997, 24 (4) :807-826.

18. 石秀兰, 姜红, 李自普. 儿童感染性心内膜炎 53 例. 实用儿科临床杂志, 2000, 15 (3) :149-151.

19. 陈源, 钱永如. 感染性心内膜炎的诊断治疗及预后. 实用儿科临床杂志, 1995, 10 (1) :37.

20. 杨思源. 小儿心脏病学. 北京:人民卫生出版社, 1994:383.

21. 郭瑞明, 张伟华, 乔晨晖, 等. 先天性心脏病合并感染性心内膜炎 30 例诊治分析. 中国实用诊断与治疗杂志, 2011 (1) :31-35.

22. Campus G, Salem A, Uzzau S, et al. Diabetes and periodontal disease:a case-control study. J Periodontol, 2005, 76 (3) :418-425.

23. Saremi A, Nelson R G, Tulloch-Reid M, et al. Periodontal disease and mortality in type 2 diabetes. Diabetes Care, 2005, 28 (1) :27-32.

24. Massaro An N, EL-dib M, Glass P, et al. Factors associated with adverse neurodevelopmental outcomes in infants with congenital heart disease. Brain Dev, 2008, 30 (7) :437-446.

25. 李云娟. 小儿先天性心脏病的脑血流监测新进展. 国外医学:儿科学分册, 2004, 31 (2) :62-64.

26. Rodriguez RA, Cornel G, Hosking MC, et al. Cerebral blood flow velocity during occlusive manipulation of patent ductus arteriosus in children. J Neuroimaging, 1999, 9 (1) :23-29.

27. 俞宏真, 李奋, 朱铭. 紫绀型先天性心脏病患儿脑组织磁共振波谱研究. 临床儿科杂志, 2011, 27 (7) : 630-634.

28. 倪俊,王建明,李舜伟.质子磁共振波谱在神经系统疾病中的应用.北京医学,2004,26(2):78-80.

29. Burlina AP,Aureli T,Bracco F,et al. MR spectroscopy:a powerful tool for investigating brain function and neurological diseases. Neurochem Res,2000. 25(9-10):1365-1372.

30. Biton IE,MayK A,Assaf Y,et al. Structural changes in glutamate cell swelling followed by multiparametricqspace diffusion MR of excised rat spinal cord. Magn Reson Imaging,2004,22(5):661-672.

31. Bates TE,Strangward M,Keelan J,et al. Inhibition of N-acetylaspartate production:implications for 1 H MRS studies in vivo. Neuro repor,1996,7(8):1397-1400.

32. 李宏向,张纪芸,周苏萍.先天性心脏病患儿脑干听觉诱发电位的研究.中国实用儿科杂志,1998,13(6):357-358.

33. Sunaga Y,Sone K,Nagashima K,et al. Auditory brainstem responses in congenital heart disease. Pediatr Neurol,1992,8:437-440.

34. 温恩懿,赵聪敏,王春燕.小儿先心病中 EEG 和 BAEP 的临床评价.激光杂志,2001,22(4):54-56.

35. John K,Bachman DS,Cooper RF,et al. Electroencephalographec abnormalities in children with congenital heart disease. Arch Neuorl,1985,42(8):794-796.

第二节　室间隔缺损与脑卒中

室间隔缺损(Ventricular Septal Defect,VSD)是指两个心室的间隔组织完整性遭到破坏,致左右心室之间形成异常交通,可以发生在室间隔的任何解剖部位,有先天性和后天性之别,临床上常见的是先天性 VSD。先天性 VSD 可作为单独畸形存在,也可以是其他复杂心脏畸形的一个组成部分,如法洛四联症、完全性房室管畸形、大动脉转位、三尖瓣闭锁和永存动脉干等。VSD 是发病率最高的先天性心脏病(CHD),约占 CHD 的 20%,VSD 在新生儿中的发生率约为 0.2%,约占新生儿 CHD 的 12%~20%。后天性 VSD 的一般是由于心脏穿透性损伤伤及室间隔,如急性心肌梗死造成的室间隔穿孔。

一、病因与发病机制

胚胎发育至第 1 月末,管型的单腔心脏即有房室之分。第 2 个月初,原始心腔开始分隔,伴随心房间隔的形成,心室底部出现原始心室间隔肌肉部,沿心室前、后缘向上生长,逐渐把心室腔一分为二,其上方中央部尚保留有半月形的室间孔。随着心腔的发育,室间孔逐渐缩小,正常在第 7 周末,由向下生长的圆锥隔、扩大的背侧心内膜垫右下结节以及发育的窦部间隔相互融合,闭合室间孔,形成完整的心室间隔,将左右心室腔完全隔开。如果在此发育过程中出现异常,即会造成相应部位的心室间隔缺损。一般系单个缺损,偶见多发者。

二、病理改变

(一)病理解剖及分类

VSD 的缺损常在 0.1~3cm,位于膜部者较大,肌部者较小。缺损若 <0.5cm 则分流量较小,多无临床症状。缺损小者心脏大小可正常,缺损大者左心室明显增大。共同心室是室间隔膜部及肌部均未发育,或为多个缺损并存,临床罕见。目前临床常用以下分类:

1. 根据缺损大小分类

(1)小缺损:缺损口径小于主动脉口径的 1/3,或面积小于 0.5cm^2/m^2 体表面积。

(2)中等缺损:缺损口径为主动脉的 1/3~2/3,面积在 0.5~1.0cm^2/m^2 体表面积。

（3）大缺损：缺损口径接近于主动脉口径，面积大于 $1.0cm^2/m^2$ 体表面积。

2. 根据缺损部位分类

（1）膜部缺损：膜部缺损约占 VSD 的 79%，还可分为：①单纯膜部缺损：为膜部间隔的小缺损，边缘为白色纤维组织及三尖瓣的腱索和小梁；②膜周部缺损：位于室上嵴的下方，缺损常较大，此型最多，约占 VSD 的 60%；③隔瓣后缺损：位于右心室流入道，三尖瓣隔瓣后方，缺损也较大，约占 VSD 的 20%。

（2）漏斗部缺损：也称作嵴部 VSD，漏斗部缺损发生率约 20%，可分为：①干下型：位于室上嵴上方，主动脉瓣及肺动脉瓣之下，少数病例合并主、肺动脉瓣关闭不全；②嵴内型：位于室上嵴内，四周为完整的肌肉组织。

（3）肌部缺损：又称 Roger 病，肌部缺损很少见。缺损位于室间隔肌部的光滑部或小梁化部，位置低，四周肌肉性边缘，形态大小不一。室间隔心肌收缩时缺损变小，故左向右分流量小。

3. 根据胚胎发育形态学特征分类 分为：①膜周部缺损；②干下缺损；③漏斗部缺损；④肌部缺损。

（二）病理生理改变

VSD 引起的病理生理学改变及血流动力学改变主要取决于缺损的大小、位置以及体循环和肺循环阻力的变化。其中较小的 VSD 不会引起明显的血流动力学改变，不易引起肺动脉高压及心室负荷的明显增加，此为低阻力的限制性 VSD，多数无症状或仅有轻微的症状，ECG 常常表现为左室高电压。中等大小的 VSD 可以引起明显的左向右分流，肺血流量增多，肺动脉压增高，双心室的容量负荷都有不同程度的增高，可以引起心室腔的扩大。这种患者要及时治疗，以防止晚期形成严重的肺动脉高压，导致右向左分流，而失去治疗的机会。这类患者在婴幼儿期易患肺部感染、感染性心内膜炎（infective endocarditis）等。ECG 主要表现为左心室肥厚或双心室肥厚。较大的 VSD 易引起明显的血流动力学改变，早期就可引起双侧心室的增大，很快进展为重度肺动脉高压，当右心室压高于左心室，引起右向左分流，形成艾森曼格综合征（Eisenmenger's syndrome）而失去治疗机会。较大的 VSD 在 ECG 上多表现为右心室肥厚或右束支传导阻滞等改变。

三、临床表现及诊断

（一）临床表现

1. 症状 缺损小者，可无症状。缺损大者，症状出现早且明显，可影响患儿的生长发育。常见的症状有气促、呼吸困难、多汗、喂养困难、乏力和反复肺部感染，严重时可发生心力衰竭。有明显肺动脉高压时可出现发绀。本病易罹患感染性心内膜炎。

2. 体征 典型的体征为胸骨左缘Ⅲ～Ⅳ肋间闻及 4～5 级粗糙的收缩期杂音，向心前区传导，伴收缩期细震颤。若分流量大时，心尖部可有功能性舒张期杂音，肺动脉瓣第二音亢进及分裂。当左心室扩大后，心尖搏动增强并向左下移位，心界向左下扩大。有严重的肺动脉高压时，肺动脉瓣区有相对性肺动脉瓣关闭不全的舒张期杂音，原来的 VSD 收缩期杂音可减弱或消失。出现艾森曼格综合征后可见中央型发绀及杵状指。

（二）辅助检查

1. X 线检查 中度以上缺损者心影轻～中度扩大，左心缘向左向下延长，肺动脉圆锥隆出，主动脉结变小，肺门充血。出现重度肺动脉高压后，心影扩大反而不显著，肺动脉粗大，远端突然变小,分支呈鼠尾状,肺野外周纹理稀疏,为肺血流量减少表现。

2. 心电图检查 小缺损 ECG 正常或电轴左偏。缺损较大,随分流量和肺动脉压力增大 ECG 出现左心室高电压或左右心室肥厚。严重肺动脉高压者显示右心肥厚伴劳损。

3. 超声心动图 UCG 是诊断 VSD 最有价值的手段。可发现左心房、左右心室内径增大,室间隔回声连续中断,可明确 VSD 的部位、大小,发现跨室间隔的分流状态。多普勒超声由缺损的右心室面向缺损处和左心室面追踪可探测到湍流频谱。

4. 心导管检查 由于超声技术进步,心导管术已很少用于 VSD 的诊断,除非合并于某些复杂先心病和出现艾森曼格综合征,可能需要心导管检查。心导管检查可发现右心室水平血氧含量高于右心房 0.9% 容积以上,依分流量的多少,肺动脉或右心室压力有不同程度的增高,偶尔导管可通过缺损到达左心室。

(三)诊断与鉴别诊断

根据临床症状、胸骨左缘听到收缩期心脏杂音,结合 UCG 所见可明确诊断。UCG 不仅可以明确 VSD 的部位及大小,还能评价心脏功能,是否合并其他心脏畸形,是否有其他合并症如心内膜炎等。诊断 VSD 时需与以下疾病鉴别:

1. ASD 原发孔 ASD 与 VSD 大缺损不易鉴别,尤其是伴有肺动脉高压者。原发孔缺损的杂音较柔和,常是右心室肥大,伴有二尖瓣分裂的可出现左心室肥大,ECG 常有 P-R 间期延长。UCG 检查可以鉴别,但有时需作心导管检查明确。继发孔缺损杂音较柔软,部位在胸骨左缘第 2 肋间,多无震颤。ECG 示不完全右束支传导阻滞或右心室肥大,一般无左心室肥大。

2. 肺动脉口狭窄 漏斗部型的肺动脉口狭窄杂音常在胸骨左缘第 3、4 肋间听到,易与 VSD 的杂音相混淆。但前者肺 X 线检查示肺循环不充血,肺纹理稀少。右心导管检查可发现右心室与肺动脉间的收缩期压力阶差,而无左至右分流的表现,可确立前者的诊断。室间隔缺损与漏斗部型的肺动脉口狭窄可以合并存在,形成所谓"非典型的法洛四联症",且可无发绀,UCG 也可发现上述畸形。

3. 主动脉口狭窄 主动脉瓣下狭窄的杂音位置较低,可在胸骨左缘第 3、4 肋间听到收缩期杂音,又可能不向颈动脉传导,需与 VSD 杂音相鉴别。UCG 可协助诊断。

4. 原发性肥厚梗阻型心肌病 原发性肥厚梗阻型心肌病有左心室流出道梗阻者,可在胸骨左下缘听到收缩期杂音,其位置和性质与 VSD 的杂音类似,但此杂音在下蹲时减轻,半数患者在心尖部有反流性收缩期杂音,脉搏呈双峰状。X 线示肺部无充血,ECG 示左心室肥厚、劳损及异常深的 Q 波,UCG 见室间隔明显增厚、二尖瓣前叶收缩期前移,心导管检查未见左向右分流,而左心室与流出道间有收缩期压力阶差,选择性左心室造影示左心室腔小,肥厚的室间隔凸入心腔。

5. 动脉导管未闭 高位 VSD 合并主动脉瓣脱垂和关闭不全者易与典型动脉导管未闭(PDA)混淆。前者杂音为双期,主动脉结不明显;后者杂音为连续性,主动脉结增大。动脉导管未闭伴有肺动脉高压仅有收缩期杂音及震颤者,与高位 VSD 鉴别较为困难。前者脉压较大,杂音位置较高,主动脉结显著。除 UCG 检查外,较可靠的方法是左心室或逆行性主动脉造影。

四、治疗

(一)手术指征

VSD 有自愈的可能性,一般发生在 3 岁以内,尤其是 1 岁以内,随着年龄增长,VSD 自愈的可能性减少。小的缺损自愈率高,大的缺损自愈率低。合并肺血管改变或肺动脉高压者很难自愈,干下型缺损未见自愈者,且容易发生主动脉瓣脱垂。尽管 0.5cm 以下的 VSD 对血流动力学影响不是很大,但是这类疾病的并发症如反常性栓塞、感染性心内膜炎和脑脓肿好发于成年患者,尤其是 60 岁以后,可因各种原因诱发,特别是感染后。故目前主张,即使幼时未治疗,到成年人以后,很小的室缺也要治疗。

手术治疗适应证:①因大量左向右分流导致肺动脉高压,症状明显,合并严重肺部感染,反复发生肺炎、充血性心力衰竭的婴儿,应尽早手术;②对于生长发育尚可,无反复肺部感染,无明显肺动脉高压者,于 1 岁以后做手术较为安全;③对缺损直径 < 0.5cm 的患儿,1 岁内有闭合可能,多见于肌部 VSD,目前大多不主张手术,建议动态随访,必要时择期手术;④干下型 VSD 几乎不会自愈,且较早引起肺动脉高压及主动脉瓣反流,应早期干预。⑤对于大型 VSD,左向右分流减少甚至出现右向左分流合并艾森曼格综合征者,为手术禁忌证。

(二)手术方法河

1. 传统外科修补术　体外循环下行外科手术修补是治疗 VSD 的传统方法,经过半个多世纪的发展,心脏外科术式、体外循环技术以及心肌保护技术都有了长足的发展,该方法安全可靠,能同时进行其他心内畸形矫治,无手术径路限制。随着外科手术技术的提高及对于新生儿健康检查的日益重视,越来越多的 CHD 患儿被早期确诊,手术年龄趋于低龄化,但年龄越小,安全性越低。

(1)手术方式:根据缺损类型、大小及位置选择适当的切口、修剪合适的补片,补片可采用异体材料或自体心包,但自体心包有发生动脉瘤样膨出的危险,补片缝合有间断和连续缝合法,既往多采用间断缝合,文献报道连续缝合可以更精确地修剪补片,具有简化手术操作技术、减少手术阻断与转流时间、减少心内异物存留、降低传导阻滞及残余分流发生率等优点。常用手术路径有以下四种:①右心室切口:优点是室间隔缺损显露尚满意,操作方便,缺点是心尖部缺损显露困难且容易遗漏小的缺损;②左心室切口:优点是室间隔缺损显露满意,不易遗漏,且有利于操作,缺点是容易损伤冠状动脉及其分支,且切口容易出血;③右心房切口:优点是切口简单,极少发生出血,发生异位起搏心律及右束支传导阻滞的情况少,利于术后心功能恢复,尤其适用于伴有肺动脉高压的患者,缺点是心尖部室间隔缺损不易显露,容易遗留残余漏;④肺动脉干切口:多用于干下型 VSD。手术在体外循环辅助下进行,采用胸骨正中切口,右腋下小切口因其安全、可靠、手术时间短、创伤小、美观等优点越来越得到大家认可,但其适应证相对较窄,可用于简单的心内直视手术。

(2)传统外科手术优缺点:作为治疗 VSD 的传统经典方法,半个多世纪的应用已经让其有了长足的发展,手术技术已经相当成熟,术式不断更新,取得良好的治疗效果。手术适应证广、成功率高,不受患者年龄、体重、缺损大小和位置的影响,特别是对于低龄、低体重且合并肺动脉高压的患儿,更是有绝对的优势。所以,外科手术仍是治疗 VSD 的主要手段。但外科手术需在全麻状态、体外循环下进行,具有创伤大、失血多、术后并发症发生率高、恢复慢及在 ICU 监护的时间长等缺点,术后瘢痕明显,部分还可伴发不同程度的胸骨畸形,不仅影响美观,还会对患者心理上产生深远影响。

2. 介入治疗　1988 年 Lock 等首次应用双面伞关闭 VSD 以来,已有多种装置应用于经导管 VSD 的介入治疗,如 CardioSEAL 双面伞、Sideris 纽扣式补片和弹簧圈等,但由于操作难度大,并发症多,残余分流发生率高,均未能在临床推广应用。1998 年 Amplatzer 发明了肌部 VSD 封堵器,成功治疗了肌部 VSD,但由于肌部 VSD 仅占 1% ~ 5%,临床应用数量有限。

2002年Amplatzer在ASD封堵器和PDA封堵器研制的基础上,研制出膜周部偏心型VSD封堵器,并成功应用于临床。国内于2001年研制出对称型镍钛合金膜周部VSD封堵器,同年12月应用于临床。随着治疗病例的增加和对VSD解剖学认识的提高,对封堵器进行了改进,先后研制出非对称性、零边、细腰大边等VSD封堵器,使适应证范围进一步扩大,成功率提高,术后房室传导阻滞和右房室瓣反流发生率降低。

(1)介入治疗绝对适应证:①膜周部VSD,年龄通常≥3岁,体重>10kg;②有血流动力学异常的单纯性VSD,缺损直径>3mm、<14mm,缺损上缘距主动脉右冠瓣≥2mm,无主动脉右冠瓣脱入室间隔缺损处,无主动脉瓣反流,UCG显示缺损在大血管短轴五腔心切面9～12点位置;③肌部VSD>3mm;④外科手术后残余分流;⑤心肌梗死或外伤后室间隔穿孔。

(2)介入治疗相对适应证:①直径<3mm,无明显血流动力学异常的小VSD,临床存在小VSD并发感染性心内膜炎的病例,因此,封堵治疗的目的是避免或减少患者因小VSD并发感染性心内膜;②嵴内型VSD,缺损靠近主动脉瓣,成人患者常合并主动脉瓣脱垂,UCG和左心室造影多低估缺损的大小。此型VSD靠近主动脉瓣,根据目前介入治疗的经验,如缺损距离肺动脉瓣2mm以上,直径<5mm,大多数患者可成功封堵,但其长期疗效尚需随访观察;③VSD患者感染性心内膜炎治愈后3个月,心腔内无赘生物;④VSD上缘距主动脉右冠瓣≤2mm,无主动脉右冠窦脱垂,无主动脉瓣反流或合并轻度主动脉瓣反流;⑤VSD合并一度房室传导阻滞或二度Ⅰ型房室传导阻滞;⑥VSD合并PDA,有PDA介入治疗的适应证;⑦伴有膨出瘤的多孔型VSD,缺损上缘距离主动脉瓣>2mm,缺损口相对集中,封堵器的左心室面可完全覆盖全部入口。

(3)禁忌证:①感染性心内膜炎、心内有赘生物或存在其他感染性疾病;②封堵器安置处有血栓存在,导管插入径路中有静脉血栓形成;③巨大VSD,缺损解剖位置不良,封堵器放置后可能影响主动脉瓣或房室瓣功能;④重度肺动脉高压伴双向分流;⑤合并出血性疾病和血小板减少;⑥合并明显的肝肾功能异常、心功能不全,使之不能耐受操作。

3. 镶嵌型手术　部分肌部VSD,特别是多发型肌部缺损,无法单凭外科手术或导管介入治疗来获得完全治愈,于是介入性心导管术与外科手术镶嵌治疗的理念应运而生。Amin等于1999年利用外科小切口开胸后,在跳动的心脏表面进行内科介入治疗,开创了内、外科镶嵌治疗VSD的新纪元。镶嵌治疗可以提高复杂或重症CHD手术的成功率,改善手术近、远期疗效。对婴幼儿肌部多发VSD,尤其同时合并有其他心脏畸形者,是最适宜的优先选择治疗方法,现已成为介入心脏病研究中一个蓬勃发展的领域。

(1)手术适应证:①膜周部VSD:年龄>3月龄,有血流力学异常,单纯性膜周部VSD,直径4～8mm;②肌部VSD:有血流动力学异常,单纯肌部VSD,直径>3mm,或多发肌部VSD;③干下型VSD:1岁以内,直径<6mm,不合并明显主动脉瓣脱垂;④外科手术后残余分流;⑤心肌梗死或外伤后室间隔穿孔。

(2)禁忌证:①对位不良型;②隔瓣后房室通道型VSD;③合并明显主动脉瓣脱垂、伴主动脉瓣中度以上反流者;④感染性心内膜炎,心腔内有赘生物;⑤合并需要同期体外循环下外科手术纠正的其他心血管畸形,但不包括合并VSD的复杂畸形需要利用该技术缩短体外循环和阻断时间等情形。

(3)术后并发症:术后早期封堵器未完全固定,封堵器有脱落、移位可能,并可引起气体栓塞、瓣膜功能异常、腔静脉回流受阻等并发症。另外,封堵器在心脏跳动中与室间隔摩擦,有引起Ⅲ度房室传导阻滞等严重心律失常的可能。

（4）镶嵌治疗的优缺点：镶嵌治疗可使外科手术和介入治疗优势互补，具有以下优点：①切口小，无需体外循环支持，降低围术期并发症及病死率，简化了手术过程，降低了手术风险和再手术率；②手术全程采用经食管超声心动图（TEE）实时监测，保证封堵器的正确选择和安放，并可及时发现有无残余漏、是否累及二尖瓣膜等组织，及时给予处理；③通过心脏表面小切口，导管直接对应缺损，可快速置入封堵器，并可反复测试封堵器定位的牢固程度；④经胸膜外行 VSD 封堵术，保证了胸膜腔的完整性，对呼吸功能影响小；⑤VSD 封堵术后通常无需放置胸腔引流管，术后肺部感染及肺不张的可能性显著降低；⑥若封堵失败，可行开胸体外循环手术补救，安全性高；⑦适应证广，对小年龄、低体重、缺损较大、不适合内科介入治疗，尤其是 VSD 合并多发畸形者，采用镶嵌技术疗效好，扩大了治疗范围。

镶嵌治疗的缺点包括：①只适合膜部、嵴下或肌部 VSD，干下型 VSD 不适合，影响主动脉瓣膜关闭；②缺损限制在 2.5～12mm 之间，太大的缺损或合并重度肺动脉高压的患者不适合此种手术；③婴幼儿缺损偏大者容易出现传导阻滞，一旦出现Ⅲ度传导阻滞，经处理后如无好转，需尽早改体外循环手术取伞并修补缺损；④封堵伞是异物，可能影响瓣膜或心脏其他组织，破坏红细胞，出现贫血和血红蛋白尿，如出现此种情况应改体外循环手术修补；⑤存在伞脱落或残余分流的风险。

五、室间隔缺损与脑卒中

VSD 损合并脑卒中的发病率相对较低，多为个案报道，目前尚无确切统计，目前相关的病例报道多集中在两个方面，一是 VSD 患者并发感染性心内膜炎后继发脑卒中，第二是心脏手术术中术后并发脑卒中。

1. 感染性心内膜炎后继发脑卒中　VSD 患者易并发感染性心内膜炎，其原因是左向右分流损伤心内膜，特别是三尖瓣膜，是并发感染性心内膜炎最常见的病变基础。VSD 并发感染性心内膜炎的发生率一般在 15%～30%。感染性心内膜炎的病理变化多样，随感染程度和细菌种类而不同，心内赘生物常为多发，赘生物脱落可引起栓塞及细菌扩散。感染性心内膜炎的神经系统并发症在临床中较常见，可表现为发首发症状，也可以在抗菌治疗中出现，是导致患者病情加重及死亡的主要原因。大约 1/3 感染性心内膜炎患者有神经系统受累的表现，其中脑栓塞占 1/2，大脑中动脉及其分支最常受累。脑细菌性动脉瘤，除非破裂出血，多无症状。脑出血是由脑栓塞后的出血转化或细菌性动脉瘤破裂所致。中毒性脑病、脑脓肿和化脓性脑膜炎在临床中不常见，并且主要见于急性感染性心内膜炎患者，尤其是金黄色葡萄球菌性心内膜炎。有作者报道 32 例感染性心内膜炎患者中合并脑血管病的有 9 例，发病率为 28.1%，其中脑栓塞 6 例，占 2/3，脑出血 3 例，占 1/3，未发现合并中毒性脑病、脑脓肿和化脓性脑膜炎的患者。头部 CT 提示脑出血部位以脑叶为主，与高血压性脑出血常见部位不同。感染性栓子引起的脑栓塞，头部影像学特点符合栓塞性脑梗死的表现，影像学检查可以发现一些无症状的病灶，可提示病灶大小及位置，对治疗和预后有指导意义。其临床表现和治疗可见本书绪论和感染性心内膜炎与脑卒中章。对于感染性心内膜炎患者的治疗实践证明，如果患者新近发生缺血性脑损害，VSD 手术应至少 2 周后实行，当患者发生出血性脑损害时，手术应至少 4 周后实施。

2. 室间隔缺损手术中出现脑卒中　此类事件主要为血栓栓塞性卒中。介入治疗过程中发生的栓塞主要包括空气栓塞和血栓栓塞，前者主要是因为在送入封堵器过程中排气不充分，导致气体进入血液循环，最易出现右冠状动脉和脑血管的气体栓子。大多患者会出现一过性的 ST 段抬高,有些患者出现短暂性意识障碍。此时要嘱患者咳嗽,给予吸氧,大多不需要药物治疗即刻恢复正常,严重的可以给予硝酸甘油处理,对于心率下降者给予阿托品后多可恢复正常。血栓栓塞主要是由于术中肝素化不充分,操作时间过长,反复的回收、释放封堵器,或术后抗凝不充分引起,大多数患者无明显症状,有些患者术后出现头痛、头晕、视物不清,可能与相应血管的微栓塞有关,一般给予肝素后多可好转也证明了这一点。出血性事件报道极少,北京安贞医院金梅在对 194 例 VSd 患者介入手术回顾中,报道了一例术中出现蛛网膜下腔出血的病例,但发病原因不详。VSD 外科手术后并发脑卒中也以血栓栓塞为主,少数与低灌注有关。手术相关的脑卒中还可参见本章第 5 节。

综上,VSD 患者应早诊断,在继发感染性心内膜炎以及发生右向左分流前得到合适的治疗,这对预防脑卒中事件有积极的意义。为预防术中、术后脑卒中,应在 VSD 手术前对患者进行全面的评估,手术中密切监测血流动力学变化,手术过程中完善手术技术,尽可能减少术中各种危险因素,此外,术中充分抗凝也同样非常重要。

（王　超　冯立群）

参 考 文 献

1. 代方方,韩波. 室间隔缺损的治疗进展. 国际儿科学杂志,2013,40(4):362-366.

2. 中国医师协会心血管内科分会先心病工作委员会. 常见先天性心脏病介入治疗中国专家共识. 介入放射学杂志,2011,20(2):87-92.

3. 马英,张鸿,刘艳艳,等. 感染性心内膜炎合并脑血管病临床及影像学特点,2008,18(6):760-763.

4. 金梅,韩玲,王惠玲,等. 先天性心脏病介入治疗 1844 例临床研究. 心肺血管病杂志,2011,30(5):364-370.

5. Hoffmann A,Chockalingam P,Balint OH,et al. Cerebrovascular accidents in adult patients with congenital heart disease. Heart,2010,6(15):1223-1226.

6. Salih MA,Al-Jarallah AS,Abdel-Gader AG,et al. Cardiac diseases as a risk factor for stroke in Saudi children. Saudi Med J,2006,27 Suppl 1:S61-68.

第三节　法洛四联症与脑卒中

法洛四联症(tetralogy of Fallot,TOF)是最常见的发绀型先天性心脏病,占先天性心脏病(CHD)的 10%,1888 年,法国医生 Fallot 最早对此症作了较为完整的阐述,因此被命名为"法洛四联症",由于音译的不同,也有称为"法鲁氏四联症"或"法乐氏四联症"。四联症顾名思义心脏有四种畸形,即:室间隔缺损、主动脉骑跨、肺动脉狭窄和右心室肥厚。其解剖变化很大,可以很严重,表现为肺动脉闭锁或近乎闭锁伴有大量的侧支血管,也可仅为室间隔缺损伴流出道或肺动脉瓣轻度狭窄,因此其手术疗效有较大差异。目前一般小儿四联症的手术治疗死亡率已降至 5% 以下。

一、流行病学

本病发病率各家报道不一,主要与年龄有关,随着年龄的增长,很复杂的发绀型心血管畸形多数早年夭亡,故相对讲本病相对发病率随年龄增长而显见增高,婴儿期约占 CHD 总数的 3.5%,年长儿增至 10% ~ 12%。每万次分娩中发现患此症的婴儿是 3 ~ 6 例,在 CHD 中占 12% ~ 14%,在发绀型心脏畸形中居首位,占 50% ~ 90%,占发绀型先心病手术的

80%。父母一方为 TOF 者,子女发生本病的机会为 1.5%,而正常人群发病率为 0.1%。男、女发病比例相近。

二、发病因素

(一)环境因素

母亲妊娠前三个月患病毒或细菌感染,尤其是风疹病毒、柯萨奇病毒等,胎儿 CHD 的发病率升高。另外如羊膜病变、胎儿受压、妊娠早期先兆流产保胎治疗、母亲营养不良、糖尿病、苯酮尿症、高血钙,妊娠早期接触放射线和细胞毒性药物及母亲年龄过大等使胎儿发生 CHD 的可能性增加。

(二)遗传因素

CHD 具有一定程度的家族聚集趋势,可能与父母染色体畸变有关。遗传学研究认为,多数 CHD 是由多个基因与环境因素相互作用所形成。

染色体 22q11.2 缺失综合征和其他不太常见的染色体异常疾病可导致大约 25% 的患者出现 TOF。染色体 22q11.2 缺失综合征(22q111DS)又称 Digeorge 综合征、腭-心-面综合征,临床表现极具多样性,可累及心血管、免疫系统、内分泌系统和面部,也可导致语言发育迟滞及精神异常等。最新的微阵列技术可以帮助识别更多的 TOF 及 CHD 的异常染色体。通过临床检查可以识别这些异常的临床表型,并帮助定位对心脏发育非常重要的基因区域。最新证据证明,13 号染色体近端长臂的头部缺失者 CHD 患病率较高,近期一项关于此区域病变的文献综述也显示了同样的结论。

三、发病机制

(一)病理解剖

TOF 的胚胎学基础是圆锥动脉干发育异常,圆锥动脉干的正常旋转运动不充分,主动脉瓣未能完全与左室相沟通,而是骑跨在室间隔之上,与左、右心室均相通,由于圆锥间隔未能与膜部室间隔及肌部室间隔共同闭合室间孔,故残留主动脉瓣下室间隔缺损。

1. 右室流出道狭窄 可表现为右室漏斗部狭窄或同时合并肺动脉瓣狭窄,也可能合并肺动脉主干或分支的狭窄。肺动脉瓣狭窄可能由于二瓣化或者三个交界互相融合而致狭窄。漏斗部狭窄又分为三型:①漏斗部近端狭窄:狭窄较局限,形成较大的第三心室,肺动脉瓣环发育良好,单纯切除肥厚的室上嵴往往可以达到疏通流出道的目的;②漏斗部弥漫性狭窄:漏斗部为长管状狭窄,肺动脉环也小,第三心室不明显,外科手术往往需要在右室流出道补片加宽扩大内腔;③漏斗部发育不全或不发育:漏斗部短小,肺动脉瓣口可闭锁形成假性共同动脉干,肺血靠未闭动脉导管或主动脉侧支供应,外科矫治需要用带瓣的管道在右室和肺动脉之间架桥。

2. 室间隔缺损 室间隔缺损(VSD)属于对合不良型,缺损位于主动脉瓣下,相当于正常心脏右室漏斗部壁束的位置,即位于膜部间隔之前,肌部室间隔之上,主动脉瓣之下和肺动脉瓣之后方。临床上根据外科手术的实用性将 VSD 分以下几型:

(1)嵴下型:其后缘与三尖瓣之间没有肌束,三尖瓣环与主动脉瓣之间为纤维性直接延续,并构成 VSD 的后缘,膜部间隔发育不完全,房室传导束走行于膜部间隔的边缘上,在修补 VSD 时应远离后缘,且注意不能伤及三尖瓣。

(2)嵴内型:其后缘与三尖瓣之间有肌束,VSD 的四周为完整的肌肉环,主动脉瓣与三尖瓣环被肌束隔开,肌束后方为发育较好的膜部间隔,传导束在膜部间隔之后方,VSD后方没有传导束,在补片时可以直接缝此边缘。

(3)室上嵴上行支发育不良:缺损紧位于主动脉之下即成为干下型VSD,巨大干下型缺损通常称为双大动脉下VSD,干下型缺损修补应注意不要误伤主动脉瓣。

3. 主动脉骑跨　主动脉根部位置比正常偏右,骑跨于室间隔之上,它包括三个内容:主动脉瓣环的旋转、右移和抬高。左右主动脉瓣的交界和左右肺动脉瓣的交界相邻,位置很少变化,主动脉瓣环以左右瓣间交界为轴心向右前方旋转。此外圆锥间隔向右、前方偏移,使主动脉嵌于右室游离壁之内,骑跨于室间隔之上,与左右心室相通。右移后的主动脉瓣环仍与二尖瓣环保持不同程度的纤维性连续,如果此纤维性连续完全消失,则应视为右室双出口。主动脉瓣环抬高而远离三尖瓣隔瓣,使三尖瓣与主动脉瓣环之间保持一段距离,构成室间隔缺损的后缘。

4. 右心室肥厚　患儿出生后随着右室负荷加重,右室肌肉日益肥厚,室上嵴的隔束、壁束及各乳头肌都会进一步肥厚增粗,导致右室流出道梗阻,少数患者可在右室流出道形成第三心室。右室表面的冠状动脉也增粗、迂曲,给手术时的右心室切口带来困难。

最常见的合并畸形为房间隔缺损(ASD)和卵圆孔未闭(PFO),其次为右位主动脉弓和永存左上腔静脉,少数合并动脉导管未闭(PDA)、右位心、完全性房室隔缺损、冠状动脉-肺动脉瘘、冠状动脉畸形、主动脉瓣和三尖瓣关闭不全、二尖瓣狭窄并左室发育不良,以及右心室憩室。

(二)病理生理

右室流出道狭窄引起肺血流量减少,而肺的侧支循环增多。由于右室压力增高使VSD引起的左向右分流减少,主动脉的右跨使右室血分流入主动脉,产生右向左分流,且逐渐加重。肺血减少主要取决于右室流出道狭窄的严重程度,而与狭窄的部位无关。右心室流出道与肺动脉梗阻越重,肺部血流越少,发绀和组织缺氧就越严重,肺动脉远端发育不良者则常有严重发绀。由于左心发育较差,右心负担重,且随年龄的增长日益加重,最终导致心力衰竭。

慢性低氧血症可代偿性地产生肺部侧支循环与红细胞增多症。前者多发生在生后数年,后者在婴幼儿期即已出现。由于红细胞增多,血红蛋白增加,致使血液黏滞度增加,易发生附壁血栓,脱落后可致栓塞。据尸体解剖证实70%的TOF患者在肺部微血管可找到血栓栓塞现象。长期持续性的肺血流量减少及肺动脉压力的降低,可导致肺小动脉中膜肌层变薄,弹力纤维组织断裂等改变。

四、临床表现

(一)发绀

发绀是TOF最突出的症状,常表现在唇、指(趾)甲、耳垂、鼻尖、口腔黏膜等毛细血管丰富的部位的表面呈青紫色。出生后早期几个月中可能因存在PDA而发绀不明显,或仅在哭闹时出现。生后3~6个月或1岁后逐渐明显,并随年龄增长而逐渐加重。

(二)气促和缺氧发作

气促和阵发性呼吸困难是常见症状之一,多在哭闹或劳累后出现,在两个月至两岁的婴幼儿中较多见。患儿因血氧含量下降,稍一活动,如吃奶、啼哭、情绪激动、体力活动、寒冷等,即可出现气急及青紫加重。重者有缺氧发作,表现为进食、哭闹或无明显诱因后突然呼吸加深加快,发绀明显加重,心脏杂音减弱或消失,可伴发晕厥、抽搐、甚至猝死。缺氧发作多在清晨、排便或活动后出现,发作后通常伴全身软弱及睡眠。发作一般与发绀的严重程度无关,但患儿运动耐量明显不如其他儿童。对有缺氧发作的 TOF 患儿应在婴儿期尽早手术,频繁发作者应急诊手术。

(三)蹲踞

儿童常有蹲踞现象,表现为行走一段路程后下蹲,双下肢屈曲,双膝贴胸。这在其他畸形中少见,发绀伴蹲踞是 TOF 特征性表现之一。蹲踞时下肢屈曲,使静脉回心血量减少,减轻了心脏前负荷,同时下肢动脉受压,体循环阻力增加,使右向左分流量减少,使缺氧症状暂时得以缓解。

(四)心脏体征

左胸心前区常隆起,有的可见心前区抬举性搏动。胸骨左缘第 3、4 肋间闻及收缩期喷射样杂音,少数患者没有杂音常提示梗阻严重或合并肺动脉闭锁。肺动脉瓣区第二心音单一,若合并粗大的未闭动脉导管或主、肺动脉侧支者可在相应部位听到双期连续性杂音。

(五)其他表现

1. 生长发育落后、消瘦,部分患儿智力低下。

2. 长期缺氧,致使指、趾端毛细血管扩张增生,局部软组织和骨组织也增生肥大,造成指(趾)端膨大如鼓槌状称为杵状指(趾)。

3. 在一些婴幼儿患者可表现为肥胖和贫血,临床上发绀不明显。

4. 年长儿常诉头痛、头昏,与脑缺氧有关。发绀重、红细胞显著增多的 TOF 患者,由于血液黏度的增加,可能发生脑血栓形成和脑栓塞,在感染、脱水的情况下脑血栓更易发生,若为细菌性血栓,则易形成脑脓肿。

5. 年龄较大,发绀较重的 TOF 患者,支气管侧支循环丰富,可因血管破裂而致大咯血。

(六)分型

TOF 临床表现可简单地分为三种类型:

1. 轻型,又称无发绀型或非典型的,伴有左向右分流,此型肺动脉狭窄较轻,听诊可有响、粗的全收缩期杂音,肺动脉第二音(P_2)可分裂,似单纯 VSD。

2. 中型或典型的,狭窄较严重,发绀明显,收缩期杂音呈菱形,肺动脉第二音减弱。

3. 重型,狭窄严重,发绀深,听诊收缩期杂音柔和而短促,单一第二音,可有主动脉喷射喀喇音。

五、辅助检查

1. 实验室检查 法洛四联症患者动脉血氧饱和度可降至 70% 以下。通常有红细胞增多症,血红蛋白可升至 200g/L 以上,但合并贫血的法洛四联症患者血红蛋白可能并不升高,多见于婴幼儿。

2. 心电图 电轴右偏,右心房扩大,右心室肥厚。

3. X 线胸片 典型的法洛四联症心脏形态呈"靴状心",即心尖上翘圆钝,心脏扩大以右心房、右心室为主。肺血减少,肺血管纤细,有时可见网状的侧支血管影。心腰凹陷越深和肺部纹理越细,常提示肺动脉干及其分支发育较差。

4. 超声心动图 超声心动图检查有无创、方便、准确等优势,是确诊法洛四联症的首选方法。可直接观察到右室流出道狭窄部位和严重程度、室间隔缺损的类型和大小、主动脉骑跨程度、并测算左心室容积和功能以及合并畸形。

5. 心导管和右心造影 这是诊断法洛四联症重要的检查技术。通过测压可了解右室流出道狭窄部位、程度,血气分析可计算出心内分流部位和分流量。选择性心室造影可以显示室间隔缺损类型、大小、肺动脉发育情况、主动脉骑跨程度、冠状动脉畸形和肺部侧支循环血管等。

6. CT 和 MRI 超高速 CT 及 MRI 检查能对主肺动脉和左右肺动脉直径进行准确的测量,并可直观地观察肺动脉的形态及其与主动脉的关系,同时对室间隔缺损的大小、部位和右室流出道狭窄的部位和程度得出准确的诊断。

六、法洛四联症与脑卒中的关系

相对来说,脑卒中很少发生于儿童。Schoenberg 等人报道的儿童卒中发病率为 2.52/100 000 人,相同人群颅内肿瘤的发病率约占一半。多数情况卒中儿童 25% ~ 30% 存在心脏病。一项回顾性研究表明,发绀型先天性心脏病儿童,其中 1.5% ~ 3.8% 将在其疾病某段时间发生脑卒中。这些心源性卒中里有大约 90% 是大血管置换和法洛四联症。

先天性心脏病是儿童脑卒中的重要危险因素。室间隔缺损、法洛四联症、房间隔缺损或卵圆孔未闭患者正常情况下左心室压力高于右心室,血液自左向右分流,但在右心室血液流出受阻、肺动脉狭窄或肺动脉高压等情况下,血液流动的梯度发生逆转,心脏血栓从静脉流向动脉系统,导致脑卒中发生。

法洛四联症患者慢性低氧血症,可代偿性地产生肺部侧支循环与红细胞增多症。前者多发生在生后数年,后者在婴幼儿期即已出现。发绀重,红细胞显著增多的法洛四联症患者,由于红细胞增多,血红蛋白增加,致使血液黏滞度增加,当血细胞比容超过 70% 以上,则血管内灌注阻力增高,血流缓滞易致血栓形成,栓子可通过缺损直接进入骑跨的主动脉口到达脑血管,并发生阻塞,患婴可突然发生意识障碍或偏瘫。在机体脱水的情况下脑卒中更易发生,若为细菌性血栓,则易形成脑脓肿。

在发绀型先天性心脏疾病的脑血管病并发症中,常见脑静脉血栓形成,而较少发生原位脑动脉血栓形成。有研究描述了法洛四联症患者由于来自下腔静脉的矛盾栓塞而发生脑血管意外。该病例是首次在患者生前记录了造成发绀型先天性心脏疾病患者脑血管矛盾栓塞的静脉栓塞源,并阐明在这些患者中进行静脉栓子来源非介入性检查的重要性。

七、诊断

法洛四联症典型病例诊断不难。生后数月逐渐出现发绀,活动耐受力差,伴阵发性呼吸困难或缺氧发作,稍年长喜取蹲踞姿势。体格检查胸骨左缘 2 ~ 4 肋间可有喷射性收缩期杂音伴肺动脉第二音减弱。心电图示电轴右偏,右室肥厚伴 T_{V3R},V_1 呈直立。X 线肺野缺血,肺动脉段凹陷,心影不大或呈靴状。红细胞增多,血红蛋白及血细胞比容均升高,而动脉血氧饱和度则降低。以上现象高度提示法洛四联症的诊断,超声心动图及心血管造影检查可以确诊,并与其他类似疾病鉴别。

与许多复杂的先天性心脏病类似,法洛四联症常在胎儿期得到诊断。对于那些伴有严重肺血流受阻的患儿,胎儿期得到诊断可以更好地进行围生期治疗计划,从而避免在新生儿早期出现危及生命的发绀。虽然经验丰富的儿科医生或心脏病专家经过临床查体可以初步进行此诊断,但经胸超声心动图可提供一个更为全面的心内解剖学描述。除了罕见病例超声心动图评价不够理想外,现在术前很少做心血管造影等检查。

八、治疗

法洛四联症的根本治疗有赖于外科的手术纠治,内科治疗的原则是对症处理,预防与处理并发症,使患儿能持续存活并争取在患儿条件较好时进行手术。

儿童脑卒中急性期治疗的经验尚少,多借鉴成人治疗经验,综合治疗是其关键。儿童缺血性脑卒中治疗的目的是恢复脑血流,扩张脑血管,减低血管阻力,改善脑缺氧状态,缩小坏死及软化范围,使病灶周围脑组织恢复功能,预防血栓再发。治疗主要包括两个方面:急性期的初始处理(保护神经功能)以及预防卒中复发的长期治疗。具体措施包括溶栓、抗凝、抗血小板、输血和外科治疗等。感染、发热、血压异常、高血糖或低血糖、颅内压升高及惊厥等因素均可影响患儿预后。因为先天性心脏病的手术矫正治疗是导致儿童脑卒中发生的危险因素之一,对证实血栓形成的儿童必须进行抗凝治疗。一项前瞻性多中心研究提供的证据表明,在脑卒中患儿预防卒中复发的治疗上,低剂量的低分子肝素并不优于阿司匹林,反之亦然。然而,还需要进行进一步大规模的随机临床试验,来获得抗血栓药物安全性和有效性方面的可靠信息。

(一)手术适应证

法洛四联症患者右室流出道狭窄的部位和程度有很大差别,包括肺动脉瓣与瓣上狭窄,左右肺动脉及其远端狭窄。用"McGoon 比值"反映肺动脉分叉远端狭窄程度是比较实用的指标。McGoon 比值的正常值为大于 2.0,一般认为法洛四联症患者的 McGoon 比值大于 1.2 方考虑一期根治术。另一参考指标是肺动脉指数(pulmonary arterial index,PAI),又称 Nakata 指数(Nakata index),肺动脉指数正常值为 $\geq 330mm^2/m^2$,肺动脉指数 $\geq 150mm^2/m^2$ 方考虑一期根治术,脉动脉指数 $< 150mm^2/m^2$ 根治手术应慎重。肺动脉指数小于 $120mm^2/m^2$ 提示两侧肺动脉发育不良。在绝大多数法洛四联症患者,由于肺部和左心房血流减少,往往左心室发育偏小。左心室发育情况可通过左室舒张末期容量指数来评估,其正常值在男性为 $58ml/m^2$,女性 $50ml/m^2$,平均 $55ml/m^2$。在左心室舒张末期容量指数 $\geq 30ml/m^2$,约为正常值的 60% 以上时法洛四联症根治术才能得到满意的结果。

单纯型法洛四联症首选一期根治手术,一般典型的四联症患者,即使病情较重均可行一期根治术,但也有一些特殊情况。对右室流出道狭窄严重且肺动脉远端严重发育不良,或肺动脉缺失伴有较大的体肺侧支,以及婴儿冠状动脉畸形难以施行右心室流出道补片扩大,也不宜施行心外管道者或一个半心室矫治者应先做姑息手术,其基本原理是先建立体-肺动脉分流,增加肺动脉内血流,待肺动脉发育改善后作二期根治术。

随着外科、麻醉、灌注及围术期处理技术的改进和手术效果的提高,法洛四联症根治术的适应证逐渐放宽,已不受年龄限制,从新生儿到成人均可取得满意的效果。过去一直认为肺动脉发育较差(肺动脉指数 $< 120mm^2/m^2$,McGoon 比值 < 1.2)、左心室发育不良(左心室舒张末期容积 $< 30ml/m^2$)者不适合做根治术的标准近年来已被放宽。但是手术适应证放宽到什么程度还应根据每个心脏中心的技术力量、设备条件以及医生自己探索的经验而定。

(二)术前准备

法洛四联症患者术前应保证足够的液体摄入,避免缺氧发作。缺氧发作时需吸氧,屈曲下肢,口服普萘洛尔,纠正酸中毒,必要时可使用缩血管药物,以提高体动脉压力,增加肺血流量,减轻发绀。年龄小的患儿,如表现为低体重和低血色素小细胞性贫血者,多为营养不良的表现,其毛细血管通透性也会增加,体外循环术后在炎性介质的作用下易出现渗漏综合征及低心排综合征。这些患者术前应作充分准备,纠正贫血,最大限度地改善患者营养状况。病情重、缺氧发作频繁的患儿要尽早手术,而对发绀不明显生长发育影响不大的患儿,可选择在幼儿期手术,以提高安全性。

(三)手术方法

1. 姑息手术　其目的是增加肺部血流,消除和改善发绀等症状,扩大肺血管床,促进肺血管发育,为根治手术做准备。

(1)锁骨下动脉-肺动脉分流术(Blalock-Taussig 手术):由于分流效果较好,临床应用较多,但由于吻合口血栓形成或吻合口不能随年龄增长而扩大,以及可能并发心内膜炎等原因,其远期疗效不满意,因而此手术多为过渡性手术,为根治手术做准备。

手术在全麻常温下进行,一般采用右锁骨下动脉与右肺动脉吻合术,以免因牵拉扭曲而影响血流,也可采用左锁骨下动脉与左肺动脉吻合术,常用可吸收线连续缝合。改良的锁骨下动脉-肺动脉吻合术(改良 Blalock-Taussig 手术)是用适当粗细的聚四氟乙烯人工血管作为血管桥,一端与锁骨下动脉吻合,另一端与肺动脉吻合,此手术分离范围较少,不受锁骨下动脉直径的限制。在根治手术时,当体外循环开始前闭合此血管,以免造成灌注肺。

(2)升主动脉与肺动脉分流术(Waterston 手术):常采用右前外切口,分别用侧壁钳部分钳闭升主动脉和右肺动脉,将两血管作侧侧吻合,吻合口通常约 0.4cm。目前常用改良的升主动脉与肺动脉分流术(改良 Waterston 手术),用一段聚四氟乙烯人工血管,一端与升主动脉吻合,另一端与肺动脉吻合。适用于婴幼儿,尤其是三个月以内的婴儿效果较好,在二次根治手术时,此吻合也较容易在正中切口下拆除。

(3)降主动脉-左肺动脉分流术(Potts-Smith 手术):该手术的特点与锁骨下动脉-肺动脉吻合术相同,而且吻合口更易保持通畅。但吻合口直径必须严格掌握。若过大术后可引起肺水肿、肺动脉高压和动脉瘤等并发症。此吻合在以后的二次根治术时拆除较困难,故目前较少应用。

(4)中心分流术(改良 Brock 手术):胸部正中切口,体外循环下纵行切开右心室和肺动脉,切除少部分肥厚的隔束和壁束,并作右心室流出道至肺动脉的跨环补片,一般加宽至肺动脉最小可接受面积的二分之一到三分之二左右。

(5)肺动脉瓣球囊扩张术:该方法适用于局限的肺动脉瓣水平狭窄,通过适度扩张肺动脉瓣,增加肺血流量,促进肺血管发育,为根治手术做准备。该技术已在有些心脏中心进行尝试,效果良好。

2. 根治手术　一般采用正中切口,大多采用右房、右室流出道切口,也有采用右房切口进行右室流出道疏通和室间隔缺损的修补。手术在体外循环下进行,根据右室流出道狭窄程度及术中回血多少采用中度低温或深低温低流量。尽量简化手术程序,缩短麻醉至转机时间,以免血压下降,增加右向左分流,加重组织缺氧。具体手术方法如下。

(1)右室流出道疏通及重建:通常在右室流出道行纵切口,避开冠状动脉大分支,切口不宜过长,以免影响右室收缩功能。根据狭窄的部位和程度切除部分肥厚的隔束、壁束异常肌束,使右室流出道疏通满意。切除时应显露良好,勿损伤主动脉瓣、前乳头肌,防止室间隔穿孔。室上嵴及调节束如不过分肥厚可不必切除,以利于室间隔缺损的修补及保持良好的右室功能。特别是婴幼儿继发性肥厚不严重,常不必过度疏通。切开狭窄的肺动脉瓣交界,并用血管钳扩张,使肺动脉瓣环直径足够大。若瓣环不够大,则应将右室切口向头侧延伸,跨越肺动脉瓣环至肺动脉,必要时直达左右肺动脉分叉部,如有左右肺动脉起始部狭窄,应加宽到狭窄后扩张部。部分右室漏斗部狭窄属异常肌束型、隔膜型者,如右室腔够大可将右室切口直接缝合。但在下列情况常考虑右室流出道加宽补片:①多处右室流出道狭窄,包括漏斗部、肺动脉瓣和肺动脉干及其分支;②干下型室间隔缺损,尤其是缺损较大者;③一侧肺动脉缺如合并瓣环狭窄者。跨环补片后,如有严重的肺动脉瓣关闭不全会加重右心负担,甚至导致右心衰竭,必要时需要二次手术。早年曾尝试在补片材料上缝合一个单瓣的补片来作为跨环补片防止反流,常用的材料有牛心包片和自体心包片。目前最常用的是同种异体主动脉瓣或肺动脉瓣,因其瓣叶具有活性,钙化仅限于管壁,因此取得了较好的远期效果。由于同种瓣膜来源困难,牛颈静脉单瓣也在临床试用,远期疗效尚不确定,有待观察。在肺动脉瓣缺如的患者应在右心室和肺动脉之间重建肺动脉瓣。

(2)室间隔缺损修补:法洛四联症的室间隔缺损属于对合不良型,缺损较大,均应采用补片进行修补,一般经右室切口修补,也有人经三尖瓣口修补室间隔缺损。经右室修补嵴下型室间隔缺损时,为充分显露缺损,可将三尖瓣之前瓣和隔瓣分别向右前外侧牵开,而将室上嵴左侧端向左前上方牵开,以良好显露缺损右后下缘的三尖瓣前、隔瓣交界处及右后上方的主动脉瓣环。一般采用连续缝合法,缝线时可以圆锥乳头肌为标志,右后下方缺损缘为危险区,通常采用超越及转移针的缝合方法,应缝在室间隔的右室面,避免损伤传导束,转移针要确切。可利用无传导束的三尖瓣环或隔叶的基底部,既要防止撕脱,又要保证三尖瓣关闭严密。危险区缝线也采用褥式带小垫片间断缝合3~4针。缺损前上缘及圆锥乳头肌左侧缘均为安全区,可采用连续缝合法。修补嵴内型或干下型室间隔缺损一般不会损伤传导束。

(3)合并畸形的手术:右位主动脉弓及右位降主动脉一般不必处理,但应注意动脉导管的位置会发生变异。左上腔静脉引流至冠状静脉窦,体外循环过程中可间断阻断或经插管引流。存在房间隔缺损或部分肺静脉畸形引流时,术中切开右房壁直视修补并将异位的肺静脉隔入左房。合并动脉导管未闭应在术中转流前游离结扎或切开肺动脉壁直视缝合。单冠畸形时右室流出道切口处有冠状动脉经过,若右室流出道不需加宽补片则可选用右房切口及肺动脉切口施行根治术或采用与此异常血管平行的右室切口修补室间隔缺损,以避免伤及此血管。若右室流出道需要加宽补片则可在血管下切除肥厚的肌束,并在血管的两侧补片加宽右室流出道,但应避免血管承受过大的张力。如果右室流出道疏通不够标准,也可采用右室-肺动脉瓣外通道方法。对合并冠状动脉畸形行法洛四联症根治手术有困难的患者,以及少数合并三尖瓣发育不良,特别是三尖瓣狭窄的患者,应考虑行一个半心室矫治。

(四)手术并发症

1. 低心排出量综合征 这是法洛四联症根治术后最常见的并发症。除因血容量不足外,产生原因多为心内畸形矫治不满意,如:右心室流出道狭窄解除不够、修补的室间隔缺损有残余分流、右心室切口过长、右室流出道过度疏通、心肌保护差以及心脏压塞等均可导致低心排出量综合征的发生。在外科治疗中应避免上述情况的发生,对原因明确的应考虑二次手术干预。术后应常规使用正性肌力药物,增强心肌收缩力,改善循环。必要时可考虑使用少量扩血管药物,以减轻心脏前后负荷。

2. 呼吸窘迫综合征 肺血管发育不良患者术后肺血管过度灌注是出现呼吸窘迫综合征的主要原因。此外室间隔缺损残余分流以及术中回血过多,左心引流不畅也是原因之一。防治方法是对于肺内侧支循环较多者术中采用深低温低流量的方法,保证左心引流通畅,严格控制输液量,适当提高体内胶体渗透压,充分给氧,适当延长辅助呼吸时间,及时纠正酸中毒。

3. 心律失常 术后早期出现的房室传导阻滞多与外科技术有关,随着手术技术的改进,房室传导阻滞的发生率已显著减少。一旦发生高度房室传导阻滞应安放临时起搏器,非器质性损伤多能在3~5天内恢复,一个月以上不能恢复的房室传导阻滞应安装永久起搏器。室上性心动过速,早期多因心肌损伤或缺氧所致,应改善通气,纠正水、电解质酸碱紊乱,必要时可使用胺碘酮等药物。晚期出现室上性心动过速多由于流出道梗阻所致,需再次手术解除梗阻。室性期前收缩和室性心动过速多在晚期出现,可导致猝死,所以术后应定期随访监测。

4. 肾功能不全 法洛四联症患者由于长期缺氧,常有不同程度的肾功能损害,因此在围术期要注意保护肾功能,术中要保证肾脏的灌注量和降温,术后要维持血压,以保证肾脏的基本灌注。出现肾功能不全时,婴幼儿可以考虑腹膜透析,成人可考虑血液透析。

5. 室间隔缺损残余分流 多为缺损修补不完全,也可见于未发现的多发肌部室缺,分流量较大时可引起低心排血量综合征或肺水肿,应加强强心、利尿。残余分流较大,婴幼儿室间隔缺损超过5mm者影响患者心肺功能的应考虑再次手术修补。

6. 右室流出道残余狭窄 残余狭窄多见于肺动脉瓣环,也可发生于右室流出道加宽补片的远端,多由于流出道疏通不满意或补片加宽不够所致。此类患者易发生右心衰、三尖瓣反流以及低心排血量综合征和各种心律失常,甚至猝死,狭窄严重者应再次手术矫治。

(五)治疗效果

国内外对法洛四联症的手术经历了长期的基础研究和临床实践,治疗效果不断提高,并发症减少,死亡率逐渐下降。目前,较先进的心脏中心的法洛四联症根治术死亡率均降至1%左右。随着基础研究的不断深入和外科技术的提高和普及,相信手术效果会更进一步提高,特别是绝大部分婴幼儿法洛四联症患儿均能得到及时和满意的根治,对某些伴有肺动脉闭锁和肺动脉极度发育不良的患儿,通过分期手术,也能使其根治。

九、预后

本病预后与肺动脉狭窄的严重程度、并发症以及手术时间早晚有关,四联症若不手术,约70%可存活至6个月,50%至2岁,40%至5岁,20%至10岁。早期出现严重发绀、气促者,死亡常发生于低氧血症。轻型、中型者预后较好,一般平均寿命约15岁,偶见最长可达60岁以上。不少患者死于脑血管意外、脑脓肿等并发症。此外亚急性细菌性心内膜炎约占2%~3%,多发生于肺动脉总干分叉处,此症更多见于心脏手术后的患儿,死亡率较高。

四联症手术后,儿童患者最主要的死亡原因是猝死,然而,成年患者术后预后并不相同。Amorim S. 等研究记录了成年患者手术后的预后情况及影响其生存的危险因素,结果表明成年患者手术后预后较好,猝死的风险较低。然而随着时间延长,心室功能会有所改变,仍然需要在手术后密切监测和随访心脏功能,心律失常以及是否需要再次手术。

另一项研究评估了法洛四联症患者腔内修复术后的远期生存率和生活质量。在100例幸存者中,晚期死亡8例,其中6例为心源性死亡。20年和25年生存率分别为93.7%±2.5%和90.9%±3.6%。在46例女性患者中,有31位患者结婚,并且28位有了孩子。大部分患者就业状况令人满意。81%~89%的患者被认为有良好的生活质量。不到一半的患者存在晚期症状,都与心律失常相关。晚期室性心律失常仍是未来的关注重点,因此,建立有效的术前和术中管理,以防止术后心律失常是必不可少的。

(马 霖)

参　考　文　献

1. Ferencz C, Rubin JD, McCarter RJ, et al. Congenital heart disease: prevalence at livebirth. The Baltimore-Washington Infant Study. Am J Epidemiol, 1985, 121(1): 31-36.

2. 陆再英. 内科学. 第7版. 北京: 人民卫生出版社, 2008: 369-371.

3. Goldmuntz E, Clark BJ, Mitchell LE, et al. Frequency of 22q11 deletions in patients with conotruncal defects. J Am Coll Cardiol, 1998, 32(2): 492-498.

4. Lin AE, Basson CT, Goldmuntz E, et al. Adults with genetic syndromes and cardiovascular abnormalities: clinical history and management. Genet Med, 2008, 10(7): 469-944.

5. Maeda J, Yamagishi H, Matsuoka R, et al. Frequent association of 22q11. 2 deletion with tetralogy of Fallot. Am J Med Genet, 2000, 92(4): 269-272.

6. Greenway SC, Pereira AC, Lin JC, et al. De novo copy number variants identify new genes and loci in isolated sporadic tetralogy of Fallot. Nat Genet, 2009, 41(8): 931-935.

7. Costain G, Silversides CK, Marshall CR, et al. 13q13. 1-q13. 2 deletion in tetralogy of Fallot: clinical report and a literature review, Int J Cardiol, 2011, 146(2): 134-139.

8. 刘芳, 吴琳, 齐春华, 等. 法洛四联症伴肺动脉瓣缺如3例报道并文献复习. 中国循证儿科杂志, 2009, 4(6): 534-538.

9. 凌雁, 郭少先, 沈向东, 等. 法洛四联症合并肺动脉瓣缺如患者手术矫治的近中期结果. 中国胸心血管外科临床杂志, 2011, 18(2): 114-116.

10. Martelle RR, Linde LM. Cerebrovascular accidents with tetralogy of Fallot. Am J Dis Child, 1961, 101: 206-209.

11. Phornphutkul C, Rosenthal A, Nadas AS, et al. Cerebrovascular accidents in infants and children with cyanotic congenital heart disease. Am J Cardiol, 1973, 32(3): 329-334.

12. Schoenberg BS, Mellinger JF, Shoenberg DG. Cerebrovascular disease in infants and children: a study of incidence, clinical features, and survival. Neurology, 1978, 28(8): 763-768.

13. Tyler HR, Clark DB. Cerebrovascular accidents in patients with congenital heart disease. AMA Arch Neurol Psych, 1957, 77(5): 483-489.

14. Brankovic-Sreckovic V, Milic-Rasic V, Jovic N, et al. The recurrence risk of ischemic stroke in childhood. Med Princ Pract, 2004, 13(3): 153-158.

15. Geva T, Frand M, Benjamin P, et al. Cerebral embolization from an inferior vena cava thrombus in tetralogy of Fallot. Pediatr Cardiol, 1990, 11(1): 44-46.

16. 邹丽萍. 儿童脑卒中诊治进展. 世界临床药物, 2011, 32(3): 139-142.

17. Sträter R, Kurnik K, Heller C, et al. Aspirin versus low-dose low-molecular-weight heparin: antithrombotic therapy in pediatric ischemic stroke patients: a prospective follow-up study. Stroke, 2001, 32(11): 2554-2558.

18. Apitz C, Webb GD, Redington AN. Tetralogy of Fallot, Lancet, 2009, 374(9699): 1462-1471.

19. Bacha EA, Scheule AM, Zurakowski D, et al. Long-term results after early primary repair of tetralogy of Fallot. J Thorac Cardiovasc Surg, 2001, 122(1): 154-161.

20. 刘迎龙. 常见先天性心脏病外科治疗的进展. 心肺血管病杂志, 2012, 31(4): 353-354.

21. 孙宏涛, 沈向东, 刘迎龙, 等. 6个月以下婴儿法洛四联症的外科治疗. 中国胸心血管外科临床杂志, 2009, 16(5): 336-338.

22. Amorim S, Cruz C, Macedo F, et al. Tetralogy of Fallot: prognostic factors after surgical repair. Rev Port Cardiol, 2005, 24(6): 845-855.

23. Waien SA, Liu PP, Ross BL, et al. Serial follow-up of adults with repaired tetralogy of Fallot. J Am Coll Cardiol, 1992, 20(2): 295-300.

24. Miyamura H,Eguchi S,Asano K. Long-term results of the intracardiac repair of tetralogy of Fallot:a follow-up study conducted over more than 20 years on 100 consecutive operative survivors. Surg Today,1993,23(12):1049-1052.

25. 刘迎龙. 法洛四联症手术治疗的进展. 心肺血管病杂志,2014,33(2):147-149.

第四节　卵圆孔未闭与脑卒中

一、概述

卵圆孔是房间隔中部的一个开放区,位于胚胎期原发间隔与继发间隔的交界处,是胎儿循环的正常生理通道。在胎儿时期,肺脏不接受血流,返回到右心房的血流通过卵圆孔进入左心房。原发间隔从左侧遮盖卵圆孔,起单向瓣膜的作用,只允许血流从右房进入左房。胎儿出生后由于呼吸作用肺血流增加,左房压力增高,压迫原发间隔形成功能性闭合。随年龄的增长,纤维组织增生使原发间隔与继发间隔粘连闭合,卵圆孔最终形成解剖闭合。卵圆孔一般在出生后第一年内闭合,若大于 3 岁卵圆孔仍未闭合称为卵圆孔未闭(patent foramen ovale,PFO)。PFO 相当于左、右心房间潜在一异常通道,当右房压高于左房压时,左侧薄弱的原发间隔被推开,出现右向左分流。

PFO 在人群中发病率较高,尸检发现 25% ~34% 的成年人存在 PFO。Lechat 等报道,PFO 在无危险因素或无明显原因的脑卒中患者中占 54%,在无明显原因,但有动脉粥样硬化危险因素的患者中占 40%,在有明确病因的卒中患者中占 21%,在正常对照中占 10%。美国每年有 70 万脑卒中患者,其中 80% 有明确的病因,20% 病因不明。在病因不明的患者中,PFO 的检出率为 40% ~50%,在一般健康人群中的检出率也达到 20%,据估计美国每年有 3 万~6 万脑卒中患者是由栓子通过卵圆孔造成的。国内尚无大规模的流行病学调查,国内的发病率还难以准确的估计。

长期以来人们认为 PFO 一般不引起两房间的分流,对心脏的血流动力学并无影响,后来的研究发现 PFO 的存在与不明原因缺血性脑卒中、先兆性偏头痛、减压病有一定的关系。一般情况下,未能自然融合的原发隔与继发隔之间虽然存在着裂隙样的异常通道,但是由于左房压力高于右房,不会引起心房间的分流,当慢性右心房压力升高或短暂右房压突然升高超过左房压时,类似功能性瓣膜的左侧薄弱的原发隔被推开,出现右向左分流,此时静脉系统内各类栓子可通过未闭的卵圆孔进入左心房,造成脑动脉或其他动脉的反常栓塞。静脉系统的栓子主要有如下来源:①下肢深静脉或盆腔静脉的血栓;②潜水病或减压病所致的空气栓子;③手术或外伤后形成的脂肪栓子。

二、诊断

1. 超声心动图　经食管超声心动图(TEE)是诊断 PFO 的首选方法,被认为是诊断 PFO 的金标准,TEE 加声学造影诊断 PFO 的敏感性和特异性接近 100%。TEE 可以清楚显示房间隔结构,彩色多普勒成像显示卵圆窝部位存在左、右心房间出现左向右或右向左的细小分流。目前多采用静脉注射声学造影剂(对比剂),让患者配合咳嗽或作 Valsalva 动作(令患者深吸气后紧闭声门,再用力做呼气动作,呼气时对抗紧闭的会厌,通过增加胸内压来提高右房压力,影响血液循环和自主神经功能状态)诱导右向左分流,增加检查的敏感性。目前最常用的对比剂为激发的生理盐水(1ml 空气 +9ml 生理盐水,反复震荡产生)。TEE 诊断 PFO 的标准为:在右心房显影后的 3 个心动周期内,在左心房内看到对比剂所产生的微气泡≥5 个。TEE 可产生假阴性或假阳性结果,假阴性可能与探头位于食管内显示不清、左心房压升高阻碍对比剂向左分流、下腔静脉血流沿着房间隔直接流入时影响经肘静脉进入的气泡通过房间隔。假阳性见于房间隔缺损或者肺动静脉分流的患者。经胸超声心动图(TTE)检测 PFO 的特异性高,但敏感性低,有研究报道 TEE 诊断 PFO 的阳性率是 TTE 的 3 倍。

2. 经颅多普勒超声(TCD) 在肘静脉注射激发盐水后,微泡将随静脉血流从肘静脉流入右心房。当受检者不存在右向左分流时,微泡进入右心室,经肺动脉进入肺循环被过滤掉,而不会进入体循环动脉里,TCD 显示屏上不会出现栓子信号。当受检者存在右向左分流时,微泡可从右心房直接进入左心房而不经过肺循环滤过,再从左心房到左心室进入主动脉,一部分微泡从主动脉弓的三个动脉分支进入脑部,TCD 就可在脑循环中探测到栓子信号。如果在脑循环检测到微栓子信号,可以推测存在右向左分流,根据栓子信号可对 PFO 的程度进行评价:1～10Mb 为轻度;>10Mb 为中度;>10Mb 并表现为"幕帘效应"为重度。但是对于一些颞窗透声不好的患者,TCD 的应用受到限制。TCD 优于 TEE 的最大特点是可以通过非侵入的方法使患者轻松完成标准的 Valsalva 动作。Valsalva 动作可使右心压力增加,从而增加卵圆孔开放的几率和面积。Valsalva 动作可使探测出的栓子数目增加,提高 TCD 检查的阳性率。

TEE 与 TCD 各有优缺点。TEE 能观察到卵圆孔的形态学改变,是目前诊断 PFO 和其他右向左分流的最公认的方法,然而 TEE 检查时要求患者处于镇静状态,患者在检查过程中是极不舒服的,TEE 还要求检查者是一个技术熟练的专家。TCD 是无创性检查,不需要镇静剂,患者更容易配合检查,发现重度右向左分流比 TEE 更加敏感,TCD 技术准确性超过 TEE 的首要原因是患者在检查过程中能够配合完成一个标准的 Valsalval 动作,从而增加了卵圆孔开放的几率和面积。经 TEE 探测为阴性的患者,TCD 可能探测为阳性,经 TCD 探测为阴性的患者,TEE 也可能为阴性。多数学者建议采用 TEE 和 TCD 联合共同检测 PFO,更加准确地筛查并判断 PFO 右向左分流的程度。

国外最近对 100 个病例进行了研究,将多通道的 TCD 联合多媒体分析技术的检查仪(PMD100System)与 TTE、TEE 诊断 PFO 进行对照研究,证实 PMD100System 对 PFO 的诊断准确率最高(表6-1)。

表6-1 不同检查手段对 PFO 的诊断准确率的比较

检查手段	敏感性	准确性
PMD100 System	98%	94%
TEE	91%	88%
TTE	64%	63%

三、卵圆孔未闭与隐源性脑卒中

美国国立神经疾病和卒中研究所(NIDS)的病例资料发现,约 40% 的脑梗死病例病因不明。年龄 <55 岁的年轻患者,有多达 50%～60% 的缺血性脑卒中患者在临床上找不到明确的病因,称之为隐源性脑卒中。随着超声诊断技术的发展,很多研究证实 PFO 与不明原因脑

卒中,尤其是较年轻的不明原因脑卒中患者有着明显的相关性,存在 PFO 的人群发生缺血性脑卒中的概率明显高于无 PFO 的人群。

早在 1877 年,Cohnheim 等就认为 PFO 是脑卒中发病的一个潜在危险因素,并提出源于静脉系统(下肢深静脉或盆腔静脉)的栓子可通过心房的右向左分流,进入体循环形成反常栓塞(或称奇异性栓塞)。Cabanes 等研究表明 PFO 与反常栓塞或脑卒中的危险性呈显著的正相关,与正常对照组相比,PFO 发生血栓栓塞事件的相对危险性是正常对照组的 4 倍,PFO并发房间隔动脉瘤发生血栓栓塞事件的危险性是正常对照组的 33 倍。Schuchlenz 等研究发现 PFO 越大,发生血栓栓塞事件的风险越高。Lachat 等在 60 例 55 岁以下不明原因脑卒中患者中发现,有 40% 患者合并 PFO,而对照组 PFO 患病率仅 10%,提出 PFO 引起的反常栓塞可能是脑卒中的原因。Mas 等研究发现,598 例脑卒中患者中合并 PFO 占 37%,认为 PFO 是反复脑卒中的高危因素。Lamy 等报道在 581 例青年脑卒中患者中 PFO 检出率为 46%。2007 年的一项调查显示,227 例不明原因脑卒中患者中,55 岁以下的患者有 43.9% 合并PFO,而 55 岁以上患者合并 PFO 为 28.3%,不同年龄阶段不明原因脑卒中患者中 PFO 的患病率均显著高于对照组。特殊职业尤其是潜水员合并 PFO 可导致反常栓塞,减压病合并PFO 者反常栓塞的发生率比无 PFO 者高 4.5 倍。有关潜水员和飞行员伴发短暂性脑缺血发作和反常栓塞的研究表明,这些特殊职业者在潜水、飞行后出现肢体麻木、偏瘫、眩晕等脑卒中症状,超声检查发现 PFO,Valsalva 动作后出现右向左分流,介入治疗封堵卵圆孔后,上述症状不再发生。上述研究均提示 PFO 可能与不明原因脑卒中相关。

PFO-ASA 研究显示,年龄 <55 岁的不明原因脑卒中患者中,PFO 的发生率较普通人群高出 3 倍,ASA(房间隔动脉瘤)的发生率高出 6 倍。在腔隙性脑梗死的患者中,无高血压和糖尿病等卒中危险因素的患者,其右向左分流的发生率要比具有卒中危险因素的患者高得多,右向左分流可能是导致无危险因素的腔隙性脑梗死患者卒中的重要原因。荟萃分析显示,与无卒中的对照组相比,年龄 <55 岁的成人 PFO 与不明原因脑卒中有明显相关性,单独PFO 的 OR 值是 5.0,PFO 合并 ASA 的 OR 值是 23.3。

一项荟萃分析总结了 23 项病例对照研究,使用贝叶斯定理来评估 PFO 对于隐源性脑卒中患者到底是偶然发现还是病因学。对包括了所有年龄患者的临床研究进行随机效应分析发现,隐源性脑卒中与 PFO 之间存在明显相关性(OR 2.9,CI 2.1~4.0),但不同研究间的异质性较大($I^2 0.63$,$P < 0.0001$);青年患者的隐源性脑卒中与 PFO 之间存在更强的相关性(OR 5.1,CI 3.3~7.8),不同研究间的异质性小($I^2 0.0$,$P = 0.47$);老年隐源性脑卒中与PFO 之间的相关性较弱,但也达到统计学差异(OR 2.0,CI 1.0~3.7),不同研究间的异质性较大($I^2 0.67$,$P = 0.018$);PFO 合并 ASA 与隐源性脑卒中之间存在很强的相关性(OR 8.9,CI 1.2~64.0)。应用贝叶斯定理,在包括了所有年龄患者的隐源性脑卒中研究中,PFO 是偶然发现(不是脑卒中的病因)的可能性是 33%,对于青年隐源性脑卒中患者,这种可能性是 20%,而老年隐源性脑卒中患者这种可能性是 48%。当合并存在 ASA 时,这种可能性仅为 11%。采用贝叶斯定理进行研究超越了 PFO 与隐源性卒中相关性的研究,更强调 PFO 是否为隐源性卒中病因的可能性。PFO 是隐源性脑卒中病因的可能性受很多因素影响,如果患者 <55 岁,但存在传统意义上的缺血性脑血管病危险因素(高血压、高胆固醇血症、糖尿病),PFO 是脑卒中病因的可能性就很小。反之,对于老年患者,如果缺乏其他缺血性卒中的危险因素,PFO 是卒中病因的可能性会增加。

但是,2002 年的 PICSS 研究(PFO in Cryptogenic Stroke Study)结果却发现 PFO 的存在与

否、PFO 的大小、是否合并 ASA 与缺血性脑血管病的复发无明显相关性。该研究共纳入 630 例发病 30 天内的缺血性脑卒中患者，均进行 TEE 检查，随机分为阿司匹林组（325mg/d）和华法林组（2mg/d，调整并保持 INR 值在 1.4～2.8 之间），随访 2 年，终点事件为缺血性卒中的再发和死亡，最终完成随访 620 例。结果显示，在全部患者中或隐源性脑卒中亚组中，存在或不存在 PFO 的患者发生终点事件的几率均无显著性差异［（$P=0.84$；HR 0.96；95% CI 0.62～1.48），（$P=0.65$；HR 1.17；95% CI 0.60～2.37）］。在调整了可能影响结果的因素（年龄、婚姻状态、生活方式、糖尿病、高血压、Glasgow 评分、酗酒）后两组终点事件的发生仍无显著性差异。无 PFO、小的 PFO 或大的 PFO（TEE 显示原发隔和继发隔之间的缝隙≥2mm 或声学造影微泡数≥10 个）3 组患者，随访 2 年内的终点事件发生率分别为 15.4%、18.5%、9.5%，发生率无显著性差异。单纯 PFO 和 PFO 合并 ASA 的终点事件无显著性差异（$P=0.84$）。存在 PFO 的患者中，阿司匹林和华法林预防终点事件发生无显著性差异（$P=0.49$；HR 1.29；95% CI 0.63～2.64）。

2006 年的 SPARC 研究显示，PFO 患者发生脑血管事件风险并未显著提高。SPARC 研究是一项前瞻性队列研究，纳入 585 例年龄≥45 岁的社区人群，均进行 TEE 检查，其中 140 例存在 PFO，11 例存在 ASA，6 例为 PFO 伴 ASA。随访时间的中位数为 5.1 年，脑血管事件包括脑血管病相关的死亡、缺血性脑卒中、短暂性脑缺血发作（TIA）共发生 41 例。在调整了年龄和合并疾病后，PFO 不是脑卒中的独立危险因素（HR 1.46；95% CI0.74～2.88；$P=0.28$）。存在 ASA 的患者发生脑血管病的风险比无 ASA 的患者高了近 4 倍。

最近的一项荟萃分析，纳入了 37 项包括了 7686 个病例的关于 PFO 与缺血性卒中和偏头痛相关性的研究，研究方法包括前瞻性的队列研究、病例对照和横断面研究。结果显示，现有证据不足以证实 PFO 是隐源性脑卒中的病因（表6-2）。

四、卵圆孔未闭并发脑卒中的机制

PFO 引起栓塞的可能机制包括：①发生反常栓塞的患者同时伴有隐性深静脉血栓形成，导致肺栓塞或肺动脉高压，是引发卒中的重要基础；②可能在 PFO 的管道内形成局部血栓，经左心房、左心室直接到达颅内，形成脑动脉栓塞；③PFO 导致卒中既可以是独立的原因，也可能与合并 ASA 有关。若合并 ASA，则房性心律失常在导致血栓形成和脑栓塞方面起到了重要作用。有研究显示，PFO 伴 ASA 或单纯 ASA 患者均可发生一过性房性心律失常，特别是阵发性房颤，使潜在的栓塞风险增加。当 PFO 合并以下因素时会促进脑卒中的发生：

1. PFO 合并 ASA　　ASA 是卵圆窝部位的房间隔发育薄弱，在高速血流的冲击下向压力低的一侧心房腔膨出，随心动周期在左右心房间摆动。有研究显示，合并有 ASA 的 PFO 患者与多发脑缺血损害有相关性，ASA 的存在可能会增加微栓子产生的危险性。PFO-ASA 研究显示，581 例不明原因的青年脑卒中患者经 TEE 检查，发现有 267 例（45.8%）患者存在 PFO，其中 10.5% 患者伴有 ASA，PFO 的存在与 ASA 的发生呈显著相关性，并且 ASA 的发生率随 PFO 的分流程度加大而增加。

2. 右向左分流的程度　　卵圆孔的大小及右向左分流的程度是发生反常栓塞的主要决定因素之一，卒中的复发也与此有关。有学者研究了 PFO 的形态学和功能特点与卒中再发的相关性，对 PFO 患者按危险度进行分组：静止时发现 PFO 并且卵圆瓣移动度 >6.5mm 为高危组；静止时发现 PFO，卵圆瓣移动度≤6.5mm，或做 Valsalva 动作时发现 PFO 并且卵圆瓣移动度大于 6.5mm 为低危组。研究提示高危组患者更易出现脑卒中再发。

表 6-2 PFO 与缺血性脑卒中的荟萃分析

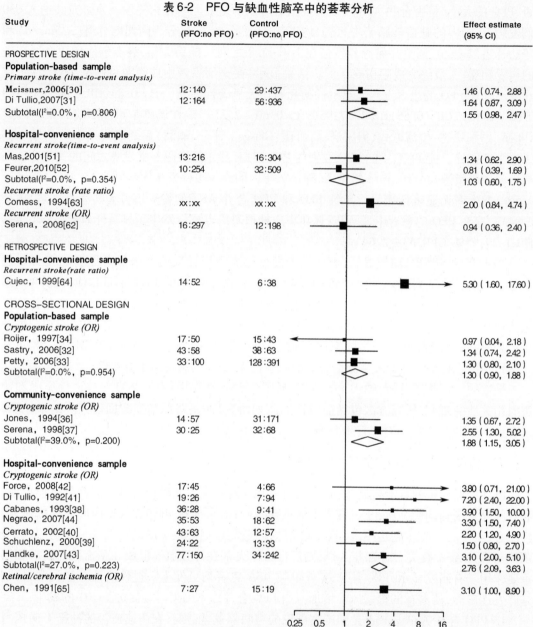

Study	Stroke (PFO:no PFO)	Control (PFO:no PFO)		Effect estimate (95% CI)
PROSPECTIVE DESIGN				
Population-based sample				
Primary stroke (time-to-event analysis)				
Meissner,2006[30]	12:140	29:437		1.46 (0.74, 2.88)
Di Tullio,2007[31]	12:164	56:936		1.64 (0.87, 3.09)
Subtotal(I²=0.0%, p=0.806)				1.55 (0.98, 2.47)
Hospital-convenience sample				
Recurrent stroke(time-to-event analysis)				
Mas,2001[51]	13:216	16:304		1.34 (0.62, 2.90)
Feurer,2010[52]	10:254	32:509		0.81 (0.39, 1.69)
Subtotal(I²=0.0%, p=0.354)				1.03 (0.60, 1.75)
Recurrent stroke (rate ratio)				
Comess, 1994[63]	xx:xx	xx:xx		2.00 (0.84, 4.74)
Recurrent stroke (OR)				
Serena, 2008[62]	16:297	12:198		0.94 (0.36, 2.40)
RETROSPECTIVE DESIGN				
Hospital-convenience sample				
Recurrent stroke(rate ratio)				
Cujec, 1999[64]	14:52	6:38		5.30 (1.60, 17.60)
CROSS-SECTIONAL DESIGN				
Population-based sample				
Cryptogenic stroke (OR)				
Roijer, 1997[34]	17:50	15:43		0.97 (0.04, 2.18)
Sastry, 2006[32]	43:58	38:63		1.34 (0.74, 2.42)
Petty, 2006[33]	33:100	128:391		1.30 (0.80, 2.10)
Subtotal(I²=0.0%, p=0.954)				1.30 (0.90, 1.88)
Community-convenience sample				
Cryptogenic stroke (OR)				
Jones, 1994[36]	14:57	31:171		1.35 (0.67, 2.72)
Serena, 1998[37]	30:25	32:68		2.55 (1.30, 5.02)
Subtotal(I²=39.0%, p=0.200)				1.88 (1.15, 3.05)
Hospital-convenience sample				
Cryptogenic stroke (OR)				
Force, 2008[42]	17:45	4:66		3.80 (0.71, 21.00)
Di Tullio, 1992[41]	19:26	7:94		7.20 (2.40, 22.00)
Cabanes, 1993[38]	36:28	9:41		3.90 (1.50, 10.00)
Negrao, 2007[44]	35:53	18:62		3.30 (1.50, 7.40)
Cerrato, 2002[40]	43:63	12:57		2.20 (1.20, 4.90)
Schuchlenz, 2000[39]	24:22	13:33		1.50 (0.80, 2.70)
Handke, 2007[43]	77:150	34:242		3.10 (2.00, 5.10)
Subtotal(I²=27.0%, p=0.223)				2.76 (2.09, 3.63)
Retinal/cerebral ischemia (OR)				
Chen, 1991[65]	7:27	15:19		3.10 (1.00, 8.90)

0.25 0.5 1 2 4 8 16

3. 血栓前状态 血栓前状态是发生反常栓塞的诱因。研究发现,存在 PFO 的不明原因脑卒中患者,发生凝血因子 V 基因 Leiden 突变和凝血酶原基因 G20210A 突变的频率更高。有研究通过对 90 例 55 岁以下的首次发生脑卒中的患者与年龄相匹配的健康人群相比较,发现在调整其他危险因素后,有凝血因子 V 基因 Leiden 突变或凝血酶原 G20210A 突变的 PFO 患者脑卒中的风险增加。

4. 静脉栓子 多数不明原因的脑梗死发病机制可能与静脉栓子进入到脑循环有关,但是 PFO 卒中患者静脉栓子的来源却很难找到。在大静脉反常栓子相关的缺血性卒中研究中,采用磁共振静脉造影对骨盆静脉检查,发现不明原因卒中患者的骨盆深静脉血栓形成的发生率高于已知病因的卒中组。

发生率高于已知病因的卒中组。

五、卵圆孔未闭并发脑卒中的治疗

PFO 并发脑卒中的治疗包括药物治疗和非药物治疗两种方式。药物治疗针对栓塞进行,包括抗凝及抗血小板治疗。非药物治疗主要有介入封堵或外科修补术治疗是针对病因治疗。

(一)药物治疗

目前对于合并 PFO 的脑卒中患者还没有一致的药物治疗方案。有研究表明,经抗血小板或抗凝治疗后,在不明原因脑卒中患者中,PFO 患者与非 PFO 患者相比,卒中再发或死亡风险没有差异。PFO 合并 ASA 患者有很高的脑卒中再发率,但目前还没有证据证明,对不明原因的脑卒中合并房间隔异常的患者阿司匹林或华法林治疗能否更好地预防其卒中再发。还有研究发现年龄是决定 PFO 患者药物治疗后再发脑血管事件的危险因素,对近期发生过卒中的患者进行药物治疗(阿司匹林 325mg/d 或华法林 2mg/d),随访 2 年后发现老年 PFO 患者药物治疗后死亡、卒中、TIA 的发生率反而增加,而年轻人则相反。Homma 等总结了 9 项共 943 例关于 PFO 患者不明原因脑卒中后药物治疗的研究,结果显示,每年脑卒中或 TIA 复发率为 4.2%,每年脑卒中、TIA 或死亡发生率为 4.9%。

(二)介入封堵或外科修补术治疗

目前国内外都没有权威机构批准的 PFO 封堵适应证,大多数学者认为有下列适应证时,应对 PFO 进行介入封堵术:①具有不明原因脑卒中病史,同时证实有 PFO 并存在右向左分流者;②有先兆症状的偏头痛合并 PFO 患者;③PFO 合并 ASA;④多孔房间隔缺损;⑤PFO 伴随反复发生肺栓塞并下肢深静脉血栓(DVT)者;⑥右向左分流的大 PFO;⑦10 mm 以上的大 PFO;⑧反复发作神经及精神症状;⑨有 PFO 的潜水员。由于介入封堵术采用局部麻醉,操作时间短,手术风险小,已经基本取代了外科手术修补术,但仍需要大量研究来证实介入 PFO 封堵术可以降低远期脑卒中或其他疾病再发的风险。

在预防脑卒中再发方面,介入封堵是否优于药物治疗尚不明确。一些国外的研究显示,经皮 PFO 封堵术后患者缺血性脑血管病的复发率有所下降。Parikh 等对 24 例 PFO 合并缺血性脑血管病的患者随访 1 年,药物组与经皮 PFO 封堵术治疗组的病死率和主要心脑血管事件发生率无差异。有学者对 8 项 PFO 内科治疗研究和 12 项 PFO 封堵术研究进行总结,结果发现,PFO 封堵术每年脑卒中或 TIA 发生率为 1.3%,明显低于内科治疗组发生率(5.2%),与无 PFO 患者相似。另外一项荟萃分析比较了 10 项共 1355 例 PFO 封堵术研究与 6 项共 895 例内科治疗研究,结果发现,PFO 封堵术每年脑卒中发生率为 0.4%,TIA 发生率为 1.4%,脑卒中及 TIA 发生率为 1.9%,均明显低于内科治疗组年脑卒中发生率(3.1%)、TIA 发生率(2.6%)、脑卒中及 TIA 发生率(5.8%)。Mas 等对 581 例隐源性卒中患者根据是否存在房间隔异常进行分组,每日服用阿司匹林 300mg,随访 4 年。结果发现,没有房间隔异常的患者 4 年的卒中或 TIA 复发率为 6.2%,仅有 PFO 的患者 4 年卒中或 TIA 复发率为 5.6%,而 PFO 合并 ASA 的患者 4 年卒中或 TIA 的复发风险是 19.2%。仅有 PFO 的患者卒中复发风险低,接近于无房间隔异常者,而对于 PFO 合并 ASA 患者,单纯抗血小板治疗是不足以预防卒中再发风险的,可能需要其他措施,如经皮卵圆孔封堵术。国内的一项小样本研究纳入 45 例 55 岁以下经 TEE 证实存在 PFO 的缺血性卒中或者 TIA 发作患者,根据治疗方式分为阿司匹林治疗组 38 例,经皮卵圆孔未闭封堵术 7 例,比较两组缺血性脑血管病的复发情况,研究发现,两组 PFO 直径无差别,治疗后 3 个月和 6 个月内,手术组无复发患者,阿司匹林组复发率分别为 7.9% 和 13.1%,由于两组间样本量的差异较大,致使 3 个月及 6 个月复发率均未显示明显差异,虽然尚不能确定经皮卵圆孔未闭封堵术与阿司匹林治疗对缺血性脑血管病复发影响的差异,但封堵术后无复发病例的疗效趋势却值得关注。近期一项多中心随机研究,纳入 909 例 18~60 岁因隐源性脑卒中或 TIA 就诊并且有 PFO 的患者,比较用经皮装置闭合卵圆孔与单用药物治疗的效果。主要终点为随访 2 年期间卒中或 TIA、在治疗后的 30 天内任何原因所致死亡,或在治疗后 31 天至 2 年期间神经系统原因导致的死亡。研究发现,对于有 PFO 的隐源性卒中患者,在预防脑卒中再发方面,用装置闭合卵圆孔并未比单用药物治疗提供更大的益处。

对一个患者是使用药物治疗还是经皮 PFO 封堵术来预防反常栓塞应充分权衡利弊。虽然药物治疗没有介入治疗的风险,但会增加出血的风险。在 PICSS 研究和 WARSS 研究中,主要出血事件为 1.5~2.2/100 病人/年,阿司匹林组和抗凝药物组之间无统计学差异。小的出血事件更常见,约为 9~23/100 病人/年,多见于服用抗凝剂的患者。此外药物治疗还存在患者依从性的问题,对于一些特殊患者例如孕妇是不能接受药物治疗的。对于经皮 PFO 封堵术来说,主要问题在于围术期风险,一项包括了 11 项 PFO 封堵术研究(1970 例)的荟萃分析结果显示,TIA 发生率 0.2%,心脏压塞发生率 0.3%,封堵器脱落发生率 1.1%,穿刺点局部并发症发生率 1.5%,没有死亡、心肌梗死、卒中和其他导致长期后遗症的不良事件。PFO 合并 ASA 患者易发生房性心律失常,尤其是房颤,这可能是发生不明原因脑卒中的机制之一。另一项 PFO 封堵术的荟萃分析显示,轻的并发症为 7.9%,包括少量出血、房性心律失常、短暂的房室传导阻滞、症状性气栓等,而重要并发症为 1.5%,包括心脏压塞、需要外科手术、肺栓塞或输血,仅有 1 例死亡。装置表面血栓形成是经皮 PFO 封堵术和房缺封堵术后应关注的问题,因为这与术后血栓并发症相关,可能导致装置必须移除。但是这种风险似乎依赖于抗栓治疗方案,双联抗血小板治疗较口服抗凝剂更能有效降低这种风险。PFO 封堵术后新发房颤约为 7%~15%,大部分的房颤发作是短暂的,发生在术后的最初 4 周内,通常会自动回复为窦性心律,或经药物或电复率转为窦性心律。

对于 PFO 合并 ASA 患者,经皮 PFO 封堵术可能是更好的治疗方法。一项研究比较了 141 例 PFO 合并 ASA 和 220 例单纯 PFO 患者,观察经皮封堵术后的预后情况,术后 6 个月经 TEE 检查,两组装置安装的成功率和残留分流量无差异。随访 4 年,PFO 合并 ASA 组卒中再发率为 5.0%,与单纯 PFO 组卒中复发率(6.1%)相当,远低于 PFO/ASA 研究 19.2% 的卒中复发率。一项荟萃分析比较了 10 项(1355 例)经皮封堵术研究和 6 项(895 例)药物治疗 PFO 研究的临床预后,结果显示,两组的年卒中发生率分别为 0.4%、3.1%($P<0.001$);TIA 年发生率分别为 1.4%、2.6%($P<0.07$);卒中和 TIA 年发生率分别为 1.9%、5.8%($P<0.001$)。在降低卒中再发风险方面,经皮 PFO 封堵术优于药物治疗。

总之,现有的证据支持 PFO 与脑卒中之间存在相关性,但 PFO 是否为脑卒中的独立病因还存在争议。在缺乏其他危险因素时,PFO 可能是脑卒中发生的危险因素,尤其是青年隐源性脑卒中患者更应注意 PFO 筛查。经皮 PFO 封堵术从根本上消除了反常栓塞的解剖基础,对高危患者是一项有价值的治疗措施。

(刘日霞)

参 考 文 献

1. 董凤群,赵真. 先天性心脏病实用超声诊断学. 北京:人民军医出版社,2005:2.

2. Hara H, Virmani R, Ladich E, et al. Patent foramen ovale current pathology, pathophysiology, and clinical status. J Am Coll Cardiol, 2005, 46(9):1768-1776.

3. Lechat P, Mas JL, Lascault G, et al. Prevalence of patent foramen ovale in patients with stroke. N Engl J Med, 1988, 318(18):1148-1152.

4. Devuyst G, Piechowski-Jozwiak B, Karapanayiotides T, et al. Controlled contrast transcranial Doppler and arterial blood gas analysis to quantify shunt through patent foraman ovale. Stroke, 2004, 35:859-863.

5. Stendel R, Gramm HJ, Schroder K, et al. Transcranial Doppler ultrasonography as a screening technique for detection of a patent foramen ovale before surgery in the sitting position. Anethesiology, 2000, 93:971-975.

6. Devuyst G, Despland PA, Bogousslavsky J, et al. Complementarity of contrast transcranial Doppler and contrast transesophageal chocardiography for the detection of patent foramen ovale in stroke patients. Eur Neurol, 1997, 38:21-25.

7. Hagen PT, Scholz DG, Edwards WD. Incidence and size of patent foramen ovale during the first 10 decades of life: an autopsy study of 965 normal heart. Mayo Clin Proc, 1984, 59(1):17-20.

8. De Belder MA, Tourikis L, Leech G, et al. Risk of patent foremen ovale for thromboembolic events in all age groups. Am J Cardiol, 1992, 69(16):1316-1320.

9. Desai AJ, Fuller CJ, Jesurum JT, et al. Patent foramen ovale and cerebrovascular disease. Nat Clin Pract Cardiovasc Med, 2006, 3(8):446-455.

10. Cabanes L, Mas J, Cohen A, et al. Atrial septal aneurysm and patent foramen ovale as risk factors in patients less than 55 years of age. A study using transesophageal echo cardiography. Stroke, 1993, 24:1865-1873.

11. Schuchlenz HW, Weihs W, Hormer S. The association between the diameter of a patent foramen ovale and the risk of embolic cerebrovascular events. Am J Med, 2000, 109(6):456-462.

12. Homma S, Sacco RL, Di Tullio MR, et al. Effect of medical treatment in stroke patients with patent foramen ovale: patent foramen ovale in cryptogenic stroke study. Circulation, 2002, 105(22):2625-2631.

13. Lamy C, Giannisini C, Zuber M, et al. Clinical and imaging findings in crytogenic stroke patients with and without patient foramen ovale: the PFO-ASA study. Atrial septal aneurysm. Stroke, 2002, 33(3):706-711.

14. Ueno Y, Kimura K, Iguchi Y, et al. Right-to-left shunt and lacunar stroke in patients without hypertension and diabetes. Neurology, 2007, 68:528-531.

15. Handke M, Harloff A, Olschew skim, et al. Patent foramen ovale and cryptogenic stroke in older patients. N Engl J Med, 2007, 357:2262-2268.

16. Alawi A, David T, David K, et al. Patent foramen ovale in cryptogenic stroke incidental or pathogenic? Stroke, 2009, 40:2349-2355.

17. Bonati LH, Kessel-Schaefer A, Linka AZ, et al. Diffusion-weighted imaging in stroke attributable to patent foramen ovale: significance of concomitant atrial septum aneurysm. Stroke, 2006, 37:2030-2034.

18. Meissner I, Khandheria BK, Heit JA, et al. Patent foramen ovale: innocent or guilty? Evidence from a prospective population-based study. J Am Coll Cardiol, 2006, 47:440-445.

19. De Castro S, Cartoni D, Fiorelli M, et al. Morphological and functional characteristics of patent foramen ovale and their embolic implications. Stroke, 2000, 31:2407-2413.

20. Botto N, Spadoni I, Giusti S, et al. Prothrombotic mutations as risk factors for cryptogenic ischemic cerebrovascular events in young subjects with patent foramen ovale. Stroke, 2007, 38:2070-2073.

21. Cramer SC, Rordorf G, Maki JH, et al. Increased pelvic vein thrombi in cryptogenic stroke: Results of the paradoxical Emboli from large veins in ischemic stroke(PELVIS) study. Stroke, 2004, 5(1):46-50.

22. Danies C, Weytjens C, Cosyns B, et al. Second harmonic transthoracic echocardiography: the new reference screening method for the detection of patent foramen ovale. Eur J Echocardiogr, 2004, 5(6):449-452.

23. Rettig TC, Bouma BJ, van den Brink RB, et al. Influence of transoesophageal echocardiography on therapy and

prognosis in young patients with TIA or ischaemic stroke. Neth Heart J,2009,17(10):373-377.

24. Messe SR,Silverman IE,Kizer JR,et al. Practice parameter. Recurrent stroke with patent foramen ovale and atrial septal aneurysm:report of the quality standards subcommittee of the American Academy of Neurology. Neurology,2004,62:1042-1050.

25. Homma S,Ditullio MR,Sacco RL,et al. Age as a determinant of adverse events in medically treated cryptogenic stroke patients with patent foramen ovale. Stroke,2004,35:2145-2149.

26. Homma S,Sacco RL. Patent foramen ovale and stroke. Circulation,2005,112:1063-1072.

27. Amarenco P. Patent foramen ovale and the risk of stroke:smoking gun guilty by association? Heart,2005,91:441-443.

28. Anzola GP,Frisoni GB,Morandi E,et al. Shunt-associated migraine responds favorably to atrial septal repair:a case control study. Stroke,2006,37:430-434.

29. Meier B,Lock JE. Contemporary management of patent foramen ovale. Circulation,2003,107:5-9.

30. Lisignoli V,Lanzone AM,Zavalloni D,et al. Closure of patent foramen ovale:when and how? Curr Vasc Pharmacol,2007,5:322-327.

31. Meier B. Closure of patent foramen ovale technique,pitfalls,complications,and follow up. Heart,2005,91:444-448.

32. Parikh R,Bal N,Pandya D,et al. Comparing outcomes of medical management and percutaneous closure in patients with patent foramen ovale and cryptogenic stroke. St. Joseph's Regional Medical Center, Paterson, NJ,2008.

33. Wohrle J. Closure of patent foramen ovale after crytogenic stroke. Lancet,2006,368:350-352.

34. Khairy P,O'Donnell CP,Landzberg MJ. Transcatheter closure versus medical therapy of patent foramen ovale and presumed patadoxical thromboemboli:a systematic review. Ann InternMed,2003,139:753-760.

35. Mas JL,Arquizan C,Lamy C,et al. Recurrent cerebrovascular events associated with patent foramen ovale,atrial septal aneurysm,or both. N Engl J Med,2001,345:1740-1746.

36. 郭鸣,马欣等. 卵圆孔未闭封堵术与阿司匹林治疗对伴有卵圆孔未闭的缺血性脑血管病再发的影响. 中国卒中杂志,2010(12):974-978.

37. Anthony J,Furlan, Mark R,et al. Closure or Medical Therapy for Cryptogenic Stroke with Patent Foramen Ovale. N Eng J Med,2012,366(11):991-999.

38. Mohr JP,Thompson JL,Lazar RM,et al. A comparison of warfarin and aspirin for the prevention of recurrent ischemic stroke. N Engl J Med,2001,345:1444-1451.

39. Messe S, Kasner S. Patent foremen ovale in cryptogenic stroke:not to close. Circulation, 2008, 118:1999-2004.

40. Anzola GP,Morandi E,Casilli F,et al. Does transcatheter closure of patent foramen ovale really "shut the door?" A prospective study with transcranial Doppler. Stroke,2004,35:2140-2144.

41. Wahl A,Krumsdorf U,Meier B,et al. Transcatheter treatment of atrial septal aneurysm associated with patent foramen ovale for prevention of recurrent paradoxical embolism in high-risk patients. J Am Coll Cardiol,2005,45:377-380.

42. Daniel Davis,JohnGregson,Peter Willeit,et al. Patent foramen ovale,ischemic stroke and migraine:systematic review and stratified meta-analysis of association studies. Neuorepidemiology,2013,40:56-67.

第五节 先天性心脏病手术后脑卒中

先天性心脏病(congenital heart disease,CHD)是指心脏及其血管在胎儿时期因各种原因引起发育异常而导致的心血管畸形,是儿童时期最常见的心脏病。据目前研究,由于染色体和单基因异常而导致的各种 CHD 约占总数的 15%,但目前多数学者仍认为心血管畸形主要为遗传和环境以及两者相互作用结果所致。少部分 CHD 在 5 岁前有自愈的机会,另有少数患者畸形轻微、对心血管功能无明显影响,无需任何治疗,但大多数 CHD 患者需手术治疗校正畸形。随着医学技术的进步、手术方式的改进,手术效果已得到极大提高,目前多数患者如及时手术治疗,生长发育一般不受影响,术后能正常生活,完成普通的学习、工作。

CHD 的临床表现主要取决于畸形的大小和复杂程度。复杂而严重的畸形在出生后不久即可出现严重症状,甚至危及生命,需要早期手术以挽救生命。还有一些畸形如 VSD、PDA 等,早期可以没有明显症状,但病变仍会潜在地进展,随着年龄增大,病情逐渐加重,并发症逐渐增多,需要及时诊治,以免失去手术机会。所以,选择合适的手术时机是 CHD 手术成功并取得良好预后的关键。

CHD 患者无论是术前还是术后都具有脑卒中的高风险。由于 CHD 主要在儿童期发现,故 CHD 也是儿童脑卒中的重要危险因素。CHD 的手术矫正治疗也是导致儿童脑卒中发生的危险因素之一,有文献报道,成年患者在体外循环(extracorporeal circulation,ECC)心脏手术后神经系统并发症的发生率为 7% ~8%,而婴幼儿及儿童术后神经系统并发症的发生率可高达 42% ~67%,脑卒中是主要并发症之一。CHD 术后脑卒中严重影响到 CHD 手术效果,增加了术后死亡率并造成患儿的残障。所以,对 CHD 手术后的脑卒中应予高度重视,采取积极措施预防和处理。

一、先天性心脏病的治疗选择

(一)先天性心脏病的治疗方法

CHD 的治疗有手术治疗、介入治疗和药物治疗等多种。选择何种治疗方法以及什么时候最适宜手术应根据病情,由心脏专科医生针对患者的具体情况提出建议。无分流类或左向右分流类,经过及时手术,预后较佳。右向左分流或复合畸形者、病情重、合并症多者,手术复杂困难,部分患者由于某些心脏结构无法完全矫正,只能行姑息性手术减轻症状,改善生活质量。

1. 介入治疗　目前介入治疗可分为两大类:①球囊扩张术:用球囊扩张的方法解除血管及瓣膜的狭窄;②封堵术:利用各种记忆合金材料制成的特质封堵器堵闭某些心脏缺损处,治疗 ASD、VSD、PDA 等,Amolatzer 房间隔缺损封堵器是目前应用最多的封堵器,经导管封堵治疗已成为继发孔型 ASD 的常规治疗手段。介入治疗住院时间短、恢复快,可避免开胸手术的风险及创伤,是非常有效的治疗方法。介入性治疗有很高的技术要求和严格的适应证,目前虽然在国内外临床已得到广泛应用,但还不能完全替代外科手术开胸手术。

2. 外科手术　CHD 的外科方法主要根据心脏畸形的种类和病理生理改变的程度等综合因素来确定,手术方法可分为:①根治手术:可以使患者的心脏解剖回到正常人的结构;②姑息手术:仅能改善症状,不能起到根治效果,主要用于目前尚无根治方法的复杂 CHD,或者作为一种预备手术,促使原来未发育完善的结构生长发育,为根治手术创造条件;③心脏移植:主要用于终末性心脏病及无法用目前的手术方法治疗的复杂 CHD。

3. 药物治疗　CHD 药物治疗的目标是减少合并症、保护心功能,主要内容是防治感染、减轻心脏负担,纠正心衰、预防栓塞和纠正心律失常等,目前没有药物可以纠正 CHD 的心脏及其血管的畸形。

（二）暂时内科治疗观察的先天性心脏病

1. 直径较小、无肺动脉高压的继发孔 ASD，可观察到 3～5 岁再手术。

2. 直径 <4mm 的膜部 VSD，对心功能影响轻，有自动闭合的可能，也可以观察到 3～5 岁，如 VSD 仍未能闭合则应考虑手术治疗。由于小 VSD 有诱发细菌性心内膜炎的可能，而目前外科手术安全性已很高，所以，目前多不主张较长时间等待。

3. 跨瓣压差 <40mmHg 的 AS，跨瓣压差 <60mmHg 的 PS，如果采用保守治疗观察，必须在有较高先心外科治疗水平的医院检查心脏超声两次以上，需定期进行随访和必要的检查，以免造成误诊而贻误手术治疗时机。

（三）确定手术时机和手术方式

1. CHD 自身的病理特征及对血流动力学的影响程度 畸形越复杂，对血流动力学影响越大，越应尽早手术治疗。

2. 继发性病理改变的进展情况 左向右分流类 CHD，应争取在发生肺血管阻塞性改变之前进行手术矫治。发绀性、梗阻性 CHD 应争取在发生严重心肌肥厚、纤维变性前手术。

3. 常用的 CHD 外科手术方式有 ①修补术；②电视胸腔镜辅助手术（Vidio-assisted thoracicscopic surgery，VATS）；③深低温停循环（deep hypothermia circulatory arrest，DHCA）技术：主要用于主动脉弓部及婴幼儿复杂 CHD 手术中，以减慢脑代谢速度，减轻缺血对中枢神经系统的损伤。

二、病因与发病机制

CHD 出现血流动力学障碍后，血液流动缓慢，容易形成附壁血栓，血栓脱落后造成血管栓塞。发绀型 CHD 可因红细胞增多、感染、脱水引起血液黏稠度增高易导致脑血栓形成。CHD 患者若合并心律失常特别是房颤后，脑栓塞的风险倍增。以上提示 CHD 在手术前就具有脑卒中的高风险。研究显示以下机制可能与 CHD 患者手术治疗后的缺血性脑损害有关。

1. 低氧、缺血和再灌注损伤 低氧、缺血和再灌注损伤是造成 CHD 术中脑损伤的主要原因，脑损伤可以是弥漫性、局灶性或多灶性的。深低温停循环为外科医生提供一个"无血"手术野，便于更好地暴露和操作，但同时也会造成重要器官尤其是脑的缺血损伤。目前，究竟多长时间的停循环对脑组织来说是"安全"的尚无定论，尽管临床经验提示对大多数患儿停循环 45 分钟是可允许的，但研究证实真正的安全时间在 18℃时仅为 20 分钟。随着 DHCA 时间的延长，脑的停灌缺血会对脑组织造成不同程度的损害。

脑缺血损伤产生神经细胞坏死的机制主要有两种学说：能量耗竭学说和兴奋性氨基酸毒性学说。首先，缺血造成细胞内缺氧，线粒体的电子链不能进行正常的氧化还原反应产生 ATP 来维持耗能反应及跨膜离子梯度，造成细胞内能量储备下降，无氧糖酵解增加，细胞内酸中毒及细胞水肿。DHCA 后可引起线粒体功能障碍，未成熟的脑白质特别容易受到损伤。短时间的 DHCA，在 ATP 尚未耗竭的情况下，脑功能可较快恢复，不至于造成严重损害。兴奋性氨基酸的神经细胞毒性学说是由 Lucus 等及 Olney 根据实验观察所提出的。兴奋性氨基酸主要有谷氨酸、天门冬氨酸，它们有三个明显不同的突触后受体亚型：N-甲基-D 天门冬氨酸（NMDA）受体、红藻氨酸盐（KA）受体和使君子氨酸盐（Q）/a-甲基丙酸（AMPA）受体。脑缺血导致突触前兴奋性氨基酸大量释放和再摄取减少，激活突触后 NMDA 受体和 AMPA 受体，导致大量的 K^+ 外流和 Na^+、Ca^{2+} 内流，造成细胞内钙超载。目前认为神经递质诱发的兴奋性毒素可能是缺血性脑损伤的最终共同途径。

2. 继发瀑布样炎性反应　在心脏手术 ECC 过程中,由于血液直接与心肺机异物的表面接触、ECC 的非生理灌注、手术创伤、器官缺血再灌注、体温变化以及肠道内毒素释放等使白细胞、血管内皮细胞、炎性细胞因子、补体相继被激活,引发“炎性瀑布”效应,导致全身炎症反应综合征(SIRS),并造成多器官功能的衰竭(MOF),包括不同程度的脑缺血缺氧性改变,严重影响到患者的术后恢复。

3. 心律失常和心衰　严重心律失常或心肌收缩功能降低,造成心脏排血量显著降低,平均动脉压降低,导致脑血流灌注不足。心律失常主要是室性心律失常和Ⅲ度房室传导阻滞,其原因是手术尤其心脏表面的外科操作可严重干扰心电节律,微弱电流通过心脏即可引起心律失常、室颤、甚至心搏骤停。术前长期利尿、限制饮食、低钾、酸中毒等内环境失衡可诱发室颤并反复发作。循环状态突变,可诱发心肌不堪容量负荷突变而发生室颤。麻醉管理不当也是室颤发生的主要相关因素,氯胺酮对心肌的直接作用为负性肌力,其交感活性也易诱发室颤,因而此药用于心力衰竭患者时需权衡利弊。丙泊酚易致低血压和心动过缓,快速或大剂量给药可造成心肌严重受抑而诱发室颤。

4. 栓塞　栓子一旦进入脑循环就会引起后续一系列的脑缺血缺氧性损害,栓子可为气栓、脂肪栓、血栓等。青紫型 CHD 患者血液黏滞度高,易形成大小不等的血栓,手术中这些栓子可通过体外循环进入脑部,引起不同部位的脑栓塞,大的栓子主要影响分水岭区,微小栓子可造成多灶性微梗死,也可导致短暂脑缺血发作(TIA)。青紫型 CHD 血氧饱和度低,使大脑对缺氧的耐受性差,是脑损伤的原因之一。封堵术后脑栓塞与封堵器置入后局部继发血栓形成有关,术后严格的抗凝及抗血小板治疗是预防术后栓塞性并发症的关键。

三、先天性心脏病术后脑卒中的相关因素

在 CHD 患儿中,大脑损伤的类型主要有大脑白质损伤(white matter injury,WMI)脑室周围白质软化(periventricular leukomalacia,PVL)和脑卒中(stroke),其中 WMI 最为常见,PVL 次之,脑卒中较少见。大脑损伤的可能机制为低氧血症、脑供血不足、大脑成熟度不足和某些综合征等。虽然目前已经发现 CHD 患儿手术前存在大脑损伤,但其发生机制尚未完全明了。

(一)术前因素

1. 先天性发育异常　CHD 患儿可同时伴发严重的遗传性疾病,如 Down's 综合征、Di George 综合征等,也可能同时存在大脑局部发育异常,如小头畸形、脑室扩大、脑白质病病变以及某些脑血管畸形等。这些先天脑发育异常都会加重术后缺血性脑损害。

2. 继发性因素　CHD 患者的心脏畸形会造成全身各组织、器官的灌注不足及缺氧。中枢神经系统对缺氧的耐受性最差,受损程度也最大。大脑长期的低灌注及酸中毒,也会造成脑室周围白质软化。由于心脏畸形造成的脑血流动力学不稳定可能引起脑室周围出血。这些因素若得不到及时纠正,随着年龄的增长,可形成累积效应,严重影响神经功能发育。Karl 等研究发现,行 Switch 纠治术的患者围术期发生的神经功能异常多与术前就存在的低氧血症及酸中毒有关。患者术前就出现神经发育异常及认知功能障碍,术后则可能进一步加重。因此,对于复杂 CHD 的患儿,建议尽早施行手术,以减少低灌注、缺氧及酸中毒等对大脑发育的不良影响,减少术后神经系统并发症。

3. 其他因素　患儿的手术年龄、术前药物应用史、家庭经济情况、教育环境、情感特质(如抑郁或焦虑)及二次或多次手术等因素,都会对术后缺血性脑损害的产生影响。

（二）术中因素

1. **麻醉因素**　麻醉药物会对神经元细胞膜受体、神经递质、离子通道、脑血流、脑代谢等方面产生影响,对中枢神经系统产生抑制作用,造成术后记忆力、注意力、语言理解能力以及社会适应能力障碍。由于麻醉药物在体内完全清除需要数天时间,故症状可持续数天至数周,严重者可长期存在。麻醉药与术后脑卒中的关系是通过麻醉药对循环的影响间接产生。

2. **主动脉阻断时间及 ECC 持续时间**　主动脉阻断时间及 ECC 时间是引起神经系统并发症的两个重要因素。有研究表明,对手术时平均年龄为 0.7 岁的法洛四联症(TOF)和 VSD 患儿进行术后注意力测试,测试时平均年龄为 7.4 岁。结果发现,主动脉阻断时间与患儿的定向力呈负相关,ECC 持续时间与平均测试反应时间呈正相关、与执行控制能力呈负相关,而定向力及执行控制能力与患儿术后运动功能及学习能力密切相关。也有文献报道,ECC 持续时间会影响患儿术后语言能力及智力发育等,术后脑卒中的发生率也与 ECC 持续时间正相关。

3. **转流温度管理**　低温是 ECC 的基础保护手段,对脑保护起了重要作用。深低温停循环技术作为治疗复杂 CHD,特别是主动脉弓畸形纠治术中重要的辅助措施,在临床上广泛应用。然而,ECC 时大脑各部位并非均匀降温,深部脑组织比脑皮层降温快。如果降到目标温度所用的时间过短或脑血流量不足,脑降温的不均匀性就更加明显,此时脑部热量重新分布易导致深部温度升高,不易耐受缺血缺氧。Wells 等对 31 例术中采用 DHCA 技术的 CHD 患儿(平均年龄为 15 个月)术后进行智力评估,结果显示,他们的智商均低于其家庭中兄妹同龄时的智商水平。临床研究还发现,体温太低会增加术后舞蹈病的发生率。

4. **脑微血栓栓塞及脑血流灌注不足**　ECC 过程中,低温的血流在非生理性管道中流动,为微血栓形成提供了条件,尽管有抗凝措施,但仍难以避免脑微血栓栓塞。术中脑血流低灌注使栓子清除减缓,也促进了栓塞的发生。

5. **炎症反应**　在 ECC 过程中,由于血液同生物材料的广泛接触,以及心、肾等器官的缺血再灌注损伤,会激活中性粒细胞产生大量的炎症因子。大量研究证实,白细胞介素(IL)-6、IL-8、α-肿瘤坏死因子(TNF-α)等与术后神经系统并发症有高度的相关性。Heyer 等研究发现,转流中采用肝素涂层 ECC 管道的患儿较采用非肝素涂层管道的患儿,炎症反应明显减轻,术后认知障碍的发生率明显下降。但炎症反应与卒中的相关性还有待进一步深入研究。

（三）术后因素

首先,术中的一些因素在术后还会继续产生影响。术后某些因素也会影响患儿的神经功能。Hoffman 等对左心发育不良的儿童在术后 4 岁时进行神经发育水平测试,发现新生儿期施行 Norwood 术后静脉血氧饱和度 <40% 的患儿,发生神经功能障碍的可能性大大增加,因此,他们建议维持较高的术后静脉血氧饱和度以减少神经系统的并发症。De Lange 等在动物实验中采用术中转流低温结合术后有限升温,将术后体温维持在较低的水平(35℃),结果发现,认知障碍的发生率较术后立即升温至正常水平(37℃)组有明显下降。此外术后卧床、低心排、感染、血液高凝状态、手术部位血栓形成、房颤都是术后脑卒中可能的诱发因素。

四、临床表现

CHD 术后神经系统并发症早期以脑卒中、癫痫发作为主,远期多以智力发育迟缓、运动障碍、学习能力下降和社会适应能力降低等认知功能障碍为主，且远期并发症的发生率更高。由于术后远期神经系统并发症更多地表现为亚临床症状，往往不易被发现，具有更大的潜在危害性。CHD 术后脑卒中的临床表现及其严重程度取决于病变发生的部位和范围，一般符合脑栓塞的特点，但因手术期的抗凝和内环境的改变，更容易出现出血转化，这是治疗中必须考虑的问题。脑卒中若发生在术中或术后 24 小时内，此时患者尚处于麻醉状态或未完全苏醒，更常见的是全脑的症状如苏醒延迟或持续的意识障碍，生命体征紊乱，呼吸机撤机困难，仔细的查体可以发现偏瘫、脑神经麻痹等局灶神经功能缺损表现。发生在麻醉苏醒后的脑卒中更容易发现局灶神经功能缺损。

五、先天性心脏病术后脑卒中的预防

在心肺转流（cardiopulmonary bypass，CPB）中进行脑电图（EEG）、经颅多普勒超声（TCD）实时监测，可动态了解脑的功能活动及血流灌注状态。EEG 和 TCD 都具有无创、可连续监测的优点。TCD 可敏感察觉到脑血流速度的突然变化及微栓子信号（microembolic signals，MES），通过 TCD 的监测可以及时发现局域低流量脑灌注（regional low—flow perfusion，RLFP），为 CBP 期间保持合理脑灌注量及减少微栓子数目提供有价值的信息。尽管 TCD 用于术中监测主要是反映局部脑血管的血流速度，且该参数个体差异显著，但迄今为止，TCD 术中监测还是可以显示其他措施无法提供的脑血流动力学动态变化。在脑血流突然改变、脑组织温度异常波动以及大脑皮层发生缺血缺氧后，EEG 可出现电压、频率及节律改变，还可以出现痫样放电，提醒术者、麻醉师及体外循环灌注师，注意患者的异常变化，寻找原因并及时采取调整措施，避免急性严重脑损伤发生。

为完善围术期神经系统监护，联合监测措施是必然发展趋势，目前已开发出多功能联合监测仪并应用于临床，联合监测仪包括了 EEG、TCD、颅内压、诱发电位等功能，使围术期的神经系统监护上升到一个新的高度，为减少围术期的神经系统并发症提供了更有价值的监测工具。

（马闻建　冯立群）

参 考 文 献

1. Brankovic-Sreckovic V，Milic-Rasic V，Jovic N，et al. The recurrence risk of ischemic stroke in childhood. Med Princ Pract，2004，13（3）：153-158.

2. Chock V Y，Reddy VM，Bernstein D，et al. Neurologic events in neonates t reated surgically for congenital heart disease. J Perinatol，2006，26（4）：237-242.

3. McQuillen PS，Barkovich AJ，Hamrick SE，et al. Temporal and anatomic risk profile of brain injury with neonatal repair of congenital heart defects. Stroke，2007，38（2 Suppl）：736-741.

4. Mahle W，Wernovsky G. Long-term developmental outcome of children with complex congenital heart disease. Clin Perinatol，2001，28（1）：235-247.

5. Swain JA，McDonaldTJ Jr，Griffith PK，et al. Low-flow hypothermie cardiopulmonary bypass protects the brain. J ThoracCardiovase Surg，1991，102：76-83.

6. Lucas DR，NewhouseJP. The toxic effect of sodium-L-glutamate on the inner layers of retina. AMA Arch Ophthalmol，1957，58：193-201.

7. Olney JW. Brain lesions，obesity and other disturbances in mice treated with monosodium glutamate. Science，1969，164：719-722.

8. Butler J, Rocker GM, Westaby S. Inflammatory response to cardiopulmonary bypass. Ann Thorac Surg, 1993, 55: 552-559.

9. Ohri SK. Systemic inflammatory response and the splanchnic bed in cardiopulmooary bypass. Perfusion, 1996, 11: 200-212.

10. Asimakopoulos G. Mechanisms of the systemic inflammatory response. Perfusion, 1999, 14: 269-277.

11. Cremer J, Martin M, Redl H, et al. Systemic inflammatory response syndrome after cardiac operations. Ann Thorac Surg, 1996, 61(6): 11714-11720.

12. Rainer Kohrs, Durieux ME. Ketamine: teaching an old drug new tricks. Anesth Analg, 1998, 87: 1186-1193.

13. Wernovsky G, Shillingford AJ, Gaynor JW. Central nervous system outcomes in children with complex congenital heart disease. Curr Opin Cardiol, 2005, 20 (2): 94-99.

14. Gaynor JW, Wernovsky G, Jarvik GP, et al. Patient characteristics are important determinants of neurodevelopmental outcome at one year of age after neonatal and infant cardiac surgery. J Thorac Cardiovasc Surg, 2007, 133 (5): 1344-1353.

15. Karl TR, Hall S, Ford G, et al. Arterial switch with full-flow cardiopulmonary bypass and limited circulatory arrest: neurodevelopmental outcome. J Thorac Cardiovasc Surg, 2004, 127 (1): 213-222.

16. Sherlock RL, McQuillen PS, Miller SP, et al, Preventing brain injury in newborns with congenital heart disease: brain imaging and innovative trial designs. Stroke, 2009, 40(1): 327-332.

17. Mahle WT. Neurologic and cognitive outcomes in children with congenital heart disease. Curr Opin Pediatr, 2001, 13(5): 482-486.

18. Hövels-Gürich HH, Konrad K, Skorzenski D, et al. Long-term neurodevelopmental outcome and exercise capacity after corrective surgery for tetralogy of Fallot or ventricular septal defect in infancy. Ann Thorac Surg, 2006, 81(3): 958-966.

19. Bellinger DC, Wypij D, du Plessis AJ. Neurodevelop-mental status at eight years in children with dextro-transpo-sition of the great arteries: the Boston Circulatory Arrest Trial. J Thorac Cardiovasc Surg, 2003, 126(5): 1385-1396.

20. Hövels-Gürich HH, Konrad K, Skorzenski D, et al. Attentional dysfunction in children after corrective cardiac surgery in infancy. Ann Thorac Surg, 2007, 83(4): 1425-1430.

21. Hövels-Gürich HH, Bauer SB, Schnitker R, et al. Long term outcome of speech and language in children after cor-rective surgery for cyanotic or acyanotic cardiac defects in infancy. Eur J Paediatr Neurol, 2008, 12(5): 378-386.

22. Domi T, Edgell DS, McCrindle BW, et al. Frequency, predictors, and neurologic outcomes of vaso-occlusive stroke s associated with cardiac surgery in children. Pediatrics, 2008, 122 (6): 1292-1298.

23. Bekker A Y, Weeks EJ. Cognitive function after anaesthesia in the elderly. Best Pract Res Clin Anaesthe siol, 2003, 17(2): 259-272.

24. Williams GD, Ramamoorthy C. Brain monitoring and protection during pediatric cardiac surgery. Semin Cardiothorac Vasc Anesth, 2007, 11 (1): 23-33.

25. Wells FC, Coghill S, Caplan HL, et al. Duration of circulatory arrest does influence the psychological development of children after cardiac operation in early life. J Thorac Cardiovasc Surg, 1983, 86(6): 823-831.

26. Arrica M, Bissonnette B. Therapeutic hypothermia. Semin Cardiothorac Vasc Anesth, 2007, 11 (1): 6-15.

27. Gao L, Taha R, Gauvin D, et al. Postoperative cognitive dysfunction after cardiac surgery. Chest, 2005, 128 (5): 3664-3670.

28. Heyer EJ, Lee KS, Manspeizer HE, et al. Heparin-bonded cardiopulmonary bypass circuits reduce cognitive dysfunction. J Cardiothorac Vasc Anesth, 2002, 16 (1): 37-42.

29. Martin J F, Melo RO, Sousa L P. Postoperative cognitive dysfunction after cardiac surgery. Rev Bras Cir Card-

iovasc,2008,23（2）:245-255.

30. Grocott HP,Homi HM,Puskas F. Cognitive dysfunction after cardiac surgery:revisiting etiology. Semin Cardiot horac Vasc Anesth,2005,9（2）:123-129.

31. Hoffman GM,Mussatto KA,Brosig CL,et al. Systemic venous oxygen saturation after the Norwood procedure and childhood neurodevelopmental outcome. J Thorac Cardiovasc Surg,2005,130（4）:1094-1100.

32. de Lange F,Jones WL,Mackensen G B,et al. The effect of limited rewarming and postoperative hypothermia on cognitive function in a rat cardiopulmonary bypass model. Anesth Analg,2008,106（3）:739-745.

第七章 感染性心内膜炎

近年来,感染性心内膜炎(infective endocarditis,IE)的预防和治疗水平有了较大提高,然而随着更多医疗诊断技术方法的应用、心脏手术的开展、静脉药瘾者的增加、人口老龄化,IE的发病率不但没有降低反而有上升趋势。研究表明,IE的年发病率为 1.7/100 000 ~ 6.2/100 000,亚洲人的发病率更高些,约为 7.6/100 000,死亡率则一直稳定在 16% ~ 25% 左右。因此早期预防、诊断并正确处理 IE 仍是一项艰巨的任务。以往认为 IE 多发生于风湿性心脏病的患者中,现比例明显下降,而老年退行性瓣膜病、人工心脏瓣膜置换术后、院内感染患者患 IE 的比例明显上升,这与人口的老龄化、经血管的各种介入性检查与治疗引起心脏或大血管内膜的损伤机会增加、各种内镜检查、长期透析所导致的医源性菌血症机会增加等因素密切相关。其他基础疾病如先天性心脏病、静脉药瘾者、二尖瓣脱垂等,都和 IE 的发病相关。过去认为草绿色链球菌是 IE、尤其是亚急性 IE 的最主要致病菌,但是随着静脉药瘾者的增加,金黄色葡萄球菌已经取代草绿色链球菌成为 IE 的主要致病菌。由于 IE 基础心脏疾病谱的改变、致病微生物的变迁以及治疗方法的改进,IE 的临床表现和以前有较大的不同。虽然发热、乏力、食欲减退、贫血、血沉增快仍然是最主要的表现,但脾大、皮肤瘀点、Osler 小节、Janeways 节比以往少见。这些改变使 IE 的临床表现变得非常不典型,许多征象不具有特异性,给临床诊断和治疗带来困难。IE 的并发症发生率很高,75% 左右的患者至少患有一种并发症。并发症仍然以充血性心力衰竭最为常见,其次是栓塞事件,其中又以脑栓塞最为常见。在外周血管栓塞中,肺栓塞较以前明显增多,且在静脉药瘾者中的比例明显高于非静脉药瘾者。其他的主要并发症还包括:持续感染、神经系统症状及急性冠脉综合征等。超声心动图在诊断 IE 中有着重要作用,尤其是 Duke 标准出现以后,无论是经胸心脏超声心动图(TTE)还是经食管心脏超声心动图(TEE)的诊断价值变得更加不可替代。超声常常是入院后可疑 IE 患者的最重要检查。TEE 比 TTE 有更高的敏感性和特异性。Mocchegiani 等在一项心内膜炎的研究中显示,TTE 和 TEE 对瓣环周围脓肿检测的敏感性分别为 42.8% 和 92.8%。人工瓣膜置换的患者,当高度怀疑心内膜炎而 TTE 结果为阴性时,应进一步进行 TEE 检查。IE 的治疗,目前理想的抗生素治疗方案仍难以确定。具体的治疗方案因个体情况不同而异。一般遵循以下原则:早期进行血培养,根据培养结果选择抗生素,选择静脉或肌注途径给药,联合用药早期控制感染。长期充足疗程治疗防止复发。在感染控制的基础上进行手术治疗。另外,IE 患者禁忌抗凝治疗,特别是存在脑部并发症和真菌性动脉瘤(mycotic aneurysm)时。早期手术治疗作为治疗 IE 的重要手段而被推荐使用于大多数患者。大多数学者认为早期手术治疗对于有手术适应证的患者是有益。但对于院内感染的IE 患者,由于致病菌主要为革兰阳性球菌,其中主要为耐甲氧西林的葡萄球菌,患者的病情复杂,手术的死亡率非常高(63.6%)。这种高死亡率虽然与当地的医疗环境、手术时机的选择有一定联系,但仍提示对于院内感染的 IE 与社区获得性 IE 的手术要区别对待(后者的手术死亡率仅为 4%）。急性肾衰竭、瓣环周围脓肿形成是 IE 导致死亡的独立危险因素。年龄 >65 岁、2 个瓣膜受累、肺炎球菌或金黄色葡萄球菌 IE、神经系统并发症、外周血管的栓塞、发病后 3 个月内出现的心力衰竭都是 6 个月内死亡的危险因素。因此，一旦有这些情况出现更应该谨慎而积极的处理。但也有学者认为，IE 的并发症并没有明显地影响患者的长期生存率。对于人工瓣膜心内膜炎患者，病原菌为凝固酶阴性葡萄球菌或者有并发症出现都是早期死亡率增加的危险因素，病原菌为表皮葡萄球菌则明显增加了人工瓣膜裂开的机会，赘生物病原菌培养阳性预示着患者远期死亡率增高，而患者感染病原菌的种类对患者的远期死亡率却没有影响。牙科操作仍然是 IE 的主要诱因，但口腔卫生保健与抗生素预防计划并未被证实为有效的预防手段。美国心脏协会指南认为，对于有口腔治疗经历的患者，IE 预防仅推荐那些有 IE 高风险因素的心脏患者，对于有潜在心脏问题的患者，推荐所有的口腔操作程序，包括牙龈、牙根尖周围的操作、口腔黏膜贯通性损伤，都应当采取预防措施。但对于 IE 的预防是非常困难的，提高对 IE 的认识才是减少误诊、提高治愈率的关键。

第一节　感染性心内膜炎与脑卒中

感染性心内膜炎（Infective endocarditis，IE）是致病性微生物感染所致的心内膜炎症的统称。由于病原微生物的毒力及患者的抗病能力不同，病程长短和病情程度不一。IE 可侵害心脏内膜、心脏瓣膜、心内移植物及相邻大血管，最易累及的是心瓣膜，可发生于正常的瓣膜，但更多见于先天性、风湿性及退行性心脏瓣膜病变。其特征性病理损害为赘生物形成，赘生物为大小不等、形状不一的血小板和纤维素团块，内含大量微生物和少量炎症细胞。IE 的临床表现主要为全身感染、心脏病变、栓塞、血管病损、皮肤及黏膜损害。IE 的栓塞现象广泛，可累及脑、肺、冠状动脉、肾、脾、肢体动脉、肠系膜及眼底。其中脑部合并症较多见，可出现脑栓塞、脑出血、弥漫性栓塞性脑膜脑炎及脑脓肿等，以脑栓塞和脑出血多见。虽然近年来对 IE 的预防和治疗水平有了较大提高，然而，随着心脏手术的广泛开展、侵袭性检查和治疗的普及、静脉药瘾者增加以及人口老龄化，IE 的发病率不但没有降低反而有上升趋势。因此，早期预防、及时诊断和正确处理 IE 仍是一项艰巨的任务。2009 年欧洲心脏协会（ESC）更改了 1997 年制定的指南，公布了 2009 年版《感染性心内膜炎预防和诊治指南》，该指南主要在以下四个方面作了更新：①提出新的 IE 分类方法；②强调超声心动图的诊断价值；③鼓励早期进行手术治疗；④修改了抗生素预防策略。目前各国对 IE 的诊疗主要是参考该指南。

一、流行病学

既往 IE 多发生于年轻的心脏瓣膜病患者，特别是风湿性心脏瓣膜病患者。近年来 IE 更多见于无明显瓣膜病的患者中，主要是老年慢性病长期接受治疗的患者和瓣膜置换术后的患者。研究表明，感染性心内膜炎的年发病率为 1.7/10 万～6.2/10 万，亚洲人的发病率更高些，约为 7.6/10 万。死亡率则一直稳定在 16%～25% 左右。ESC2009 版 IE 指南中公布的 IE 年发病率为（3～10）/10 万人，随年龄的增长，IE 的发病率逐渐增加，于 70～80 岁达高峰，为 14.5/10 万人，男:女 = 2:1。

二、疾病分类

传统的 IE 分类根据病程可分为：急性（acute）和亚急性（subacute），进一步可分为自体瓣膜(native valve)、人工瓣膜(prosthetic valve)和静脉药瘾者(intravenous drug abuser)的心内膜炎,以自体瓣膜心内膜炎多见。

ESC 2009 版《感染性心内膜炎预防和诊治指南》摒弃了沿用多年的急性、亚急性和慢性心内膜炎分类方法,提出应按照感染部位及是否存在心内异物将感染性心内膜炎分为 4 类:①左心自体瓣膜 IE;②左心人工瓣膜 IE(瓣膜置换术后 <1 年发生称为早期人工瓣膜 IE,术后 >1 年发生称为晚期人工瓣膜 IE);③右心 IE;④器械相关性 IE(包括发生在起搏器或除颤器导线上的 IE,可伴或不伴有瓣膜受累)。心内膜炎也可根据感染来源分为社区获得性 IE、医疗相关性 IE(院内感染和非院内感染)和经静脉吸毒者的 IE。

三、病因

IE 多发于已有心脏病变者,近年来发生于原无心脏病变者日益增多,尤其见于长时间接受经静脉治疗、静脉注射麻醉药成瘾、因药物或疾病引起免疫功能抑制的患者。近年来,随着各类心脏治疗技术的发展,人工瓣膜置换术后的 IE 也有增多趋势。人工瓣膜感染除瓣膜有赘述物形成外,病损亦可延及瓣周,造成瓣周漏等。大动脉炎是一种病因不明的慢性进行性非特异的血管炎症,病变主要累及主动脉及其主要分支,据阜外心血管病医院 290 例大动脉炎的研究,14.5% 有主动脉瓣关闭不全,8.3% 有二尖瓣反流,肺动脉和三尖瓣的反流率分别为 3.1% 和 4.5%,研究认为主动脉瓣是大动脉炎的直接损害,其他瓣膜可能是继发损害。结节病(Sarcoidosis)是一种原因不明的以非干酪性坏死肉芽肿为病理特征的系统性疾病,结节病的肉芽肿病变愈合后可形成纤维瘢痕。结节病较少累及心脏,若累及心脏主要是心肌损害和心律失常,也可表现为二尖瓣或三尖瓣关闭不全、二尖瓣脱垂,多数与乳头肌受累有关。大动脉炎及结节病等可并发非感染性瓣膜损害,这些受损的瓣膜是发生 IE 的基础,尤其是应用皮质激素或其他免疫抑制剂治疗的过程中,需注意发生 IE 的风险。

细菌感染占绝大多数,链球菌属和葡萄球菌属为主要致病菌,真菌感染者近年来有所增加,偶见立克次体和衣原体感染者。传统的观点认为,急性者主要由金黄色葡萄球菌引起,少数由肺炎球菌、淋球菌、A 族链球菌和流感杆菌所致;亚急性者以草绿色链球菌最常见,其次为 D 族链球菌、表皮葡萄球菌、金黄色葡萄球菌、产碱杆菌等。布氏杆菌病性心内膜炎较为少见,因布氏杆菌毒力不强,病变与结核和其他肉芽肿相似,慢性病损多见于主动脉瓣,表现为瓣膜硬化。梅毒螺旋体感染导致主动脉伤害,尤其是根部损害,因同时有滋养动脉炎症,使主动脉壁变性,主动脉瓣环扩张,瓣叶分离,造成关闭不全。

近十年来,IE 的致病菌谱发生了明显的改变。过去认为草绿色链球菌是 IE、尤其是亚急性 IE 的最主要致病菌,但是随着静脉药瘾者的增加,金黄色葡萄球菌已经取代草绿色链球菌成为 IE 的主要致病菌。Heiro 等回顾性研究 1980 年至 2004 年间的 326 例 IE 患者发现,金黄色葡萄球菌所占的比例由 20 世纪 80 年代初的 11.5% 逐渐增加到 32.6%,而草绿色链球菌所占的比例一直稳定在 20% 左右。这主要是由于静脉药瘾者相关的 IE 引起,如果除去这一部分人群,金黄色葡萄球菌所占的比例非但没有上升反而有下降趋势。另外一些研究则认为医源性 IE 的增加,如经皮、血管内、胃肠道、泌尿生殖道的手术操作明显增多,以及需要长期透析的慢性肾衰竭患者的增多,都使经呼吸道的链球菌感染比例下降,而非呼吸道感染的金黄色葡萄球菌、凝固酶阴性葡萄球菌、肠球菌、牛链球菌感染比例升高。但一些地区的研究显示,在过去的几十年中 IE 的主要致病菌仍然是草绿色链球菌。这些不同的研究结果可能是由于以下原因造成的:①研究人群不同:由于地区和医院级别不同使医院病源的暴露因素有很大差别;②诊断技术水平不同:不同层次的诊断技术使病原体的检出率可能出现较大的差别。值得关注的是,社区获得性 IE 致病菌仍以链球菌为主,而院内感染 IE 的致病菌以金黄色葡萄球菌和肠球菌为主。透析患者 IE 的主要致病菌为金黄色葡萄球菌,而且绝大多数为耐甲氧西林的金黄色葡萄球菌(MRSA),这导致该组患者的死亡率高达 90%,而一般金黄色葡萄球菌 IE 的 6 个月内死亡率为 35%。

四、发病机制

(一)亚急性感染性心内膜炎的发病机制

1. 血流动力学因素　IE 好发于器质性心脏病,最多见为心脏瓣膜病,尤其是二尖瓣和主动脉瓣,其次为先天性心脏病,如动脉导管未闭、室间隔缺损、法洛四联症等。器质性心脏病患者的心腔内血流状态紊乱,在结构异常处血流中有形成分易于沉积和附着。IE 的赘生物常位于低压面,如二尖瓣关闭不全时的左房面,主动脉瓣关闭不全时的左室面,以及室间隔缺损的室间隔右室侧,但单纯瓣膜狭窄时赘生物较关闭不全少见。

2. 非细菌性心内膜炎　高速血流冲击使心和大血管内皮损伤,内皮下胶原纤维暴露,血小板在该处聚集形成微血栓,伴随纤维蛋白沉积,形成结节样无菌性赘生物,称非细菌性血栓性心内膜炎(nonbacterial thrombotic endocarditis, NBTE),是致病菌定居瓣膜表面的重要因素。NBTE 可发生在各种非致死性急性或慢性病患者,常与慢性消耗性疾病、恶性肿瘤和弥散性血管内凝血(disseminated or diffuse intravascular coagulation, DIC)等多种疾病有关。发病机制尚不清楚,可能为上述疾病患者体内肿瘤坏死因子或白介素-1 水平增高,引起血小板沉积所致。临床上一旦诊断 NBTE 应对患者进行详尽的肿瘤相关检查,尤其是腺癌。

3. 暂时性菌血症　各种感染、皮肤黏膜创伤、手术和器械操作(如口腔科操作、纤维内镜检查)等,均可导致暂时性菌血症。暂时性菌血症的清除取决于机体抗感染免疫和细菌之间的较量,若形成持续性菌血症,就具有 IE 的高风险。

4. 细菌感染无菌性赘生物　无菌性赘生物是否感染细菌,取决于菌血症的频度、循环中的细菌数量和细菌的黏附能力。循环中的细菌如定居在赘生物上,IE 即可发生。

(二)急性感染性心内膜炎的发病机制

IE 多以亚急性方式发病,急性发病的机制目前尚不详。急性发病主要侵及正常瓣膜,以主动脉瓣受累最常见。病原菌主要来自活动的感染灶,循环中细菌量大,毒力强,有高度的侵袭性和黏附能力。

五、病理改变

已有的研究表明,心内膜炎患者只有 15% 感染前心瓣膜是正常的,而有 41% 合并于慢性风湿性心脏病,29% 合并于先天性心脏病,其他畸形还有二叶化瓣、主动脉瓣分叶不全、马方综合征等。瓣膜的感染性病变对瓣膜结构的破坏作用远大于其他任何一类心脏瓣膜病,病变对瓣叶的腐蚀可引起穿孔,对腱索可引起断裂,也有腐蚀瓣叶,先生成瓣膜膨胀瘤再穿孔的。瓣膜上的赘生物,体积远大于风湿性赘生物,形状不规则,赘生物内有细菌菌落,赘生物质脆,极易脱落,发生脏器的败血性栓塞和心肌多发小脓肿。IE 的另一特点是病损易向瓣膜附近组织扩展,病损的慢性化和愈合后瓣膜出现纤维性增厚和瘢痕化。IE 性心瓣膜病的临床主要表现为瓣叶关闭不全,究其原因,一为巨大赘生物和瓣叶膨胀瘤的形成,使瓣不能严密关闭,一为瓣叶的穿孔所致,少部分为心脏过度扩张引起。但也有因瓣膜的巨大赘生物和瓣叶膨胀瘤的形成,使血流不畅造成狭窄的,瓣膜炎后的狭窄多是瓣膜瘢痕化的结果。

IE 基本病理变化为,在心瓣膜表面附着由血小板、纤维蛋白、红细胞、白细胞和病原体沉积而组成的赘生物,可延伸至腱索、乳头肌和室壁内膜。赘生物基底下的心内膜可有炎症反应和灶性坏死。随后病原体被吞噬细胞吞噬,赘生物被纤维组织包绕,赘生物发生机化、玻璃样变或钙化,最后被内皮上皮化。但心脏各部分的赘生物愈合程度不一,某处可能愈合,而他处的炎症却处于活跃期,有些愈合后还可复发,重新形成病灶。当病变严重时,心瓣膜可形成深度溃疡,甚至发生穿孔,偶见乳头肌和腱索断裂。IE 的赘生物较风湿性心内膜炎所产生的赘生物大而脆,容易碎落形成感染栓子,随大循环血流播散到身体各部产生栓塞,尤以脑、脾、肾和肢体动脉为多,引起相应脏器的梗死或脓肿。栓塞可使血管壁缺血、破坏,管壁囊性扩张形成细菌性动脉瘤,常为致命的并发症。如脑动脉栓塞产生的动脉瘤,可突然破裂而引起脑室内或蛛网膜下腔出血导致死亡。本病常伴有微栓子或免疫机制引起的小血管炎,如皮肤黏膜瘀点、指甲下出血、Osler 结、Janeway 损害和 Roth 点等。病原体和体内产生相应的抗体结合成免疫复合物,沉着于肾小球的基底膜上,引起局灶性肾小球肾炎或弥漫性或膜型增殖性肾小球肾炎,可引起肾衰竭。

非细菌性血栓性心内膜炎(NBTE)在心脏瓣膜上产生的是无菌性赘生物,通常由纤维蛋白及血小板组成,主要累及二尖瓣和主动脉瓣。NBTE 的赘生物质地松脆,易于脱落成栓子,引起全身许多脏器的动脉栓塞,最常见的栓塞部位是脑、肾、脾和冠状动脉。NBTE 也是 IE 的发生基础,在有菌血症存在时,NBTE 成为高风险因素。

六、临床表现

(一)急性感染性心内膜炎的临床表现

急性 IE 常发生于正常的心脏。静脉注射麻醉药物成瘾者发生的右心 IE 多倾向于急性发病。急性 IE 的病原菌通常是高毒力的病原体,如金葡菌或真菌。起病往往突然,伴高热、寒战,全身毒血症症状明显,常是全身严重感染的一部分。由于心瓣膜和腱索的急剧损害,在短期内出现高调的杂音或原有的杂音性质迅速改变。因病程多为急骤凶险,易掩盖急性IE 的临床症状,常可迅速地发展为急性充血性心力衰竭导致死亡。

在受累的心内膜上,尤其是真菌感染,可附着大而脆的赘生物,脱落的带菌栓子可引起多发性栓塞和转移性脓肿,包括心肌脓肿、脑脓肿和化脓性脑膜炎。若栓子来自感染的右侧心腔,则可出现肺炎、肺动脉栓塞和单个或多个肺脓肿。皮肤可有多形瘀斑和紫癜样出血性损害。少数患者可有脾肿大。

(二)亚急性感染性心内膜炎的临床表现

1. 非特异性表现　亚急性 IE 又称之 SBE(亚急性细菌性心内膜炎),大多数患者起病缓慢,只有非特异性隐袭症状,如全身不适、疲倦、低热及体重减轻等。发热最常见,热型多变,以不规则热最多,或呈间歇热、弛张热,体温大多在 37.5～39℃ 之间,也可高达 40℃ 以上,伴有畏寒和出汗。约 3%～15% 患者体温正常或低于正常,多见于老年患者和严重并发症患者如栓塞、感染性动脉瘤破裂引起脑出血或蛛网膜下腔出血、严重心力衰竭以及尿毒症。此外,尚未诊断本病前已应用过抗生素、退热药、激素者也可暂时不发热。少数患者以并发症形式起病,如栓塞、不能解释的卒中、顽固性心力衰竭、肾小球肾炎和手术后出现心瓣膜杂音等。70%～90% 的患者有进行性贫血,有时可达重度贫血,甚至成为最突出的症状。贫血引起全身乏力、软弱和气急。病程较长的患者常有全身疼痛,可能由于毒血症或身体各部的栓塞引起。关节痛、低位背痛和肌痛在起病时较常见,主要累及腓肠肌和股部肌肉,踝、腕等关节痛多见,也可呈多发性关节受累。若病程中有持续的严重骨疼,可能由骨膜炎、骨膜下出血、骨动脉栓塞或骨动脉瘤引起。脾常有轻至中度肿大,质软可有压痛,脾肿大的发生率已较前明显地减少。

2. 老年患者临床表现 老年患者的临床表现更为多变,发热常被误诊为呼吸道或其他感染,心脏杂音亦常被误认为老年退行性瓣膜病而忽视,有的可无发热和心脏杂音,而表现为神经、精神改变。老年患者易出现心力衰竭或低血压,易有神经系统并发症和肾功能不全。

3. 心脏杂音 听诊可闻及原有心脏疾病的杂音、原有心脏杂音改变以及原来正常的心脏出现杂音。病程中杂音性质的改变往往是由于贫血、心动过速或其他血流动力学的改变所致。约有15%患者开始时没有心脏杂音,而在治疗期间出现杂音,少数患者直至治疗后2~3个月才出现杂音,偶见治愈后多年一直无杂音出现者。右侧心瓣膜损害在SBE不常见,2/3的右心心内膜炎,特别是侵犯三尖瓣者心脏杂音不明显。当赘生物增殖于心室壁的心内膜以及主动脉粥样硬化斑块上时,也可无杂音,但后者罕见。

4. 皮肤和黏膜损害 瘀点、甲床下线状出血、Osler结、Janeway损害等皮损在近30年来发生率均有较明显下降。瘀点是毒素作用于毛细血管使其脆性增加破裂、出血所致或由于栓塞引起,瘀点发生率已由应用抗生素前的85%下降到19%~40%。瘀点常成群出现也可个别出现,多见于眼睑结合膜、口腔黏膜、胸前和手足背皮肤,持续数天后消失,而后再现。瘀点的中心可发白,应与体外循环心脏手术引起的脂质微小栓塞鉴别,后者也可出现眼睑结合膜,并伴发下出血,故有人认为中心为灰白色的瘀点要比黄色者重要。偶见全身性紫癜。甲床下出血的特征为线状,远端不到达甲床前边缘,压之可有疼痛。Osler结的发生率已由过去50%下降至10%~20%,呈紫或红色,稍高于皮面,直径小的约1~2mm,大者可达5~15mm,多发生于手指或足趾末端的掌面,大小鱼际或足底可有压痛,常持续4~5天才消退。Osler结并不是本病所特有,在系统性红斑狼疮性、伤寒、淋巴瘤中亦可出现。在手掌和足底出现直径1~4mm无痛的出血性或红斑性损害,称为Janeway损害。杵状指(趾)现已很少见。视网膜病变以出血最多,呈扇形或圆形,可能有白色中心,有时眼底仅见圆形白点称为Roth点。

(三)特殊类型的临床表现

1. 人造瓣膜感染性心内膜炎 详见第二节。

2. 葡萄球菌性心内膜炎 起病多数急骤,病情险恶,故多呈急性型,仅少数为亚急性型。病原菌多为MRSA,易侵袭正常的心脏,常引起严重和迅速的瓣膜损害,造成主动脉瓣和二尖瓣反流。多个器官和组织的转移性感染和脓肿的出现,在诊断中有重要意义。

3. 肠球菌性心内膜炎 多见于前列腺和泌尿生殖道感染的患者,它对心脏瓣膜的破坏性大,多有明显的杂音,但常以亚急性的形式出现。

4. 真菌性心内膜炎 由于广谱抗生素、激素和免疫抑制剂应用增多,长期使用静脉输液、血管和心腔内留置导管者增多,心脏直视手术的广泛开展,以及静脉注射麻醉药物成瘾者增多,真菌性心内膜炎的发病率逐渐增加,约50%发生于心脏手术后。致病菌多为念珠菌、组织胞浆菌、曲霉菌属。真菌性心内膜炎起病急骤,少数较隐匿。由于赘生物大而脆,容易脱落,栓塞的发生率很高,并易造成股动脉、髂动脉等较大动脉的栓塞。发生在右侧心内膜炎可以引起真菌性肺栓塞。巨大赘生物若阻塞瓣膜口,形成瓣膜口狭窄,可出现严重的血流动力障碍。真菌性心内膜炎可出现皮肤损害,如组织胞浆菌感染者可出现皮下溃疡,口腔和鼻部黏膜的损害,若进行组织学检查,常有重要的诊断价值。曲霉菌属感染尚可引起血管内弥散性凝血。

5. 累及右侧心脏的心内膜炎 右心 IE 的发病率约 5% ~ 10% ,近年来有增加趋势。右心 IE 多见于左向右分流的先天性心脏病、人造三尖瓣置换术后、尿路感染和感染性流产,行心脏起搏、右心导管检查者和正常分娩也可引起。近年来有些国家由于静脉注射麻醉药成瘾者增多,右心 IE 发病率也见增加。药瘾者大多原无心脏病,可能与药物被污染、不遵守无菌操作和静脉注射材料中的特殊物质损害三尖瓣有关。细菌多为金黄色葡萄球菌,其次为真菌、铜绿假单胞菌、肺炎球菌等,革兰阴性杆菌也可引起。右心 IE 多累及三尖瓣,少数累及肺动脉瓣,赘生物多位于三尖瓣、右心室壁或肺动脉瓣,赘生物碎落造成肺部炎症、肺动脉分支败血症性动脉炎和细菌性肺梗死。由金葡菌引起者,梗死部位可转变为肺脓肿。临床表现主要在肺部,患者可有咳嗽、咯痰、咯血、胸疼和喘憋,而脾肿大、血尿和皮肤病损少见。听诊可闻及三尖瓣关闭不全的杂音,由于右房和右室间的压力阶差很小(除在有器质性心脏病伴肺动脉高压者外),三尖瓣收缩期杂音短促而柔和,易与呼吸性噪音混合,或误认为血流性杂音,但深吸气时杂音强度增加则高度提示有三尖瓣反流存在。累及肺动脉瓣者可听到肺动脉瓣反流所致的舒张中期杂音。心脏扩大或右心衰竭不常见。胸部 X 线表现为两肺多发生结节状或片段状炎症浸润,可引起胸腔积液。肺脓肿或坏死性肺炎还可导致脓气胸。右心 IE 最常见的死因是肺动脉瓣关闭不全和反复肺动脉菌栓栓塞引起的呼吸窘迫综合征。不能控制的败血症、严重的右心衰竭和左侧心脏瓣膜同时受累是少见的死亡原因。若及早诊断,早期应用抗生素或手术治疗,及时处理并发症,单纯右侧心脏 IE 的预后良好。

6. 感染性心内膜炎的复发与再发 复发是指抗生素治疗结束后 6 个月内或治疗期间病情反复,表现为感染征象或血培养阳性再现,复发率约 5% ~ 8% 。早期复发多在 3 个月以内,可能由于深藏于赘生物内的细菌不易杀尽之故,或在治疗前已有较长的病程而先前的抗生素治疗不够充分,因而增加了细菌的抗药性。伴有严重并发症,如脑、肺栓塞,也增加了治疗的难度。亦可能由于广谱抗生素应用出现双重感染。在最初发作治愈 6 个月以后,IE 所有的心脏表现和血培养阳性再现称为再发。再发通常由不同的细菌或真菌引起,再发的病死率高于初发者。

(四)并发症

1. 充血性心力衰竭和心律失常 心力衰竭是本病最常见的并发症,心力衰竭是本病的首要致死原因。IF 早期一般不发生心衰,当瓣膜被破坏并穿孔,以及其支持结构如乳头肌、腱索等受损后,发生瓣膜功能不全,是产生心力衰竭的主要原因。严重的二尖瓣感染引起乳头肌脓肿或二尖瓣环破坏导致连枷样二尖瓣,引起严重的二尖瓣反流,可诱发充血性心力衰竭。若病变发生在主动脉瓣,导致严重的主动脉瓣关闭不全时易发生心衰。另外,感染也可影响心肌,炎症、心肌局部脓肿或大量微栓子落入心肌血管,或较大的栓子进入冠状动脉引起心肌梗死等均可引起心衰。其他少见的心衰原因为大量的左向右分流,如感染的瓦氏窦瘤破裂或室间隔被脓肿穿破。主动脉瓣反流引起的心力衰竭可由病变累及二尖瓣造成严重的二尖瓣关闭不全而加剧心衰,甚至演变成难治性心力衰竭,病死率可高达 97% 。当感染累及心肌、侵犯传导组织时,可导致心律失常。多数为室性期前收缩,少数发生心房颤动。发生在主动脉瓣的心内膜炎或发生于主动脉窦的细菌性动脉瘤,其感染灶可侵袭到房室束或压迫室间隔引起房室传导阻滞和束支传导阻滞。

2. 栓塞现象 是仅次于心力衰竭的常见并发症,发生率为 15% ~ 35% 。受损瓣膜上的赘生物被内皮细胞完整覆盖需 6 个月,故栓塞可在发热开始后数天至数月内发生。早期出现的栓塞大多起病急,病情危重险,全身各处动脉都可发生栓塞,最常见部位是脑、肾、脾和冠状动脉。心肌、肾、脾脏及肠系膜动脉栓塞不易察觉,多于尸检中发现,而脑、肺和周围血管栓塞的临床表现则较明显。

　　脑血管栓塞的发生率约30%，好发于大脑中动脉及其分支，可出现偏瘫、失语等局灶神经功能缺损症状，也可出现癫痫发作及晕厥。肺栓塞多见于右侧心脏心内膜炎，如果左心瓣膜上的赘生物小于未闭的卵圆孔时，则可到达肺部造成肺栓塞。发生肺栓塞后可有突发胸痛、喘憋、发绀、咳嗽、咯血或休克等症状，但较小的肺梗死可无明显症状。肺栓塞在X线胸片上表现为不规则的小块阴影，亦可呈大叶楔形阴影，要注意与其他肺部病变鉴别。冠状动脉栓塞可引起突发胸痛、休克、心力衰竭、严重的心律失常甚至猝死。四肢动脉栓塞可引起肢体疼痛、无力、发凉、苍白或发绀、甚至出现肢体坏死。视网膜中央动脉栓塞可引起突然失明。较大的脾栓塞时可突然发生左上腹或左肋部疼痛和脾肿大，并有发热和脾区摩擦音，偶可因脾破裂而引起腹腔内出血或腹膜炎和膈下脓肿。肾栓塞时可有腰痛或腹痛、血尿或菌尿，但较小的栓塞不一定引起症状，尿检查变化亦不多，易被漏诊。肠系膜动脉栓塞也易被忽视，患者表现为反复发作的腹痛，重者出现血便及肠梗阻表现。本病痊愈后1～2年内仍有发生栓塞的可能，然而并不一定就是复发，需密切观察。

　　3. 心脏其他并发症　心肌脓肿常见于金黄色葡萄球菌和肠球菌感染，特别是凝固酶阳性的葡萄球菌。可为多发性或单个大脓肿。心肌脓肿的直接播散或主动脉瓣环脓肿破入心包可引起化脓性心包炎、心肌瘘管或心脏穿孔。二尖瓣脓肿及继发于主动脉瓣感染的室间隔脓肿，均可累及房室结和希氏束，引起房室传导阻滞或束支传导阻滞，宜及时作外科手术切除和修补。其他尚有由于冠状动脉栓塞而继发的心肌缺血，由细菌毒素损害或免疫复合物的作用而致的心肌炎等。非化脓性心包炎也可以由于免疫反应和充血性心力衰竭引起。

　　4. 菌性动脉瘤　以真菌性动脉瘤最为常见。菌性动脉瘤最常发生于主动脉窦，其次为脑动脉、已结扎的动脉导管、腹部血管、肺动脉、冠状动脉等。不压迫邻近组织的动脉瘤本身几无症状，在动脉瘤破裂后迅速出现临床症状。不能缓解的局限性头痛提示脑动脉有动脉瘤，局部压痛或有搏动性包块提示该处有动脉瘤存在。

　　5. 神经精神方面的并发症　发生率约10%～15%，临床表现有头痛、头晕、精神错乱、恶心、失眠等非特异性症状，可能与全身感染中毒症状有关。脑动脉感染性栓塞引起的一系列症状与受累的血管相关，脊髓动脉或周围神经的滋养动脉栓塞较少见，临床可见偏瘫、截瘫、失语、定向障碍、共济失调等运动、感觉障碍和周围神经病变。

　　6. 其他并发症　与感染相关的免疫复合物可引起的间质性肾炎或急/慢性增殖性肾小球肾炎。

七、辅助检查

　　1. 血培养　血培养阳性是诊断本病的最直接的证据，而且可以随访菌血症是否持续，约有75%～85%患者血培养阳性。急性患者应在使用抗生素前1～2小时内抽取2～3个血标本，亚急性者在应用抗生素前24小时采集3～4个血标本，先前应用过抗生素的患者至少应每天抽取血培养共3天，以期提高血培养的阳性率。取血时间以寒战或体温骤升时为佳，每次取血应用更换静脉穿刺的部分，皮肤应严格消毒。每次取血10～15ml，在应用过抗生素治疗的患者，取血量不宜过多，培养液与血液之比至少在10:1左右，因为血液中过多的抗生素若不能被培养基稀释，将影响细菌的生长。常规应作需氧和厌氧菌培养，在人造瓣膜置换、较长时间留置静脉插管或导尿管以及药瘾者，应加做真菌培养。血培养观察时间至少2周，当培养结果阴性时应保持到3周，确诊必须2次以上血培养阳性。一般作静脉血培养，动脉血培养阳性率并不高于静脉血,罕见情况下,血培养阴性患者,骨髓培养可阳性。培养阳性者应作各种抗生素单独或联合的药物敏感试验,以便指导治疗。

2. 一般化验检查　红细胞和血红蛋白降低,偶可有溶血现象。白细胞计数在无并发症的患者可正常或轻度增高,有时可见到核左移。红细胞沉降率大多增快。半数以上患者可出现蛋白尿和镜下血尿。在并发急性肾小球肾炎、间质性肾炎或大的肾梗死时,可出现肉眼血尿、脓尿以及血尿素氮和肌酐的增高。肠球菌性 IE、金葡菌性 IE 常可导致菌尿,作尿培养有助于诊断。

3. 心电图检查　一般无特异性。在并发栓塞性心肌梗死、心包炎时可显示特征性改变。在伴有室间隔脓肿或瓣环脓肿时可出现不全性或完全性房室传导阻滞、束支传导阻滞和室性期前收缩。颅内菌性动脉瘤破裂时,可出现"神经源性"的 T 波改变。

4. 放射影像学检查　胸部 X 线检查仅对并发症如心力衰竭、肺梗死的诊断有帮助,当人造瓣膜置换患者发现瓣膜有异常摇动或移位时,提示可能合并 IE。

计算机化 X 线断层显像(CT)或螺旋 CT 对怀疑有较大的主动脉瓣周脓肿时有一定的诊断作用。但人造瓣膜的假影及心脏的搏动影响了其对瓣膜形态的评估,且依赖于造影剂和有限的横断面使其临床应用受限。磁共振显像(MRI)因不受人造瓣膜假影的影响,当 UCG 不能除外主动脉根部脓肿时,可起辅助作用。

5. 超声心动图检查　UCG 目前在 IE 的诊断上起到重要的、不可替代的作用。瓣膜上的赘生物可由 UCG 探得,尤其在血培养阳性的 IE 中起着特别重要的作用,能探测到赘生物所在部位、大小、数目和形态。经胸壁二维超声心动图(TTE)对早期诊断生物瓣的人造瓣膜感染性心内膜炎(prosthetic valve endocarditis,PVE)很有价值,它能将生物瓣的瓣膜形态很好显示出来,易于检出生物瓣上的赘生物(尤其是猪瓣),对机械瓣 PVE 则略差,因其超声回声表现为多条且多变的反射而难以确定。TTE 难于检出直径小于 2～3mm 的赘生物,对瓣膜上稀松的钙化或假性赘生物有时较难鉴别。近年来发展的经食管二维超声心动图(TEE)显著优于 TTE。应用 TEE 90% 的患者可发现赘生物,能检出直径小到 1～1.5mm 的赘生物,并不受机械瓣造成的回声的影响,更适用于肺气肿、肥胖、胸廓畸形的患者,大大地提高了诊断率。TEE 还能探测瓣膜破坏的程度或穿孔、腱索的断裂、连枷的二尖瓣或三尖瓣、感染性的主动脉瘤、因感染的主动脉瓣反流引起二尖瓣前叶心室面内膜损害所致的二尖瓣瘤,以及各种化脓性心内并发症,如主动脉根部或瓣环脓肿、室间隔脓肿、心肌脓肿、化脓性心包炎等。TTE 和 TEE 都有助于判定原来的心脏病变,对瓣膜反流的严重程度和左室功能作出评估,可作为判断预后和确定是否需要手术的参考。

6. 心导管检查和心血管造影　对诊断原有的心脏病变尤其是合并有冠心病很有帮助,还可估价瓣膜的功能。有人通过心导管在瓣膜的近、远端取血标本,测定细菌计数的差别,认为可确定本病感染的部位。但心导管检查和心血管造影可能使赘生物脱落引起栓塞,或引起严重的心律失常,加重心力衰竭,须慎重考虑,严格掌握适应证。

7. 放射性核素^{67}Ga(稼)心脏扫描　对心内膜炎的炎症部位和心肌脓肿的诊断有帮助,但需 72 小时后才能显示阳性,且敏感性、特异性明显差于 UCG,且有较多的假阴性,故临床应用价值不大。

8. 血清免疫学检查　亚急性感染性心内膜炎病程长达 6 周者,50% 类风湿因子呈阳性,经抗生素治疗后,其效价可迅速下降。有时可出现高 γ 球蛋白血症或低补体血症,常见于并发肾小球肾炎的患者,其下降水平常与肾功能不良保持一致。约有 90% 患者的循环免疫复合物 CIC 阳性,且常在 $100\mu g/ml$ 以上,比无心内膜炎的败血症患者高,具有鉴别诊断的价值,血培养阴性者尤然。但要注意系统性红斑狼疮、乙型肝炎表面抗原阳性患者及其他免疫性疾病中 CIC 血清水平也可大于 $100\mu g/ml$。

9. 其他 真菌感染时的沉淀抗体测定、凝集素反应和补体结合试验,金黄色葡萄球菌的胞壁酸抗体测定等,可提供病原体的证据,但目前还不能代替血培养。

八、诊断

由于本病的"经典"临床表现已不十分常见,且有些症状和体征在病程晚期才出现,加之患者多曾接受过抗生素治疗以及细菌学检查技术上的受限,给早期诊断带来困难。但原则上仍然主张,对患有心瓣膜病、先天性心血管畸形或人造瓣膜置换术的患者,有不明原因的发热 >1 周,要怀疑本病的可能,应立即做血培养,如兼有贫血、周围栓塞现象和杂音出现,更应考虑本病的诊断。临床上反复短期使用抗生素,发热时常反复,尤在有瓣膜杂音的患者,应警惕本病的可能。对不能解释的贫血、顽固性心力衰竭、卒中、瘫痪、周围动脉栓塞、人造瓣膜口的进行性阻塞和瓣膜的移位、撕脱等均应注意有否 IE 存在。在肺炎反复发作,继之以肝大、轻度黄疸,最后出现进行性肾衰竭的患者,即使无心脏杂音,亦应考虑有右心 IE 的可能。对上述可疑患者及时进行 UCG 检查,对诊断本病很有帮助,阳性血培养具有决定性诊断价值,并为抗生素的选择提供依据。

IE 的诊断标准:1994 年 Durack 等提出了 Duke 标准,最初的 Duke 标准,难以确诊的比例多在 18% ~24% 之间,特别是 Q 热或血培养阴性的 IE 多难确诊,因此,2000 年发表了修正后的 Duke 诊断标准,将 Q 热病原体的血清学检测列为主要指标。修正后的 Duke 诊断标准与 Duke 诊断标准对于 IE 的诊断有相似的敏感性、特异性和灵敏度,但诊断时间有明显的差异,由此,IE 的修正 Duke 诊断标准被广泛的应用,它结合了患者 IE 的多种临床表现、血培养分离菌株、UCG 所见以及其他实验室的资料,将 IE 的诊断归为 3 个层次:确诊 IE,可疑 IE,排除 IE(表 7-1、表 7-2)。

表 7-1 改良 Duke 标准感染性心内膜炎的诊断标准

确诊感染性心内膜炎	
病理学标准	赘生物、栓塞的赘生物或心内脓肿标本培养或组织学检查确认微生物; 病理学损害;组织学检查确定的赘生物或心内脓肿表明活动性心内膜炎
临床标准	2 条主要标准; 1 条主要标准加 3 条次要标准; 5 条次要标准
可疑感染性心内膜炎	
临床标准	1 条主要标准和 1 条次要标准; 3 条次要标准
排除	
	其他更确定的诊断可以解释感染性心内膜炎表现; 抗生素治疗≤4 天感染性心内膜炎综合征缓解; 抗生素治疗≤4 天手术或尸检没有发现感染性心内膜炎的病理学证据; 没有达到可疑感染性心内膜炎的诊断标准

在我国，许多学者根据我国实际情况提出了修改意见，中华医学会儿科学分会心血管学组和中华儿科杂志编委会也拟定了试行的 IE 诊断标准。试行标准基本保留了 Duke 标准的内容，主要的修改是将部分血管征象列入临床主要指标，增加临床次要指标，增加具备心内膜受累证据和临床次要指标 2 项作为临床确诊的依据。一份 216 例确诊为 IE 的病例分析显示试行标准的诊断敏感性明显高于 Duke 标准，而诊断特异性无明显差异，但试行标准的敏感性和特异性，仍有待于临床的进一步观察。

表 7-2　改良 Duke 标准术语定义

主要标准	
IE 血培养阳性	2 次血培养发现符合 IE 的典型微生物
	草绿色链球菌，牛链球菌，HACEK 组，金黄色葡萄球菌；
	社区获得性肠球菌，且无原发病灶；
	符合 IE 的微生物持续血培养阳性，定义如下：
	至少两次间隔 12 小时以上的血标本培养阳性；
	3 次血培养均阳性，或 ≥4 次血培养时大多数阳性（第一次和最后一次标本采取时间至少间隔 1 小时）
	Coxiella burnetii 单次血培养阳性或 antiphase I IgG 抗体滴度 >1:800
心内膜受累证据	IE 超声心动图表现阳性（人工瓣膜，临床标准至少分级为"可疑 IE"，或复杂 IE［瓣周脓肿］患者推荐 TEE；其他患者首先检查 TTE），定义如下：
	摆动的心内团块，位于反流血流喷射路径上的瓣膜或支撑结构上，或位于植入材料上且没有其他解剖结构可以解释；
	脓肿；
	人工瓣膜新发生的部分裂开
	新发瓣膜反流（原有杂音的加重或改变不是充分标准）
次要标准	
	易患体质，易患 IE 的心脏病或静脉吸毒
	发热，体温 >38℃
	血管现象，大动脉栓塞，化脓性肺栓塞，真菌性动脉瘤，颅内出血，结膜出血，和 Janeway 损害
	免疫现象：肾小球肾炎，Osler's 结，Roth's 斑和类风湿因子
	微生物学证据：血培养阳性但不符合上述主要标准或活动性感染病原体血清学证据符合 IE
	超声心动图次要标准去除

九、鉴别诊断

由于本病的临床表现多样，常易与其他疾病混淆。以发热为主要表现而心脏体征轻微者须与伤寒、结核、上呼吸道感染、肿瘤、胶原组织疾病等鉴别。在风湿性心脏病基础上发生本病，经足量抗生素治疗而热不退，心力衰竭不见好转，应怀疑合并风湿活动的可能，此时应注意检查心包和心肌方面的改变，如心脏进行性增大伴奔马律、心包摩擦音或心包积液等，但此两病也可同时存在。发热、心脏杂音、栓塞表现有时亦须与心房黏液瘤相鉴别。亚急性者需与急性风湿热、系统性红斑狼疮、结核病、左房黏液瘤等相鉴别。急性者需与金黄色葡萄球菌、淋球菌、肺炎球菌、革兰阴性杆菌败血症相鉴别。以神经或精神症状为主要表现的 IE 患者,在老年人中应注意与脑动脉硬化所致脑梗死,脑出血及精神改变相鉴别。

十、感染性心内膜炎与脑卒中的关系

IE 的神经系统并发症在临床中较常见,大约 1/3 的 IE 患者有神经系统受累的表现,有的作为首发症状出现,也有在抗菌治疗中出现,是导致患者病情加重及死亡的主要原因之一。脑部并发症主要为脑卒中,以脑栓塞为主,约占脑并发症的 1/2 左右,栓塞为单一部位或多部位,其中大脑中动脉及其分支最常受累。由于 IE 易合并栓塞,尤其是脑栓塞,临床已成为诊断或鉴别诊断要点之一。脑出血主要源于脑栓塞后出血或细菌性动脉瘤破裂,脑细菌性动脉瘤在未破裂之前多无症状,一旦破裂出血特别是蛛网膜下腔出血,预后差。小的细菌性动脉瘤在应用抗生素治疗后会消失,如果动脉瘤渐渐增大至直径 > 1cm 时,即使 IE 已治愈仍会破裂。

临床对 IE 并发脑卒中除考虑栓塞外还要考虑到出血的可能,所以应及时行头颅 CT 或磁共振检查,以便早期诊断和治疗。IE 并发脑卒中头部影像学检查提示:脑栓塞部位多样,可位于大脑侧脑室旁、半卵圆中心、皮层等位置,缺血病灶的位置及大小决定了患者发病时的症状和体征,也决定了预后。病灶小、非关键部位的病灶,发病时神经功能缺损的症状、体征较轻,甚至无症状,做头部 CT 检查才发现脑栓塞。病灶大、关键部位的病灶,发病时症状、体征重,病情常进行性加重,多留有后遗症,甚至造成死亡。脑出血部位多位于脑叶,并且靠近大脑皮层,脑出血位于大脑皮层决定了患者发病时症状以头痛为主,多伴有抽搐发作,也可有局灶性神经功能缺损表现,若出血量大或蛛网膜下腔出血,患者很快出现意识障碍等弥漫性神经功能损伤表现,病死率很高。

年龄较大,有明显发热的 IE 患者易发生脑血管事件,可能与病原体毒力强,全身感染中毒症状重,对脑血管损害明显,加上老年患者血管顺应性差有关。主动脉瓣损害严重的 IE 患者多伴主动脉瓣重度关闭不全,其血流动力学明显异常,若超声下赘生物切面面积较大,当赘生物脱落,最易并发脑卒中。女性 IE 患者容易并发脑卒中,可能与雌激素水平增高有关。

弥散性栓塞性脑膜脑炎多并发于反复的菌栓性脑栓塞,是由存在于小动脉或毛细血管的散在性细菌性栓子所致,在抗生素广泛应用的当今已经少见。中毒性脑病、脑脓肿和化脓性脑膜炎在临床中也不常见,主要见于急性 IE 患者,尤其是金黄色葡萄球菌性心内膜炎。

IE 患者赘生物脱落引起的脑血管事件与心律失常如房颤形成的附壁血栓脱落引起的脑血管事件有明显的病理生理及血流动力学差异。首先房颤患者房室压力阶差减少,继发 IE 的可能性小,其次 IE 的赘生物更容易脱落引起脑栓塞,IE 还可以引起细菌性动脉瘤,动脉瘤破裂导致脑出血或蛛网膜下腔出血。

IE 并发脑卒中诊断标准:参照 Robert Berkow 等提出的感染性心内膜炎诊断标准:不明原因的发热,存在心脏杂音并有明显变化,彩色多普勒超声心动图证实有赘生物形成。脑血管并发症依据典型的脑血管事件的临床表现和(或)CT 及 MRI 证实。

临床上 IE 并发脑卒中经常会出现漏诊的情况,其原因为:①以脑卒中为首发表现,IE 症状不典型。近年来随着新型抗菌药物、免疫抑制剂的广泛使用和滥用,引起致病菌变异,典

型临床表现往往不多见,而以并发症起病者不在少数,有报道约 1/3IE 患者伴发脑卒中,应引起重视。②无基础心脏疾病的 IE 增多。一般认为 IE 多发生在风湿性心瓣膜病等心脏疾病的基础上,但是目前更多临床证据表明,相当一部分 IE 患者缺乏基础心脏病,或事先并未发现基础心脏病。文献报道 18% ~20% 的 SBE 发生于心脏正常者,在急性 IE 心脏正常者的比例可达 50% ~60%。③病史采集不够详细,体检不够仔细(如心脏听诊等)。急性 IE 患者病前多有感染史,早期心脏杂音并不明显,应动态观察。④忽略 UCG 在了解脑卒中发病机制上的重要性。对于脑梗死患者应常规做 UCG 检查,了解有无心源性栓塞,如发现瓣膜病变或赘生物形成,应高度警惕 IE。有文献报道,对于 IE 患者,TTE 赘生物检出率达95%,而 TEE 检查赘生物检出率则可达 100%。

十一、治疗

及早治疗可以提高治愈率,在应用抗生素治疗前应抽取足够的血培养,根据病情的轻重推迟抗生素治疗几小时乃至 1 ~2 天,并不影响本病的治愈率和预后。而明确病原体,采用最有效的抗生素治疗才是治愈本病的最根本的因素。

(一)药物治疗

一般认为应选择较大剂量的青霉素类、链霉素、头孢菌素类等杀菌剂,它们能穿透血小板-纤维素的赘生物基质,杀灭细菌,达到根治瓣膜感染、减少复发的危险。抑菌剂和杀菌剂的联合应用,有时亦获得良好的疗效。若血培养阳性,可根据药敏选择药物,疗效取决于致病菌对抗生素的敏感度。由于细菌深埋在赘生物中为纤维蛋白和血栓等掩盖,所以需用大剂量的抗生素,并维持血中有效杀菌浓度。有条件时可在试管内测定患者血清中抗生素的最小杀菌浓度,一般在给药后 1 小时抽取,然后按照杀菌剂的血清稀释水平至少 1:8 时测定的最小杀菌浓度给予抗生素。疗程亦要足够长,力求治愈,一般为 4 ~6 周。

对疑患本病的患者,在连续送血培养后,立即用静脉给予青霉素 G 每日 600 万 ~1200万 U,并与链霉素合用,每日 1 ~2g 肌注。若治疗 3 天发热不退,应加大青霉素 G 剂量至2000 万 U 静脉滴注,如疗效良好,可维持 6 周。当应用较大剂量青霉素 G 时,应注意脑脊液中的浓度,过高时可发生神经毒性表现,如肌阵挛、腱反射亢进、惊厥和昏迷。此时需注意与本病的神经系统表现相鉴别,以免误为本病的进展而增加抗生素剂量,造成不良后果。如疗效欠佳宜改用其他抗生素,如半合成青霉素:苯唑西林(oxacillin)、阿莫西林(aspoxicillin)、哌拉西林(piperacillin)等,每日 6 ~12g,静脉给予;头孢噻吩(cephalothin)6 ~12g/d 或万古霉素(vancomycin),2 ~3g/d 等。待血培养获得阳性结果,可根据细菌的药敏适当调整抗生素的种类和剂量。为了提高治愈率,一般主张静脉或肌肉内间歇注射,后者引起局部疼痛,常使患者不能接受,因此可将青霉素 G 钾盐日间作缓慢静脉滴注(青霉素 G 钾盐每 100 万 U 含钾 1.5mEq/L,予以极大剂量时应警惕高钾的发生),同时辅以夜间肌注。草绿色链球菌引起者仍以青霉素 G 为首选,多数患者单独应用青霉素已足够。对青霉素敏感性差者宜加用氨基糖苷类抗生素,如庆大霉素(gentamycin)12 万 ~24 万 U/d、妥布霉素(tobramycin)3 ~5mg/(kg·d)或阿米卡星(amikacin)1g/d。青霉素是属细胞壁抑制剂类,和氨基糖苷类药物合用,可增进后者进入细胞内起作用。对青霉素过敏的患者可用红霉素、万古霉素或第一代的头孢菌素。但要注意的是有青霉素严重过敏者,如过敏性休克,忌用头孢菌素类,因其与青霉素可出现交叉过敏反应(约 1%)。

肠球菌性心内膜炎对青霉素 G 的敏感性较差,需用 200 万 ~4000 万 U/d。因而宜首选氨苄西林(ampicillin)6~12g/d 或万古霉素和氨基糖苷类抗生素联合应用,疗程 6 周。头孢菌素对肠球菌作用差,不能替代青霉素。近年来出现了一些产 β-内酰胺酶的菌株、对氨基糖苷类药物耐药的菌株,甚至出现了对万古霉素耐药的菌株。可选用喹诺酮类的环丙沙星(ciprofloxacin),氨苄西林舒巴坦和亚胺培南-西拉司丁钠等药物。

金黄色葡萄球菌性心内膜炎,若非耐青霉素的菌株,仍选用青霉素 G 治疗,1000 万~2000 万 U/d 和庆大霉素联合应用。耐药菌株可选用第一代头孢菌素类、万古霉素、利福平(rifampicin)以及各种耐青霉素酶的青霉素如苯唑西林等。治疗过程中应仔细地检查是否有必须处理的转移病灶或脓肿,避免细菌从这些病灶逃逸再度引起心脏病变处的种植。表皮葡萄球菌侵袭力低,但对青霉素 G 效果欠佳,宜予万古霉素、庆大霉素、利福平联合应用。

革兰阴性杆菌引起的心内膜炎病死率较高,但作为 IE 的病原菌较少见。一般给予 β-内酰胺类和氨基糖苷类药物联合应用,也可根据药敏选用第三代头孢菌素,如头孢哌酮(cefoperazone)4~8g/d、头孢噻肟(cefotaxime)6~12g/d、头孢曲松(ceftriaxone)2~4g/d。也可用氨苄西林和氨基糖苷类联合应用。铜绿假单胞菌引起者可选用第三代头孢菌素,其中以头孢他啶(ceftazidine)最优 6g/d,也可选用哌拉西林和氨基糖苷类合用,或多糖菌素 B(polymyxin B)100mg/d,多糖菌素 E(polymyxin E)150mg/d。沙雷菌属可用哌拉西林或氨苄西林加上氨基糖苷类药物。厌氧菌感染可用 0.5%甲硝唑(metronidazole)1.5~2g/d,分 3 次静脉滴注,或头孢西丁(cefoxitin)4~8g/d。也可选用头孢哌酮(对厌氧菌属中的弱拟杆菌无效)。

真菌性心内膜炎死亡率高达 80%~100%,药物治愈极为罕见,应在抗真菌治疗期间早期手术切除受累的瓣膜组织,尤其是真菌性的 PVE,且术后继续抗真菌治疗才有可能提供治愈的机会。药物治疗以两性霉素 B(amphotericin B)为优,从 0.1mg/(kg·d)开始,逐步增加至 1mg/(kg·d),总剂量 1.5~3g。两性霉素 B 的毒性较大,可引起发热、头痛、显著胃肠道反应、局部血栓性静脉炎和肾功能损害,并可引起神经、精神方面的改变。氟胞嘧啶(flurocytosine,5-FC)是一种毒性较低的抗真菌药物,单独使用仅有抑菌作用,且易产生耐药性,和两性霉素 B 合并应用可增强杀真菌作用,减少两性霉素 B 的用量,也减轻 5-FC 的耐药性。5-FC 的用量为 150mg/(kg·d)静脉滴注。立克次体心内膜炎可选用四环素 2g/d,静脉给药治疗 6 周。

对临床高度怀疑 IE 者,而血培养反复阴性者,可先凭经验按肠球菌及金葡菌感染治疗,选用大剂量青霉素和氨基糖苷类药物治疗 2 周,同时做血培养和血清学检查,除外真菌、支原体、立克次体引起的感染。若无效,改用其他杀菌剂药物,如万古霉素和头孢菌素。IE 复发时,应再治疗,且疗程宜适当延长(表7-3)。

表7-3 感染性心内膜炎的病原治疗

病原	抗菌药	
	首选	替代用药
草绿色链球菌	青霉素 + 庆大霉素	头孢唑啉 + 庆大霉素
肠球菌属	青霉素或氨苄西林 + 庆大霉素	万古霉素 + 氨基糖苷类
甲氧西林敏感葡萄球菌	苯唑西林 + 庆大霉素	头孢唑啉 + 庆大霉素
甲氧西林耐药葡萄球菌	万古霉素 + 磷霉素或利福平	万古霉素 + 氨基糖苷类
革兰阴性杆菌	哌拉西林 + 氨基糖苷类	第三代头孢菌素或 β-内酰胺类/β-内酰胺酶抑制剂 + 氨基糖苷类
真菌	两性霉素 B + 氟胞嘧啶	无可靠替代用药

（二）手术治疗

最早的手术治疗仅仅是将瓣膜上有菌的赘生物切除,1965 年,美国杜克医院首次成功地为急性 IE 的患者做了瓣膜置换手术,1979 年,斯坦福大学附属医院报道了瓣膜置换手术应用于药物治疗无效的 IE 患者的经验,在急性自体瓣膜、急性人工瓣膜及慢性自体瓣膜的三组心内膜炎患者中,其五年存活率分别为 66%、49% 及 72%。此后,随着外科手术技巧的改进和精细,对 IE 患者早期进行外科手术治疗已逐渐成为一种趋势。为此,ESC2009 年版《感染性心内膜炎预防和诊治指南》中强调并鼓励早期进行手术治疗。

1. 手术治疗适应证

（1）充血性心力衰竭:IE 并发中、重度的心衰,特别是有主动脉瓣反流时,除非对于抗生素治疗有非常好的反应,最好尽早手术,否则急性主动脉瓣反流常常会快速演变成严重的充血性心力衰竭。

（2）持续性败血症:持续性败血症的定义为使用 3～5 天抗生素后,血液培养中仍然有菌;或是使用一周的抗生素后,临床症状仍然没有改善。统计显示,手术时瓣膜所做的细菌培养若是阳性者,其术后预后较差。但对这些患者目前仍倾向尽早手术治疗,以避免感染对于瓣膜造成更大的破坏。

（3）感染的菌株毒性过强:造成自体瓣膜心内膜炎的菌种 65% 为链球菌,25% 为金黄色葡萄球菌。金黄色葡萄球菌无论对于自体瓣膜或人工瓣膜皆有很大的破坏力,一旦瓣膜遭到破坏,患者往往很快发生心衰,此时若不立即施以手术治疗,发生并发症的机会和死亡率均很高。

（4）周边组织栓塞:引起周边组织栓塞的栓子多来自感染瓣膜上的赘生物,自从抗生素普遍使用后周边组织栓塞已逐渐减少。有报道直径＞1cm 的细菌赘生物易并发周边组织栓塞,然而无法仅以赘生物的大小来预测栓塞是否会发生。这些患者是否手术还要看内科治疗的效果。

（5）并发脑栓塞:IE 并发脑栓塞是否适合手术治疗尚有争议,尤其是脑栓塞患者有可能因体外循环过程转化为出血性脑梗死。对较小的梗死,患者常可在瓣膜置换手术后得到功能上的改善。也有报道,已有意识障碍或重度单侧偏瘫的患者,手术后得到完全康复的机会。需要手术治疗的脑梗死患者,在感染被控制以及血流动力学稳定的情形下,手术最好延后 2～3 周。对脑出血患者,手术治疗时机必须延后。

（6）持续性肾衰竭:肾衰竭通常源于心衰引起严重心搏出量降低、免疫功能紊乱导致的肾小球肾炎或肾脏梗死,临床上约有 5%～10% 的 IE 患者有肾脏并发症。当正在接受抗生素治疗的 IE 患者被发现有持续性肾衰竭时,不论其成因为何,通常代表感染无法完全控制而需要早期手术。

2. 手术方法

（1）手术前的评估及准备:既往手术前需做心脏导管检查,以评估感染所在的部位,以及是否并发瓣膜环上脓肿生成。目前 TTE、TEE 已能精确地测出赘生物及瓣膜环上脓肿,因此只在怀疑合并冠状动脉疾病时才需做心脏导管检查。

（2）二尖瓣的手术方法:对于自体二尖瓣心内膜炎,修补手术不仅因为保留二尖瓣而维护左室收缩功能,又可避免人工瓣膜所需的长期服用抗凝剂。虽然二尖瓣修补术有许多优点,但二尖瓣置换术始终是 IE 手术治疗最主要的方式。在作二尖瓣置换术时,将未受感染的瓣膜腱索及乳突肌保留可增进术后左心室的收缩功能。然而,受到感染的组织务必要彻底的清除,因为任何残留的感染组织皆可能引起未来心内膜炎的复发及瓣膜旁的渗漏。

(3)主动脉瓣的手术方法:对于侵犯到主动脉瓣的 IE,手术治疗的重点是彻底清除所有受到感染的组织,包括赘生物及脓肿。当瓣膜环有一半以上区域已被感染组织所破坏时,或者主动脉与左心室之间有≥5cm 的缺损时,瓣膜置换应同时包括主动脉根部。

(4)三尖瓣的手术方法:三尖瓣的 IE 通常好发于年轻的静注药瘾者,最常见的致病菌为金黄色葡萄球菌。对于发生在三尖瓣的 IE,单纯发烧或白细胞升高并不一定要手术。手术治疗通常适用于血流动力学失调、或在抗生素使用两周后仍有持续性败血症的患者。三尖瓣的 IE 手术方法包括瓣膜切除、瓣膜修补及瓣膜置换三种。

3. 手术后抗生素治疗　需要外科治疗的 IE 患者一般要接受为期 4~6 周的静脉注射抗生素治疗,手术后抗生素的使用期限视术中的细菌培养结果而定。如果术中的细菌培养结果为阴性而患者术前已完成整个抗生素疗程,则手术后再使用七天的静注抗生素治疗即可。如果术中的细菌培养结果为阴性但患者术前并未完成抗生素疗程,则术后静注抗生素治疗应持续至疗程结束(术前加术后)。如果术中的细菌培养结果为阳性,则患者需要再接受额外的 4 周静注抗生素治疗。

4. 手术结果　据近年来的综合统计,自体瓣膜 IE 的手术死亡率约为 12%,也有报道,自体瓣膜 IE 若为社区获得性感染手术死亡率仅为 4%。人工瓣膜 IE 的手术死亡率约为 25%。在术后的十年存活率方面,自体瓣膜 IE 约为 44%~70%,而人工瓣膜 IE 为 24%~55%。

由于手术治疗的开展,近年来 IE 的病死率有所降低,尤其是伴有明显心衰者,死亡率降低更为明显。但对于院内感染的 IE 患者,由于致病菌主要为革兰阳性球菌,其中主要为耐甲氧西林的金黄色葡萄球菌,患者的病情复杂,手术的死亡率非常高。这种高死亡率虽然与当地的医疗环境、手术时机的选择有一定联系,但仍提示对于院内感染的 IE 与社区获得性 IE 的手术要区别对待。

十二、影响 IE 预后的因素

急性肾衰竭、瓣环周围脓肿形成是 IE 导致死亡的独立危险因素。年龄>5 岁、2 个瓣膜受累、肺炎球菌或金黄色葡萄球菌 IE、神经系统并发症、外周血管栓塞、发病后 3 个月内出现心力衰竭都是 6 个月内死亡的危险因素。因此,一旦有这些情况出现更应该谨慎而积极的处理。但也有学者认为,IE 的并发症并没有明显地影响患者的长期生存率。对于人工瓣膜心内膜炎患者,病原菌为凝固酶阴性葡萄球菌或者有并发症出现都是早期死亡率增加的危险因素。病原菌为表皮葡萄球菌则明显增加了人工瓣膜裂开的机会,赘生物病原菌培养阳性预示着患者远期死亡率增高。而患者感染病原菌的种类对患者的远期死亡率却没有影响。

十三、IE 的预防

牙科操作仍然是 IE 的主要诱因,但口腔卫生保健与抗生素预防计划并未被证实为有效的预防手段。美国心脏协会指南认为:对于有口腔治疗经历的患者,IE 预防仅推荐那些有 IE 高风险因素的心脏患者。对于有潜在心脏问题的患者,推荐所有的口腔操作程序,包括牙龈、牙根尖周围的操作、口腔黏膜贯通性损伤,都应当采取预防措施。对 IE 的有效预防是非常困难的,提高对 IE 的认识才是减少误诊、提高治愈率的关键。

第二节 人造瓣膜感染性心内膜炎与脑卒中

少数感染性心内膜炎是发生在有植入物的患者身上的,这些植入物多为人工瓣膜,也有起搏器或其他心内植入物。根据植入物的不同,这一类心内膜炎被称为"人造瓣膜感染性心内膜炎"或"起搏器相关感染性心内膜炎"。

一、病因与发病机制

在心脏手术后并发的 IE 中,人造瓣膜 IE(PVE)的发病率占2.1%左右,较其他类型心脏手术者高2~3倍。双瓣膜置换术后 PVE 较单个瓣膜置换术后 PVE 发生率高,其中主动脉瓣的 PVE 高于二尖瓣的 PVE,这可能由于主动脉瓣置换手术的时间较长,跨主动脉瓣压力阶差大,局部湍流形成有关。对术前已有自然瓣膜心内膜炎者,术后发生 PVE 的机会增加5倍。机械瓣和人造生物瓣 PVE 的发生率相同约2.4%,但机械瓣早期 PVE 发生率高于人造生物瓣。PVE 的病死率较高,约50%左右。早期 PVE(术后2个月以内)病死率又高于后期PVE(术后2个月后)。早期 PVE 病原体主要为葡萄球菌,占40%~50%,包括表皮葡萄球菌、金黄色葡萄球菌,类白喉杆菌、其他革兰阴性杆菌、霉菌也较常见。自从术前预防性给予抗生素治疗后,早期 PVE 发生率有所下降。后期 PVE 与自体瓣膜 IE 相似,主要由草绿色链球菌为主的各种链球菌、肠球菌、金葡菌、表皮葡萄球菌引起,其中表皮葡萄球菌比早期 PVE 的表皮葡萄球菌对抗生素敏感。真菌(最常见为白色念珠菌,其次为曲霉菌)、革兰阴性杆菌及类白喉杆菌也非少见(表7-4)。

表7-4 各种原因所致的感染性心内膜炎的病原菌

自身瓣膜心内膜炎		心瓣膜修复术等心血管手术	静脉药瘾者
链球菌	60~80	早期(术后<2月)	金黄色葡萄球菌
草绿色链球菌	30~40	凝固酶阴性葡萄球菌	凝固酶阴性葡萄球菌
肠球菌	5~18	金黄色葡萄球菌	沙雷菌属
其他链球菌	15~25	革兰阴性杆菌	铜绿假单胞菌
葡萄球菌	20~35	真菌	真菌
凝固酶阳性	10~27	迟发(术后>2月)	混合感染
凝固酶阴性	1~3	表皮葡萄球菌	
革兰阴性杆菌	1.5~13	草绿色链球菌	
真菌	2~4	金黄色葡萄球菌	
混合感染	1~2	革兰阴性杆菌	
培养阴性	<5~24		

二、临床表现

人造瓣膜 IE 的临床表现与天然瓣膜 IE 相似,但作为诊断依据的敏感性和特异性不高,因为术后的菌血症、留置各种插管、胸部手术创口、心包切开综合征、灌注后综合征和抗凝治疗等均可引起发热、出血点、血尿等表现。95%以上患者有发热,约50%的患者白细胞计数增高,贫血常见,但在早期 PVE 中皮肤病损很少发生,脾肿大多见于后期 PVE。有时血清免疫复合物滴定度可增高,类风湿因子可阳性,但血清学检查阴性者不能除外 PVE 的存在。

PVE 主要引起瓣叶的破坏产生关闭不全,约 50% 患者出现反流性杂音,但很少发生瓣环脓肿。机械瓣的感染主要在瓣环附着处,引起瓣环和瓣膜缝合处的缝线脱落裂开,形成瓣周漏,导致新的关闭不全,并可因机械性的红细胞破坏、溶血使贫血加重,瓣环的弥漫性感染甚至使人造瓣膜完全撕脱。当形成瓣环脓肿时,容易扩展至邻近心脏组织,出现与自然瓣心内膜炎相似的并发症。当赘生物堵塞瓣膜口时可引起瓣膜狭窄的杂音,但在 PVE 的早期,瓣膜尚无明显破坏时可无杂音,因而不能因未闻新的杂音而延误诊断。体循环栓塞可发生于任何部位,在真菌性 PVE 中,尤其是曲霉菌引起者,栓塞可能是唯一的临床发现。皮肤片状出血在早期 PVE 中不具有诊断意义,因为手术时经过人工心肺机转流后亦可见到。PVE 的其他并发症与天然瓣心内膜炎一样,也可有心功能不全、栓塞、心肌脓肿、菌性动脉瘤等。人造瓣膜关闭音强度减弱,X 线透视见人造瓣膜异常摆动、移位角度大于 $7° \sim 10°$、瓣环裂开所致的双影征(Stinson's sign),结合二维 UCG 发现赘生物支持 PVE 诊断,若血培养阳性可以肯定诊断。若多次血培养阴性,须警惕真菌或立克次体感染以及生长缓慢的类白喉杆菌感染的可能。PVE 的致病菌常来自医院,故容易具有耐药性。

三、治疗

人造瓣膜心内膜炎病死率较自然瓣心内膜炎为高。单用抗生素治疗的 PVE 死亡率为 60%,采用抗生素和人造瓣再手术方法可使死亡率降至 40% 左右。因此一旦怀疑 PVE,应在数小时内至少抽取 3 次血培养,然后立即使用至少两种抗生素联合治疗。早期 PVE 致病菌大多侵袭力强,一般主张早期手术。后期 PVE 大多为链球菌引起,宜内科治疗为主。真菌性 PVE 应尽早作再换瓣术,同时给予内科药物治疗。耐药的革兰阴性杆菌 PVE 亦宜早期手术治疗。其他如:瓣膜功能失调所致中、重度心衰、瓣膜破坏严重的瓣周漏、生物瓣膜的撕裂及瓣膜狭窄、新的传导阻滞出现、顽固性感染、反复周围栓塞都应考虑更换感染的人造瓣膜。绝大多数右心 IE 的药物治疗可收到良好的效果,同时由于右心室对三尖瓣和肺动脉瓣的功能不全有较好的耐受性,一般不考虑手术治疗。对内科治疗无效,进行性心力衰竭和伴有铜绿假单胞菌和真菌感染者,常须外科手术将三尖瓣切除或置换。PVE 的外科手术后,为了降低感染活动期间手术后的残余感染率,术后应持续使用抗生素 $4 \sim 6$ 周。有关 PVE 手术治疗可参见本章第一节的"手术治疗"部分。

四、人造瓣膜感染性心内膜炎与脑卒中

PVE 合并栓塞临床常见,以脑栓塞发病率最高,其中 30% 为大脑中动脉及其分支受累,其次为弥散性栓塞性脑膜炎,主要是小动脉或毛细血管的散在性细菌性栓塞所致。脑出血可因脑内菌性动脉瘤破裂所致,可引起蛛网膜下腔出血,预后差,病死率高。脑出血也可以并发于栓塞后的出血性梗死。有关 PVE 并发脑卒中可参见本章第一节"感染性心内膜炎与脑卒中的关系"部分。

(关 颖 冯立群)

参 考 文 献

1. 马英,张鸿,刘艳艳,等. 感染性心内膜炎合并脑血管病临床及影像学特点. 中国现代医学杂志,2008,18(6):760-763.

2. 李忠元,盛传玲,刘萍,等. 感染性心内膜炎的诊治进展. 中国误诊学杂志,2006,6(2):229-231.

3. 张灼辉. 感染性心内膜炎病因分析. 海南医学,2005,16(7):85.

4. Durante Mangoni E,Adinolfi LE,et al. Risk factors for "major" embolic events in hospitalized patients with infective endocarditis. Am Heart J,2003,146(2):311-316.

5. Vilacosta I,Graupner C,San Román JA,et al. Risk of embolization after institution of antibiotic therapy for infectiveendocarditi. J Am Coll Cardiol,2002,39(9):1489-1495.

6. 刘建仁,张敏,丁美萍,等. 亚急性感染性心内膜炎并发 Guillain-Barré 综合征和脑出血一例报告. 中华神经科杂志,2004,37(2):191-192.

7. Angstwurm K,Borges AC,Halle E,et al. Timing thevalve replacement in infective endocarditis involving the brain. J Neurol,2004,251(10):1220-1226.

8. 施仲伟. 专家精解 2009 版 ESC——《感染性心内膜炎预防和诊治指南》. 中国医学论坛报,2010.

9. 安晓霞,周云芳. 感染性心内膜炎的诊断标准及方法研究进展. 中国实用儿科杂志,2008,23(10):794-796.

10. wang A,Athan E,Pappas PA,et al. Contemporary clinical profile and outcome of prosthetic valve endocarditis. JAMA,2007,297(12):1354-1361.

11. Jassal DS,Aminbakhsh A,Fang T,et al. Diagnostic value of harmonic transthoracic echocardiography in native valve infective endocarditis:comparison with transesophageal echocardiography. Cardiovasc Ultrasound,2007,19(5):20.

12. Moreillon P,Que YA. Infective endocarditis. Lancet,2004,363(9403):139-149.

13. Baron E J,Scott JD,Tompkins LS. Prolonged in cubation and extensive subculturing do not increase recovery of clinically significant microorganisms from standard automated blood cultures. Clin Infect dis,2005,41:1677-1680.

14. Raoult D,Casalta JP,Richet H,et al. Contribution of system aticserological testing in diagnosis of in fective endocarditis. J Clin Microbio,l 2005,43:5238-5242.

15. Yang S,Rothman RE. PCR-based diagnostics for infectious diseases:uses,limitations,and future applications in acute-care settings. Lancet Infect Dis,2004,4:337-348.

16. Cecchi E,Trinchero R,Imazio M,et al. Are the Duke criteria really useful for the early bedside diagnosis of infective endocarditis? Results of aprospective multicenter trial. Ital Heart J,2005,6(1):41-48.

17. 娄秀芬,杨德彦,刘正印,等. 感染性心内膜炎 120 例临床分析. 中华内科杂志,2009,48(1):35-38.

18. 陈灏珠. 实用内科学. 第 12 版. 北京:人民卫生出版社,2005:1552-1560.

19. 王焕玲,盛瑞媛. 感染性心内膜炎 70 例临床分析. 中华内科杂志,2004,43:33-36.

20. Habib G,Hoen B,Tornos P,et al. Guidelines on the prevention,diagnosis,and treatment of infective endocarditis(new version 2009):the Task Force on the Prevention,Diagnosis,and Treatment of Infective Endocarditis of the European Society of Cardiology(ESC). Eur Heart J,2009,30(19):2369-2413.

21. Horstkotte D,Follath F,Gutschik E,et al. Guidelines on prevention,diagnosis and treatment of infective endocarditis:executive summary:the Task Force on Infective Endocarditis of the European Society of Cardiology. Eur Heart J,2004,25(3):267-276.

22. 陈勇,刘双,谢江. 右心感染性心内膜炎致脓毒性肺栓塞 33 例的临床特点与治疗. 中国感染与化疗杂志,2013,13(2):100-105.

23. Gomez EO,Jafary A,Dever LL. Daptomycin and rifampin for the treatment of methicillin-resistant Staphylococcus aureus septic pulmonary emboli in the absence of endocarditis. Microbial Drug Resistance-Mechanisms Epidemiology and Disease,2010(03):241-244.

24. 顾燕,金梅,郑可,等. 先天性心脏病合并感染性心内膜炎 42 例临床分析. 心肺血管病杂志,2014,33(2):227-231.

第八章　心肌疾病

心肌疾病(心肌病,cardiomyopathies)是一组重要的异质性疾病,心肌病的概念经历了一个历史演变过程。原发性心肌病的设想在1900年就曾被提出,但疾病的实质并不清楚,直到1950年,慢性心肌炎仍被认定是心肌病唯一的病因,1957年开始使用"心肌病"这个术语,此后,随着对心肌疾病的认识进展,逐渐形成了关于"心肌病"的定义。1968年,世界卫生组织(WHO)定义心肌病为"原因不明的、以心脏肥大和心力衰竭为主要表现的疾病"。1980年WHO的分类中,心肌病被定义为"病因不明的心肌疾病",这一定义体现了当时的遗传学知识以及对疾病机制研究的缺乏。1995年WHO/国际心脏病学会联合会(ISFC)将心肌病定义为"伴心功能障碍的心肌疾病",并分为原发性和继发性两类,该定义和分类曾被临床和病理医生广泛接受和应用。近10年来,由于基因学和蛋白组学在心血管疾病方面取得突破性进展,世界各地专家认为,必须修订1995 WHO/ISFC的分类以达成共识。2006年美国心脏病学会(AHA)和2008年欧洲心脏病学会(ESC),分别对心肌病的定义作了修订。

第一节　心肌疾病分类

心肌病的分类方法繁多,分类的主要目的是对复杂疾病进行不同关系的解析。2006年以后的新分类标准主要基于诊断学的飞速发展,以及对于疾病更精确的认识。目前,心肌病可以根据病因、解剖、生理学、原发病治疗、诊断方式、组织病理学检查以及症状进行分类,但每种分类都有其局限性。新的分类方法建立于疾病特殊形态和功能表型之上,而非建立于病理生理机制之上,因而更适用于临床。新的分类还将心肌病进一步划分为家族性和非家族性,使心肌病的遗传因素得到更多的关注,并以此指导诊断试验。新的分类不再对原发性和继发性心肌病进行区分。这些改变促使心肌病的诊断重心从以排除诊断为主转向到寻找积极的、有逻辑性的诊断指标。心肌病的病因分类见表8-1。

(一)主要心肌病类型及定义

1. 肥厚型心肌病(hypertrophic cardiomyopathy,HCM)　定义:无导致心肌异常的负荷因素(高血压、瓣膜病)而发生的心室壁增厚或质量增加。

传统的HCM定义还规定,肥厚型心肌病不应是淀粉样变性及糖原累积病等系统性疾病而导致的心肌肥厚,这一规定的目的是为了区分肌细胞肥大、间质浸润及细胞内代谢产物积累所致的室壁增厚。由于心肌病理的复杂性,在临床实践中,通过UCG和磁共振成像(MRI)等无创手段通常不能鉴别上述两种病症,而心肌活检往往于患者死后才能得以进行,因此后来又对HCM定义进行了简化。

HCM的人群发病率约1/500(200/10万),死亡率3%~6%,HCM可发病于任何年龄,25%的患者可存活到75岁以上。HCM多为家族性,呈常染色体显性遗传,由编码心肌肌原

表 8-1　2006AHA 心肌病病因分类

	家族性	非家族性
HCM	家族性(未知基因); 肌原纤维节蛋白变异(β 肌球蛋白重链、心肌肌球蛋白结合蛋白 C、心肌肌钙蛋白 I/T、α-原肌球蛋白、肌球蛋白必需轻链、肌球蛋白调节轻链、心肌肌动蛋白、α-肌球蛋白重链、肌联蛋白、肌钙蛋白 C、肌肉 LIM 蛋白); 糖原累积病(如 Pompe、PRKAG2、Forbes'、Danon); 溶酶体累积病(如 Anderson-Fabry,Hurler's); 脂肪酸代谢障碍;肉毒碱缺乏;磷酸化酶 B 激酶缺乏;线粒体细胞病; 与 HCM 相关的综合征(努南综合征、豹斑综合征、Friedreich 共济失调、Beckwith-Wiedermann 综合征、Swyer 综合征); 其他(肌浆网磷酸受纳蛋白启动因子、家族性淀粉样蛋白)	肥胖; 糖尿病母亲的婴儿; 体育训练; 淀粉样蛋白(白蛋白/前白蛋白)
DCM	家族性(未知基因); 肌原纤维节蛋白变异(见 HCM);Z 带(肌肉 LIM 蛋白、TCAP); 细胞骨架基因(营养障碍基因、结蛋白、Metavinculin、Sarcolysin 复合体、CRYAB、Epicardin); 核膜(核纤层蛋白 A/C、Emerin);轻度扩张型心肌病; 肌间盘蛋白变异(见 ARVC);线粒体疾病	心肌炎(感染性/中毒性/免疫性); 川崎病; 嗜酸性肉芽肿疾病(Churg Strauss 综合征); 病毒持续感染;药物;妊娠;内分泌功能障碍; 营养不良(维生素 B₁、肉毒碱、硒、低磷酸盐血症、低钙血症); 酒精;心动过速性心肌病 炎症?
ARVC	家族性(未知基因); 肌间盘蛋白变异(盘状球蛋白、粒桥蛋白、Plakophilin2、桥粒核心糖蛋白 2、桥粒糖蛋白 2); 心肌 ryanodine 受体(RyR2); 转化生长因子(TGF)β3	
RCM	家族性(未知基因); 肌原纤维节蛋白变异(肌钙蛋白 I、肌球蛋白必需轻链); 家族性淀粉样变性(转甲状腺素蛋白、载脂蛋白); 结蛋白病;弹性纤维性假黄瘤;血色病; Anderson-Fabry 病; 糖原累积病	淀粉样蛋白(白蛋白/前白蛋白);硬皮病; 心肌心内膜纤维化[嗜酸粒细胞增多综合征、特发性疾病、染色体原因、药物(5-羟色胺,美西麦角,麦角胺,汞制剂,白消安)]; 类癌心脏病;转移癌; 辐射;药物(蒽环类抗生素)
未分类	左室(非致密性 Barth 综合征、核纤层蛋白 A/C、ZASP 基因、α-dystrobrevin)	Tako-Tsubo 心肌病

纤维节的不同蛋白的基因变异所致。HCM 多表现为以室间隔为主的心室壁不对称性心肌肥厚,以及肌细胞排列紊乱。由于左室容积常减少,左室缩短分数高于正常,≤10% 的患者

可进展为左室扩张和收缩功能障碍。高强度体育锻炼可引起左室形态发生生理性改变,但心肌厚度极少(除 <2% 的男性运动员)与 HCM 患者的病理表型相似。根据肥厚部位的压力阶差 HCM 可分为:①梗阻型:安静下压力阶差 >30mmHg;②隐匿梗阻型:负荷运动后压力阶差 >30mmHg;③无梗阻型:安静下及负荷运动后压力阶差均 <30mmHg。

2. 扩张型心肌病(dilated cardiomyopathy,DCM) 定义:无引起整体收缩功能障碍的异常负荷因素(高血压、瓣膜病),无冠脉疾病而发生的左室扩张合并左室收缩功能障碍性疾病,伴或不伴右室扩张和功能障碍。

文献报道,DCM 的人群发病率约 1/2500,年诊断率约为 8/10 万,患病率约为 37/10 万,但存在部分未被诊断的轻型患者,可能实际患病率更高。DCM 多发于 30 ~ 50 岁的人群,平均发病年龄约 40 岁,男性多于女性(2.5∶1)。20% ~ 25% 的 DCM 患者有心肌病家族史,多为常染色体显性遗传。DMC 有很多原因,可以为原发性如基因异常、明显的家族史而无基因异常,或为继发性如浸润性或自身免疫性。有家族性早发心源性死亡、传导系统疾病或骨骼肌疾病者都应高度怀疑家族性 DCM。心脏感染和炎症的晚期可发生心脏扩张,但急性心肌炎的左室大小常在正常范围。炎症性 DCM 定义为:合并有慢性炎症细胞的左室扩张和射血分数降低。因此,在诊断 DCM 时,组织学和(或)免疫细胞化学检测是不可缺少的确诊途径。轻度扩张型充血性心肌病(MDCM)用于描述既无限制性血流动力学障碍,也无明显左室扩张(超过正常上限但小于 10% ~ 15%)的严重左室收缩功能障碍的晚期心衰。50% 以上的 MDCM 患者具有 DCM 家族史,其临床表现及预后与典型 DCM 患者相似。DCM 的另一种形式是围生期心肌病(PPCM),表现为妊娠最后 1 个月或分娩后 5 个月内出现心衰症状。该病多见于 30 岁以上的妇女,与妊娠高血压、双胎妊娠和应用宫缩抑制剂治疗相关。

3. 限制型心肌病(restrictive cardiomyopathy,RCM) 定义:在收缩容积正常或降低(单/双心室)、舒张容积正常或降低,以及室壁厚度正常的情况下,发生的限制性左室生理学异常。

RCM 是一种罕见的心肌疾病,由于心肌僵硬度增加导致心室充盈受限,生理学异常的特点为心室压力显著升高而心室容积仅轻度增加。心肌纤维变性、心肌浸润或心内膜心肌瘢痕组织形成是心脏限制性充盈障碍的主要原因。引起 RCM 的病因包括特发性、遗传性和全身系统性疾病,遗传性 RCM 通常以常染色体显性遗传为特征,还可通过常染色体隐性遗传。RCM 可继发于以下系统性疾病:淀粉样变性、结节病、类癌综合征、硬皮病和蒽环霉素中毒等。RCM 可分为心肌疾病和心内膜心肌病两大类,其中心肌疾病又可分为:①非浸润性心肌病,包括特发性和家族性心肌病等;②浸润性心肌病,心肌细胞间有异常物质沉积,如淀粉样变性、Gaucher 病等;③贮积性心肌病,心肌细胞内贮积异常物质,如血色素沉着病、尼曼匹克病、Fabry 病等。而心内膜心肌病又可分为闭塞性及非闭塞性心肌病。心内膜病理变化包括纤维化、纤维弹性组织增生和血栓,根据嗜酸性粒细胞是否增多可进一步将其分为 2 个亚组:伴嗜酸性粒细胞增多的心内膜心肌病(现归类于嗜酸性粒细胞增多综合征)和无嗜酸性粒细胞增多的心内膜心肌病(如心肌心内膜纤维化)。

4. 致心律失常性右室心肌病(right ventricular cardiomyopathy,ARVC) 定义:右室功能局部或整体障碍,伴或不伴左室疾病,同时有组织学证据和(或)符合相应标准的心电图异常表现。

致心律失常性右室心肌病(ARVC)又称致心律失常性右室发育不良,现又以 ARVD/C 表示,其组织学表现为右室心肌被脂肪和纤维组织逐步取代,病变主要累及右室前壁漏斗部、心尖部及后下壁,三者构成"发育不良三角"。临床常表现为右心室扩大、心律失常和猝死。尽管 ARVC 较为罕见,估计发病率为 1/5000,但在欧洲某些地区 ARVC 是青年猝死的常见原因。多数 ARVC 为编码 Plakophilin-2 和其他心肌细胞桥粒蛋白的基因变异所致,多为常染色体显性遗传,但也有一些病例确认为常染色体隐性遗传。

5. 未分类心肌病

(1)左室致密化不全(left ventricular noncompaction,LVNC):LNVM 为一罕见的心肌疾病,单纯心室致密化不全是一种未分类的心肌病,由于宫内停止心肌的致密化,心肌失去交织的网状组织而致。但目前尚不能明确 LVNC 是否为一种单独的心肌病。据目前统计,儿童 LNVM 占所有新发心肌病的 9.2%,仅次于扩张型心肌病和肥厚型心肌病,男性发病率高于女性。

本病可单独存在,称孤立性左室心肌致密化不全,也可与其他先天性心脏病同时存在,如主动脉狭窄、左冠状动脉起源异常、右位心、Ebstein 畸形、发绀型心脏病以及神经肌肉疾病联合出现等。LVNC 通常为家族性,至少 25% 的无症状亲属有不同程度的 UCG 异常。

组织学上可见,心外膜致密变薄而心内膜明显增厚,节段性室壁增厚,左心室心肌由过度隆突的肌小梁和深陷于其中的隐窝形成网状结构,以近心尖部 1/3 室壁最为明显,可波及室壁中段,一般不累及基底段室壁。UCG 是诊断本病的主要手段,UCG 诊断标准为:①致密化心肌疏松增厚,呈"海绵"状或"蜂窝"状改变;②病变部位致密心肌变薄;③收缩期非致密化心肌与致密化心肌的比例大于 1/2,心尖段肌小梁的长度和宽度之比大于 4/1,中间段肌小梁的长度和宽度之比大于 2/1;④病变部位室壁运动减低;⑤彩色多普勒显示隐窝内低速血流与心腔相通。

LNVM 病因、病机制尚不清楚,任何致畸因素除了可导致心脏结构异常外,也可导致心肌发育停滞,心内膜下心肌缺血可能也是原因之一。性遗传连锁分析提示,本病相关基因可能定位于 X 染色体 Xq28 区段上,G4.5 基因突变是产生 LNVM 的始因。Bleyl 等报道一组家族性男性 LNVM 病例,发现其相关基因位于 X 染色体的 Xq28 区段上,该位置邻近系统性肌病(Emery-Dreifuss 肌萎缩、肌小管性肌病、Barth 综合征)相关基因。另有学者证明:本病遗传基因异常与 Bath 综合征(X 染色体连锁异常,有扩张性心肌病、骨骼肌异常、中性粒细胞减少及线粒体异常)相似。上述研究提示提示 LNVM 可能是系统性肌病的一部分,某些 LNVM 儿童可能并存其他遗传病。继发性病因主要是在其他先天性心脏病的基础上,同时伴有 LNVM。心肌窦状隙持续状态(Persisting sinusoids)常用来描述合并复杂发绀性心脏病、左心室或右心室梗阻性病变和冠状动脉先天畸形。在这些"继发"性 LNVM 患者中,由于心室压力负荷过重和心肌缺血,阻止了正常胚胎心肌窦状隙的闭合,使心内膜的形成发生障碍,即心内膜缺如,从而引起心腔内的血液直接对肌小梁产生高压机械效应,使窦状隙持续存在而不消退。

(2)Tako-Tsubo 心肌病:Tako-Tsubo 心肌病又称为暂时性左室心尖球形综合征,是一种与精神压力相关的心肌病。其特点为:短暂的左室心尖和(或)心室中段收缩功能障碍,冠脉造影无阻塞性冠脉疾病。患者可表现突发"心绞痛样"胸痛,广泛 T 波倒置甚至 ST 段抬高,心肌酶可轻度升高。多数报道病例为绝经后女性,通常于症状发生前有情绪激动或生理应激。大多数患者血清去甲肾上腺素浓度升高。左室功能通常在数天或几周后恢复正常,罕有复发者。

（二）心肌病类型和分子生物学机制

原发性心肌病可以分为两类：①结构异常性心肌病，包括扩张型、肥厚型、限制型和致心律失常性，即细胞骨架、肌节、细胞链接病变的心肌病；②无结构异常的心肌病包括长 QT、短 QT 综合征、Brugada 综合征和儿茶酚胺依赖性室性心动过速，即通道病。关于炎症性心肌病，应用原位杂交和聚合酶链反应（PCR）证明肠病毒和腺病毒均是亲心脏病毒。肠病毒性心肌炎导致的扩张型心肌病，分子机制为病毒蛋白酶2A对肌营养障碍基因复合物的溶解作用导致的后果。

心肌病领域最大进展为心脏病分子生物学的突破。近年来研究发现，1/3 左右的扩张型心肌病为家族遗传性疾病，常伴有骨骼肌和神经肌肉病变。家族性扩张型心肌病，无论是常染色体遗传还是 X 连锁遗传，其基因缺陷为编码蛋白的基因突变，如肌营养障碍基因、糖蛋白、肌聚多糖和 Destroglycans。由于所有的细胞骨架蛋白均与肌肉收缩力的传递有关，因此，家族性扩张型心肌病被认为是一种细胞骨架疾病。已经证明肥厚型心肌病是一种原发性肌原纤维疾病，为常染色体显性遗传，肌力产生障碍是由于编码收缩蛋白的基因缺陷所致，如 β 肌球蛋白重链基因、肌球蛋白连接蛋白 C、Atropomyosin、肌钙蛋白 T 及肌钙蛋白 I，异常蛋白造成舒张期肌丝的松弛受损。致心律失常性右室心肌病（ARVC）为常染色体显性或隐性疾病，其致病机制为保持心肌细胞间机械性连接的桥粒蛋白发生异常，导致细胞间链接障碍，已发现编码桥粒斑蛋白、盘状球蛋白、Plakophilin、桥粒核心糖蛋白和桥粒糖蛋白的基因突变。病理改变为桥粒断裂、细胞损伤和纤维脂肪组织替代，最终导致右心室变薄、扩张。

心肌病可以仅表现为电紊乱而无结构异常，纳入了这一概念后，某些原发性电紊乱性心肌疾病应归属为心肌病的范畴，这样我们就可以更多地通过 ECG 而不是通过 UCG 和心脏核磁来诊断心肌病。长 QT 综合征和短 QT 综合征为钾通道病，Brugada 综合征和 Lenegre 病为钠通道病（SNC5A）。儿茶酚胺依赖性室性心动过速为肉桂碱受体突变，肉桂碱受体控制自肌浆网中的释放。除 Lenegre 病为累及特殊传导系统的心肌病外，所有这些综合征心脏结构均正常，易发生细胞膜电位不稳定。这种心脏电生理改变仅表现在 ECG 上：分别表现为 QT 间期延长或 QT 间期缩短，ST 段抬高或劳力诱发的室性心动过速。分子水平的病理机制为编码氨基酸的核酸序列发生了突变，简单的错义突变也会导致蛋白质的改变。

（三）心肌病分类的进展和解析

1. 1995 年 WHO/ISFC 心肌病的定义和分类的不足　1995 年 WHO/ISFC 的心肌病定义和分类标准中，心肌病界定为"具有心功能障碍的心肌疾病"，该定义扩展了心肌病的概念。此分类中，原发性心肌病包括扩张型心肌病（DCM）、肥厚型心肌病（HCM）、致心律失常性右室心肌病（ARVC）、限制型心肌病（RCM）和未定型心肌病。当时新发现的 ARVC 和限制性心肌病被纳入其中，但致密化不良性心肌病被分到未分类型心肌病中。分类中继发性心肌病即特异性心肌病的概念过于宽泛，以至于将慢性缺血性、瓣膜性和高血压病均纳入其中。心脏功能障碍包括心脏机械性障碍和心电活动障碍，随着病因学的研究进展，原来一些"病因不明的心肌疾病"成为"伴有心脏功能障碍的心肌疾病"。但传统的认识，心肌功能异常指收缩功能异常，如扩张型心肌病伴有泵功能衰竭，而肥厚型心肌病甚至收缩功能增强，限制型心肌病伴有舒张期松弛受损。随着心脏病分子生物学的进展，心肌功能异常可以有结构异常如心肌炎和 ARVC，也可以是单纯电异常而无结构异常，如离子通道病无任何收缩功能的损害。1995 年的分类对原发性心脏电生理紊乱性疾病的归属未作出解释。

2. 2006 年 AHA 对心肌病定义和分类的拓展 如果心脏功能异常可以是机械性的也可以是电活动的,那么心肌病不必一定要存在心脏扩张或肥厚。其病因可以为遗传性和获得性。基于以上观点,2006 年 AHA 出台了新的心肌病定义和分类,新的定义为"心肌病为一组临床表现多种多样的心肌疾病,具有结构异常和/或电活动异常,由各种原因通常是遗传原因造成,常表现为心室异常肥厚或扩张,但也可以正常"。此分类仍然沿用了原发性和继发性的分类,原发性心肌病指"仅限于心肌或主要累及心肌的疾病",继发性心肌病指"心肌病变是全身性疾病的一部分(多器官受损)"。原发性心肌病分为三种类型(遗传性、获得性和混合性)。将心脏结构正常的原发性电紊乱(离子通道病)和 Lenegre 病也归入心肌病,摒弃了未分类型心肌病。将心肌病分为家族性/遗传性和非家族性/非遗传性心肌病,有利于筛查和分析基因突变。因此,心肌病的概念中纳入了一大类遗传性心肌病,不仅包括了先前发现的有明显形态学异常的心脏病,还包括了新近发现的表现为原发性心律失常,而无结构改变的心脏疾病,而在此之前,这类疾病一般划分在心律失常的范畴。不断有证据表明,这些"原发性电紊乱"心肌病常常与"传统的结构性"心肌病交错在一起。AHA 工作组建议,除了心肌病的临床表型分类外,按照这种分类方法涵盖了那些遗传缺陷性心肌病包括编码肌小节、细胞骨架、桥粒或离子通道蛋白的基因突变的疾病。虽然AHA2006 年的分类中去掉了特异性心肌病,但心肌炎却划分到心肌病的范围内,这不能令人信服。

3. 2008 年 ESC 共识的局限性 ESC 工作组就 1995 年 WHO/ISFC 的心肌病分类的修订发表了相关声明。在该定义中,明确宣布:心肌病为非冠状动脉疾病、高血压、瓣膜病和先天性心脏缺陷导致的心肌结构和功能异常的心肌疾病。该共识接受并重申了 2006 年 AHA 将心肌病分为家族性/遗传性心肌病和非家族性/非遗传性的分类,摒弃传统的原发性和继发性(特异性)心肌病的分类,认为这种分类可能造成一些误解,如误认为原发性就是自发性,继发性就是已知病因的心肌病,否认单纯电紊乱为心肌病,将离子通道病和传导系统疾病排除在心肌病范畴之外。ESC 共识基本上按照形态、功能表现分为五种类型心肌病:肥厚型、扩张型、致心律失常性、限制型和未分类型,包括家族性或非家族性,无论是否单纯表现为心脏受累。这种分类无疑是将复杂的病情简单化,但不能完全回答临床上出现的问题。当去掉特异性心肌病后如缺血、高血压和瓣膜病后,这些疾病的归属应该受到关注。虽然 2006 年 AHA 声明摒弃了未分类心肌病,但 2008 年 ESC 声明仍然认为有些类型如致密化不全和 TakoTsubo 心肌病应该有一席之地。ESC 将只有结构异常者归类为心肌病,未考虑疾病表型的自然病程中一种疾病可能发展为另一种疾病,如有研究者发现 Brugada 综合征可能是 ARVC 的早期表现。将电紊乱性疾病排除在心肌病的范畴,有悖心肌病概念中的"功能异常"。

AHA 和 ESC 的声明对心肌病的研究均有很大贡献,使这一复杂领域更加明朗。目前,离子通道病导致的电紊乱性心肌病仍受到很大的关注,理论上电活动紊乱可以从心室扩展到心房,故家族性心房颤动也可能属于遗传性心肌病的范畴。由于临床上疾病的表型十分复杂,因此分类可能造成疾病之间的重叠。

第二节 常见心肌病与脑卒中

脑卒中是世界上致死性及长期致残性最高的疾病之一,其中 90% 的脑卒中为缺血性。

从发病机制看,20%的患者为心源性因素导致,30%患者的病因不明,但是多数"隐源性"卒中患者具有栓塞的性质,提示可能为心源性机制。心肌病患者具有不正常的心脏结构,常合并附壁血栓及各种类型的心律失常,从而导致脑卒中的发生。

一、症状及体征

心源性栓塞患者可出现局灶性或弥漫性神经功能缺损的临床表现,但出现神经系统症状更快,并且很快达到高峰,这有别于动脉血栓形成。心源性栓子在最初栓塞血管后可以移动或破碎,因此1/5的本病患者并不出现突发性症状。大动脉血栓形成不仅导致低灌注,也可以出现动脉到动脉栓塞,2/5的非心源性栓塞患者也可以出现类似症状。因此,仅凭起病情况很难准确判断病因,多个供血区缺血发生以及同时出现系统性栓塞是相对敏感的临床特征。

二、诊断

诊断依赖于发现心肌病情况、心源性栓子来源,结合神经功能缺损的临床症状、神经影像学检查及实验室检查结果。

(一)寻找心源性栓子来源

1. 房性心律失常 房颤是最易引起心源性栓塞的原因,心房扑动和病态窦房结综合征次之。发生于心肌病中的房性心律失常多与结构性异常相关,某些电活动紊乱性心肌病也可见房性心律失常。

2. 左心室血栓 心肌梗死和扩张性心肌病是最常见的与左心室血栓相关的疾病。坏变的心肌局部是附壁血栓形成的部位,局灶性节段室壁运动异常也是慢性潜在血栓的原因。

(二)神经影像学

目前可以通过MRI及CT检查来评价大脑缺血后的表现,但单纯通过梗死特点进行心源性栓塞诊断有限。多数心源性栓塞累及大动脉或多发血管区域,因此有一些特定的血管更容易受累,也更容易出现出血转换。早期可以在CT成像上发现脑血管的高密度征象,MRI出现高信号影,提示动脉近端闭塞。早期使用薄层CT扫描可以发现90%患者的早期颅内血栓。MRA作为非创伤性血管成像可以发现血栓。CT血管造影,经颅多普勒超声等其他辅助检查也可以在诊断血栓性疾病时使用。最近的研究发现,MRI可以评价富含红细胞的栓子,可能提示血栓是否为心脏来源。

虽然目前没有公开发表心源性栓子的神经影像评估方式,但是对每种方法评估的准确性也有一定共识。尽管如此,诊断心源性栓子仍然需要心电监护、心脏成像检查等,寻找到栓子的确切来源。

(三)心脏超声

如果患者存在心脏疾病病史,进行经胸超声心动图(TTE)检查,同时行声学造影诱发试验,可以查到25%的心源性栓子。对比增强后,经食管超声心动图(TEE)可以发现50%心源性栓子。联合两种超声可以提高诊断的敏感度。文献报道,对于一些无法解释病因的卒中,使用TTE和TEE两种方法进行评价,TEE评价的结果导致30%患者改变了治疗方式(抗血小板聚集或凝治疗)(表8-2)。

表 8-2 比较 TTE 和 TEE 发现特异性的心源性栓子来源

TTE	TEE
人工瓣膜	左侧心房血栓
扩张性心肌病	左房自发性回声增强
左心室动脉瘤	主动脉瘤
左心室血栓	卵圆孔未闭
二尖瓣脱垂	瓣膜链
赘生物	
房间隔缺损	
房间短路	
房间隔动脉瘤	

三、预后与治疗方法

心源性栓塞较其他卒中预后差,如何运用抗栓制剂治疗取决于血栓栓塞和出血风险的平衡。临床试验表明,急性栓塞性脑卒中的静脉抗凝治疗无效,且症状性出血比抗血小板治疗多。目前的指南不建议常规对心源性脑栓塞立即抗凝,但是倾向于早期抗血小板聚集治疗。

心源性栓塞患者中出血转化的发生率平均为 42%,可为瘀斑到梗死灶内血肿等不同表现,高峰期为 2~4 天,卒中导致房颤等并发症时,加用抗凝制剂要在发病 4 天以后开始。与抗血小板聚集相比,长期抗凝治疗使颅内出血的风险翻倍(从 0.3 到 0.6)。急性出血的风险与梗死面积相关,急性和慢性出血都与年龄,血压,以及抗凝的强度和稳定性有关。

四、常见心肌病与脑卒中的关系

(一)肥厚性心肌病

根据左心室流出道有无梗阻,肥厚性心肌病(HCM)还可分为梗阻性和非梗阻性,不对称性室间隔肥厚致主动脉瓣下狭窄者称特发性肥厚型主动脉瓣下狭窄。HCM 主要通过以下三种方式对患者造成损害:①很高的猝死风险;②在左心室收缩功能相对保留的情况下仍发生充血性心力衰竭,造成呼吸困难、心排血量减少及胸痛;③房颤导致脑卒中。

房颤是 HCM 最常见的一种持续性心律失常,导致患者反复住院。阵发性或慢性房颤在 HCM 的发病率达 20%~25%,并随着年龄的增加逐渐增多,房颤的发生与左心房扩大密切相关。虽然三分之一患者可以耐受房颤,不会出现猝死,但房颤患者与栓塞性脑卒中关系密切,大约 6% 患者出现脑卒中,年发生率约 1%。心源性卒中会造成残疾甚至死亡,尤其是老年患者。如果患者 50 岁之前出现房颤很可能与流出道梗阻有关。目前,对 HCM 伴发房颤者进行电复律或药物复律的经验还没有那么充分,但胺碘酮可以有效地减少房颤的发生。高危的患者要进行抗凝治疗,尤其是大于 60 岁的患者。预防性使用华法林可以有效地减少栓塞事件发生,但是需要患者良好的依从性。

2002 年的文献总结 900 例 HCM 患者,卒中及外周动脉栓塞发生率 >5%,其中 40% 患者的血管事件是严重的,导致致残或者死亡,25% 患者反复发生。70% 以上的栓塞患者年龄超过50岁,而猝死等合并症在年轻人中多见。房颤是HCM最常见的心律失常,约90%患者出现房颤,年发生率为2.5%,但卒中的发生率每年小于1%。如果患者同时合并瓣膜的异常,会增加卒中的风险。总的来讲,HCM发生卒中的风险较匹配年龄人群明显升高,因伴发房颤会导致超过25%的HCM患者出现栓塞。另外9.8%HCM患者的栓塞事件无法找到原因。文献中也有关于心尖部血栓导致卒中的报道。

在药物治疗方面,HCM有一些值得注意的问题,特别是非心脏专科医生在接诊患者是需要注意。洋地黄增强心肌收缩力,但也可加重左室流出道梗阻,进一步降低心排血量,故亦慎用。其他正性肌力药物如儿茶酚胺类药物除非抢救患者急需,也应避免应用。对合并心绞痛的患者,因硝酸甘油可使左心室流出道梗阻加重,故禁用。β阻滞剂及钙离子拮抗剂可减轻心室内梗阻,缓解症状,常有一定疗效。伴有心室扩大、心功能降低的HCM患者可应用ACEI和ARB类药物,但要注意体位性低血压。对流出道梗阻伴心律失常者可选用丙吡胺。当梗阻部位压力阶差>60mmHg,药物治疗无效者,可行肥厚心肌的消融术或切除术,合并严重二尖瓣关闭不全者,可做二尖瓣置换术。对有猝死高风险的患者可考虑起搏器治疗。上述治疗都有相应的适应证,请参考相关专著和指南。

(二)扩张性心肌病

扩张性心肌病(DCM)可导致左心室或双侧心室扩张、收缩功能减退,约1/3 DCM患者心功能为Ⅲ~Ⅳ级(纽约心脏病协会分级标准)。DCM易合并猝死和心力衰竭,甚至可能需要心脏移植。

DCM可与其他心血管疾病同时发现,栓塞常和附壁血栓有关,多见于左心室而非左心房。DCM每年栓塞的风险1.0%~3.5%,与收缩功能受损程度平行,但是一旦出现脑卒中,就会攀升至9%,至少11%DCM患者在病程中出现一次或者更多的栓塞事件。Kyrle等报道,DCM患者使用口服抗凝药物之前44.7%(17/38)患者出现动脉或者肺栓塞,在使用口服抗凝药物之后未再发生系统性栓塞,提示DCM患者使用抗凝药物是有效的。

(三)限制性心肌病

限制性心肌病的(RCM)常并发心力衰竭、心律失常、动脉栓塞和心包积液等。呼吸困难和运动耐力下降是RCM常见主诉,严重者还会出现水肿、端坐呼吸、肝脏肿大、少尿、腹水及消化道淤血的症状。体格检查可见血压偏低、脉压小、颈静脉怒张、Kussmaul征阳性(吸气时静脉压升高)、心脏浊音界扩大、心律失常、可闻第三心音、第四心音。当合并有二、三尖瓣关闭不全时,常会听到二、三尖瓣收缩期反流性杂音。双肺可闻湿啰音。肝脏肿大,有时会有腹水及双下肢水肿。

RCM并发心律失常与心内膜下心肌的进行性纤维化和钙化有关。较常见的心律失常类型有窦性心动过速、心房扑动或颤动、右束支阻滞和期前收缩等。房性心律失常较易出现心源性栓子,容易导致脑卒中。心室舒张受限,充盈受阻,肺循环和体循环淤血,易引起心腔和周围静脉血栓形成,一旦脱落可造成栓塞。RCM合并栓塞使用抗凝剂有效。

(四)致心律失常性右室心肌病

致心律失常性右室心肌病(ARVC)主要表现为充血性心力衰竭和(或)心律失常。多数患者开始即表现为双侧心室受累并进行性加重的全心衰竭。部分患者起病隐匿,劳动耐力逐渐下降,渐出现劳力性呼吸困难等肺循环淤血症状和肝脏肿大、下肢水肿等体循环淤血的症状。有些患者早期仅突出表现为右心功能衰竭,出现体循环淤血的症状和体征,后期则由右心衰竭发展至双侧心室受累的全心衰竭。部分患者反复发作心悸、头晕、乏力等,ECG表现为室性心律失常,如室性期前收缩、短阵室性心动过速,偶尔可见室上性心律失常。部分患者以心脏骤停、猝死为首发症状,ECG 表现为恶性心律失常如持续性室性心动过速、心室扑动、心室颤动,是 ARVC 导致青年人猝死的重要原因。体格检查早期常常无任何异常,有时可见各种心律失常的表现,可有心力衰竭的体征。心律失常是本病常见并发症,以室性心律失常最常见,反复发生的非持续性室速为特征,室速发生时可出现头晕、心悸、晕厥,甚至发生室颤而猝死,情绪激动或劳累等可诱发室速的发生。在情绪激动或剧烈运动时诱发猝死多见于≤35 岁的青年人,少数人有猝死的家族史。文献中回顾 42 例患者 3 例出现心源性脑栓塞,出现率并不高,考虑原因也和心律失常致心源性栓子形成有关。

(五)未分类心肌病

1. 左室致密化不全　单纯左室致密化不全(LNVM)是一种未分类的心肌病,多为单独左心室受累,少数累及双心室或单独累及右心室,受累心腔多扩大,收缩功能减低。LNVM 的临床表现多样,出现早晚不一、轻重不同,从无症状到进行性心功能恶化、充血性心力衰竭、心律失常、栓塞事件甚至猝死。尽管 LVNC 是先天性发育异常,但症状的首发年龄差别很大,多数患者早期无症状,而于中年甚至老年时发病,近年关于成人发病的报道日趋增多,其中男性约占 56% ~82% 。主要临床表现为:

(1)心力衰竭:其机制为:①小梁化心肌及肌小梁间的间隙影响心肌的供血,引起内膜下心肌纤维化及左室收缩功能明显下降,出现类似 DCM 的表现;②小梁化心肌可限制心室舒张,产生类似 RCM 的表现。

(2)心律失常:包括室性心动过速、左束支传导阻滞、房颤、预激综合征等,以快速型室性心律失常多见,心律失常产生的原因尚不清楚,推测因肌小梁呈不规则分支状连接,使等容收缩期室壁压力增加,局部血液灌注受损,从而引起心脏电传导延迟,诱发心律失常。

(3)心内膜血栓伴体循环栓塞:主要为体循环栓塞,文献报道脑栓塞占 3% ~5% ,与房性心律失常或室壁深凹槽中血栓形成并脱落有关。

(4)其他:某些患者可出现特异性面容,如前额突出、斜视、眼球震颤、低耳垂、小脸面、腭裂、上腭弓高、生殖器小等。

目前对 LNVM 没有特殊治疗,与扩张型心肌病的治疗类似,主要针对心力衰竭、心律失常治疗。对存在房颤、心力衰竭及其他血栓形成风险时,需预防性抗凝治疗。心律失常是导致猝死的重要原因,常需抗心律失常药物治疗,也可考虑使用植入式心律转复除颤器(ICD)。心衰存在心室不同步收缩时,可行心室再同步起搏(CRT)治疗,也可植入具有双心室起搏兼 ICD 功能的 CRTD。在终末期需行心脏移植。

2. Tako-Tsubo 心肌病　Tako-Tsubo 心肌病表现类似于急性心肌梗死,出现可逆性左室功能异常。其发作如急性冠状动脉综合征,出现明显的心前区疼痛或呼吸困难,ECG 出现 ST-T 改变,T 波或 QTc 间期的改变,心肌酶升高。典型的改变为节段性收缩力异常,而冠脉检查正常。该病发病率不清,因为常被漏诊,多见于绝经后妇女,多有心理或生理事件为诱发因素。ECG、UCG、心室图像常在一段时间内(数天~数月)自发性恢复,预后通常较好,罕见复发病例。本病的病理机制理论很多,可能是综合因素的结果,很多学者认为是应激状态下儿茶酚胺大量释放并作用于冠脉所致。罕见病例中会出现心内血栓,继而引起心源性栓塞,文献中报道合并血栓栓塞事件的概率约为 0.8% 。Yoshimura 等报道了 7 例脑梗死后发现的 Takotsubo 心肌病患者,所有患者均为女性,其中 6 例在 75 岁以上。也有报道认为 Takotsubo 心肌病可能是蛛网膜下腔出血或者脑梗死的一个合并症。文献中多例患者在发现

Takotsubo 心肌病后出现心室壁的附壁血栓,导致心源性栓塞,给予抗凝可以控制疾病发展。最重要的是在临床识别此类患者,给予 ECG、UCG、冠脉 CTA、心脏核磁检查以除外其他冠脉疾病及心肌炎。

第三节　特殊心肌病与脑卒中

一、酒精性心肌病

酒精性心肌病是因长期大量饮酒导致的非缺血性扩张性心肌病。酒精性心肌病占扩张性心肌病的 21% ~32%,可并发心衰和心律失常,心脏扩以及发生房颤均可引起附壁血栓形成,导致心源性脑栓塞。

如果每日饮酒大于 90g,持续 5 年以上,就会导致肌肉收缩蛋白的合成下降,分解代谢增高,肌原纤维对钙离子的敏感性降低,肌细胞内的线粒体和肌浆网功能异常,心肌细胞凋亡,肌纤维收缩力减弱,心脏输出量下降。继续饮酒 15 年以上,由于细胞凋亡,导致心室壁变薄,左心室扩张,残存的肌纤维代偿性肥大,神经内分泌系统被激活,出现心衰的症状和体征。

文献报道,近期大量饮酒会增加心源性脑卒中的危险,24 小时内饮酒大于 40g,一周大于 300g,是男性患者心源性卒中的重要且独立的危险因素。新发房颤病例的三分之一与酒精相关,而急、慢性酒精摄取患者都可以发生房颤。当发生酒精性心肌病造成结构损害时,房颤发生的风险更高,心源性卒中的风险也升高。

二、药物相关心肌病

文献报道,可卡因滥用可以引起药物相关性心肌病,使用氯氮平可引起心肌炎和心肌病。对青年脑卒中患者,若 UCG 提示存在左心室扩张,运动减低,患者除药物因素外无相关病因,血管评估过程中未发现明显的动脉硬化改变,要考虑患者脑梗死为心源性。但是这种病例并非常见。

三、围生期心肌病

围生期心肌病多发生于妊娠晚期或产褥早期,发病率文献报道在 0.1% ~1% 之间。1971 年,Demakis 和同事们首先对围生期心肌病进行定义:表现为发生在妊娠最后一个月或产后最初 5 个月内的特发性心力衰竭,但缺乏明确的心脏疾病证据。围生期心肌病以快速临床过程为特征,可能会自发缓解,也可能进行性加重。目前病因不明,可能和种族、多次妊娠、孕妇大于 30 岁、双胎妊娠、高血压病史、先兆子痫和子痫有关。目前也有关于炎症与基因学的一些证据。目前围生期心肌病的诊断标准如下(表 8-3)。

患者可以出现一系列合并症:血栓栓塞事件、心律失常、脏器衰竭(包括心脏、肝脏、肾脏),以及孕产妇相关疾病,如:流产、早产、宫内胎儿生长受限、胎儿死亡或先天性心脏心功能不全。血栓常出现在 LVEF <35% 的患者,死亡患者的 30% ~50% 由于血栓栓塞事件。系统性栓塞可以导致短暂脑缺血发作、偏瘫、肺栓塞、急性心肌梗死、肠系膜动脉闭塞、肾脏梗死等,外周动脉血栓导致的坏疽也有报道。心律失常如窦性心动过速、房性或室性心动过速、房颤或者房扑,室性期前收缩甚至预激综合征均有报道。孕产妇由于特殊时期的凝血功

能改变,若同时出现心肌病及心律失常,可共同导致心源性脑卒中的发生,此时改善心功能及抗凝治疗是必要的。围生期患者出现心功能减低要警惕此病,及时进行 UCG 等检查以明确诊断,早期治疗。

表8-3　围生期心肌病的诊断标准

诊断标准	诊断标准
1. 孕期最后一个月或产后 5 个月内出现心力衰竭	a 左室舒张末期 > 2.7cm/m²
2. 既往无心脏疾病	b M 模式最小缩短率 < 30%
3. 病因不明	c 左室射血分数 < 0.45
4. 超声心动图提示(a 和 b 或者 c;或者所有都符合)	

第四节　心肌炎与脑卒中

AHA2006 年的分类仍将心肌炎纳入心肌病的范畴,但心肌炎是否为心肌病目前仍有争议,众所周知,心肌炎慢性迁延最终会导致扩张性心肌病。心肌炎的治疗原则和预后因病因不同而异,临床症状和血流动力学数据可以指导临床医生选择检查手段及专科治疗。

一、定义

Dallas 病理学标准定义:心肌炎是心肌组织切片上出现炎细胞浸润,伴或者不伴有肌细胞坏死。该诊断标准具有局限性,治疗方式不同,无法评价预后,由于取活检部位不同,可能敏感度低。基于免疫组织化学染色的新型分类敏感性高,可弥补 Dallas 病理学标准的不足,此分类基于细胞特异性的免疫过氧化物酶染色如:CD3、CD4、CD20、CD68、抗人白细胞抗原,有助于对预后的评价。

临床病理学标准可以鉴别暴发性淋巴细胞性心肌炎和急性淋巴细胞性心肌炎,比单纯病理学分类介绍预后更能提供有效信息。临床病理学标准中,暴发性心肌炎起病 2 周前具有病毒性感染的前驱病史,之后出现症状和血流动力学异常,但是预后一般较好。急性淋巴细胞性心肌炎起病时血流动力学无特异,但是更易导致死亡或者需要心脏移植(表8-5)。非创伤性的 MRI 可作为诊断手段而避免活检,心肌炎部位可在 MRI 显示异常信号,若信号不一致考虑进行有创伤的心内膜活检。

二、病因及临床表现

急性心肌炎常首先诊断为非缺血性扩张性心肌病,其前驱症状不一,可以为病毒感染导致的发热、肌痛和呼吸或胃肠道症状。在几周到几个月出现亚临床症状甚至猝死。临床症状可以为疲劳、运动耐力下降、心悸、心前区疼痛和晕厥,胸痛可以为心包炎所致,偶尔因冠脉痉挛导致。可出现房性、室性心律失常,完全心脏传导阻滞或急性心肌梗死样综合征。儿童临床症状与成人不同,因为临床症状多而且复杂,需与很多心脏综合征鉴别。多数表现为急性扩张性心肌病样表现,有些表现相对较轻,可能留有一些短暂的后遗症,但是一些高危的临床现象鉴别较难(表8-4)。

表 8-4　心肌炎的临床类型和诊断要点

临床症状	症状时间	相关病理	预后	治疗
急性心肌梗死样综合征　冠脉正常	几小时或几天	活动性淋巴细胞心肌炎或巨细胞心肌炎	活检出现淋巴细胞心肌炎预后好	支持
心脏正常或左室扩张合并血流动力学异常的心衰	小于两周	活动性淋巴细胞心肌炎或少见坏死性嗜酸细胞心肌炎或巨细胞心肌炎	暴发性淋巴细胞心肌炎好,但是急性期需促收缩药或机械循环支持	支持;儿童可能使用激素或 IVIG
心衰合并左室扩张和室性心律失常,高度传导阻滞,或 1~2 周内对常规治疗无反应	几周~几个月	巨细胞心肌炎,嗜酸细胞心肌炎,淋巴细胞心肌炎	差;如果活检发现巨细胞心肌炎死亡率高或需要心脏移植	组织病理学结果不同治疗不同
心衰合并左室扩张无新发室性心律失常,高度传导阻滞	几周~几个月	巨细胞心肌炎,嗜酸细胞心肌炎,淋巴细胞心肌炎	几年内预后好,晚期有进展为心衰和心肌病风险	支持;基因组检测
心衰伴嗜酸细胞	任何时间	嗜酸细胞或高敏性心肌炎,嗜酸细胞心内膜炎	差	支持,治疗原发病;可能使用激素
心衰合并左室扩张和室性心律失常,高度传导阻滞,或 1~2 周内对常规治疗无反应	几月之后	心脏结节病(特发性肉芽肿心肌炎)或特异感染;非特异性改变	如果病理诊断结节病,使用起搏器或除颤器的风险增高	支持;病理证实心脏结节病使用激素
心衰合并左室扩张无新发室性心律失常,高度传导阻滞	几月之后	非特异性改变;40% 患者敏感免疫组化提示炎细胞增多,25%~35% 出现病毒基因组	取决于射血分数,活检出现或无炎症改变,病毒基因组	支持;监测下抗病毒和免疫抑制剂

　　心肌炎的发病率并不清楚,原因在于心内膜活检有创伤、风险,在诊断中不常采用,同时也缺乏组织病理学诊断标准。心肌炎多是由肠道病毒感染导致,但血清流行病学调查很难进行,因肠道病毒异质性、种类繁多。在急慢性心肌病患者中,其他的感染也应该考虑,如莱姆病心肌炎,常出现下列情况:旅游史,流行地,蜱叮咬,特别是同时出现房室传导阻滞时。在南美等地区,克氏锥虫感染可以表现为急性心肌炎或慢性心肌病,有时合并右束支传导阻滞或左前束支阻滞,超声或心室增强显像提示左室尖部动脉瘤,以及非冠脉病变的区域性室壁运动异常或灌注缺陷。该症状也可出现非感染性疾病,如:心脏结节病和致心律失常性右室心肌病及心肌致密化不全。HIV 感染患者尸检的心肌病理学检查提示,50% 以上的患者患有心肌炎,其原因可能是 HIV1 型糖蛋白 120 所致,同时合并其他感染或使用抗病毒药物导致心肌收缩力抑制也是可能的病因。

少见的特殊类型心肌炎是由其他病因导致,如:毒素、药物的高敏反应、巨细胞心肌炎或结节病。药物导致的高敏反应和系统性高嗜酸细胞综合征可以导致特异性心肌炎,停止使用药物或治疗原发病可以缓解,常使用激素治疗。很多药物包括一些抗癫痫药、抗生素、抗精神病药都可能引起高敏性心肌炎。临床出现皮疹、发热、外周嗜酸细胞增多、近期服药史或使用多种药物,提示可能为高敏性心肌炎。急性坏死性嗜酸细胞心肌炎是一种侵袭性嗜酸细胞心肌炎,常急性起病,死亡率极高,可能是系统性疾病的局部表现,如 Churg-Strauss 综合征、Loffler's 心肌内膜纤维化、癌症、寄生虫、杀虫药、原虫感染等。一些疾病(如水痘)注射疫苗后也有嗜酸性心肌炎报道。嗜酸性细胞心肌炎表现包括充血性心力衰竭、心内膜及心瓣膜纤维化、心内血栓。巨细胞性心肌炎是一种急性起病,死亡率高的疾病,或可能需要心脏移植。如果急性扩张性心肌病合并胸腺瘤、免疫系统疾病、室性心动过速或高度心脏传导阻滞,在有力的治疗下症状依然进展,提示巨细胞性心肌炎,有时候需要与更常见的病毒感染后心肌炎鉴别。心脏结节病是一种不常见的心肌炎病因,患者如有慢性心衰、扩张性心肌病、室性心律失常、Ⅱ度或Ⅲ度心脏阻滞,给予标准治疗无反应时有可能为心脏结节病并发的肉芽肿性心肌炎。心肌炎与其他心肌病同时出现,可能导致临床症状恶化。如:心肌淀粉样变出现心肌炎的组织学证据提示患者预后更差,很多肥厚性心肌病患者出现心肌炎会导致临床恶化,此时心肌内可以持续检测到病毒基因。观察发现慢性扩张性心肌病的患者组织比瓣膜性或缺血性心脏病更易检测出病毒基因。

由于心肌炎会导致各种心律失常从而增加心源性卒中的风险,同时心室扩张,室壁运动异常导致心内血栓形成,进一步促进心源性脑卒中的发生。卒中可以单侧,甚至双侧,以颈内动脉系统多见,这与传统的心源性栓塞一致。抗凝治疗目前意见不统一。

(李 颖 冯立群)

参 考 文 献

1. Cardiogenic brain embolism. Cerebral Embolism Task Force. Arch Neurol,1986,43(1):71-84. doi:10.1001/archneur.

2. Provenzale JM,VanLandingham K. Cerebral infarction associated with Kearns-Sayre syndrome-related cardiomyopathy. Neurology,1996,46(3):826-828.

3. Hornig CR,Brainin M,Mast H. Cardioembolic stroke:results from three current stroke data banks. Neuroepidemiology,1994,13(6):318-323.

4. Tani T,Tanabe K,Ono M,et al. Left atrial volume and the risk of paroxysmal atrial fibrillation in patients with hypertrophic cardiomyopathy. J Am SocEchocardiogr,2004,17(6):644-648.

5. Sun MK,Shamik A,Alison B,et al. Takotsubo cardiomyopathy as a source of cardioembolic cerebral infarction. BMJ Case Reports,2012. doi:10.1136/bcr-2012-006835.

6. Barry JM,Jeffrey A. Towbin,et al. Contemporary Definitions and Classification of the Cardiomyopathies:An American Heart Association Scientific Statement From the Council on Clinical Cardiology,Heart Failure and Transplantation Committee;Quality of Care and Outcomes Research and Functional Genomics and Translational Biology Interdisciplinary Working Groups;and Council on Epidemiology and Prevention. Circulation,2006,113:1807-1816.

7. Keda U,Yamamoto K,Shimada K. Biochemical markers of coagulation activation in mitral stenosis,atrial fibrillation,and cardiomyopathy. Clin Cardiol,1997,20(1):7-10.

8. Elliott P,Andersson B,Arbustini E,et al. Classification of the cardiomyopathies:a position statement from the European Society of Cardiology Working Group on Myocardial and Pericardial Diseases. Eur Heart J,2008,29

（2）：270-276.

9. Doufekias E，Segal AZ，Kizer JR. Cardiogenic and aortogenic brain embolism. J Am CollCardiol，2008，51（11）：1049-1059.

10. Broderick JP，Phillips SJ，O'Fallon WM，et al. Relationship of cardiac disease to stroke occurrence，recurrence，and mortality. Stroke，1992，23（9）：1250-1256.

11. Higashikawa M，Nakamura Y，Yoshida M，et al. Incidence of ischemic strokes in hypertrophic cardiomyopathy is markedly increased if complicated by atrial fibrillation. JpnCirc J，1997，61（8）：673，681.

12. Maron BJ，Olivotto I，Bellone P，et al. Clinical profile of stroke in 900 patients with hypertrophic cardiomyopathy. J Am CollCardiol，2002，39（2）：301-317.

13. John LJ，Jeffrey AT. Dilated cardiomyopathy. Lancet，2010，375：752-762.

14. Takeda I，Sekine M，Matsushima H，et al. Two Cases of Cerebral Embolism Caused by ApicalThrombi in Mid-ventricular Obstructive Cardiomyopathy. Intern Med，2011，50（9）：1059-1060.

15. Carol G，Antonio P，Paul DT. Arrhythmogenic Right Ventricular Cardiomyopathy. J Am CollCardiol，2001，38：1773-1781.

16. Barry J M. Hypertrophic Cardiomyopathy：A Systematic Review. JAMA，2002，287：1308-1320.

17. Corrado D，Basso C，Thiene G，et al. Spectrum of clinicopathologic manifestations of arrhythmogenic right ventricular cardiomyopathy/dysplasia：a multicenter study. J Am CollCardiol，1997，30（6）：1512-1520.

18. George A，FigueredoVM. Alcoholic cardiomyopathy：a review. J Card Fail，2011，17（10）：844-849.

19. Shin SN，Yun KH，Ko JS，et al. Left ventricular thrombus associated withtakotsubo cardiomyopathy：a cardioembolic cause of cerebral infarction. JCardiovasc Ultrasound，2011，19（3）：152，155.

20. Bhakta P，Biswas BK，Banerjee B. Peripartum cardiomyopathy：review of the literature. Yonsei Med J，2007，48（5）：731-747.

21. Okeke T，Ezenyeaku C，Ikeako L. Peripartum Cardiomyopathy. Ann Med Health Sci Res，2013，3（3）：313-319.

22. Hillbom M，Numminen H，Juvela S. Recent heavy drinking of alcohol and embolic stroke. Stroke，1999，30（11）：2307-2312.

23. Curtis MS. Recurrent embolic stroke and cocaine-related cardiomyopathy. Stroke，1991，22（9）：1203-1205.

24. Castillo Rivera AM，Ruiz-Bailén M，et al. Takotsubo cardiomyopathy——a clinical review. Med SciMonit，2011，17（6）：RA135-147.

25. Thomas MP，Thomas RW. Takotsubo cardiomyopathy or transient left ventricular apical ballooning syndrome：A systematic review. International Journal of Cardiology，2008，124：283-292.

26. Jabiri MZ，Mazighi M，Meimoun P，et al. Tako-tsubo syndrome：a cardioembolic cause of brain infarction. Cerebrovasc Dis，2010，29（3）：309-310.

27. Kindermann I，Barth C，Mahfoud F，et al. Update on myocarditis. J Am CollCardiol，2012，59（9）：779-792.

28. Lin CH，Chang WN，Chua S，et al. Idiopathic hypereosinophilia syndrome with loeffler endocarditis，embolic cerebral infarction，and left hydranencephaly：a case report. ActaNeurol Taiwan，2009，18（3）：207，212.

29. 马长生，苗成龙. 心肌病与室性心律失常. 中国心脏起搏与心电生理杂志，2010，24（3）：191-193.

第九章 主动脉疾病

主动脉是人体最大的动脉，具有腔大、壁薄、坚韧的特点，是人体最大的运输血管。心室收缩时，主动脉因左室血液喷射而膨胀，并转化为势能，当心室舒张时，主动脉壁潜在的势能转化为动能，将主动脉腔内的血液运至远端的动脉。主动脉除了传送和泵功能，主动脉还间接控制全身的血管阻力和心率。位于升主动脉和主动脉弓的压力感受器通过迷走神经传递信号至脑干血管运动中心。主动脉内压力升高可引起反射性心动过缓和血管阻力下降，而主动脉内压力降低，则导致心率加快和血管阻力增加。

主动脉解剖上分为胸主动脉和腹主动脉。其中胸主动脉又分为升主动脉、主动脉弓和降主动脉。主动脉弓发出所有的头臂血管，正常情况下从右至左依次发出头臂干（也称无名动脉）、左侧颈总动脉和左侧锁骨下动脉。其中无名动脉又分出右侧锁骨下动脉和右侧颈总动脉。锁骨下动脉分出椎动脉参与脑部供血，而颈总动脉分出颈内动脉和颈外动脉，参与颅内外血液供应。

由于主动脉疾病的解剖结构，发生在主动脉的疾病易累及主动脉弓以上的血管，使主动脉弓上的血管出现夹层、动脉瘤、阻塞或狭窄改变，导致血管腔的变窄，直接影响脑部血液供应而产生脑部缺血损害。此外由于主动脉本身参与控制全身的血管阻力的控制，当主动脉疾病导致血压过高，可导致脑出血损害。此外由于主动脉本身具有运输功能和泵功能，而主动脉壁发生损害时，其运输功能和泵功能均受到影响，从而导致脑部灌注受到影响，而出现脑部缺血性损害，因此主动脉疾病与脑卒中关系密切。主动脉根部与主动脉瓣相连，主动脉根部疾病如主动脉瘤和主动脉夹层常导致主动脉瓣关闭不全，从而导致左心功能不全，从而导致脑部低灌注。

常见的主动脉疾病包括主动脉瘤、主动脉夹层、主动脉畸形、主动脉炎等。例如主动脉夹层发展至颈动脉夹层，导致颈动脉真腔狭窄，引起脑部低灌注，主动脉畸形如主动脉缩窄常导致早发高血压，从而诱发动脉硬化甚至脑出血。主动脉炎包括自身免疫性血管炎如大动脉炎、巨细胞动脉炎等，以及感染性主动脉炎如梅毒性主动脉炎，这些动脉炎症可累及主动脉弓上的血管，导致锁骨下动脉、颈总动脉的狭窄、闭塞甚至动脉瘤形成，从而易发生脑卒中。

从理论上说，任何主动脉疾病均可能与脑卒中发病有关，本章仅选择最常见与脑卒中关联的疾病主动脉夹层和大动脉炎两个重点疾病进行介绍。此外因主动脉夹层病死率高，常常需要手术干预，本章第三节则对主动脉夹层手术后脑卒中予以介绍。

第一节 主动脉夹层与脑卒中

主动脉夹层（aortic dissection，AD）又称主动脉夹层分离和主动脉夹层动脉瘤，是指由于内膜局部撕裂,受到强有力的血液冲击,内膜逐步剥离、扩展,在动脉内形成真、假两腔。从而导致一系列包括撕裂样疼痛的表现。

一、流行病学

主动脉夹层是并不罕见的严重血管疾病,由于诊断技术手段的提高,目前成为最常见的一种主动脉急性疾病。由于部分患者生前未得到及时诊断,因此真实发病率的确定存在一定难度。据估计,美国每年新发现急性主动脉夹层约 2000 例,年发病率为 5 ~ 10/100 万。尸检研究证实本病男性发病率高于女性,约为 2:1 ~ 3:1。

意大利艾米利亚-罗马涅大区的一项当地住院数据库(Pacini et al)分析显示急性主动脉夹层的年发病率为 4.7/10 万,男性高于女性(6.7 vs. 2.9),与地理位置有关,平原地区高达 20.610 万,而山区仅 1.8/10 万。在总共 1499 例患者中,住院死亡率为 27.7%。

我国一项涉及 19 个医疗中心的 1812 例主动脉夹层患者的回顾性分析,显示患者平均年龄为 51.1 ± 10.9 岁,男女性别比为 3.44:1,住院期间病死率为 17.7%。广州地区的主动脉夹层患者平均年龄为 55.7 ± 11.2 岁,男女之比为 4.75:1,乌鲁木齐地区 AD 发病平均年龄为 51.9 ± 12.1,男女之比为 3.67:1。住院病死率达 21.0%。

二、主动脉夹层的分类

(一)根据起病时间分类

可以将主动脉夹层分为急性主动脉夹层和慢性主动脉夹层,前者指发病 2 周以内,后者指发病时间超过 2 周。主动脉夹层患者在 2 周内的致死率及致残率均高,尤其在发病 24 小时内最危险。

(二)根据主动脉夹层内膜裂口的位置和夹层累及的范围分型

目前有两种主要的分类方法。1965 年 DeBakey 等人,提出的 3 型分类法。Ⅰ 型:夹层累及范围自升主动脉到降主动脉甚至到腹主动脉。Ⅱ 型:夹层累及范围仅限于升主动脉。Ⅲ 型:夹层累及降主动脉,如向下未累及腹主动脉者为 ⅢA 型;向下累及腹主动脉者为 ⅢB 型。1970 年,Stanford 大学 Daily 等学者,提出了另一种主要依据近端内膜裂口位置的分类方法(Stanford 分型法):Stanford A 型:升主动脉受累,相当于 DeBakey Ⅰ 型和 Ⅱ 型,Stanford B 型:升主动脉未受累,相当于 DeBakey Ⅲ 型。

(三)根据夹层血管受损的层次分型

欧洲心脏病学会推荐 Svensson 分型,将之分为 5 型:①内膜和中膜分离,形成典型的真假双腔结构;②内膜和中膜间形成壁内血肿,影像学上未见内膜瓣片和内膜撕裂;③内膜撕裂但无血肿形成(限局性夹层)伴管壁偏心性膨突;④粥样硬化性穿透性溃疡,溃疡通常穿透至外膜形成局限性血肿;⑤医源性或创伤性夹层。

三、AD 的病因及危险因素

1. 高血压 主动脉夹层患者半数以上的患者有高血压。如 Li 等报道高血压占 75.9%,广州地区的资料为高血压占 71.7%,乌鲁木齐地区高血压占 73.5%,首都医科大学附属北京安贞医院的一组数据中高血压占 65.9%。长期和重度高血压可增加血流动力对主动脉壁的冲击,并使主动脉营养血管处于痉挛受压状态,引起中层平滑肌缺血、变性、坏死和弹性纤维断裂、纤维化及内膜破裂,最后形成夹层血肿。

2. 结缔组织遗传缺陷性疾病　如马方综合征（Marfan syndrome）、埃-当综合征（Ehlers-Danlos syndrome）、先天性主动脉缩窄（aortic coarctation）、二叶主动脉瓣（bicuspid aortic valve）及二尖瓣脱垂等患者常有主动脉壁结缔组织遗传性缺陷，表现为主动脉中层胶原和纤维组织变性，继之发生囊性坏死和内膜缺乏支撑，易致内膜破裂和形成夹层血肿。

3. 动脉粥样硬化　常发生于高血压、高血脂、高血糖和高龄患者，动脉粥样硬化斑块从内腔破溃，可形成夹层血肿（表9-1）。

表9-1　主动脉夹层的危险因素

类别	疾病
高血压	原发性或继发性高血压
遗传性胸主动脉疾病	马方综合征，二叶主动脉瓣，Loeys-Dietz 综合征，遗传性胸主动脉瘤或夹层，埃-当综合征
先天性疾病或综合征	主动脉缩窄，法洛氏四联症，特纳综合征，迷走右侧锁骨下动脉
动脉粥样硬化	穿通性动脉粥样硬化性溃疡
外伤（含钝性或医源性）	支架或导管，主动脉内球囊泵，主动脉手术，机动车交通事故，冠状动脉旁路移植术，主动脉瓣膜置换术
毒品	可卡因、安非他命
炎症或感染性疾病	巨细胞动脉炎，大动脉炎，白塞病，梅毒性主动脉炎，系统性红斑狼疮
妊娠	

4. 其他　严重主动脉外伤、炎症（梅毒性主动脉炎、系统性红斑狼疮等）、吸毒（如可卡因、安非他命）、妊娠末期和介入性心血管诊疗操作时等，均可引起主动脉夹层。

可能的危险因素：

脂蛋白 a 增高：陈晓峰等对 52 例 AD 和 104 例健康对照组进行病例对照分析，发现主动脉夹层患者脂蛋白 a 的中位数分别为 17.6mg/dl 和 12.4mg/dl，但回归分析显示脂蛋白 a 仅对非吸烟人群构成独立危险因素。

高同型半胱氨酸：张宇辉等对确诊的 106 例主动脉夹层患者及 38 例主动脉瘤患者，以及 199 例性别、高血压病史、饮酒史等与病例组相匹配对照组的血浆同型半胱氨酸（Hcy）。结果主动脉夹层合并主动脉瘤组血浆 Hcy 水平较对照组增高，分别为（19.75 ± 12.77）μmol/L 和（13.43 ± 5.15）μmol/L（$P < 0.001$），病例组高血浆同型半胱氨酸患者的比率高于对照组，分别为 67.4% 和 38.5%（$P < 0.01$）。主动脉夹层组和主动脉瘤患者血浆 Hcy 水平分别为 20.25 ± 13.96μmol/L 和 18.76 ± 8.55μmol/L，但差异不显著。主动脉夹层急性期与慢性期组的血浆 Hcy 水平无差别。上述结果提示同型半胱氨酸血症可能为主动脉夹层的危险因素。

四、临床表现

（一）疼痛

急性主动脉夹层最常见的症状为疼痛，可见于96%的患者，疼痛突然发生，性质剧烈，患者常描述为撕裂样、刀割样、针刺样、烧灼感或挤压感。胸背部的疼痛易被误诊为心绞痛。约17%的患者疼痛可表现为游走性，与夹层在血管中的发展有关。放射痛常见，可从胸部放射至背部,也可从背部放射至胸部。出现在颈部、头部、下颌和喉部提示升主动脉受累,而腹背部及下肢疼痛提示降主动脉受累。

(二)血压变化

高血压较常见,尤其见于 B 型主动脉夹层。在 A 型主动脉夹层患者中血压可正常甚至表现为低血压。当主动脉夹层患者表现为低血压的原因为心脏压塞、急性主动脉破裂或由于严重的主动脉瓣反流导致的心力衰竭所致。低血压常伴有意识障碍和神经功能缺损,可伴有肢体缺血、内脏和心肌缺血,有报道死亡率超过 50%。当夹层累及头臂血管可出现假性低血压,是由于肱动脉受压导致血压测量不准确所致。

(三)心脏表现

主动脉瓣杂音是 A 型主动脉夹层重要的诊断依据,当胸痛患者合并主动脉瓣舒张期杂音需要高度怀疑 AD 的可能。有报道 A 型主动脉夹层患者 44% 可出现主动脉关闭不全的杂音,这些患者容易出现心力衰竭。B 型主动脉夹层患者仅 12% 出现主动脉关闭不全杂音,常由于合并主动脉瓣疾病、主动脉根部瘤以及夹层逆行扩张等。

约 1% ~3% 的夹层可累及冠状动脉,其中以右冠状动脉受累常见,常导致下壁或后壁心肌梗死。由于主动脉夹层常伴有胸痛,类似心绞痛发作,故少数患者因为未能发现主动脉夹层不仅导致延误治疗,而且有可能因为使用抗血小板药物、抗凝以及溶栓药物而导致心脏压塞引起患者死亡。

(四)外周血管表现

患者出现脉搏异常,在 IRAD 研究中 A 型和 B 型主动脉夹层患者脉搏异常出现率分别为 19% 和 9%。当肢体出现缺血而急诊取栓治疗效果不佳时需要考虑夹层可能。

(五)腹腔内脏表现

当夹层延伸至腹主动脉,可影响一个或数个分支导致腹腔内脏缺血。约 5% ~10% 的患者可出现肾动脉受累,患者可表现为肾脏缺血或梗死,出现肾功能不全、顽固性高血压。当肠系膜动脉受累时可出现缺血性肠病甚至肠道梗死,患者表现为腹痛、血便等表现,增加患者死亡率,早期识别并纠正肠道严重缺血有助于改善预后。

(六)神经系统表现

由于夹层可直接累及主动脉弓上血管以及供应脊髓的血管,低血压导致灌注不足以及局部压迫效应,因此主动脉夹层患者常出现神经系统症状或体征。据北京安贞医院一组数据,26% 患者出现神经系统症状,最常见症状为头晕(占 6.5%),其次为晕厥、单一下肢感觉障碍、下肢单瘫、昏迷、截瘫、偏瘫等,见表 9-2,部分患者以神经系统症状为首发表现,患者可表现为晕厥、眩晕和头痛等症状。其中 A 型主动脉夹层患者更易发生神经系统症状,见于 34.62% 的患者,而 B 型主动脉夹层神经系统症状出现率为 14.71%,见表 9-3,在上述症状中可归为几类,如脑缺血症状如头晕、晕厥、昏迷,以及失语、偏瘫、偏深感觉障碍、短暂性全面遗忘等。脊髓缺血症状如截瘫,以及外周神经缺血症状表现为单个肢体的瘫痪或感觉障碍,部分患者可表现为截瘫。此外有神经受压表现如咽痛、下颌痛以及单个肢体的感觉运动障碍等。由于部分无痛性主动脉夹层患者可以晕厥起病,因此有作者建议对于不明原因的晕厥伴低血压需要除外主动脉夹层。

A 型夹层与 B 型夹层比较,晕厥、昏迷、偏瘫、截瘫、下肢感觉障碍等症状的发生显著高于 B 型主动脉夹层,头晕、头痛、偏身感觉障碍、上肢感觉障碍、上肢单瘫、癫痫发作等症状在两型之间的差异不明显。从差异明显的症状上分析,主要表现为脑缺血症状如晕厥、昏迷、偏瘫以及脊髓缺血的症状(截瘫)在 A 型多见。由于 A 型主动脉夹层患者升主动脉和主动脉弓受累,病变常累及弓上动脉分支,此外因合并主动脉关闭不全引起心功能不全以及心脏压塞等因素导致血压低、心脏射血能力下降,引起脑部低灌注而产生脑缺血症状。引起神经系统损害的病理机制详见表9-4。

表9-2　北京安贞医院865例主动脉夹层患者的各种神经系统症状

症状	例数	百分比
头晕	56	6.47%
晕厥	49	5.66
一侧下肢感觉障碍	47	5.43
下肢单瘫	27	3.12
昏迷	22	2.51
截瘫	19	2.19
头痛	13	1.50
偏瘫	9	1.04
上肢单瘫	6	0.69
偏身感觉障碍	4	0.46
单一上肢感觉障碍	4	0.46
痫性发作	4	0.46
黑蒙	3	0.34
下颌疼痛	2	0.23
面部疼痛	2	0.23
声音嘶哑	2	0.23
谵妄	2	0.23
四肢瘫	1	0.12
短暂性全面遗忘	1	0.12
失语	1	0.12
霍纳综合征	1	0.12
颈部疼痛	1	0.12

表9-3　北京安贞医院A型和B型主动脉夹层患者的常见神经系统症状比较

症状	A型(491例)例数(%)	B型(374例)例数(%)	P值
神经系统症状	170(34.62%)	55(14.71%)	<0.001
晕厥	45(9.16%)	4(1.07%)	<0.001
昏迷	20(4.07%)	2(0.53%)	0.001
偏瘫	11(2.24%)	1(0.27%)	0.014
偏身感觉障碍	3(0.61%)	1(0.27%)	0.461

症状	A 型（491 例）例数（%）	B 型（374 例）例数（%）	P 值
截瘫	7（3.46%）	2（0.53%）	0.004
下肢单瘫	19（3.88%）	6（1.60%）	0.048
一侧下肢感觉障碍	34（6.92%）	13（3.48%）	0.027
头晕	34（6.92%）	22（5.83%）	0.537
头痛	8（1.64%）	5（1.35%）	0.726
癫痫	3（0.61%）	1（0.27%）	0.461
上肢感觉障碍	2（0.41%）	2（0.53%）	0.784
上肢运动障碍	4（0.82%）	1（0.27%）	0.293

表 9-4　主动脉夹层引起神经系统表现的机制

脑部	
夹层扩展至主动脉弓及分支血管	短暂性脑缺血发作,脑卒中,短暂性全面遗忘,缺氧性脑病,
低血压导致脑部低灌注	昏迷,癫痫发作,霍纳综合征
假腔导致神经受压	
脊髓	
由于脊髓动脉阻塞导致脊髓缺血	截瘫,脊髓前动脉综合征,Brown-Sequard 综合征,进行性脊髓病,短暂性脊髓缺血
周围神经	
神经滋养血管阻塞	缺血性神经病(截瘫,单神经病,多发性神经病)
假腔的扩大导致神经受压	神经压迫综合征,缺血性神经丛病

主动脉夹层的体征轻重不一,可以无明显表现,也可因为夹层破裂或心包积血表现为心脏停搏。当出现主动脉瓣反流、外周脉搏不正常、脑卒中或心力衰竭这些主动脉夹层的合并症要高度怀疑主动脉夹层,即使无这些异常表现,也不能除外主动脉夹层。当主动脉夹层患者出现脉搏异常、神经功能缺损以及主动脉瓣杂音,更常见于升主动脉夹层。

五、主动脉夹层与脑卒中的关系

如表 9-4 主动脉夹层扩展至主动脉弓及分支血管例如导致颈动脉夹层或椎动脉夹层可能导致相应血管真腔狭窄,从而导致脑缺血或脑梗死。Lee SJ 报道的合并脑梗死的夹层患者中约 57.7% 的患者夹层累及弓上血管。此外主动脉夹层导致心脏压塞以及出血本身导致血压低,影响脑部组织灌注从而产生缺血性脑卒中。北京安贞医院的一组数据表明 865 例主动脉夹层患者中有 21 例影像学证实为脑卒中,占 2.4%。其中脑梗死 19 例,脑出血 2 例。由于部分患者未行神经影像学检查,脑卒中实际发病率可能更高。在 19 例脑梗死患者中有 2 例颈动脉彩超提示颈动脉夹层,提示夹层累及颈动脉是主动脉夹层发生脑卒中的原因之一。有作者报道升主动脉夹层患者脑卒中发生率达 6%,以左侧半球更多见,可能是由于左侧的血管更容易受到假腔的影响,有作者提出对于左侧大脑半球发生的梗死需要作胸部 CT

除外急性主动脉夹层。个别无痛性主动脉夹层患者可表现出急性脑梗死症状,甚至被使用 r-tPA 静脉溶栓。Lee SJ 报道了 26 例 AD 患者合并脑卒中,其中仅 1 例为后循环分布区梗死,4 例为前后循环同时受累,其余均为前循环卒中。

六、影像学检查

当怀疑 AD 时,需要行影像学检查快速、准确的进行证实。影像学检查包括增强 CT、磁共振成像、经胸或经食管超声心动图以及主动脉造影等。每种检查手段各有优缺点,具体选择根据医疗机构的条件。对于一个患者可能需要多种影像学检查,尤其高度怀疑 AD 的患者,如果第一种准确率较高的影像学检查为阴性,仍需再选择第二种影像学检查予以证实。

(一)CT

增强 CT 扫描已成为最常用的方法评估主动脉夹层。多排 CT(16 排以上)扫描器可消除主动脉搏动伪影。主动脉夹层在 CT 是由两个不同的管腔可见内膜瓣下诊断,这是在大多数情况下,看到的,或由两个光检测的不同速率的混浊的对比。如果假腔完全血栓形成,这表明低衰减。急性主动脉壁内血肿,解剖变异后讨论,论证了只有增厚的主动脉壁高衰减增强 CT 和无破口或可见内膜瓣。增强螺旋 CT 三维重建允许从解剖定义评估夹层及其分支血管,对于临床决策尤其是在制订腔内修复计划尤为关键。CT 对主动脉夹层的诊断准确性高,具有敏感性和特异性95% 至 98% 被报道。

CT 扫描必须静脉使用造影剂;如果无增强,主动脉夹层可能被漏诊。CTA 有助于确定假腔内的血栓、心包积液、心包积血、主动脉周围血肿、主动脉破裂以及分支血管受累,以及从真、假腔供血(图 10-1)。CTA 的征象包括:①鸟嘴征。像鸟喙一样的锐角,出现在外侧壁和内膜皮瓣之间的假腔中。这种标志可见于大多数患者,无论急性或慢性 AD 患者,鉴定假腔的准确率高,因此特别有意义。但对于内膜皮瓣移动性过大或近周皮瓣具有一定局限性。②蜘蛛丝。假腔中看到丝条,角度通常指向血管外壁或内膜皮瓣,可见于少数病例,一旦看到,对诊断有用。③包裹在主动脉弓水平。包在外周的腔为假腔,而包在中心的腔为真腔。④管腔大小假腔通常是较大的管腔。⑤血栓形成和外壁钙化。

CT 主要缺点包括无法评估冠状动脉和主动脉瓣可靠,运动伪影的心脏运动相关,条纹伪影的植入装置相关,并与碘化造影剂的使用相关的并发症,特别是在肾衰竭。

(二)MRI

MRI 是评价主动脉夹层的高度精确的非侵入性技术,它不需要使用造影剂,也无电离辐射。MRI 能够与三维重建和电影 MRI 多平面成像的可视化的血流量,鉴别血流缓慢与血凝块,检测主动脉瓣反流。大多数的 MRI 协议涉及评估分支血管形态学结合 MRA 扫描技术。对主动脉夹层诊断的灵敏度达 95% ~ 100%,特异性达 94% ~ 98%。使用静脉注射钆增强 MRI 的解剖及分支血管受累的评价是非常准确。同 CT 一样,MRI 可检测到心包积液,主动脉破裂,进入和退出点,以及对壁内血肿诊断精度水平高。MRA 可检测和量化主动脉瓣反流。MRI 在急性主动脉夹层的局限性。首先,MRI 是禁忌的患者具有一定的可植入装置(例如心脏起搏器,除颤器)和其他金属植入物。此外,MRI 已在许多医院和急诊室,需要更长的时间比 CT 图像采集在紧急情况下,有限的可用性。钆造影剂不能用于肾功能不全的患者。MRI 很少用于急性主动脉夹层的诊断评估的初步试验。然而,由于无放射性且成像清晰等优点,MRI 适合对主动脉夹层的长期随访。

（三）主动脉造影

主动脉造影术目前已很少用于急性主动脉夹层的诊断。通过主动脉夹层的诊断是基于成像的两个腔或内膜瓣。其他功能包括一个起伏的变形的主动脉管腔，主动脉壁增厚，分支血管受累，和主动脉瓣反流。与其他成像方式相比，主动脉造影术对主动脉夹层的诊断是不准确的（敏感性 90%，特异性 94%）。假阴性只可能在假腔血栓形成的设置获得平等的同时，真、假腔显影，和主动脉壁内血肿。

急性主动脉夹层的直接征象包括：双通道（含真腔和假腔），内膜摆动，进入假腔，再进入真腔。间接征象：真腔变窄，管壁变厚，超过 5mm，导管移位。

（四）彩色超声心动图

对于怀疑为主动脉夹层患者可选择超声心动图进行初筛评估，超声心动图不仅无创伤性，可以在床边完成检查，大多数医院均可进行。超声心动图发现的主动脉夹层的诊断是一个起伏的内膜瓣的主动脉管腔内区分真假的渠道存在。在这种情况下，假腔血栓形成，内膜增厚或钙化的主动脉壁位移可能提示主动脉夹层。

经胸超声心动图（TTE）是较不敏感的（59%～83%）和更少的比（63%～93%）对主动脉夹层的诊断比其他方式。因此，它对主动脉夹层的诊断作用有限。TTE 可以显示内膜瓣，主动脉壁增厚，主动脉瓣反流，和心包积液或心脏压塞。它具有灵敏度为 78% 至 100% A 型主动脉夹层，但只有 31% 至 55% 的 B 型夹层；因此，负 TTE 不排除急性主动脉夹层。如果怀疑有夹层，TTE 不能作为评价第一测试因为可能发生延误诊断。在紧急设置，然而，TTE 可以迅速地进行，可以帮助评估复杂的解剖特点，如主动脉瓣反流，心包积液和心脏压塞，和相关的室壁运动异常。

经食管超声心动图诊断急性胸主动脉夹层的评价是非常准确的（特异性达 98%，敏感性 94%～97%）。远端主动脉和近端主动脉弓不得通过 TEE 显示良好，但剩下的胸主动脉段以及可视化。镇静是避免高血压反应的重要程序，患者的高血压常由不适感导致。TEE 检测内膜撕裂不敏感，但它是检测主动脉瓣反流合并夹层 100% 敏感，可以定义其机制。此外，TEE 提供壁运动信息和左心室功能的存在或缺乏心包积液。TEE 允许冠状动脉开口和他们是否来自真假腔和是否夹层延伸到冠状动脉测定可视化。

（五）脑血管影像学检查

颈动脉超声：由于 AD 可以合并颈动脉夹层，因此做颈动脉超声除外颈动脉夹层有必要性。据北京安贞医院 19 例主动脉夹层合并脑梗死的患者中有 2 例行颈动脉超声发现颈动脉夹层，考虑到部分患者未行颈动脉超声检查，合并颈动脉夹层的比例可能更高。因此对于有神经系统症状的患者行颈动脉超声检查有助于发现颈部的夹层，对于防治脑梗死具有一定意义。此外部分中老年 AD 患可能存在动脉硬化基础，通过颈动脉彩超有助于筛查出有颈动脉血管狭窄的患者，在血压管理时能够兼顾脑部组织灌注，减少低灌注引起脑卒中的风险。

由于其敏感性、特异性高，在紧急情况，CT 是诊断主动脉夹层中的首选检查。尤其在急诊室或不具有 MRI 和食管超声心动图等条件的情况下选择 CT 检查，但该检查有导致造影剂肾病的风险，而 CT 平扫有可能导致主动脉夹层的漏诊。当不具备食管超声心动图或急诊 MRI 时，必须权衡静脉造影与主动脉夹层漏诊的潜在的致命后果的风险。经胸壁心脏超声偶尔可以诊断急性升主动脉夹层，如果来不及进行其他床边检查，可选用紧急床边经胸超声心动图。然而经胸超声心动图阴性结果，不排除主动脉夹层。

七、生物学标志

生物学标志有利于疾病的诊断和排除,关于主动脉夹层的生物学标志,释放的平滑肌蛋白、可溶性弹性蛋白片段肌球蛋白重链以及肌酸激酶同工酶(BB)等都曾作为生物学标志进行研究,因敏感性、特异性差等问题均已弃用,目前研究较多的是 D 二聚体,有研究报道发病后 6 小时内 D 二聚体大于 1600ng/ml,其发生急性 AD 的可能性增加 12.8 倍,而患者在起病后第一个 24 小时内 D 二聚体低于 500ng/ml,对于急性 AD 的阴性的预测值能达到 95%。由于 AD 存在变异型,且部分患者可能在症状出现 24 小时以后才就诊,因此 D 二聚体的价值存在一定局限性。

D 二聚体除了在 AD 诊断的研究外,有作者尝试对其在 AD 预后中的价值进行研究。李世英等回顾分析北京安贞医院 2005 年 1 月—2007 年 10 月就诊的 116 例急性主动脉夹层患者(男 91 例,女 25 例),同期因胸痛就诊的其他患者(132 例,男 97 例,女 35 例)作为对照,比较两组间包括 D 二聚体水平在内的各项临床常用指标的差异,分析急性 AD 患者各项临床常用指标与 AAD 不同分型及主动脉夹层死亡的相关性. 在怀疑急性 AD 的急性胸痛患者中,D 二聚体($P = 0.001$)、白细胞计数($P = 0.041$)、TnI($P = 0.017$)、C 反应蛋白($P = 0.048$)具有统计学意义而纳入。仅 D 二聚体在不同 AAD 分型间存在统计学意义($\chi 2 = 42.525, P = 0.001$)。2 周内死亡 AAD 患者 D 二聚体($P = 0.020$)、临床分型($P = 0.035$)具有统计学意义而纳入,死亡患者 D 二聚体水平显著高于存活患者($Z = -6246, P = 0.001$),提示 DD 增高可能反映急性 AD 病情较危重的生物学标志。

八、处理

主动脉夹层的处理的目标是稳定病情,控制疼痛,降低血压,降低左室射血的等容收缩期指标。这些措施当患者入院接受诊断性评估时立即实施。降低血压可能有助于预防夹层进一步传播和减少主动脉破裂的危险。主动脉夹层是一种高致死性急症。急性夹层患者如果未得到及时治疗,约 25% 患者在首个 24 小时内死亡,50% 例患者在 1 周内死亡,发病 1 月内死亡率高达 75% 以上。对于 A 型夹层,急诊外科手术有助于改善预后,对于急性 B 型主动脉夹层,可先给予药物治疗。由于急性主动脉夹层患者需要多学科的评估与管理。他们应该转运至有心血管外科手术,血管外科手术、介入放射学、心脏内科条件的三级医疗中心。

(一)血压的管理

高血压常见于急性主动脉夹层,除了是引起主动脉夹层的病因,肾动脉受累、疼痛以及全身应激均可导致血压增高。

收缩压水平的降至 100～120mmHg,或能维持重要器官的足够灌注的最低水平。降压首选 β 受体阻断剂,无论是否为收缩期高血压,均将目标心率维持在 60 次/分以下。为了快速给药迅速降低左心室压力上升速率以及主动脉张力,常静脉注射 β 受体阻滞剂。可给予短效 β 受体阻断剂艾司洛尔,拉贝洛尔可在急性期静脉给药。拉贝洛尔初始剂量为 20mg(静脉注射,时间不短于 2 分钟),然后每 15 分钟静脉给予 40～80mg(最大剂量 300mg),直到达到适当的反应。拉贝洛尔持续静脉输注的速度为 2～8mg/min。此外普萘洛尔、美托洛尔静脉注射或口服也用于急性主动脉夹层。当急性主动脉夹层合并重度主动脉瓣反流,应谨慎使用 β 受体阻滞剂。

对于使用 β 受体阻滞剂有禁忌证的患者,可考虑使用钙通道阻滞剂如维拉帕米或地尔硫草。这些药物有负性肌力和变时效应,还可静脉注射,使他们适合治疗急性主动脉夹层。地尔硫草静脉注射 0.25mg/kg(时间不短于 2 分钟),然后以 5~15mg/h 的速度滴注。

硝普钠导致血压快速下降,但单独使用时可能会导致 dP/dt 的增加,这可能有助于解剖的传播。在急性主动脉夹层的设置,硝普钠必须与 β 受体阻滞剂一起使用。硝普钠与剂量的 20μg/min 开始,用滴定至 0.5~5μg/(kg·min) 的要求。必须注意的是在设定的肾功能不全或长时间使用。由于氰化物毒性的风险,硝普钠仅用于短时间。

通常,多代理在急性主动脉夹层的足够的血压和心率的控制要求。静脉注射血管紧张素转换酶抑制剂(如静脉给予依那普利)和静脉注射硝酸甘油可能是有用的。当与急性主动脉夹层患者有高血压,是难治性或难以控制,有很多的考虑。首先,患者可能有潜在的严重的高血压,可能已经没有药物,药物戒断扮演的角色,特别是 β 受体阻滞剂、可乐定。未控制的疼痛会加重高血压。急性使用可卡因可能会导致高血压和心动过速。当夹层累及肾动脉而导致高血压。肾动脉夹层导致的高血压对 ACE 抑制剂治疗反应良好,必要时需要血管内介入治疗以控制高血压。当怀疑有主动脉夹层患者有显著的低血压,可能有心脏压塞或主动脉破裂出血进入纵隔胸膜以及腹膜腔,应考虑扩容治疗。

(二)外科治疗

主动脉夹层的手术治疗的适应证见表9-5。由于主动脉壁薄而易碎,因此急性主动脉夹层动脉瘤的手术治疗在技术上是非常苛刻。

表 9-5 主动脉夹层的治疗原则

手术治疗	急性 A 型主动脉夹层,夹层逆行累及升主动脉
手术治疗和(或)血管内治疗	有合并症的急性 B 型主动脉夹层,合并症包括内脏缺血、肢体缺血、夹层破裂或即将破裂,难治性疼痛
药物治疗	无合并症的 B 型主动脉夹层,无合并症的孤立性主动脉弓夹层

1. A 型主动脉夹层 A 型主动脉夹层给予外科治疗能够明显提高生存率。手术治疗的目的是治疗或防止夹层的常见并发症,如心脏压塞、主动脉瓣反流、动脉破裂、脑卒中和内脏缺血。急诊手术的目标包括:①切除破口;②通过缝合主动脉的边缘消除假腔;③主动脉重建。A 型夹层患者如果有主动脉瓣反流主动脉瓣膜置换术治疗。IRAD 研究中急性 A 型主动脉夹层外科治疗的早期死亡率为 26%。

通常采用正中线胸骨劈开术,和采用腋动脉或股动脉行心肺旁路插管以避免损伤薄弱的主动脉壁。手术治疗应尽可能切除撕裂的内膜,从假腔的远段和近端阻断假腔的入口,和用人工血管替换。当夹层扩至主动脉弓和降主动脉,不能完整切除分离的内膜片,则需要行部分或全部主动脉弓置换。对于无主动脉根部扩张的夹层患者,需要首先明确主动脉瓣瓣叶交界的情况,其次需要了解冠状动脉开口与夹层的关系。如果夹层仅累及左右冠状动脉的开口,血管尚未累及,则一般予以保留,如开口完全剥脱,则需要行冠状动脉移植术。对于主动脉瓣需要替换,而冠状动脉完好的患者,可以行 Wheat 手术,如果条件受限或经验不足,可以采用 Bentall 手术。对于内膜破口位于主动脉弓部,或降主动脉和弓部分支严重受累,可采用主动脉弓替换结合支撑型象鼻技术。对于胸腹主动脉先兆破裂的患者,可采用反向象鼻技术,即将人工血管翻成双层,外层用于胸腹主动脉替换,内层Ⅱ期手术时主动脉弓的替换。目前尚无证据支持 A 型主动脉夹层腔内修复术的应用。

2. B 型主动脉夹层　随着血管内治疗设施的不断发展,B 型主动脉夹层患者的治疗也不断被优化。由于手术相关的高死亡率的风险,对于稳定的、无合并症的 B 型主动脉夹层患者应使用药物保守治疗。只有合并夹层破裂,顽固的胸部或背部疼痛,以及主动脉分支血管受累导致内脏缺血时才需要手术治疗。开胸手术死亡率较高,血管内技术更多的应用于这类患者并取得了令人鼓舞的结果。

主动脉开窗技术已被用于治疗主动脉分支血管受累和灌注不良综合征。第一种方法是用球囊在内膜瓣开窗,使血液流从假腔进入真腔,从压迫扩张的假腔。第二种技术是经皮对被夹层损害的动脉分支植入支架。最近,Patel 等对治疗的 69 例患者随访 10 年,30 天死亡率为 17%。免于主动脉破裂或开放手术率:1 年 80%,5 年 68% 年,8 年 54%。这些血管内技术可处理 B 型夹层的一些并发症,就长期而言,有较高的比例需要开胸治疗。

对于有并发症的 B 型夹层,采用覆膜支架进行血管腔内治疗因致死率及致残率低最有潜力。通过血管内移植物覆盖血管内膜破口,重塑真腔内血流并促进假腔内血栓形成。许尚栋等报道了 78 例主动脉夹层行覆膜支架腔内修复治疗,73 例得到治愈。阳晟等报道了 88 例慢性 B 型主动脉夹层行主动脉腔内修复术,术后破口被完全封闭 77 例,7 年存活率达 84.4%。

对于无并发症的 B 型主动脉夹层,远期有动脉瘤形成,迟发性破裂以及再次夹层等并发症的风险。对于这些患者早给予血管内治疗是否能改变预后,目前尚不清楚。有报道采用血管内治疗和开胸手术治疗的亚急性或慢性胸降主动脉夹层的患者围术期死亡率分别为 0% 和 33%。欧洲随机选择 140 例稳定,无并发症,慢性 B 型主动脉夹层分别行血管内支架治疗与药物治疗。随访 2 年,两组全因死亡率无显著差异,但与药物治疗组相比,血管内支架治疗的患者有显著较高的主动脉重构及假腔血栓形成率。ADSORB 试验正在进行,将纳入单纯急性 B 型夹层的患者,并研究各种终点,包括假腔血栓和动脉扩张和破裂的预防。血管内治疗的适应证在不断发展,而开胸手术也在不断发展,因此需要权衡两种治疗方式,尤其对于高度熟练的手术团队。

(三)心脏压塞的处理

19% 的急性 A 型夹层患者发生心脏压塞,也是该病引起死亡的最常见的机制之一。心脏压塞患者更容易出现低血压、晕厥或意识障碍。心脏压塞患者的院内死亡率是不伴心脏压塞患者的两倍(54% 比 25%)。由于低血压及血流动力学不稳定常见于急性主动脉夹层伴心包积血,因此这种情况下常将心包穿刺作为初始治疗,试图稳定这些患者术前状态。个别患者在心包穿刺后数分钟内发生无脉性电活动而猝死。心包穿刺时由于主动脉内压力相对增加,可能会导致血液在压力下再次从假腔进入心包腔,导致急性出血及心脏压塞。因此,对于相对稳定的急性 A 型主动脉夹层伴心脏压塞的患者,穿刺的风险可能大于受益。早期的策略应急诊到手术室下直接行开胸主动脉修复术和可视化的心包引流术,只有当遇到无脉电活动或顽固性低血压,通过心包穿刺作为复苏手段挽救生命。在这种情况下,应该尽可能吸出心包液积液以稳定病情,然后进行急诊手术。

九、预后

A 型主动脉夹层患者 1 年存活率为 52% ~ 94%,5 年存活率为 45% ~ 88%,有一项单中心研究报道 A 型主动脉夹层 10 年存活率为 55%,20 年存活率为 30%。

　　303 例存活出院的急性型主动脉夹层中,273 例行手术治疗,30 例药物治疗。在平均2.8 年的随访,对患者的生存手术治疗96% ±2% 在 1 年和90% ±4% 在 3 年,与89% ±12% 在 1 年和69% ±20% 在 3 年没有进行手术。在 5 年的随访期间,患者的手术治疗有显著较低的死亡率14%,与这些药物治疗37% 。在随访的死亡率增加的预测因子包括:年龄大于70 岁,肾或心脏衰竭,心脏外科手术之前,脑卒中与马方综合征。

　　A 型主动脉夹层患者药物治疗死亡率高,患病后早期死亡率超过50% 。对于在慢性 A 型主动脉夹层的自然史和治疗的文献较少。有文献报道对于单纯药物治疗的患者生活质量低下。少数夹层患者在亚急性期被发现,推荐他们手术治疗。个别患者在评价主动脉瓣反流或升主动脉扩张时偶然发现有慢性 A 型夹层。大多数慢性 A 型主动脉夹层患者都主张手术治疗,除了升主动脉瘤样扩张,主动脉瓣关闭不全,或相对年轻的患者可保留手术。在IRAD 研究中,住院期间存活的急性 A 型主动脉夹层患者如单纯药物治疗,3 年存活率可达到三分之二。住院死亡率为慢性 A 型主动脉夹层患者手术治疗的住院期间死亡率介于8% ~17% ,术后 12 年有42% ~71% 的患者仍然存活。

　　由于入选标准以及采用的治疗方式不同,急性 B 型主动脉夹层的长期生存率在不同文献报道差别较大,1 年生存率56% ~92% ,5 年生存率48% ~82% 。随访期显示 B 型主动脉夹层患者预后较差,大约25% 的患者在 3 年内死亡。其中主动脉夹层并发症如主动脉破裂、夹层扩延以及后续手术等与死亡有关。在 IRAD 研究中急性 B 型主动脉夹层患者采用药物治疗,开胸手术,或血管内治疗,首次住院出院后 3 年生存率分别为78% ±7% ,83% ±19% ,和76% ±25% ,。增加随访死亡率的独立预测因子包括住院期间的低血压或休克、胸腔积液、肾衰竭、动脉粥样硬化、既往动脉瘤和女性。

　　在主动脉夹层的长期管理原则包括以下几个方面:①药物治疗,包括降压治疗;②遗传引发主动脉夹层的疾病的患者及一级亲属的筛选;③定期主动脉造影;④生活方式的改变;⑤教育。主动脉夹层长期治疗的一个重要目标是控制高血压,大多数人的血压目标低于120/80mmHg。研究表明,在夹层患者晚期的发病率和死亡率显著增加高血压控制不良。β受体阻滞剂由于他们对主动脉压力和 dp/dt 的作用常作为首选药物,建议血压不高的患者使用。戒烟和动脉粥样硬化疾病的风险因素的干预也很重要。由于部分夹层患者手术后数年可能出现夹层再发、主动脉破裂、病变远处出现新的动脉瘤等病变,因此定期做主动脉成像将有助于发现这些并发症,降低患者死亡风险。主动脉夹层患者应尽量避免负重或举重物,必要时更换工作岗位。

(曹贵方)

参 考 文 献

1. Braverman AC, Thompson R W, SanchezL A. Diseases of the Aorta // Bonow. Braunwald's Heart Disease-A Textbook of Cardiovascular Medicine. 9th ed. Philadelphia:Elsevier Saunders,2011:1309-1337.

2. Hutchison S J. Acute Aortic Dissection. In Hutchison S J. Aortic Diseases:Clinical Diagnostic Imaging Atlas. Philadelphia:Elsevier Saunders,2009:55-112.

3. Meszaros I,Morocz J,Szlavi J,et al. Epidemiology and clinicopathology of aortic dissection. Chest,2000,117: 1271-1278.

4. Olsson C,Thelin S,Stahle E,et al. Thoracic aortic aneurysm and dissection:increasing prevalence and improved outcomes reported in a nationwide population-based study of more than 14 000 cases from 1987 to 2002. Circulation,2006,114:2611-2618.

5. Davide Pacini, Luca Di Marco, Daniela Fortuna, et al. Acute aortic dissection：Epidemiology and outcomes. International Journal of Cardiology,2013,167（6）:2806.

6. Westover AN,Nakonezny PA. Aortic dissection in young adults who abuse amphetamines. Am Heart J,2010,160(2):315-321.

7. Hagan PG,Nienaber CA,Isselbacher EM,et al. International Registry of Acute Aortic Dissection（IRAD）:New insights from an old disease. JAMA,2000,283(7):897-903.

8. Svensson LG, Labib SB, Eisenhauer AC, et al. Intimal tear without hematoma. Circulation, 1999, 99:1331-1336.

9. 薛凌,罗建方,麦劲壮,等．广州市主动脉夹层临床特征变化趋势十年回顾性分析．中华心血管病杂志,2007,35(1):47-50.

10. 张源明,陈曦,木胡牙提,等．乌鲁木齐市主动脉夹层病例临床特征变化趋势10年回顾性分析．中华流行病学杂志,2008,29(7):720-723.

11. 曹贵方,毕齐,曹莉．主动脉夹层患者神经系统症状的临床分析．中华内科杂志,2013,52(5):400-402.

12. 曹贵方,毕齐．合并高血压的自发性主动脉夹层患者神经系统症状的临床分析．中国脑血管病杂志,2013,10(4):182-186.

13. Lee SJ,Kim JH,Na CY,et al. Eleven years of experience with the neurologic complications in Korean patients with acute aortic dissection:a retrospective study. BMC Neurol,2013,13(1):46.［Epub ahead of print］

14. Huang CH,Huang HC,Lin KH,et al. Identification of painless aortic dissection before thrombolytic treatment for acute ischemic stroke. Am J Emerg Med,2013,31(4):762. e5-6.

15. Tanoue S,Yanagawa Y. Ischemic stroke with left hemiparesis or shock should be evaluated by computed tomography for aortic dissection. Am J Emerg Med,2012,30(5):836. e3-4.

16. Suehiro K,Pritzwald-Stegmann P,West T,et al. Surgery for acute type a aortic dissection a 37-year experience in Green Lane Hospital. Heart Lung Circ,2006,15(2):105-112.

17. Li Y,Yang N,Duan W,et al. Acute aortic dissection in China. Am J Cardiol,2012,110(7):1056-1061.

18. 赵鑫,孙立忠．急性主动脉夹层治疗策略进展．医学研究杂志,2009,38(8):13-15.

19. Patel HJ,Williams DM,Meerkov M,et al. Long-term results of percutaneous management of malperfusion in acute type B aortic dissection:implications for thoracic aortic endovascular repair. J Thorac Cardiovasc Surg,2009,138(2):300-308.

20. 许尚栋,黄方炯,李志忠,等．覆膜支架主动脉腔内修复治疗主动脉夹层78例．中华胸心血管外科杂志,2006,22(3):149-151.

21. 李志忠,许尚栋,郑斯宏,等．食管超声引导覆膜支架介入治疗胸主动脉夹层．中华内科杂志,2004,43(1):26-28.

22. 阳晟,黄方炯,范占明,等．慢性B型主动脉夹层腔内修复术84例．中华胸心血管外科杂志,2010,26(6):385-388.

23. 刘彤,李志忠,许尚栋,等．主动脉夹层覆膜支架腔内修复术围术期并发症分析．中国介入心脏病学杂志,2006,14(3):173-175.

第二节　大动脉炎与脑卒中

大动脉炎（Takayasu's arteritis,TA）,也称为Takayasu动脉炎、多发性大动脉炎、主动脉炎（Aortitis）、高安血管炎、无脉症（pulseless disease）、特发性主动脉炎（idiopathic aortitis）,是一种累及主动脉弓及其主要分支的慢性炎症性疾病。该疾病的英文命名于日本的一位眼科医生,他于 1908 年报道了一位年轻女性,由于大血管炎症导致视网膜缺血,视网膜可见特殊的动静脉吻合。

一、流行病学

大动脉炎在全世界广泛分布,可以影响任何种族和民族。在美国 TA 的患病率约 2.6/100 万,在北欧约 1.26/100 万,英国年发病率为 0.8/100 万,在日本、中国、印度和东南亚更常见。日本大动脉炎患病率达每年 150/100 万,在日本的一项尸解研究中,大动脉炎占 1/3000。大动脉炎多见于年轻女性,女性:男性约占 2~10∶1,平均发病年龄为 25 岁,约 25% 的患者于 20 岁前发病,儿童病例常有报道,发病年龄最小可低至出生 9 个月。女性患者发病的高峰年龄为 20 岁前后,对于男性患者而言无明显年龄分布趋势。

二、病因与发病机制

大动脉炎的病因不清,病例的地理聚集性提示遗传和环境因素参与 TA 的发病,日本患者的免疫遗传研究表明,与 HLA 关联多,尤其是 HLA-Bw52,dw12,DR2,和 dqw1。在韩国和印度患者发现与不同的 HLA 相关,但在北美的 TA 患者中未发现与 HLA 相关。在墨西哥的患者与暴露于结核分枝杆菌相关,TA 的发病提示可能与感染有关。和系统性红斑狼疮一样,均为年轻时起病,且女性多见,推断可能为雌激素的波动影响了自身免疫疾病过程。此外,有作者观察到 TA 患者血清维生素 D 的水平较正常对照组下降,维生素 D 是否参与 TA 的发病还需要进一步研究。

大动脉炎的病理表现为大、小动脉的坏死性血管炎和肉芽肿性血管炎,为全层动脉炎。晚期动脉内膜增厚、管腔狭窄甚至闭塞,最终纤维化。与巨细胞动脉炎(giant cell arteritis,GCA)相似,而 GCA 为自身免疫病,因此推断 TA 也为自身免疫病。甚至有学者认为 TA 和 GCA 代表同一个疾病的疾病谱。TA 为靶点为含弹力纤维的大动脉的自身免疫过程所致。TA 和 GCA 均以包含树突细胞、T 细胞、自然杀伤细胞和巨噬细胞浸润的全血管炎为特征。在 TA,主要的淋巴细胞为分泌穿孔素淋巴细胞如自然杀伤细胞和 T 细胞。TA 的血管壁慢性炎症导致动脉瘤形成、血管狭窄以及血栓均较 GCA 多见。TA 可发生夹层,但比梅毒性主动脉炎少见。TA 后期,表现为叠加了动脉粥样硬化的化内膜增生,中层坏死和瘢痕形成,和外膜纤维化。和 GCA 一样,TA 对血管的损害可以表现为连续性或跳跃性,两段病变血管之间的部分血管可以表现为正常。由于多数患者抗内皮细胞抗体阳性,这些抗体可以通过诱导产生内皮炎症细胞因子、吸附分子以及内皮细胞凋亡等损害血管内皮。

三、大动脉炎受损血管的分布

大动脉炎患者受损大血管包括升主动脉、主动脉弓、胸主动脉、腹主动脉以及主动脉弓上血管分支如无名动脉、右侧动脉、右侧锁骨下动脉、左侧颈动脉、左侧锁骨下动脉等,还可累及双侧椎动脉、冠状动脉、肾动脉、双侧髂动脉等。不同地区的患者血管受累的分布不尽相同,见表 9-6。各个国家之间的数据均不同,但左侧锁骨下动脉受累均较常见。在主动脉弓及其弓上分支的分布中国和日本、意大利等地区的数据较接近。

表9-6　不同地区 TA 患者血管分布图

受损血管（%）	韩国204 例	哥伦比亚35 例	中国125 例	日本80 例	印度102 例	南非272 例	美国60 例	意大利61 例
升主动脉	47.8	N	8	42.5	8.8	23.8	N	N
主动脉弓	37.9	77	8.8	17.5	18.6	33.1	35	10.3
胸主动脉	57.2	23	13.6	45	28.4	58.1	17	11.1
腹主动脉	63.2	34	44	47.5	73.5	68.4	47	39.3
无名动脉	46.8	31	22.4	27.5	14.7	15.8	27	9.4
右锁骨下动脉	55.2	9	35.2	31.3	25.4	18.8	46	52.5
左锁骨下动脉	67.1	46	65.6	52.5	58.8	33.5	90	65.6
右颈动脉	63.1	11	37.6	36.3	10.8	N	33	36.1
左颈动脉	72.1	17	59.2	48.8	18.6	N	53	44.3
右肾动脉	31.7	14	31.2	16.3	57.8	25.4	39	29.5
左肾动脉	32.7	20	32	17.5	61.8	19.1	22	34.4

注：N 指数据不明确

四、临床表现

大动脉炎的临床表现包括一般临床表现和血管受累表现,后者与累及的血管有关,可以表现为心血管症状、神经系统症状、外周血管症状以及肾脏症状等。

(一)一般表现

患者可以表现为低热、食欲缺乏、精神萎靡、四肢乏力、关节疼痛、肌肉疼痛、体重减轻、贫血等非特异表现。约五分之一的患者可以发热、精神萎靡为主诉,体温一般不超过38℃,常伴夜间盗汗。

(二)外周血管表现

肢体间歇性跛行是大动脉炎患者最典型的临床表现,见于20% ~57.5%的患者(表10-7),分为上肢间歇性跛行和下肢间歇性跛行,多数报道以上肢缺血症状更常见。高血压常见,占2/3左右的患者,部分高血压为肾性高血压,与肾动脉狭窄有关,部分患者血压增高与主动脉缩窄有关。患者外周血管表现包括一侧或双侧脉搏减弱,据国内 Cong 等报道71.2%的患者出现脉搏减弱,严重的患者可以表现为无脉。血管杂音较常见,见于62.4%的患者,最常见于锁骨下动脉听诊区和腹主动脉听诊区。双侧血压不对称见于33.6%的患者。而当肢体缺血严重的可以出现坏疽,据 Mwipatayi 等报道,肢体坏疽见于4%的患者。

(三)心脏表现

大动脉炎患者由于冠状动脉受累,可以表现为缺血性心脏病,临床可表现出胸痛、甚至心肌梗死。心力衰竭较常见,据文献报道,最高可达1/3 的患者表现为心力衰竭(表10-7),患者可表现出劳力性呼吸困难。瓣膜性心脏病也较常见,尤其以主动脉瓣关闭不全常见。主动脉关闭不全是由于主动脉根部扩张所导致。长期主动脉瓣关闭不全引起左心室扩大,出现充血性心力衰竭和继发性二尖瓣关闭不全。心肌炎也可见于大动脉炎患者,也是导致心力衰竭的潜在原因之一。此外少数患者还可表现为肺动脉高压、心包炎等。

(四)中枢神经系统表现

大动脉炎很少影响周围神经系统,由于继发性高血压以及主动脉弓上血管的受累,中神经系统症状较常见。最常见表现为头痛,有作者报道高达70%的患者可以出现头痛。头晕、视物模糊等症状较常见,头晕与椎基底动脉系统缺血有关。晕厥症状较常见,为一过性脑缺血所致。视物模糊可由缺血性视网膜病变或视神经病变所导致。脑血管病变较常见,患者可表现为短暂性脑缺血发作或脑卒中。脑卒中以缺血性脑卒中为主,偶然可见出血性脑卒中。此外部分患者可出现高血压性脑病,与高血压控制不佳有关。此外患者可有癫痫发作,据北京协和医院的一组数据,高达1/4的患者曾出现癫痫发作,可能与缺血性脑卒中或高血压脑病等相关。

(五)肾脏表现

由于大动脉炎对肾动脉的影响,患者可出现肾功能不全,Mwipatayi等报道15%的患者临床上有肾功能不全,而Soto等的资料中肾功能不全占据28%的TA患者。肾脏的损害可能与肾动脉炎或高血压肾病有关。

五、血管影像学检查

大动脉炎患者的血管异常可以通过传统血管造影、MRI、MRA、CTA和超声等方式,每一种影像学技术各有优劣。TA的早期异常主要为炎症导致血管壁增厚,MRI、超声和CTA均可发现这种早期血管壁增厚。传统血管造影术虽然有创,但对于测定血管壁厚度最敏感。而且对于TA后期患者,传统血管造影是精确测量血管狭窄、闭塞以及动脉瘤形成的金标准。MRA由于无创伤性以及无电离辐射等优点,已经成为评价血管受累和损害程度的首选方法,而且适合随访。

大动脉炎最常受累的血管为主动脉和左侧锁骨下动脉,左侧锁骨下动脉较右侧锁骨下动脉更常受累。此外颈动脉、椎动脉以及肾动脉可受累,冠状动脉受累也常有报道。病变包括狭窄、闭塞、扩张和动脉瘤形成。血管狭窄的发生率约为动脉瘤的4倍。

关于大动脉炎血管受累范围的影像学分型,目前主要采取1994年Takayasu动脉炎国际会议的分型即Numano分型,包括Ⅰ至Ⅴ型。Ⅰ型:病变仅累及主动脉弓的分支;Ⅱa型:病变累及升主动脉、主动脉弓及其分支;Ⅱb型:Ⅱa型加上胸段降主动脉受累;Ⅲ型:病变累及胸部降主动脉、腹主动脉和(或)肾动脉;Ⅳ型:仅累及腹主动脉和(或)肾动脉;Ⅴ型:Ⅱb型合并Ⅳ型。

近年各研究报道中血管影像学各亚型的分布,多数地区的TA患者均以Ⅴ型最常见,Ⅰ型也较常见。尤其墨西哥地区的患者Ⅴ型占69%,Ⅰ型占19%,其他各型总共占12%。在印度、土耳其、哥伦比亚和中国Ⅳ型患者相对多见,占患者1/5左右(表9-8)。

六、实验室检查

最常见的实验室检查异常为炎症指标如血沉、C反应蛋白(CRP)增高,血象提示急性炎症。可有正色素、正细胞性贫血,伴白细胞增多和血小板增多。TA与血清ANCA、抗核抗体、抗磷脂抗体以及类风湿因子均无明显关联。部分患者可有继发于高血压的肾功能异常。

七、大动脉炎与脑卒中的关系

(一)大动脉炎患者中脑卒中的发生

如表 9-7 的数据,大动脉炎患者中脑血管病较常见,包括短暂性脑缺血发作、脑卒中(含缺血性脑卒中和出血性脑卒中)。各作者报道脑卒中的发生率不等,有的小样本研究中脑卒中在大动脉炎患者中发生率甚至高达 25.7%。就卒中类型而言,主要为缺血性脑卒中,蛛网膜下腔出血(SAH)和脑出血均有个案报道。北京协和医院 Zhou 等报道了 63 例符合大动脉炎诊断标准的患者,27 例患者有神经系统症状,其中缺血性脑卒中占 6 例,占所有患者的9%。法国一项单中心研究提示北非裔 TA 患者神经血管事件的发生率显著高于白人患者(25% vs 5.13%),但由于该研究样本量较小,因此是否能说明种族对于大动脉炎患者脑卒中发病率影响尚缺乏说服力。且在表 9-7 中,多数研究中脑卒中发病率均介于 10%~20%之间,这些研究涉及的患者来自不同的国家和种族,因此这种种族或民族差异性尚需要进一步检查。

(二)大动脉炎患者发生脑卒中的机制

1. 低灌注 由于大动脉炎可导致颈动脉以及椎动脉狭窄或阻塞,因此容易发生脑部低灌注,从而临床上出现脑梗死。Hoffmann 等通过 SPECT 评价了 7 例有脑血管症状的患者脑灌注情况,均显示出多个部位的低灌注区。北京安贞医院刘水平等采用 TCD 评价了 22 例拟行手术治疗的 TA 患者的脑血流,患者术前搏动指数明显降低,而术后得以改善,间接提示TA 患者术前存在脑部低灌注。Chang 报道了一例 TA 患者作 CT 灌注成像提示右侧大脑高灌注区及左侧额叶低灌注区,3 周后作磁共振 DWI 成像显示左侧额叶脑梗死。提示低灌注是 TA 发生缺血性脑卒中的发病机制之一。

2. 锁骨下动脉窃血 Yoneda 等于 1977 年报道了大动脉炎患者存在锁骨下动脉窃血现象。北京安贞医院吴庆华等报道了 12 例临床有脑缺血症状的 TA 患者,其中 7 例存在锁骨下动脉窃血。

3. 微栓子 Kumral 等对 18 例诊断为 TA 的患者进行 TCD 连续监测 30 分钟,有 4 例(22%)监测出微栓子信号(Microembolus signals,MES),其中 3 例为双侧大脑中动脉 MES,有2 例在大脑中动脉分布区出现脑梗死。提示 MES 可能是 TA 发生缺血性脑卒中的发病机制之一。

4. 颈部动脉夹层 Geraldes 等报道了一例大动脉炎患者因为合并颈动脉夹层而导致脑梗死的病例。患者除了左侧颈内动脉夹层外,主动脉弓上其他血管形态均正常。因此推断由于大动脉炎导致血管夹层,从而引起脑卒中。

5. 动脉瘤 动脉瘤是大动脉炎患者发生出血性脑卒中的原因之一。Weiss 等和 Magge等各报道了一例 18 月的 TA 患者反复多次脑内出血,进一步血管影像学检查多发脑动脉瘤。北京宣武医院 He 等也报道了一例 30 岁女性患者,头颅 CT 提示为蛛网膜下腔出血,临床和血管影像学检查支持大动脉炎的诊断,颅内发现前交通动脉瘤,出血原因为动脉瘤破裂所致。

对于 TA 患者发生 SAH 或脑出血,不一定均由动脉瘤破裂引起,例如 Kim 等报道了一例女性大动脉炎患者发生 SAH,但进一步血管影像学检查包括 MRA 和 DSA 均未能发现脑动脉瘤,提示大动脉炎发生出血性脑卒中的原因并不单纯由动脉瘤引起。是否可能由于血管炎症病变或高血压引起,需要有更多的病例研究。

表 9-7 大动脉炎常见临床表现 n(%)

作者及发表年份	病例数	主要临床表现												
		心脏疾病					胸痛	脑部表现				肾功能不全	肢体间歇性跛行	主动脉瘤
		高血压	心力衰竭	瓣膜性心脏病	缺血性心脏病	肺动脉高压		TIA	脑卒中	头痛	脑血管病			
Mwipatayi 2005	272	210(77)	90(33)	61(22)	14(5)	20(7)		16(6)	30(11)			40(15)	81(30)	32(12)
Cong 2010	125	82(65.6)	25(20)		9(7.2)	14			20(16)				55(44)	
Ureten 2004	45	26(58)		4							6(13)		20(44)	1
Lee 2012	204	141(69.1)	27(13.2)	31		24(15)	50(24.5)	15(7.4)	26(12.7)	52(25.5)			80(39.2)	
Bilge 2012	22									1(4.5)			10(45.5)	
Bicakcigil 2009	248	(42)		(33)		(12)					(18)		(48)	
Mustafa 2009	8	3	1	2					1				2	
Soto 2008	110	58(53)	11(10)				35(32)		10(9)	77(70)		31(28)		
Sato 1998	73	26(35.5)	7(9.5)							(12)	(19)		42(57.5)/15(20.5)*	
Cañas 1998	35	7(19.9)	1(2.8)						9(25.7)	8(22.8)			18(51.4)/13(37.1)*	
Moriwaki 1997	182	134	19	42						35	14		5	
Arnaud 2010	82		2()	12.3%	(7.3)			2	11(13.4)				(19.1)	

* 分别指上肢跛行和下肢跛行

表 9-8　大动脉炎的造影各型分布

作者及发表年份	病例数	I 型	II a 型 N	II b 型 N	III 型 N	IV 型 N	V 型	患者地区
Bicakcigil 2009	248	32%					50%	土耳其
Moriwaki 1997	80	19(24.5%)	8(10%)	10(13%)	0	1(1.3%)	42(52%)	日本
Moriwaki 1997	102	7(6.9%)	1(1.0%)	6(5.9%)	3(2.9%)	29(28%)	56(55%)	印度
Cañas 1998	35	12(34.3%)	4(11.4%)	2(5.7%)	0	7(20%)	10(28.6%)	哥伦比亚
Sato 1998	28	6(21%)	1(4%)	0	1(4%)	4(14%)	16(57%)	巴西
Soto 2008	110	21(19%)	3(3%)	4(4%)	4(4%)	2(2%)	76(69%)	墨西哥
Bilge2012	22	8(36.4%)	0	2(9.1%)	0	5(22.7%)	4(18.2%)	土耳其
Cong 2010	125	50(40%)	6(4.8%)	2(1.6%)	3(2.4%)	26(20.8%)	38(30.4%)	中国
Lee 2012	204	22(10.8%)	17(8.3%)	28(13.7%)	8(3.9%)	15(7.4%)	108(52.9%)	韩国
Arnaud 2010	79	20(25.3%)	8(10.1%)	8(10.1%)	2(2.5%)	6(7.6%)	35(44.3%)	法国

注:N 指数据不明确

八、诊断

关于大动脉炎的诊断标准,目前沿用的为美国风湿病学会(American College of Rheumatology,ACR)标准,包括6条。①发病年龄必须≤40岁(指出现与TA相关的症状和体征时的年龄必须≤40岁)。②肢体的跛行(指一个或多个肢体的肌肉出现疲劳或不适以及症状加重,尤其以上肢为主)。③肱动脉搏动减弱(指一侧或双侧肱动脉搏动减弱)。④血压差>10mmHg(指双侧上肢收缩压差值>10mmHg)。⑤锁骨下动脉或主动脉杂音(指在一侧或两侧锁骨下动脉和腹主动脉听诊区可闻及血管杂音)。⑥血管造影异常(指整个主动脉以及其分支近端以及双上、下肢近端大血管的影像显示狭窄或闭塞,病变常为局灶性或节段性,病因除外动脉粥样硬化、纤维肌营养不良或类似病因)。上述6条必须满足3条以上才能诊断为大动脉炎。

2010年欧洲风湿病联盟制定了儿童大动脉炎的诊断标准:①主动脉弓及其主要分支和肺动脉血管影像学(包括CTA、MRA和传统血管造影)异常,包括瘤样扩张、狭窄、阻塞或动脉壁增厚,除外肌纤维发育不良等原因。病变常为局灶性或节段性。②脉搏异常或肢体间歇性运动障碍。③四肢血压测量差异,收缩压差>10mmHg。④血管杂音。⑤高血压。⑥急性期反应如血沉超过20mm/h,或CRP增高。上述第一项为必备条件,加上后面5项中任何一项即可诊断为TA。

大动脉炎临床分为活动期和稳定期,约85%的患者处于活动期,诊断活动期的标准包括:①伴随发热或其他全身症状(除外其他病因);②血沉快;③出现血管缺血或炎症的症状和体征(如跛行、无脉或颈动脉痛);④典型的血管影像学病灶。满足上述2条以上条件新出现或加重,即诊断为TA活动期。

九、鉴别诊断

由于大动脉炎主要影响主动脉及其分支血管,因此临床上常常需要与其他影响主动脉及分支血管的疾病进行鉴别。多种风湿性疾病均可累及主动脉,并产生相应的症状,临床上可能会误诊为大动脉炎,感染性疾病如三期梅毒也可影响主动脉,其他疾病如动脉粥样硬化、放射性损害等也需要予以鉴别,见表9-9。多数疾病通过病史等很容易鉴别,最易与大动脉炎混淆的疾病为GCA,两者鉴别要点见表9-10。

表9-9　需要与大动脉炎鉴别的疾病

疾病类型	疾病名称
风湿性	耳蜗前庭综合征,巨细胞动脉炎,强直性脊柱炎,类风湿性关节炎,伯格病,白塞病,系统性红斑狼疮等
感染性	梅毒,结核
其他	动脉粥样硬化,放射诱导损害,麦角中毒,炎症性肠病,腹膜后纤维化,结节病,神经纤维瘤,先天性主动脉缩窄,马方综合征,埃勒斯-当洛斯综合征等

表 9-10　大动脉炎和 GCA 的异同点

要点	GCA	TA
年龄范围	≥50 岁	≤40 岁
平均起病年龄	72 岁	25 岁
性别比(女性:男性)	2:1	2~10:1
视力下降	10%~30%	罕见
主动脉及其主要分支受累	25%左右	100%
组织病理学改变	肉芽肿性动脉炎	肉芽肿性动脉炎
肺动脉受累	无	可见
肾性高血压	罕见	常见
跛行	不常见	常见
患病高发人群	斯堪的纳维亚人	亚洲人
皮质激素治疗	有效	有效
血管杂音	少有	常见
手术干预	偶尔需要	经常需要

十、大动脉炎的治疗

(一)药物治疗

皮质激素的使用为大动脉炎活动期治疗的里程碑。泼尼松的用量为 $0.5~1mg/(kg \cdot d)$,适应证为大动脉炎活动期。泼尼松的起始剂量需要维持 4~12 周,然后逐渐加量。约三分之二的患者可以获得临床缓解,但有半数的患者后期可出现症状反弹,尤其当泼尼松的剂量减至 20mg/d 以下更容易出现。

对于复发的大动脉炎患者可以采取泼尼松加量或加用免疫抑制剂。目前尚无任何治疗大动脉炎的药物经过双盲、安慰剂对照试验进行疗效评价。开放性试验显示甲氨蝶呤是有效的非皮质激素药物,起始剂量为每周 0.3mg/kg(最大不超过每周 15mg),逐渐加量至每周 25mg。对于多数患者使用甲氨蝶呤治疗的同时仍需要低剂量的泼尼松口服,剂量至少 5~10mg/d。对于难治性大动脉炎采用抗肿瘤坏死因子-α 的药物如 infliximab 和 etanercept 治疗有效,副作用发生率占 20%,主要为感染和过敏反应。

其他非皮质激素治疗药物包括硫唑嘌呤、霉酚酸酯、环磷酰胺等,因为环磷酰胺对育龄女性的毒性作用而少用。

对于长期使用皮质激素的患者需要预防骨质酥松,如摄入钙和维生素 D,并进行负重训练。对于已经有骨密度降低的绝经期女性,建议使用双膦酸盐。此外,需要干预动脉粥样硬化危险因素如高血压、糖尿病、高脂血症、吸烟、少动等。

(二)手术治疗

由于大动脉炎常导致血管狭窄、阻塞以及动脉瘤形成,药物治疗很难逆转这些血管病变,因此 TA 常需要动脉血运重建等手术措施。动脉血运重建的方式很多,包括病变段内膜切除术、狭窄部位补片成形术、病变段人工血管置换术等局部治疗;也包括保留病变血管段,行近端和远端的人工血管旁路或转流术。病变累及的血管不同,采用的术式也明显不同。

对于头臂动脉病变,手术适应证为:颈动脉狭窄,影响脑部血流灌注,狭窄超过50%者需要积极给予血运重建治疗;单纯锁骨下动脉狭窄或闭塞,如果合并椎动脉窃血则予以手术干预,否则可不手术。手术方法包括胸内路径和胸外路径人工血管转流术。

对于胸主动脉和腹主动脉病变的手术适应证为:胸、腹主动脉狭窄或阻塞导致高血压,采用降压药物难以控制,或下肢明显缺血者。对于较局限的病变,手术方式可选局部切除人工血管置换;或在近、远端作人工血管端侧吻合转流术。对于胸、腹主动脉广泛病变者,可考虑行升(降)主动脉至腹主动脉人工血管转流术。

对于冠状动脉受累的患者,当冠状动脉开口或主干狭窄超过50%,引起心肌缺血或心肌梗死,即具有手术适应证。手术方法选择冠状动脉旁路移植术。肾动脉受累的患者如果出现肾供血不足、影响肾功能并产生高血压者,可考虑行手术治疗。根据血管炎病灶的分布,首先解决腹主动脉远端的血供,然后据双侧肾动脉受累情况行血运重建术。

十一、预后

大约20%的大动脉炎患者为自限性过程,其余患者为复发缓解型或进行性加重过程需要长期使用皮质激素和(或)免疫抑制剂。预后取决于受累血管分布区以及合并症(如视网膜病、高血压、主动脉瓣关闭不全,主动脉根部扩张、动脉瘤、颈动脉狭窄、癫痫以及脑卒中等)以及疾病进程是否为进行性加重型。Mwipatayi等对106例TA患者进行了至少5年的随诊,21例出现心肌梗死或心力衰竭等心脏并发症,7例发生脑卒中,5例出现肾衰竭。据日本的一项报道发病后15年存活率为83%。在Mwipatayi等报道57例死亡患者中,29例死于心力衰竭,死于肾衰竭和动脉瘤破裂各7例,脑卒中6例,心肌梗死3例,手术后并发症4例,主动脉血栓1例。

(曹贵方)

———————— 参 考 文 献 ————————

1. Firestein. Kelley's Textbook of Rheumatology. 9th ed. Philadelphia:Elsevier,2012.

2. Watts R,Al-Taiar A,Mooney J,et al. The epidemiology of Takayasu arteritis in the UK. Rheumatology(Oxford),2009,48(8):1008-1011.

3. Alibaz-OnerF,Asmaz Haliloglu O,Gogas Yavuz D,et al. Vitamin D level is decreased in patients with Takayasu's arteritisLa Presse Médicale,2013,42(4):716-717.

4. Mwipatayi BP,Jeffery PC,Beningfield SJ,et al. Takayasu arteritis:clinical features and management:report of 272 cases. ANZ J Surg,2005,75(3):110-117.

5. Pískovský T,Hladík M,Kosňovská L,et al. Takayasu arteritis in a 10-month-old boy. Vasa,2013,42(2):134-138.

6. Lee GY,Jang SY,Ko SM,et al. Cardiovascular manifestations of Takayasu arteritis and their relationship to the disease activity:analysis of 204 Korean patients at a single center. Int J Cardiol,2012,159(1):14-20.

7. Bilge NS,Kaşifoğlu T,Cansu DU,et al. Retrospective evaluation of 22 patients with Takayasu's arteritis. Rheumatol Int,2012,32(5):1155-1159.

8. Bicakcigil M,Aksu K,Kamali S,et al. Takayasu's arteritis in Turkey-clinical and angiographic features of 248 patients. Clin Exp Rheumatol,2009,27(1 Suppl 52):S59-64.

9. Moriwaki R,Noda M,Yajima M,et al. Clinical manifestations of Takayasu arteritis in India and Japan——new classification of angiographic findings. Angiology,1997,48(5):369-379.

10. Hoffmann M, Corr P, Robbs J. Cerebrovascular findings in Takayasu disease. J Neuroimaging, 2000, 10(2): 84-90.

11. Kumral E, Evyapan D, Aksu K, et al. Microembolus detection in patients with Takayasu's arteritis. Stroke, 2002, 33(3): 712-716.

12. Jain S, Kumari S, Bali H, et al. Takayasu's arteritis in India a 24year clinical experience: P 789. Journal of Hypertension, 2004, 22 (Suppl. 1): S209.

13. Kerr GS, Hallahan CW, Giordano J, et al. Takayasu Arteritis. Ann Intern Med, 1994, 120(11)919-929.

14. Vanoli M, Daina E, Salvarani C, et al. Takayasu's arteritis: A study of 104 Italian patients. Arthritis Rheum, 2005, 53(1): 100-107.

15. Zhou L, Ni J, Gao S, et al. Neurological manifestations of Takayasu arteritis. Chin Med Sci J, 2011, 26(4): 227-230.

16. Yoneda S, Nukada T, Tada K, et al. Subclavian steal in Takayasu's arteritis. A hemodynamic study by means of ultrasonic Doppler flowmetry. Stroke, 1977, 8(2): 264-268.

17. Geraldes R, Batista P, Pedro LM, et al. Takayasu arteritis presenting with internal carotid artery dissection. Cerebrovasc Dis, 2012, 33(4): 408-409.

18. Ringleb PA, Strittmatter EI, Loewer M, et al. Cerebrovascular manifestations of Takayasu arteritis in Europe. Rheumatology (Oxford), 2005, 44(8): 1012-1015.

19. Tsivgoulis G, Heliopoulos I, Vadikolias K, et al. Subclavian steal syndrome secondary to Takayasu arteritis in a young female Caucasian patient. J Neurol Sci, 2010, 296(1-2): 110-111.

20. 刘水平, 沙晶莹, 张苗. 头臂型大动脉炎患者颈动脉转流术后脑血流变化经颅多普勒检查的研究. 心肺血管病杂志, 2010, 29(2): 116-117, 131.

21. 吴庆华, 陈忠, 寇镭, 等. 重症头臂型大动脉炎的诊治经验. 中华普通外科杂志, 2001, 16(5): 264-266.

22. Arnaud L, Haroche J, Limal N, et al. Takayasu arteritis in France: a single-center retrospective study of 82 cases comparing white, North African, and black patients. Medicine (Baltimore), 2010, 89(1): 1-17.

23. Chang GY. Perfusion alterna in Takayasu arteritis. Neurology, 2008, 71(8): 614.

24. He FL, Zhang HQ, Gu YQ, et al. Treatment of cerebral aneurysms associated with Takayasu arteritis. Chin Med J (Engl), 2013, 126(3): 597-599.

25. Kim DS, Kim JK, Yoo DS, et al. Takayasu's arteritis presented with subarachnoid hemorrhage: report of two cases. J Korean Med Sci, 2002, 17(5): 695-698.

26. Ozen S, Pistorio A, Iusan SM, et al. EULAR/PRINTO/PRES criteria for Henoch-Schönlein purpura, childhood polyarteritis nodosa, childhood Wegener granulomatosis and childhood Takayasu arteritis: Ankara 2008. Part II: Final classification criteria. Ann Rheum Dis, 2010, 69(5): 798-806.

27. Comarmond C, Plaisier E, Dahan K, et al. Anti TNF-α in refractory Takayasu's arteritis: cases series and review of the literature. Autoimmun Rev, 2012, 11(9): 678-684.

28. 刘永民, 孙立忠. 大动脉炎的临床表现及诊疗体会. 中国医药, 2011, 6(增刊): 11-14.

第三节 主动脉夹层术后脑卒中

主动脉夹层是指由于内膜局部撕裂,受到强有力的血液冲击,内膜逐步剥离、扩展,在动脉内形成真、假两腔,从而导致一系列包括撕裂样疼痛的表现。由于主动脉夹层病死率高,多数患者需要行手术治疗。手术中及术后影响脑部及脊髓血液供应产生脑梗死以及脊髓缺血是主动脉夹层手术常见并发症。主动脉夹层分为 A 型主动脉夹层和 B 型主动脉夹层。不同类型的夹层治疗方法不同。下面针对不同的夹层以及其手术予以介绍。

（一）A 型主动脉夹层术后脑卒中

如同本章第一节所述，A 型主动脉夹层由于累及主动脉弓及弓上分支如颈总动脉、无名动脉以及椎动脉，容易发生脑缺血，故发生脑卒中的风险较 B 型主动脉夹层高。由于 A 型主动脉夹层保守治疗病死率高，多数患者需要手术治疗对发生夹层的血管进行修补。在主动脉瓣保持完整或可以成形的前提下，切除升主动脉的内膜撕裂部分用人工血管置换。当夹层扩大至主动脉弓或降主动脉，难以完整切除分离的内膜片，则需要行部分或全主动脉弓置换。在行主动脉弓置换时常常需要长时间心肺转流，深低温停循环，脑循环暂时中断，短期的脑部低灌注，手术操作引起动脉硬化斑块脱落人脑循环等，在这些过程中容易发生脑组织缺血缺氧损害，患者可出现意识障碍、精神症状，也可表现为脑卒中，部分患者遗留神经功能缺损。脑卒中主要表现为缺血性脑卒中，出血性脑卒中也有报道。

1. A 型主动脉夹层修补术后脑卒中的发生　表 9-11 所列为近年国内外发表的文献中 A 型主动脉夹层术后脑卒中的发生，发病率最低的为国内尚蔚等的报道，仅 1.2%，其他报道术后脑卒中发病率在 13% ~ 18% 之间。Lu 等报道的为慢性主动脉夹层术后脑卒中，发病率 1/5，样本量较小，不具有代表性。Suehiro 报道的脑卒中主要指症状明显的患者，不除外症状相对轻微而漏诊脑卒中患者。

表 9-11　A 型主动脉夹层术后脑卒中

作者	发表年	病例数	脑卒中病例数 n(%)	备注
Matsushita A	2013	124	22(17.7)	年龄大于 75 岁
Lu	2013	5	1(20%)	慢性夹层
Stamou	2012	240	43(18%)	除外术中夹层患者
王冕	2012	58	5(8.6%)	
尚蔚	2011	252	3(1.2%)	
Gaul	2007	99	14(14%)	脑卒中均指缺血性，
Suehiro	2006	246	6(2.4%)	不包括轻症脑卒中
Gallo A	2005	123	17(13.1)	
孙立忠	2004	40	3(7.5%)	

2. A 型夹层患者术后发生脑卒中的原因及危险因素

（1）年龄：Misfeld 等报道的主动脉弓手术后脑卒中研究中，年龄是脑卒中危险因素，OR 为 1.04（95% CI：1.01 ~ 1.06；$P = 0.001$）。由于老年患者本身合并颈动脉以及颅内脑动脉粥样硬化，对缺血耐受性相对较差，因此更容易发生脑卒中。

（2）术前有缺血性脑血管疾病：既往有脑梗死等脑血管疾病的患者常有动脉粥样硬化，甚至有血管狭窄，容易发生低灌注，此外因血管壁存在不稳定斑块，术中容易出现斑块脱落形成血栓。孙立忠等报道 40 例 A 型主动脉夹层患者行主动脉弓替换加支架"象鼻"治疗，3 例术后发生脑卒中，有 2 例术前 CT 检查即存在脑部缺血病灶，提示既往缺血性脑血管疾病史可能为 A 型主动脉夹层手术后脑卒中的危险因素，由于样本量较小，需要更大样本的研究进一步证实。

（3）术前严重心脏疾病：Matsushita 报道了 124 例老年 A 型主动脉夹层开胸手术治疗患者，术后脑卒中发生率达 17.7%，引起脑卒中的危险因素包括：术前心肺复苏（OR = 17.5，

95% CI 3.1 ~ 98.9, $P = 0.001$）和既往心脏手术（OR = 14.0;95% CI 1.2 ~ 164.7, $P = 0.036$）。

（4）循环停止时间:Misfeld 等报道主动脉弓手术停止循环时间是发生术后脑卒中的危险因素,OR 值 1.01（95% CI:1.002 ~ 1.03; $P = 0.02$）。可能循环停止时间增加导致脑部缺血时间延长,增加脑卒中风险。

（5）需要主动脉弓置换:A 型主动脉夹层由于主动脉弓受累,有时需要采用全主动脉弓置换术进行治疗。Misfeld 等报道主动脉弓手术患者脑卒中发生,发现全主动脉弓置换术对于术后脑卒中的 OR 值为 2.7（95% CI:1.3 ~ 5.7, $P = 0.005$）。

（6）术中夹层对脑卒中的影响:Stamou 等比较了 11 例术中发生夹层的患者和 240 例术中未发生夹层的患者,两组术后脑卒中发生率均为 18%,无统计学差异,作者认为术中发生夹层对于是否发生脑卒中影响不大。由于该研究中术中发生夹层患者仅 11 例,为小样本研究,其结论的可靠性需要更多的研究予以证实。

（7）凝血功能异常:Gallo A 等报道发生脑卒中的患者中输注新鲜冷冻血浆和浓缩红细胞的比率较高。而这些患者手术时间并不高于未发生脑卒中的患者,提示凝血通路可能在 A 型主动脉夹层术后脑卒中发病机制中起到一定程度的作用。

（8）弓上三支血管是否受累:谷天洋等报道了 47 例 A 型主动脉夹层患者行"改良"次全弓置换加支架象鼻手术治疗,术后无脑梗死发生,而这些患者均无弓上分支受累,提示弓上分支受累也是 A 型主动脉夹层术后发生脑卒中危险因素。

（9）人工血管间接行腋动脉插管法:美国克利夫兰心脏中心 Svensson 等总结该中心 299 例经人工血管间接行腋动脉插管法行主动脉弓重建患者脑卒中并发症发生情况得出:间接插管脑卒中发生率为 4.0%,直接插管组为 6.7%。作者认为直接插管法更易发生脑卒中。北京安贞医院贾在申等对 A 型主动脉夹层患者行不通插管法进行比较,直接插管组和间接插管组患者术后短暂神经功能异常发生率为 8.8% 和 9.2%,两组均无脑卒中发生。不同的是贾在申等所选患者排除了颈动脉狭窄以及脑动脉环不完整的患者,如果事先未高度选择患者,不同插管法对脑卒中的发生是否有影响,需要进一步证实。

3. A 型主动脉夹层术后脑卒中的预防措施

（1）缩短循环停止时间:如前所述,循环停止时间的长短与发生脑缺血损害有关,这就需要尽可能缩短循环停止时间。而实现这一措施的前提需要技术熟练,能尽快完成手术。

（2）采用顺行性脑灌注:Misfeld 等比较了主动脉弓手术中不同脑灌注对于脑卒中的影响,分别采用顺行性脑灌注、逆行性脑灌注以及低温下循环暂停等脑部保护措施。其中顺行性脑灌注的方式患者脑卒中发生率为 9%,而未采取顺行性脑灌注患者脑卒中发生率为 15%,提示主动脉夹层手术采用顺行性脑灌注对术后脑卒中有一定程度的预防作用。虽然 Misfeld 报道顺利脑灌注神经保护效应优于逆行脑灌注,但不能用脑部供养来解释,Williams 等报道在对升主动脉夹层进行修补治疗时,采用顺行性脑灌注和逆行性脑灌注作为保护措施进行比较,二组患者脑部血氧饱和度无显著性差异。

（3）低温:低温作为缺血性脑卒中神经保护措施,是否有助于予以 A 型主动脉夹层术后脑卒中目前存在争议。低温尤其深低温能够降低脑代谢速度,但不能完全抑制脑代谢。Hata 等报道深低温本身可加重神经系统损害,尤其对于老年主动脉夹层患者。

（二）B 型主动脉夹层手术与脑卒中

如同本章第一节所述,无合并症的 B 型主动脉夹层主要予以药物保守治疗,当出现内脏缺血、肢体缺血、夹层破裂或即将破裂,难治性疼痛等合并症时需要采取手术治疗。此外由于 B 型主动脉夹层远期有发生血管破裂的风险,也有作者主张即使对于无合并症的 B 型主动脉夹层患者也予以血管内治疗等(表 9-12)。

1. B 型主动脉夹层术后脑卒中的发生　虽然 B 型主动脉夹层发生脑卒中的风险低于 A 型主动脉夹层,但 B 型主动脉夹层手术后发生脑卒中也常有报道。Wilkinson 等报道了 72 例 B 型主动脉夹层患者,其中 24 例行开胸手术,49 例行血管内治疗,术后有 7 例发生脑卒中,此外截瘫患者 4 例。脑卒中发生率达9.7%,慢性 B 型夹层术后脑卒中发生率相对较低,Thrumurthy 等对慢性 B 型主动脉夹层行胸主动脉腔内修复术(thoracic endovascular aortic repair,TEVAR)治疗的患者进行的一项荟萃分析显示,这些慢性患者行 TEVAR 术后脑卒中发生率仅 0.82%(4/489)。近端支架联合远端金属裸支架植入术治疗 B 型夹层,术后脑卒中发生率为 2.7%(3/108)。胸部覆膜支架合并远段裸金属夹层支架技术治疗 B 型夹层(含急性期和慢性期)术后脑卒中发生率达 7.5%(3/40),此外 TIA 和截瘫各 2.5%(1/40)。

表 9-12　血管内治疗 B 型主动脉夹层术后脑卒中

作者	发表年	夹层病例数	脑卒中 n(%)	备注
谷涌泉	2012	83	0(0%)	
竺挺	2008	117	1(0.85%)	
Guangqi C	2009	72	3(4.2%)	
Qin	2013	152	2(1.31%)	
Shu	2011	45	0(0%)	
Ehrlich	2013	29	2(6.89%)	
师天雄	2012	55	1(1.81%)	急性主动脉夹层
赵海鹏	2012	24	0	支架象鼻技术
董智慧	2009	650	3	含慢性夹层 202 例
Thrumurthy	2011	475	7	慢性主动脉夹层
Guangqi C	2009	49	1(0.90%)	慢性主动脉夹层

2. 血管内治疗 B 型主动脉夹层导致术后缺血性脑卒中的原因　根据 B 型主动脉夹层自身以及手术特点,术后发生脑卒中的原因包括下面几个方面。

(1)移植物覆盖优势左椎动脉患者的左锁骨下动脉,引起椎动脉急性闭塞。

(2)主动脉弓部斑块或附壁血栓脱落,引起脑栓塞。

(3)术中控制性降压或术中低血压时间过长,引起的脑部低灌注。唐骁等报道了 3 例 B 型主动脉夹层术后脑卒中与控制性加压过长以及低血压有关。

(4)空气栓塞:唐骁等报道了 1 例因空气栓塞导致 B 型主动脉夹层腔内治疗术后脑卒中。

3. 预防 B 型主动脉夹层术后脑卒中的措施　可以针对上述原因进行预防,从而降低术后缺血性脑卒中的发生率。

(1)尽量避免使用移植物覆盖左锁骨下动脉。在 B 型主动脉夹层血管内治疗中有学者倾向于直接覆盖左锁骨下动脉开口以防止内漏,Melissano 等认为左锁骨下动脉覆盖导致的脑卒中是偶发事件。从解剖学角度分析,只要患者颅底 Willis 环完整,左锁骨下动脉封闭后,脑血供可通过 Willis 环进行调整,不会影响脑供血,目前尚无远期随访的证据证明封闭左锁骨下动脉在缺血性脑卒中的发病中影响不大。

(2)为避免栓子脱落造成脑栓塞,术前应通过影像学检查严格筛选患者。手术中全身肝素化,在 EVGE 中可通过在主动脉分支处置放滤网,防止脱落的斑块栓塞脑血管。

(3)手术过程中,尽量缩短手术时间,排空导管和传送器等手术器械中的空气,有助于预防气泡栓塞所致脑卒中。

(4)减少术中低血压时间。维持平均动脉压于 90～100mmHg 的相对高血压状态以改善神经系统的灌注,从而避免脑卒中的发生。

(三)主动脉夹层手术后脊髓缺血性损害

广义上的卒中含义包括脊髓缺血(缺血性脊髓病),临床上表现为截瘫。因此本节讨论主动脉夹层术后脊髓缺血性损害。胸腹主动脉手术治疗容易合并脊髓缺血,Stone 等报道胸主动脉腔内治疗后脊髓缺血发病率达 6.7%,而开胸手术的患者中脊髓缺血的发病率更高,达到 8.6%。文献报道 A 型主动脉夹层术后脊髓缺血或截瘫发生率介于 2%～14%(表9-13),而 B 型主动脉夹层术后脊髓缺血或截瘫发生率明显低于 A 型(表9-14)。

脊髓缺血的发生与脊髓动脉阻塞或低灌注有关。脊髓的滋养动脉主要有脊髓前、后动脉。脊髓前动脉在第 4 胸髓节及第 1 腰髓节较细,造成脊髓血供的节段性。颈段脊髓血运主要来源于椎动脉。胸段脊髓前动脉又名大前髓动脉,主要来源于肋间动脉,其中最重要的 1 根肋间动脉称为根最大动脉(Adamkiewicz 动脉)。因此在胸主动脉夹层的腔内治疗中,最易受到缺血损伤的是 Adamkiewicz 动脉供血的胸段脊髓。

表 9-13　A 型主动脉夹层术后截瘫或脊髓缺血的发生

作者	发表年	病例数	截瘫例数	截瘫发生率	备注
尚蔚	2011	252	5	2%	
Gaul	2007	99	14	14%	
谷天洋	2012	47	1	2.12%	
孙立忠	2004	40	1	2.5%	

表 9-14　B 型主动脉夹层术后截瘫的发生

作者	发表年	病例数	截瘫例数	截瘫发生率	备注
Lombardi	2012	40	1	2.5%	胸部覆膜支架合并远段裸金属夹层支架
Thrumurthy	2011	447	2	0.4%	慢性夹层患者
赵海鹏	2012	24	0	0	支架象鼻技术

预防脊髓缺血的措施:

(1)选择合适长度的移植物,对预防 EVE 术后截瘫或轻瘫的发生具有决定性作用。移植物长度的要求:既要完全封闭内膜破口,又要尽量避免隔绝 Ts～L3 节段的 Adamkiewicz 动脉。选用长度为 8～10cm 的移植物是较为安全的。

(2)脑脊液引流(CSFD),可显著降低脊髓供血灌注压(spinal cord per-fusion pressure,SCPP),维持良好的脊髓血供。术后继续进行 CSFD 可防治因缺血再灌注损伤、脊髓水肿等造成的截瘫或轻瘫。Tiesen-hausen 等报道 1 例胸主动脉瘤 EVGE 术后迟发性截瘫,经 CSFD 治疗后完全恢复,并主张在长段 TAD 的 EVGE 中常规行预防性 CSFD。

（3）大量糖皮质激素、选择性中枢神经系统钙通道阻滞剂和氧自由基清除剂等可以防治脊髓缺血再灌注损伤。低温麻醉和巴比妥盐的应用,能通过降低脊髓的代谢率,降低 TAD 术后发生截瘫或轻瘫的危险性。

（曹贵方）

参 考 文 献

1. Canaud L,Patterson BO,Peach G,et al. Systematic review of outcomes of combined proximal stent grafting with distal bare stenting for management of aortic dissection. J Thorac Cardiovasc Surg,2013,145(6):1431-1438.

2. Wilkinson DA,Patel HJ,Williams DM,et al. Early Open and Endovascular Thoracic Aortic Repair for Complicated Type B Aortic Dissection. Ann Thorac Surg,2013,96(1):23-30.

3. Matsushita A,Tabata M,Fukui T,et al. Outcomes of contemporary emergency open surgery for type A acute aortic dissection in elderly patients. J Thorac Cardiovasc Surg,2013[Epub ahead of print].

4. Stamou SC,Kouchoukos NT,Hagberg RC,et al. Differences in clinical characteristics,management,and outcomes of intraoperative versus spontaneous acute type A aortic dissection. Ann Thorac Surg,2013,95(1):41-45.

5. Thrumurthy SG,Karthikesalingam A,Patterson BO,et al. A systematic review of mid-term outcomes of thoracic endovascular repair (TEVAR) of chronic type B aortic dissection. Eur J Vasc Endovasc Surg,2011,42(5):632-647.

6. 尚蔚,刘楠,闫晓蕾,等. A 型主动脉夹层手术后早期并发症分析. 心肺血管病杂志,2011,30(3):183-186.

7. 贡鸣,张宏家,王晓龙,等. 左颈总动脉至左锁骨下动脉转流加支架象鼻术治疗复杂 Stanford B 型主动脉夹层. 心肺血管病杂志,2012,31(5):506-508.

8. Bobadilla JL,Wynn M,Tefera G,et al. Low incidence of paraplegia after thoracic endovascular aneurysm repair with proactive spinal cord protective protocols. J Vasc Surg,2013,57(6):1537-1542.

9. Guangqi C,Xiaoxi L,Wei C,et al. Endovascular repair of Stanford type B aortic dissection:early and mid-term outcomes of 121 cases. Eur J Vasc Endovasc Surg,2009,38(4):422-426.

10. Misfeld M,Leontyev S,Borger MA,et al. What is the best strategy for brain protection in patients undergoing aortic arch surgery? A single center experience of 636 patients. Ann Thorac Surg,2012,93(5):1502,1508.

11. Lombardi JV,Cambria RP,Nienaber CA,et al. Prospective multicenter clinical trial (STABLE) on the endovascular treatment of complicated type B aortic dissection using a composite device design. J Vasc Surg,2012,55(3):629-640. e2.

12. 谷涌泉,郭连瑞,齐立行,等. B 型主动脉夹层 98 例报告. 中国微创外科杂志,2012,12(8):675-677,686.

13. 竺挺,陈斌,杨珏,等. Standford B 型主动脉夹层的腔内治疗. 中国临床医学,2008,15(6):746-749.

14. 谷天祥,于洋,师恩祎,等. "改良"次全弓置换加支架象鼻手术治疗 Stanford A 型主动脉夹层. 中国胸心血管外科临床杂志,2012,19(01):4-7.

15. Gallo A,Davies RR,Coe MP,et al. Indications,timing,and prognosis of operative repair of aortic dissections. Semin Thorac Cardiovasc Surg,2005,17(3):224,235.

16. Matsushita A,Tabata M,Fukui T,et al. Outcomes of contemporary emergency open surgery for type A acute aortic dissection in elderly patients. J Thorac Cardiovasc Surg,2013 [Epub ahead of print].

17. Suehiro K,Pritzwald-Stegmann P,West T,et al. Surgery for acute type a aortic dissection a 37-year experience

in Green Lane Hospital. Heart Lung Circ,2006,15(2):105-112.

18. Thrumurthy SG,Karthikesalingam A,Patterson BO,et al. A systematic review of mid-term outcomes of thoracic endovascular repair (TEVAR) of chronic type B aortic dissection. Eur J Vasc Endovasc Surg,2011,42(5): 632-647.

19. Lombardi JV,Cambria RP,Nienaber CA,et al. Prospective multicenter clinical trial (STABLE) on the endo-vascular treatment of complicated type B aortic dissection using a composite device design. J Vasc Surg,2012, 55(3):629-640. e2.

20. Qin YL,Deng G,Li TX,et al. Treatment of acute type-B aortic dissection:thoracic endovascular aortic repair or medical management alone? JACC Cardiovasc Interv,2013,6(2):185-191.

21. Lu Q,Feng J,Zhou J,et al. Endovascular repair of ascending aortic dissection:a novel treatment option for pa-tients judged unfit for direct surgical repair. J Am Coll Cardiol,2013,61(18):1917-1924.

22. Shu C,He H,Li QM,et al. Endovascular repair of complicated acute type-B aortic dissection with stentgraft: early and mid-term results. Eur J Vasc Endovasc Surg,2011,42(4):448-453.

23. Ehrlich MP,Rousseau H,Heijmen R,et al. Midterm results after endovascular treatment of acute,complicated type B aortic dissection:the Talent Thoracic Registry. J Thorac Cardiovasc Surg,2013,145(1):159-165.

24. Williams ML,Ganzel BL,Slater AD,et al. Antegrade versus retrograde cerebral protection in repair of acute as-cending aortic dissection. Am Surg,2012,78(3):349-351.

25. Stone DH,Brewster DC,Kwolek CJ,et al. Stent-graft versus open-surgical repair of the thoracic aorta:mid-term results. J Vasc Surg,2006,44(6):1188-1197.

26. Hata M,Sezai A,Yoshitake I,et al. Clinical trends in optimal treatment strategy for type A acute aortic dissec-tion. Ann Thorac Cardiovasc Surg,2010,16:228-235.

27. Svensson LG,Blackstone EH,Rajeswaran J,et al. Does the arterial cannulation site for circulatory arrest influ-ence stroke risk? Ann Thorac Surg,2004,78(4):1274-1284.

28. 贾在申,张慧萍,许卫民,等. 不同腋动脉插管方法在 StanfordA 型主动脉夹层手术中的应用. 中国胸心血管外科临床杂志,2012,19(01):26-30.

29. 赵海鹏,孙立忠,朱俊明,等. 术中支架象鼻技术治疗 Stanford B 型主动脉夹层. 中华胸心血管外科杂志,2012,28(12):721-724.

30. 董智慧,符伟国,王玉琦,等. Stanford B 型主动脉夹层腔内修复术后发生夹层及手术相关性死亡 12 例分析. 上海医学,2009,32(12):1070-1073.

31. 王冕,常光其,王深明,等. StanfOrd A 型主动脉夹层的腔内修复术后并发症分析. 中国血管外科杂志(电子版),2012,4(4):225-228.

32. 孙立忠,刘志刚,常谦,等. 主动脉弓替换加支架"象鼻"手术治疗 Stanford A 型主动脉夹层. 中华外科杂志,2004,42(13):812-816.

第十章　心力衰竭以及心源性休克与脑卒中

一、概述

(一)定义

心力衰竭(Heart Failure)是各种心脏病发展到一定程度时所共有的特征性表现。是指各种原因造成心脏的结构和(或)功能异常,损害了心室的充盈和(或)射血能力而导致的复杂的临床综合征,同时伴有神经内分泌异常激活以及心肌重构等分子机制异常,导致衰竭的心脏呈进展性恶化。心力衰竭的主要表现是运动耐力下降所造成的呼吸困难和乏力,以及液体潴留引起的肺部或内脏充血和(或)外周水肿。

心源性休克(cardiogenic shock)是心力衰竭最严重和复杂的情况,是心功能严重损伤的结果。指由各种原因引起的心脏泵血功能严重障碍,导致急性组织灌注不足而产生的临床综合征。心源性休克的血流动力学改变包括持续性低血压(收缩压 <90mmHg,,或收缩压较基线水平下降 >30mmHg,持续 30 分钟以上)、肺动脉楔压大于 18mmHg、心脏指数小于 2.2L/(min·m²)。临床主要表现为低血压伴随组织灌注不足,包括意识障碍、少尿、四肢湿冷等。

(二)分类

心力衰竭可由收缩性或舒张性心功能不全发展而致。根据心室射血分数(ejection fraction)保留(EF≥50%)或降低(EF≤40%),将心力衰竭分为射血分数保留的心力衰竭(heart failure preserved ejection fraction,HFPEF),也称收缩性心力衰竭,和射血分数降低的心力衰竭(heart failure reduced ejection fraction,HFREF),也称舒张性心力衰竭。收缩性心力衰竭的主要机制是心肌收缩功能受损,左或右心室射血分数下降,心室排空不足,舒张末期容积和压力增加,引起进行性泵衰竭。舒张性心力衰竭的主要机制是心室顺应性的降低,引起心室充盈受限,导致心室松弛时间延长,改变了心室充盈的模式,射血分数可正常或增加。

根据心力衰竭发生的时间、速度以及严重程度可分为急性心力衰竭和慢性心力衰竭。急性心力衰竭是指新发生的失代偿性心力衰竭或慢性心力衰竭急性失代偿,患者的临床症状严重,血流动力学极不稳定,表现为急性肺水肿、急性呼吸衰竭、恶性心律失常甚至心源性休克,需要住院紧急救治。慢性心力衰竭具有复杂多变的临床表现,主要症状是呼吸困难和乏力,运动耐力下降,液体潴留,导致肺淤血和外周水肿。实际上,急性和慢性心力衰竭构成了心力衰竭的自然病史,心力衰竭的病程就是急性加重和慢性稳定相交替的连续过程。

(三)分期和心功能分级

美国 ACCF/AHA(美国心脏病心脏病学会基金会/美国心脏学会)根据心力衰竭发生、发展的过程将其分为 A、B、C、D 四期。A 期:有心力衰竭的危险因素,但尚未出现心脏结构与功能异常;B 期:心脏结构和(或)功能发生了异常,但尚未出现心力衰竭的临床症状;C 期:心脏结构和(或)功能异常,既往或当前有心力衰竭的症状;D 期:需要特殊干预的难治性心力衰竭。

纽约心功能分级(NYHA)是基于患者的临床症状与全身功能状态来对心脏病患者进行心功能分期,其适用于已有心脏病的患者。Ⅰ级:正常体力活动下,无心力衰竭的症状;Ⅱ级:心力衰竭症状在正常体力活动下出现,但随休息而消失;Ⅲ期:症状在低于正常体力活动下出现,但随休息而消失;Ⅳ期:症状在休息时出现。

ACCF/AHA的心力衰竭分期和NYHA的心功能分级从不同角度对心力衰竭的病程和病情进行描述,能提供关于心力衰竭存在及其严重程度的有用而互补的信息。ACCF/AHA的心力衰竭分期强调病变的发生和进展,意义在于早期识别发生心力衰竭的危险因素和心脏结构改变,力争及早干预,降低心力衰竭的发病率和死亡率。而NYHA心功能分级的重点则是运动能力和疾病的症状状态,反映了患者短期内病情轻重变化,对临床治疗有指导意义。两者对应关系见表10-1。

二、流行病学

(一)患病率

心力衰竭造成的公共卫生负担非常沉重,根据2010年美国心脏病学会估计,心力衰竭患者已达580万,每年因心力衰竭死亡的人数达到28.3万。我国于2000年进行的大规模人群调查显示,我国心力衰竭总患病率为0.9%,女性患病率高于男性,北方及城市人群患病率高于南方和农村人群,且心力衰竭患病率随年龄而逐渐增加。美国的佛明翰研究提示65岁以上人群的患病率为4.5%,是55岁以下人群患病率的4倍以上。来自西方具有可比性的资料还提示,心力衰竭的患病率近年仍呈增加趋势。

表 10-1 心力衰竭的分期和心功能分级

ACC/AHA 心力衰竭分期	NYHA 心功能分级
A 期:有心力衰竭高危因素,但尚未出现心脏结构与功能异常	
B 期:心脏结构和(或)功能发生了异常,但尚未出现心力衰竭的临床症状	Ⅰ级:正常体力活动下,无心力衰竭的症状
C 期:心脏结构和(或)功能异常,既往或当前有心力衰竭的症状	Ⅱ级:心力衰竭症状在正常体力活动下出现,但随休息而消失
D 期:需要特殊干预的难治性心力衰竭	Ⅲ期:症状在低于正常体力活动下出现,但随休息而消失
	Ⅳ期:症状在休息时出现

(二)发病率

虽然在过去的几十年中,美国心力衰竭的发病率一直保持稳定,但每年新诊断的病例仍大于65万例。心力衰竭发病率随年龄而升高,从60到69岁的约20例/1000人升高到85岁以上的大于80例/1000人。我国台湾学者通过医疗保险系统的研究表明,台湾地区总的心力衰竭发病率:2.71/1000人年,其中45~49岁发病率为1.09/1000人年,而75岁及以上者发病率达到35.5/1000人年,发病率随年龄增加趋势明显。目前,中国内地还没有心力衰竭发病率的资料。

（三）病因及危险因素

心力衰竭的病因多样,任何引起心脏损害的原因最终都可导致心力衰竭,据日本的一项基于医院的研究显示,引起心力衰竭的病因中,冠心病占 51.1%,瓣膜病占 35.5%,扩张型心肌病占 9.9%,肥厚性心肌病占 4.0%,高血压心脏病占 2.3%。我国上海的一项研究对比了 1980、1990、2000 年的共 2178 名住院心力衰竭患者,病因分析提示,心力衰竭的首要病因已经从 1980 年的风湿性心脏瓣膜病转变为 2000 年的冠心病。如表 10-2。

表 10-2　上海市 1980 年、1990 年、2000 年 2178 例住院患者
心力衰竭病因构成（%）

病因	1980 年	1990 年	2000 年
风湿性瓣膜病	46.8%	24.2%	8.9%
冠心病	31.1%	40.6%	55.7%
高血压	8.5%	10.3%	13.9%
扩张性心肌病	6.0%	6.9%	7.5%
其他	7.6%	18.0%	14.0%

心力衰竭的不可改变危险因素包括:①年龄:随着年龄的增加,心力衰竭的发病率明显增加。②性别:西方的各研究均提示女性心力衰竭发病率较男性低,我国以往的资料得出相反的结论,而 2007 年新疆的关于心力衰竭患病率的调查显示男性的患病率(8.4‰)高于女性(6.0‰)。其原因可能是以往我国风湿性心脏病是心力衰竭的主要病因,而女性更易患风湿性心脏病,但随着风湿热的控制和生活方式的改变,冠心病成为心力衰竭的主要病因,这也造成了性别差异的变化。③种族:在美国,黑人男性心力衰竭的发病率最高,白人女性最低,5 年死亡率黑人明显高于白人。我国新疆地区各民族心力衰竭的患病率也存在差异,汉族人群患病率(0.74%)低于哈萨克族(2.40%)和维吾尔族(1.85%)。

心力衰竭的可改变危险因素包括:①高血压:大部分心力衰竭的患者患有高血压,高血压不仅直接损害心脏,而且是冠心病的重要危险因素,直接或间接增加心力衰竭的风险达 2~3 倍。②冠心病:是心力衰竭发病中最重要的原因。美国的 NHANCE-1 研究显示,冠心病使心力衰竭的风险增加 7.11 倍,其中 61.1% 心力衰竭可归因于冠心病。③糖尿病:是心力衰竭的重要危险因素,糖尿病患者中,糖化血红蛋白每增加 1%,因心力衰竭加重而住院和死亡的风险增加 8%~16%。④瓣膜性疾病:虽然风湿性瓣膜病在我国心力衰竭病因中所占的比例在下降,但在 2000 年仍高达 18.6%,且非风湿性瓣膜病在心力衰竭病因构成中呈增加趋势。⑤其他危险因素:包括与生活方式相关的代谢综合征、吸烟、酗酒、高盐饮食等均与心力衰竭的发生相关。

（四）心力衰竭与脑卒中的关系

心力衰竭预后差,病死率高,1 年的死亡率为 20%,5 年的死亡率高达 50%,存活者的生活质量很低,常因心力衰竭急性失代偿而反复入院,且心力衰竭的诊断和治疗费用高昂,给家庭和社会造成了沉重的经济负担,据估计美国目前每年用于治疗心力衰竭的总费用高达 392 亿,约占心血管病治疗费用的 8%。

心力衰竭易并发多种疾病,其中脑卒中是其重要的中枢神经系统并发症之一。早期的佛明翰研究,及近年的一项队列研究均显示,心力衰竭患者脑卒中的发病率是无心力衰

竭者的 2～3 倍。一篇关于 15 项临床研究和 11 项队列研究的 meta 分析显示,心力衰竭确诊后第一年,脑卒中的发病率为 18‰,5 年脑卒中的发病率升至 47‰。一项前瞻性基于人口学的鹿特丹筛查研究显示,患者在确诊心力衰竭 1 个月内,缺血性脑卒中的发病风险增加 5.79 倍(经年龄和性别校正后的风险比 HR:5.79,[95% CI:2.15～15.62]),但 6 个月后发病风险又降至正常水平。一项回顾性研究提示,心力衰竭后脑卒中的发生率约为 9%。该研究也显示,合并心力衰竭的患者发生脑卒中后,尚有 9%～10% 的患者再发卒中。另外的两项研究也提示,心力衰竭后脑卒中的患者与未合并心衰的卒中患者相比,再发卒中的风险增加 2 倍。以上关于心力衰竭后脑卒中的发病率及再发率因研究类型、人口学以及心衰诊断标准等的不同而存在差异,但各研究均提示,心力衰竭明显增加脑卒中的发病率和再发率,对心力衰竭患者进行脑卒中的预防已刻不容缓,降低心衰患者脑卒中的发病率,将有效提高心衰患者的生存质量,节省医疗资源,提高卫生经济效益。

三、心衰与心源性休克并发脑卒中的风险及机制

心力衰竭与心源性休克并发脑卒中主要以缺血性卒中为主,其发生机制复杂,并具有多因素参与的特征。

1. 神经内分泌异常导致高凝状态　心力衰竭与心源性休克发生后出现血流动力学紊乱,机体的交感-肾上腺素系统及肾素-血管紧张素-醛固酮系统激活,通过内皮素、心钠素以及加压素的分泌作用,增加血小板聚集,降低纤维蛋白溶解,使机体处于高凝状态,促进血栓的形成。心力衰竭诊断后 30 天之内脑卒中的发病率明显增高,也说明心衰早期的高凝和易栓状态增加了卒中的风险。

2. 心排血量不足导致脑低灌注　左室射血分数下降,使循环血量减少,导致脑血管灌注不足,这是造成低灌注相关脑卒中的主要原因。有报道认为,左室射血分数低于 28% 的患者发生脑卒中的风险最高,左室射血分数的绝对值每下降 5%,卒中发生的风险就增加 18%。另有研究发现,存在颈动脉狭窄的卒中患者中,左室射血分数 ≤35% 组较正常组梗死灶面积明显增大,因此推测,颈动脉狭窄与左室收缩功能障碍共同导致了低灌注相关脑卒中,并建议修订脑卒中 TOAST 分型标准,将该类型作为卒中的亚型之一。

3. 心律失常导致脑栓塞事件　心房颤动导致的附壁血栓形成是脑栓塞的主要栓子来源,房颤是脑卒中的独立危险因素,可使缺血性卒中的风险增加 4～5 倍,同时导致卒中患者生活质量差,住院次数增加及病死率增高。约 1/3 的心力衰竭患者并发房颤,房颤已成为心力衰竭患者并发脑卒中的预测因子。

4. 炎症反应破坏血管内皮　心衰发生后,颅内心血管中枢和外周血管中的炎症相关反应增强,包括核因子(NF-κb)表达增加,环氧合酶-2(COX-2)活性增强,前列腺素 E2 生成增多,活性氧族过度激活,INF、IL-1、IL-6 等炎性因子产生增多,造成一系列血管内皮损伤的机制,诱导 NO 合成减少、NO 降解增加、内皮素-1 合成增多等,促进了血小板的聚集和活化,导致血栓形成。

5. 其他原因　有研究发现高龄、既往有脑卒中病史以及有糖尿病病史的心衰患者更易发生脑卒中,对这部分患者更应当加强脑卒中的预防。目前,对于心力衰竭后出血性脑卒中的研究,主要是由于使用抗凝及抗血小板聚集药物造成的出血风险增加,心力衰竭本身尚未发现能够独立增加出血性卒中的风险。

四、心力衰竭与心源性休克后脑卒中的临床表现

心力衰竭或心源性休克导致的脑卒中多为大面积梗死,双侧皮层多发散在梗死灶,双侧对称的边缘带梗死或分水岭梗死。临床表现多样,轻者表现为构音障碍、反应迟钝、肢体轻瘫、共济失调等,重者可出现昏迷、意识不清、癫痫发作,甚至可进展为脑疝,危及生命。

栓子脱落造成的脑栓塞常起病急骤,病情进展迅速,病变范围大,症状重,意识障碍及癫痫的发生率高于脑血栓形成。脑栓塞可引起贫血性、出血性或混合性梗死,发生出血性梗死较常见,约占30%~50%。尚有部分患者表现为双侧大脑半球,前后循环系统相继或同时出现的多发散在小梗死灶,早期症状不典型,轻微甚至无症状,需完善头颅 MRI 明确诊断。

心排血量不足造成的低灌注性脑梗死根据受累血管部位的不同分为皮质型和皮质下型。皮质型梗死位于各大动脉的皮层支之间,主要累及额、顶、枕叶的大脑皮层,临床上可表现为偏瘫、偏身感觉障碍、偏盲、精神症状、运动及感觉性失语、体象障碍等。皮质下型梗死位于大动脉的皮层支与深穿支之间,主要累及基底节,内囊及侧脑室体部,临床表现以偏瘫、偏盲、偏身感觉障碍为主。此外,后循环的分水岭梗死主要表现为小脑及脑干受损的表现,如眩晕、眼震、共济失调、瞳孔不等大、对光反应异常、眼肌麻痹、延髓性麻痹及意识障碍等。

五、心衰与心源性休克并发脑卒中后的临床处理

心力衰竭,尤其是心源性休克发生时,心功能严重受损,心排血量明显下降,造成低血压和脑灌注不足。并发脑卒中后首要问题是纠正低血压、补充有效循环血量,改善脑灌注不足。但由于心功能严重低下,心脏不能承受大量补液带来的循环负荷,使治疗非常困难。在血流动力学监测下补液相对安全。通常采用"边补(适当补充胶体液)边(应用利尿剂)"的措施,在保证血容量和维持正常脑灌注压的同时,又要避免前后负荷过重。若为大面积脑梗死,出现脑水肿,甚至脑疝的危急情况,需给予脱水降低颅内压治疗。但脱水治疗势必影响血压,并增加循环负荷,此时,需在密切监测血压及中心静脉压的情况下给予脱水治疗,同时应用多巴胺、多巴酚丁胺等增强心肌收缩力,维持血压的药物作为保障。总之,心衰与心源性休克后并发脑卒中是极其复杂、矛盾的临床状况,需谨慎斟酌利弊,采取个体化的综合性治疗措施。

六、心衰与心源性休克后脑卒中对心功能的影响

脑卒中后部分患者会产生"脑心综合征",可出现心电图改变、心律失常、心肌酶升高、左室收缩和舒张功能障碍以及心肌收缩带坏死等,加重原有心脏的损害,即使无上述典型特征,脑卒中仍会对心脏产生不同程度的负面影响。其机制考虑为:①脑卒中后机体处于应激状态,交感-肾上腺素系统激活,心肌细胞代谢增加,心衰症状加重;②脑卒中后影响颅内位于下丘脑、延髓、边缘叶等部位的心血管中枢,使其调节功能异常,引起心律失常,血压升高,进一步加重心脏负担;③脑卒中后炎症反应增强,炎性因子表达增加,对心肌细胞产生毒害作用,促进心肌重构。因此,心力衰竭与脑卒中相互影响,互为因果,形成恶性循环。

七、心衰与心源性休克致脑卒中的预防

改善心功能,纠正血流动力学紊乱是心衰与心源性休克发生后预防脑卒中的最重要环节。心力衰竭后的神经内分泌异常激活,造成高凝状态,并发的心律失常促进栓子的形成。

纠正血流动力学紊乱,阻断栓子来源是心衰后脑卒中预防的重要内容。对于合并房颤或瓣膜性疾病等血栓栓塞风险高的患者,给予抗凝治疗预防脑栓塞,已得到众多研究及指南的推荐,但对于正常心律的心衰患者给予抗血小板聚集或抗凝治疗仍存在争议。近期的两项meta分析均提示对于心律正常的心力衰竭患者抗凝治疗并未显示明显优势,虽然抗凝治疗在一定程度上降低了缺血性卒中的风险,但却增加了主要出血事件的风险,因此要对患者进行总体风险-获益的评估,对于出血风险高的患者,建议给予阿司匹林抗栓治疗,而对于血栓栓塞风险高的患者则给予华法林抗凝。但在一项以慢性心力衰竭患者死亡和非致死性心梗和脑梗死为终点的研究中,华法林、氯吡格雷、阿司匹林三者的一级终点无明显优劣之分。

在慢性心衰治疗过程中,多采用常规给予β受体阻滞剂,血管紧张素转换酶抑制剂等药物调节神经内分泌紊乱。但最近一项研究发现,应用β受体阻滞剂组脑卒中的发病率是未使用组的3.58倍。另外两项在高血压患者的研究中也得出类似结论,虽然该研究未评估种族和人口学差异,但仍提示在心衰的治疗中需评估患者的心律、心输出量、血压、脑灌注压以及糖尿病等风险,决定β受体阻滞剂的使用及剂量。

心衰与心源性休克在脑卒中预防中的重要性越来越受到人们的关注,然而,既往的研究多基于有关心衰与心源性休克研究的亚组分析,脑卒中仅为次级终点,无论是回顾性分析或meta分析,尚缺乏对心力衰竭的统一定义、分类、分期以及脑卒中的分型研究,因此,结论的可靠性尚待今后大型前瞻性、多中心、细化分类和精确终点研究的验证。

(乔曼丽 冯立群)

参 考 文 献

1. Hunt SA,Abraham WT,Chin MH,et al. 2009 Focused update incorporated into the ACC/AHA 2005 guidelines for the diagnosis and management of heart failure in adults:a report of the American College of Cardiology Foundation/American Heart Association Task Force on Practice Guidelines. Circulation,2009,119:e391-479.

2. The Criteria Committee of the New York Heart Association. Nomenclature and criteria for diagnosis of diseases of the heart and great vessels,9th ed. Boston:Mass Little & Brown,1994.

3. Go AS,Mozaffarian D,Roger VL,et al. Heart disease and stroke statistics-2013 update:a report from the American Heart Association. Circulation,2013,127:e6-245.

4. Curtis LH,Whellan DJ,Hammill BG,et al. Incidence and prevalence of heart failure in elderly persons,1994-2003. Arch Intern Med,2008,168:418-424.

5. Roger VL,Weston SA,Redfield MM,et al. Trends in heart failure incidence and survival in a community-based population. JAMA,2004,292:344-350.

6. Katz AM,Konstam MA. Heart failure. Pathophysiology,molecular biology,and clinical management. 2nd ed. Philadelphia:Lippincott Williams &Wilkins,2009.

7. Hochman JS,Ohman EM. Cardiogenic shock. New Jersey:Wiley-Blackwell,2009.

8. American Heart Association. Heart disease and stroke statistics-2005 update. Available an:www. american-heart. org,2005.

9. College of Cardiology,and the European Society of Cardiology. Circulation,2007,116:2216-2233.

10. Kasper EK,Agema WR,Hutchins GM,et al. The causes of dilated cardiomyopathy:a clinicopathologic review of 673 consecutive patients. J Am Coll Cardiol,1994,23(3):586-590.

11. Lip G,Gibbs C. Does heart failure confer a hypercoagulable state? Virchow's Triad revisited. J Am Coll Cardiol,1999,33:1424-1426.

12. Lorenzo FD,Newberry D,Scully M,et al. Low molecular weight heparin (bemiparin sodium) and the coagula-

tion profile of patients with heart failure. Am Heart J,2002,143:e3.

13. Pullicino P,Mifsud V,Wong E,et al. Hypoperfusion-related cerebral ischemia and cardiac left ventricular systolic dysfunction. J Stroke Cerebrovasc Dis,2001,10(4):178-182.

14. Go AS,Hylek EM,Phillips KA,et al. Prevalence of diagnosed atrial fibrillation in adults:national implications for rhythm management and stroke prevention:the AnTicoagulation and Risk Factors in Atrial Fibrillation (ATRIA) Study. JAMA,2001,285:2370-2375.

15. Wolf PA,Abbott RD,Kannel WB. Atrial fibrillation as an independent risk factor for stroke:the Framingham Study. Stroke,1991,22:983-988.

16. Stewart S,HartCL,Hole DJ,et al. A population-based study of the long-term risks associated with atrial fibrillation:20-year follow-up of the Renfrew/Paisley study. Am J Med,2002,113:359-364.

17. Chamberlain AM,Redfield MM,Alonso A,et al. Atrial fibrillation and mortality in heart failure:a community study. Circ Heart Fail,2011,4:740-746.

18. Tousoulis D,Charakida M,Stefanadis C. Inflammation and endothelial dysfunction as therapeutic targets in patients with heart failure. Int J Cardiol,2005,100:347-353.

19. Di Napoli M,Papa F. Inflammation,blood pressure,and stroke:an opportunity to target primary prevention? Curr Hypertens Rep,2005,7:44-51.

20. Ingelsson E,Arnlov J,Sundstrom J,et al. Inflammation,as measured by the erythrocyte sedimentation rate,is an independent predictor for the development of heart failure. J Am Coll Cardiol,2005,45:1802-1806.

21. McMurray JJ,Adamopoulos S,Anker SD,et al. (2012) ESC guidelines for the diagnosis and treatment of acute and chronic heart failure 2012:The Task Force for the Diagnosis and Treatment of Acute and Chronic Heart Failure 2012 of the European Society of Cardiology. Developed in collaboration with the Heart Failure Association (HFA) of the ESC. Eur J Heart Failure,2012,14:803.

22. Lip GY,Ponikowski P,Andreotti F,et al. (2012) Thrombo-embolism and antithrombotic therapy for heart failure in sinus rhythm. A Joint Consensus Document from the ESC Heart Failure Association and the ESC Working Group on Thrombosis. Eur J Heart Fail,2012,14:681-695.

23. Hirsh J, Fuster V, Asell J, et al. American Heart Association/American College of Cardiology Foundation (2003) American Heart Association/American College of Cardiology Foundation guide to warfarin therapy. J Am Coll Cardiol,2003,41:1633-1652.

24. Rengo G,Pagano G,Squizzato A,et al. Oral anticoagulation therapy in heart failure patients in sinus rhythm:a systematic review and meta-analysis. PLoS One,2013,8(1):e52952.

第十一章　心源性脑卒中的预防

心源性卒中为缺血性卒中的常见类型,约占缺血性卒中的20%。心源性脑卒中与各种心律失常(包括心房颤动、病态窦房结综合征等)、冠状动脉性心脏病(含急性心肌梗死以及冠脉手术)、瓣膜性心脏病(包括风湿性瓣膜病、二尖瓣脱垂、二尖瓣环钙化、主动脉瓣疾病)、先天性心脏病等相关。不同的心脏病理基础,发生脑卒中的机制不尽相同,因此需根据患者的心脏情况制定不同的预防措施。本章主要结合近年国内外关于心源性脑卒中预防相关的研究以及近年国内外发布的指南等进行阐述。

一、心房颤动

心房颤动在我国发病率较高,据我国2004年发表的流行病学调查资料提示心房颤动的人群发病率达0.77%,老年人心房颤动患病率达7.5%,是老年人最常见的心律失常。心源性脑卒中的患者约50%有非瓣膜性房颤病史,无论阵发性房颤还是永久性房颤,均为卒中复发的危险因素。在美国每年有超过75 000例卒中患者是由于心房颤动所致。在所有的心房颤动患者中有脑卒中或TIA的患者发生脑卒中的风险最大。

(一)抗凝治疗在合并心房颤动的脑卒中患者二级预防中的临床证据

国内一项包括北京安贞医院在内的多中心研究显示对于非瓣膜性心房颤动患者,纳入了阿司匹林组369例,华法林组335例。采用华法林抗凝治疗和阿司匹林抗血小板治疗相比,可以使缺血性脑卒中的发病率下降62%(1.8% vs 6.4%),OR值0.38(95% CI 0.147 ~ 0.977)。提示对于心房颤动的患者使用华法林抗凝预防脑卒中的疗效优于阿司匹林。在该研究中阿司匹林治疗的患者仅有轻微出血的9例患者,而华法林组除了18例轻微出血外,有5例发生严重出血(包括3例脑出血和2例消化道出血),发生严重出血的患者INR值均大于3,其中有2例脑出血患者INR值超过4,提示严格控制INR值有可能不增加严重出血。

抗凝治疗除了能够预防心房颤动患者脑卒中的发生,对于已经发生脑卒中和短暂性脑缺血发作(TIA)的心房颤动患者也有预防脑卒中再发的作用。关于国际上合并房颤的脑卒中二级预防的大型多中心临床试验包括欧洲心房颤动试验(European Atrial Fibrillation Trial,EAFT)和意大利的SIFA(Studio Italiano Fibrillazione Atriale)实验。EAFT试验采用抗凝治疗与阿司匹林抗血小板治疗进行比较,对非瓣膜性心房颤动合并新近TIA或小卒中的患者,抗凝药物与阿司匹林比较,预防脑卒中的HR值为0.60,95% CI 0.41 ~ 0.87。提示抗凝治疗用于二级预防的效果也优于阿司匹林。SIFA试验采用的抗血小板药物为吲哚布芬(100 ~ 200mg,每日2次),在随访期华法林和吲哚布芬组致死性或非致死性脑卒中的发生率分别是4%和5%,差异无统计学差异。

评价房颤的心源性卒中患者发生卒中再发的风险常采用CHADS2(Congestive heart failure，Hypertension，Age ≥ 75，Diabetes mellitus，Stroke or TIA history）评分。CHADS2 评分超过 2 分即属于卒中高危患者。

基于 Euro Heart Survey for AF 研究的结果，2010 年欧洲心脏病学学会（ESC）房颤指南提出了新的评分系统——CHA2DS2-VASc 积分，其在 CHADS2 评分基础上将年龄≥75 岁由 1 分改为了 2 分，同时增加了血管疾病、年龄 65～74 岁、性别（女性）3 个危险因素，最高评分达到 9 分。ESC 指南不再强调使用"低危"、"中危"、"高危"用于房颤患者卒中危险程度的描述，而是将房颤的危险因素分为主要危险因素（卒中史或一过性脑缺血发作及年龄≥75 岁）和临床相关的非主要危险因素（心力衰竭、高血压、糖尿病，以及既往指南认为还不明确的危险因素包括女性、年龄 65～74 岁和血管疾病（包括心肌梗死、复合型主动脉斑块以及外周动脉疾病等）。ESC 指南建议直接根据危险因素选择抗栓治疗策略，存在一个主要危险因素或两个以上临床相关的非主要危险因素，即 CHA2DS2-VASc 积分≥2 分者需口服抗凝药物；存在一个临床相关的非主要危险因素，即 CHA2DS2-VASc 积分为 1 分者，口服抗凝药物或阿司匹林均可，但推荐口服抗凝药物；无危险因素，即 CHA2DS2-VASc 积分 0 分者，可服用阿司匹林或不进行抗栓治疗。

（二）国内外指南对于合并心房颤动的脑卒中患者二级预防推荐

2010 年美国心脏病学会（AHA）/美国卒中协会（ASA）指南建议对于缺血性卒中或 TIA 的患者，只要合并房颤，推荐使用维生素 K 拮抗剂进行抗凝，INR 目标值 2.0～3.0（Ⅰ类，A 级证据）。如果患者不能口服抗凝药物，推荐单独口服阿司匹林（Ⅰ类，A 级证据）。对于使用华法林有出血禁忌的患者不推荐阿司匹林和氯吡格雷联用，因为二者联用出血的风险和华法林相似（Ⅲ类，B 级证据）。对于高危的房颤患者如果患者因病情需要暂时中断华法林口服，可给予低分子肝素皮下注射过渡，低分子肝素应该使用全量。

2010 年中国缺血性脑卒中和短暂性脑缺血发作二级预防指南建议：对于心房颤动（包括阵发性心房颤动）的缺血性脑卒中和 TIA 患者，推荐使用适当剂量的华法林口服抗凝治疗，华法林的目标剂量是维持 INR 在 2.0～3.0（Ⅰ级推荐，A 级证据）。对于不能接受抗凝治疗的患者，推荐使用抗血小板治疗氯吡格雷联合阿司匹林。

2012 年美国胸科医师学会（ACCP）指南提出对房颤合并脑卒中或 TIA 的患者抗凝优于抗血小板药物（包含阿司匹林联合氯吡格雷），在抗凝方面，更加推崇达比加群酯口服，认为达比加群酯150mg 每日 2 次优于维生素 K 拮抗剂。ACCP 指南建议对于非出血原因不能耐受口服抗凝药物的患者建议联合使用阿司匹林和氯吡格雷。

（三）心房颤动患者抗凝治疗出血的危险因素

心房颤动患者抗凝治疗出血风险增加的危险因素包括：①既往脑卒中；②高血压，尤其收缩压超过 160mmHg；③心力衰竭；④糖尿病；⑤肝脏或肾脏疾病；⑥贫血；⑦与阿司匹林合用；⑧CT 扫描显示脑白质疏松；⑨磁共振梯度回波扫描显示脑部微出血。

目前评价出血风险采用 HAS-BLED 评分，该评分基于欧洲心脏调查房颤研究和 SPORTIF Ⅲ、SPORTIF Ⅳ 两项临床试验，ESC 指南建议应用 HAS-BLED 出血风险积分 包括高血压、肝肾功能损害、卒中、出血史、INR 波动（INR 不稳定/过高或较少处于治疗范围）、老年（如年龄 >65 岁）、药物（如联用抗血小板药或非甾体类抗炎药）或嗜酒等评价房颤患者的出血风险，积分≥3 分时提示"高危"。出血高危患者无论接受华法林还是阿司匹林治疗，均应谨慎。

二、病态窦房结综合征及心脏起搏器治疗

病态窦房结综合征是引起脑缺血的原因之一,常需要行心脏起搏器治疗,近年陆续有关病态窦房结综合征患者起搏治疗术后脑卒中的报道。Mattioli 等随访了 100 例因病态窦房结综合征而心脏起搏治疗的患者,经过 2 年的随访,18 例发生脑缺血。Greenspon 等随访了 2010 例因病态窦房结综合征而安装心脏起搏器的患者,术后 1 年脑卒中发生率为 2.2%,术后 4 年脑卒中发生率为 5.8%,起搏器模式与脑卒中的发生无关,发生脑卒中的危险因素包括既往有脑卒中或短暂性脑缺血发作、高血压、白种人、既往有栓塞史以及心功能不全等。陆秋芬等人随访了 117 例安装起搏器的患者,其中 7 例发生脑卒中,脑卒中的发生与起搏器模式无关,与原发心律失常有关,心房颤动和房性心动过速者更易发生脑卒中。

Svendsen JH 等对因病态窦房结综合征(SSS)安装心脏起搏器的患者进行平均 4.3 ± 2.5 年随访,AAIR 组患者脑卒中发生率为 6.9%,DDDR 组脑卒中发生率为 6.1%,两组差异无显著性,通过使用 CHADS2 和 CHA2DS2-VASc 评估脑卒中和死亡的风险,CHADS2 对脑卒中和死亡的 HR 值分别为 $1.41(95\% \text{ CI } 1.22 \sim 1.64, P < 0.001)$ 和 $1.46(95\% \text{ CI } 1.36 \sim 1.56, P < 0.001)$,CHA2DS2-VASc 对于脑卒中和死亡的 HR 值分别为 $1.25(95\% \text{ CI } 1.12 \sim 1.40, P < 0.001)$ 和 $1.39(95\% \text{ CI } 1.31 \sim 1.46, P < 0.001)$,即使除外心房颤动的患者,结果仍有意义。提示可以使用 CHADS2 和 CHA2DS2-VASc 来评价行起搏治疗的病态窦房结综合征患者发生脑卒中的风险。

CHADS2 和 CHA2DS2-VASc 等对心房颤动患者是否抗凝具有指导意义,而这些量表也能由于 CHADS2 和 CHA2DS2-VASc 能够预测病态窦房结综合征发生脑卒中的风险,因此可根据 CHADS2 或 CHA2DS2-VASc 分值决定是否予以抗凝治疗。

三、急性心肌梗死

急性心肌梗死患者在 1 年内缺血性脑卒中发病率为 1% ~4%,有冠心病的患者脑梗死的发病率是无冠心病的 5 倍。心肌梗死合并脑卒中的常见原因为心室附壁血栓、颈动脉斑块脱落、心源性休克和心尖部运动障碍。心肌梗死并脑卒中的危险因素包括:前壁心肌梗死、高血压、心房颤动、脑卒中病史、高龄和入院时心率增快。

一组关于心肌梗死患者的随访资料显示,既往脑卒中病史对于 4 年内脑梗死的 HR 值为 $2.38(95\% \text{CI}:1.45 \sim 3.78)$,因此对于已经有脑卒中的心肌梗死患者应该更加注重对于再发脑卒中的预防。

急性心肌梗死的患者如果没有溶栓或支架术等急性再灌注治疗,1/3 的患者在 2 周内会发生心内血栓。如果没有行抗凝治疗,将有 10% 心肌梗死后心内血栓的患者发生脑梗死。有研究显示,对于下壁或前壁急性心肌梗死的患者采用初始肝素抗凝,随后华法林口服抗凝治疗可使心源性卒中发病率由 3% 降至 1%,提示抗凝治疗对于心源性卒中的预防作用。但也有作者持不同意见。如 Udell 等对 10383 例出院时仍存活的心肌梗死患者进行了 4 年的随访研究,结果显示出院时给予华法林抗凝治疗对于脑卒中的 HR 值为 $1.04(95\% \text{ CI}:0.78 \sim 1.37)$,无统计学意义,其对于脑卒中预防的疗效较不如再灌组治疗($HR = 0.80, 95\% \text{ CI}:0.64 \sim 0.98$)、出院时给予阿司匹林($HR = 0.73, 95\% \text{ CI}:0.61 \sim 0.89$)和出院时给予他汀治疗($HR = 0.70, 95\% \text{ CI}:0.57 \sim 0.86$)。

2010 年 AHA/ASA 指南建议对于缺血性卒中或 TIA 患者,出现急性心肌梗死并有超声

心动图或其他心脏影像检查证实的左室栓子形成时,应当进行口服抗凝治疗(INR 目标值 2.5;范围 2.0~3.0)至少 3 个月。

2010 年中国指南建议急性心肌梗死并发缺血性脑卒中和 TIA 的患者应使用阿司匹林,剂量为 75~325mg/d。对于发现有左心室血栓的急性心肌梗死并发缺血性脑卒中或 TIA 的患者推荐华法林抗凝治疗至少 3 个月,最长 1 年。

虽然血脂代谢异常是心肌梗死和脑卒中发病的危险因素,因此有作者提出对于心肌梗死合并脑卒中的患者应强化降脂治疗,但血脂达到何种标准目前尚缺乏循证医学证据。

四、心力衰竭

心力衰竭的患者容易发生脑卒中,尤其是缺血性脑卒中,Witt 等研究了 630 例心力衰竭患者,在平均 4.3 年的随访期内 16% 的患者发生缺血性脑卒中。尤其心力衰竭诊断后 1 个月以内发生脑卒中的风险是普通人群的 17.4 倍。而且心衰后卒中患者与不伴有脑卒中的心力衰竭患者相比,死亡率增加 2.3 倍。Siachos 等评价了 117 例慢性心力衰竭的患者,其中 40 例发现无症状性脑梗死,梗死部位包括丘脑、内囊、基底节和皮层。其中非裔美国人更易患无症状性脑梗死。一项荟萃分析显示对于有心力衰竭的患者,使用华法林作为二级预防药物与阿司匹林对比,能降低脑卒中发生的风险(RR = 0.59,95% CI:0.41~0.85;P = 0.004)。Mujib 报道在窦性心律的慢性心力衰竭患者中,7788 例心力衰竭患者中脑卒中发生 366 例,其中引起脑卒中的独立危险因素包括年龄大于 65 岁、高血压、糖尿病和心脏肥大等。

2010 年 AHA/ASA 指南建议:窦性心律的既往卒中或 TIA 患者,出现表现为收缩功能下降(LVEF≤35%)的心肌病,应用华法林的获益尚未得到证实(新建议)。

五、心肌病

心肌病以及心力衰竭通过增加了左心室内血栓形成的风险从而增加了脑栓塞的风险,此外心力衰竭导致脑组织低灌注也增加了缺血性卒中的风险。Kozdag 等对 72 例临床诊断为扩张型心肌病的患者进行 MRI 检查,发现 25 例合并无症状性脑梗死(SCI),其中对于缺血性扩张型心肌病患者 SCI 检出率为 39%,对于非缺血性扩张型心肌病患者 SCI 检出率为 27%。

2010 年中国指南建议对于有扩张性心肌病的缺血性脑卒中和 TIA 患者,可考虑使用华法林抗凝治疗(控制 INR 在 2.0~3.0)或抗血小板治疗预防脑卒中复发。

2010 年 AHA/ASA 指南建议:窦性心律的既往卒中或 TIA 患者,出现表现为收缩功能下降(LVEF≤35%)的心肌病,应用华法林的获益尚未得到证实(新建议)。对于有心肌病的既往缺血性卒中或 TIA 患者可以考虑用华法林(INR 2.0~3.0)、阿司匹林(81mg,每日一次)、氯吡格雷(75mg,每日一次)或阿司匹林(25mg,每日两次)与缓释双嘧达莫(200mg,每日两次)联用预防卒中。

由于 AHA 指南新建议中对于心功能不全的患者使用华法林的获益不明确,临床遇到合并心肌病、心力衰竭的缺血性卒中患者临床上选用抗血小板药物或华法林治疗均可。

六、风湿性瓣膜病

曾经发生过栓塞事件的风湿性二尖瓣膜病患者再次发生栓塞的几率是 30%~65%,而且多数患者在 1 年内栓塞事件复发。即使患者行二尖瓣成形术,并不能降低血栓的风险。因此风湿性瓣膜病患者患心源性卒中后再发缺血性卒中的风险相当大,需要接受抗凝治疗。经食管超声心动图发现在左房栓子的二尖瓣狭窄的患者中,经长期的抗凝治疗后左房栓子可以消失。

AHA/ASA 指南建议对于有风湿性二尖瓣疾病的缺血性卒中或 TIA 患者,不论是否存在心房颤动,长期华法林治疗是合理的,INR 目标值为 2.5(范围 2.0~3.0)。为避免额外出血风险,华法林不应常规联用抗血小板药物。

2010 年中国指南还建议对于已规范使用抗凝剂的风湿性二尖瓣病变的缺血性脑卒中和 TIA 患者,仍出现复发性栓塞事件的,加用抗血小板治疗。

七、二尖瓣钙化

随着超声诊断技术的提高,二尖瓣钙化的诊断率不断提高,是引起二尖瓣狭窄的少见的非风湿性病因。有研究提示二尖瓣钙化与动脉粥样硬化存在关联。关于二尖瓣与脑卒中的关系,Benjamin EJ 等报道在老年人中二尖瓣钙化引起脑卒中的 RR 值为 2.10(95% CI:1.24~3.57),是脑卒中的独立危险因素。De Marco M 等研究了对高血压患者中二尖瓣钙化与脑卒中的关系,作者随访了 939 例经过治疗的高血压患者,采用心脏超声来筛查二尖瓣钙化,458 例(49%)的患者诊断二尖瓣钙化,通过平均 4.8 年的随访,二尖瓣钙化组患者脑卒中发生率占 9%,而无二尖瓣钙化的患者仅 4% 发生脑卒中,二尖瓣钙化对于脑卒中的 HR 值为 1.78,95% CI:1.02~3.11,提示二尖瓣钙化是脑卒中的危险因素。尸检中发现严重的二尖瓣钙化组织上存在血栓,超声检查发现在发生脑缺血事件的患者中左心室流出道有回声密度。此外二尖瓣环钙化后脱落的纤维钙化物也可能导致栓塞。因此对于有二尖瓣钙化的缺血性卒中患者再发脑卒中的危险较高,需要进行临床干预。

2010 年 AHA/ASA 指南建议对于有二尖瓣钙化的缺血性卒中或 TIA 患者,可以考虑抗血小板治疗。2010 年中国指南建议对此类患者可考虑抗血小板治疗或华法林抗凝治疗。

针对二尖瓣钙化对卒中的风险,为了预防栓塞事件的复发,合并二尖瓣钙化的梗死患者均需要采用抗栓治疗,首先选用抗血小板药物。

八、二尖瓣脱垂

二尖瓣脱垂是成人瓣膜病常见的一种,可导致二尖瓣关闭不全。美国明尼苏达州的一项研究发现二尖瓣脱垂患者发生脑卒中的风险是社区普通人群的 2 倍。有报道二尖瓣脱垂患者中约 9.6% 的患者可检测出无症状性脑梗死。关于二尖瓣脱垂与青年脑卒中的关系,在早期的观察性研究中多有报道,而后期的病例对照分析未能证实其关系。

AHA/ASA 指南均建议对于有二尖瓣脱垂的缺血性卒中或 TIA 患者,可以考虑长期抗血小板治疗。

2010 年中国缺血性脑卒中和短暂性脑缺血发作二级预防指南也建议使用抗血小板治疗。

九、人工心脏瓣膜

人工心脏瓣膜患者易发生血栓事件。临床试验显示口服抗凝药物预防血栓的效果优于抗血小板药物。抗血小板药物组较抗凝药物治疗组更易发生血栓栓塞(每年 8%~10% vs

2%）。与单独使用华法林相比,阿司匹林 100mg/d 加华法林(INR 3.5～4.5)提高了治疗效果。低剂量的阿司匹林联合高强度的华法林减少了总死亡率、心血管死亡率以及卒中,但是增加了微量出血。大量出血的风险并无显著增加。

Mérie 等随访了丹麦 4075 例使用生物瓣进行主动脉瓣膜置换的患者,未使用华法林抗凝的患者卒中的绝对风险为 7/百人年(95% CI:4.07-12.06),而使用华法林抗凝治疗的患者卒中的绝对风险为 2.69/百人年,提示对于置换生物瓣膜的患者使用华法林抗凝能够降低脑卒中风险。

Al-Atassi 等研究了使用生物瓣进行主动脉瓣膜置换的患者术后大脑中动脉微栓子信号(microembolic signals,MES),将患者分为华法林(维持 INR 值 2～3)加阿司匹林(80mg/d)和单独应用阿司匹林(325mg/d),两组患者 MES 差异无统计学意义,提示对于使用生物瓣的患者联合阿司匹林和华法林治疗并不比单用阿司匹林优越。

2010 年 AHA/ASA 指南建议对于人工心脏瓣膜的缺血性卒中或 TIA 患者,推荐使用华法林,INR 目标值为 3.0(范围 2.5～3.5)。对于尽管进行充分口服抗凝治疗但仍发生缺血性卒中或系统性栓塞的人工心脏瓣膜患者,如果患者没有较高出血风险(例如,出血史、血管曲张、或其他已知导致出血风险增加的血管异常、凝血病),在口服抗凝药基础上联合应用阿司匹林 75～100mg/d,维持 INR 目标值为 3.0(范围 2.5～3.5)是合理的对于有生物心脏瓣膜而无其他血栓栓塞来源的缺血性卒中或 TIA 患者,可以考虑使用华法林抗凝治疗(INR 2.0～3.0)。

中国指南:对于有人工机械瓣膜的缺血性脑卒中和 TIA 患者,采用华法林抗凝治疗,目标 INR 控制在 2.5～3.5(Ⅱ级推荐,B 级证据)。对于有人工生物瓣膜或风险较低的机械瓣膜的缺血性脑卒中和 TIA 患者,抗凝治疗的目标 INR 控制在 2.0～3.0(Ⅱ级推荐,B 级证据)。对于已使用抗凝药物 INR 达到目标值的患者,如仍出现缺血性脑卒中或 TIA 发作,可加用抗血小板药(Ⅲ级推荐,c 级证据)。

临床上遇到使用人工瓣膜的脑卒中患者,均需要使用口服抗凝治疗,根据瓣膜的类型选择抗凝治疗的强度,如果为机械瓣应首选华法林抗凝,但抗凝强度需要较心房颤动强,INR 目标值需要达到 3.0,为了达到目标值,必要时与抗血小板药物联合使用。而对于生物瓣的患者抗凝的强度较低,与心房颤动相同。

十、卵圆孔未闭

右向左分流脑栓塞病因包括卵圆孔未闭(patent foramen ovale,PFO)和肺动-静脉畸形。卵圆孔未闭是房间隔的胚胎性的缺损,伴有或不伴有房间隔动脉瘤,房间隔动脉瘤定义为卵圆孔部位的组织移动 >10mm。根据明尼苏达州奥姆斯特德郡的数据和纽约北曼哈顿研究(Northern Manhattan Study,NOMAS),成人 PFO 的发生率多达 15%～25%。

WARSS 的子研究——隐源性卒中 PFO 研究(The Patent Foramen Ovale in Cryptogenic Stroke,PICSS)为 PFO 和房间隔动脉瘤卒中复发风险提供了随机对照研究的数据并比较了治疗方法。该研究中 630 例患者接受了经食管超声心动检查。接受经食管超声心动检查亚组中约 34% 患有 PFO。经过 2 年的随访,卒中复发率在 PFO 患者(2 年事件发生率 14.8%)与无 PFO 者(5.4%)之间未见差异(HR 0.96;P = 0.84),而且 PFO 的大小和是否伴有房间隔动脉瘤对预后也无明显影响。接受阿司匹林(2 年事件发生率为 13.2%)或华法林治疗(2 年事件发生率为 16.5%)的合并 PFO 的隐源性卒中患者临床结局未见差异(HR 1.17;P =

0.65)。尽管这些数据来自一项随机的临床试验,但是其子研究并非专为比较两种治疗方法优劣而设计的。

经导管 PFO 封堵术后 1~2 年的不良事件发生率为 0~3.4%。比较 PFO 封堵术与单纯药物治疗的相关研究发现,前者的预后较好。Windecker 等报道,在 44 例接受药物治疗的 PFO 患者中,3 年内出现不良事件的发生率高达 33.2%,而在 59 例接受 PFO 封堵手术的患者中,其 3 年内出现不良事件的发生率仅为 7.3%。

为了评价卵圆孔未闭封堵手术在预防脑卒中复发的效果是否优于药物治疗,Carroll 等进行了一项前瞻性、多中心、随机、事件驱动试验,患者以 1:1 的比例随机分配,单独的药物治疗或封堵术。该试验共纳入了 980 例患者(平均年龄,45.9 岁)在 69 个地点。治疗组接受一个或一个以上的抗血小板药物(74.8%)或华法林(25.2%)。治疗暴露在两组之间不均等(封闭组 1375 患者年 vs. 药物治疗组 1184 患者年,$P = 0.009$),其原因在于药物治疗组生访率高。在意向治疗人群中,封闭组 9 例脑卒中复发,而药物治疗组 16 例脑卒中复发(封闭的危险度 0.49,95% CI 为 0.22~1.11)。在预先设定的每协议队列两组之间的复发性卒中组有显著性差异(缝合组 6 事件,药物治疗组 4 事件;危险比,0.37;95% CI,0.14~0.96;$P = 0.03$)和在处理队列(5 事件和 16 事件的危害比,0.27;95% CI,0.10~0.75;$P = 0.007$)。严重不良事件发生在 23% 的患者在缝合组和 21.6% 在药物治疗组($P = 0.65$)。在 499 例封闭组患者中有 21 例发生了手术相关或设备相关不良事件,而心房颤动或设备血栓的发生率未增加。结论:在原发性意向治疗分析,没有显著效益与卵圆孔在成年人的闭合有不明原因缺血性卒中相关的。然而,闭合优于单纯药物治疗在每个协议的指定和分析处理,具有低风险率。

2010 年 AHA/ASA 指南推荐:对于有 PFO 的缺血性卒中或 TIA 患者,抗血小板治疗是合理的(Ⅱa 类;B 级证据)。尚无充分证据能够证实在 PFO 患者卒中二级预防中抗凝治疗与阿司匹林疗效相同或优于阿司匹林(Ⅱb 类;B 级证据)。尚无对有 PFO 的卒中患者进行 PFO 封堵术的充分证据(Ⅱb 类;C 级证据)。

2010 年中国指南推荐意见:①55 岁以下不明原因的缺血性脑卒中和 TIA 患者应该进行卵圆孔未闭筛查(Ⅲ级推荐,C 级证据)。②不明原因的缺血性脑卒中和 TIA 合并卵圆孔未闭的患者,使用抗血小板治疗。如果存在深部静脉血栓形成、房间隔瘤或者存在抗凝治疗的其他指征如心房颤动、高凝状态,建议华法林治疗(目标 INR 2.0~3.0,Ⅲ级推荐,C 级证据)。③不明原因缺血性脑卒中和 TIA,经过充分治疗,仍发生缺血性脑卒中者,可以选择血管内卵圆孔未闭封堵术(Ⅲ级推荐,C 级证据)。

十一、新型抗凝药物

华法林抗凝虽然应用较广泛,但在应用过程中存在诸多不利因素:①抗凝疗效不可预知;②治疗窗窄;③起效时间过长;④与多种药物及食物存在交叉反应;⑤需要监测 INR 值;⑥有大出血的风险。这些不利因素限制了华法林在临床中的应用。因此预防心房颤动等心源性栓塞的理想的抗凝药物应该具备以下几个特征:①可以口服;②与食物和其他药物相互作用小;③可预期的剂量效应;④快速起效;⑤不需要常规监测凝血;⑥治疗窗宽等。目前可能满足上述特征的药物研究主要集中在两大类药物:①凝血酶抑制剂,例如达比加群酯、希美加群和 AZD0837;②Ⅹa 因子抑制剂,其中直接 Ⅹa 因子抑制剂如利伐沙班(rivaroxaban)、apixaban、edoxaban、betrixaban、YM150 等,间接 Ⅹa 因子抑制剂例如 idraparinux、idrabiotaparinux 等。

(一)凝血酶抑制剂

1. 达比加群酯　达比加群酯是一种新型的合成的直接凝血酶抑制剂,是 dabigatran 的前体药物,属非肽类的凝血酶抑制剂。口服经胃肠吸收后,在体内转化为具有直接抗凝血活性的 dabigatran。dabigatran 结合于凝血酶的纤维蛋白特异结合位点,阻止纤维蛋白原裂解为纤维蛋白,从而阻断了凝血瀑布网络的最后步骤及血栓形成。dabigatran 可以从纤维蛋白—凝血酶结合体上解离,发挥可逆的抗凝作用。

化学名:3-[[[2-[[[4-[[[(己氧基)羰基]氨基]亚氨甲基]苯基]氨基]甲基]-1-甲基-1H-苯并咪唑-5-基]羰基](吡啶-2-基)氨基]丙酸乙酯,化学式:C34H41N7O5(627.74)。性状:无色固体,熔程为 126.4 ~ 127.8℃。

本品为直接凝血酶抑制剂,为达比加群的前药,属于非肽类凝血酶抑制剂。口服后在体内释放出后者,与凝血酶的纤维蛋白特异位点结合,阻止纤维蛋白原裂解为纤维蛋白,从而阻断凝血瀑布网络的最后步骤及血栓形成。

美国 FDA 批准的适应证:适用于有非瓣膜性心房颤动患者中减低脑卒中和全身栓塞的风险。

用法用量:150mg 口服 bid,当肾功能损害(肌酐清除率 15 ~30ml/min)75mg 口服 bid。

药代动力学:生物利用度 3% ~7%,不受食物影响。服用后 1 ~2 小时达到峰值,半衰期 12 ~17 小时。蛋白结合率为 35%。

不良反应:与其他各种抗凝药物类似,达比加群酯用于抗凝治疗过程中也不可避免会出现出血现象。尤其在高剂量应用时,出血发生率更高。推荐剂量(150 或 220mg)下,达比加群酯严重不良反应发生率均为 8%。总不良反应发生率均为 77%,因严重不良反应导致治疗终止的发生率分别为 8% 和 6%。恶心和呕吐发生率分别为 21% ~22% 和 16% ~17%;11% ~13% 的患者出现便秘和发热;6% ~7% 的患者出现低血压、失眠和水肿;1% ~4% 的患者出现贫血、眩晕、腹泻、疱疹、头痛,尿潴留、继发性血肿、消化不良和心动过速等症状。

临床证据:

长期抗凝治疗随机评估(Randomized Evaluation of Long-Term Anticoagulation Therapy,RE-LY)试验共有 44 个国家 951 个医学中心参加,平均随访时间 0 ~2 年。该试验入选了 18113 例非瓣膜病性房颤合并至少 1 个血栓栓塞主要危险因子的患者,分别比较了达比加群酯 D110 组(110mg,2 次/d)和 D150 组(150mg,2 次/d)与华法林预防脑卒中的作用。结果显示,达比加群酯 D150 组降低卒中(包括出血性卒中)和栓塞发生率优于华法林组达 34%($P < 0.001$),同时主要出血发生率两组没有显著差异(3.1% vs. 3.4%,$P = 0.31$),研究中显示达比加群酯没有肝脏毒性,但是不良反应里消化不良的发生率显著高于华法林。达比加群酯 D110 组和 D150 组分别有 2.2% 和 2.1% 的患者因症状严重而停药,而在华法林组仅为 0.6% 停药。

RE-LY 研究结果表明,达比加群酯在心房颤动患者中预防脑卒中和栓塞有效并且安全,对于华法林是更方便的替代选择。RE-LY 试验有非常重要的临床实践意义,显示了两个剂量的达比加群酯均安全、有效,临床获益不逊于华法林。其中达比加群酯 110mg 每日 2 次方案较华法林更安全,而 150mg 每日 2 次方案疗效显著优于华法林。达比加群酯与华法林相比除了以上优势,还有不需要监测 INR 值,治疗窗宽,不易受饮食和药物影响等优点。基于这些结果,FDA 批准达比加群 150mg 每日两次使用。

Eriksson 等率先报道的达比加群酯剂量递增安全性研究即 BISTROI 研究,314 例受试者术后 4~8 小时开始口服达比加群酯一日 2 次,每次 12.5、25、50、100、150、200 和 300mg 或一日 1 次 150、300mg,结果表明,各组均未见大出血事件,但最高剂量组(一日 2 次,每次 300mg)在接受治疗初始几日内 20 例受试者中就有 2 例出现多部位出血。小出血事件的发生具有明显的剂量相关性。其他不良反应,达比加群酯与依诺肝素相比无显著差异。

2. 其他凝血酶抑制剂 AZD0837 是一种前体药物,口服后在体内可以转化为选择性的、可逆的直接凝血酶抑制剂(AR-H067637),其在非瓣膜病性房颤患者中预防脑卒中和栓塞的研究目前正在进行。近期的 Ⅱ 期研究中,患者被随机分至接受 AZD0837(150、300 或 450mg,1 次/d 或 200mg,2 次/d)治疗组或华法林治疗组(INR 控制目标为 2~3),治疗 3~9 个月。结果 AZD0837 各剂量均有良好耐受,并且 AZD0837 各组只有少数患者发生卒中和栓塞,出血发生率低。转氨酶 3 倍以上的异常升高发生率在各组相似。至今仍有 7 项临床研究,包括 4 项 Ⅰ 期研究和 3 项 Ⅱ 期研究尚在进行中。希美加群是直接凝血酶抑制剂中的第一个口服抗凝药物,于 2004 年在德国首次上市。希美加群是美拉加群(melagatran)的前体药物,美拉加群是一种类似纤维蛋白肽 A 区的二肽,是竞争性、可逆性的凝血酶活性位点抑制剂。希美加群是在达比加群酯之前临床研究最多、最有希望的直接凝血酶抑制剂。由于安全性的评估显示希美加群在 6% 的患者身上产生肝毒性,因此该药于 2006 年终止使用。

(二)Xa 因子抑制剂

1. 利伐沙班 利伐沙班高度选择性和可竞争性抑制游离和结合的 Xa 因子以及凝血酶原活性,以剂量-依赖方式延长活化部分凝血活酶时间板(PT)和凝血酶原时间(aPTT)。利伐沙班与磺达肝素钠/肝素的本质区别在于它不需要抗凝血酶 Ⅲ 参与,可直接拮抗游离和结合的 Xa 因子,发挥抗凝作用。

化学名称:5-氯-氮-((5S)-2-氧-3-[4-(3-氧-4-吗啉基)苯基]-1,3-唑烷-5-基-2-噻吩-羧酰胺。分子式:$C_{19}H_{18}ClN_3O_5S$。

适应证:目前已批准的适应证仅用于择期髋关节或膝关节置换手术成年患者,以预防静脉血栓形成。

用法用量:推荐剂量为口服利伐沙班 10mg,每日 1 次。如伤口已止血,首次用药时间应于手术后 6~10 小时之间进行。对于接受髋关节大手术的患者,推荐一个治疗疗程为服药 5 周。对于接受膝关节大手术的患者,推荐一个治疗疗程为服药 2 周。如果发生漏服 1 次用药,患者应立即服用利伐沙班,并于次日继续每天服药 1 次。患者可以在进餐时服用利伐沙班,也可以单独服用。

关于利伐沙班预防脑卒中的证据,目前有 ROCKET AF 试验是一项随机、双盲、多中心研究。纳入了有非瓣膜性心房颤动且 CHADS2 评分在 2 分以上的患者 14264 例。比较了利伐沙班 20mg 每日 1 次和华法林预防卒中和栓塞的有效性和安全性。合并中度肾功能受损(肌酐清除率 30~49ml/min)的患者利伐沙班的剂量减为 15mg 每日 1 次。研究结果显示,利伐沙班预防脑卒中和非中枢神经系统栓塞的作用不劣于华法林(非劣效 $P \leq 0.001$),而出血的发生率与华法林相似。利伐沙班组患者颅内出血和致死性出血发生率低于华法林组。目前这一研究结果显示,利伐沙班与达比加群酯一样,因为不需要常规凝血监测,也是一个非常有前途的药物。

不良反应:

约 3.3% 和 1% 的患者出现出血和贫血。心脏异常:少见心动过速。血液和淋巴系统异常:常见贫血;少见血小板增多(包括血小板计数升高)。神经系统疾病:少见,晕厥(包括意识丧失)、头晕、头痛。胃肠道异常:常见恶心;少见便秘、腹泻、腹部和胃肠疼痛(包括上腹痛、胃部不适)、消化不良(包括上腹部不适)、口干、呕吐。GGT 升高和转氨酶升高肾脏和泌尿系统异常:少见肾损害(包括血肌酐升高、血尿素升高)。皮肤和皮下组织异常:少见瘙痒(包括罕见的全身瘙痒)、皮疹、荨麻疹(包括罕见的全身荨麻疹)。肌肉骨骼系统异常:少见肢端疼痛。

利伐沙班药物过量的处理:

用药过量可能导致出血并发症。尚无对抗利伐沙班药效的特异性解毒剂。如果发生利伐沙班用药过量,可以考虑使用活性炭来减少吸收。如果发生出血,对出血的处理采取以下步骤:推迟下次利伐沙班的给药时间或适时终止治疗。利伐沙班的平均终末半衰期为 7~11 小时。适当的对症治疗,例如:机械性地压迫、外科手术、补液以及血流动力学的支持、应当考虑输注血制品或成分输血。

如果采用上述措施无法控制危及生命的出血,可以考虑给予重组因子Ⅶa。但是,目前尚无将重组因子Ⅶa用于服用利伐沙班的患者的经验。上述建议是基于有限的非临床数据。应考虑重组因子Ⅶa重复给药,并根据出血改善情况进行滴定。

硫酸鱼精蛋白和维生素 K 不会影响利伐沙班的抗凝活性。对服用利伐沙班的患者使用全身止血剂的获益或经验缺乏科学依据,(如:去氨加压素、抑肽酶、氨甲环酸、氨基己酸)。由于利伐沙班的血浆蛋白结合率较高,因此透析利伐沙班对利伐沙班过量无效。

2. 阿哌沙班　阿哌沙班(apixaban)是一种口服、可逆性 Xa 因子直接抑制剂,阿哌沙班的生物利用率为 50%,口服后达峰时间为 3 小时,半衰期为 12 小时,70% 经粪便排出,30% 经肾脏排出。

化学名称:1-(4-甲氧基苯基)-7-氧代-6-[4-(2-氧代哌啶-1-基)苯基]-4,5,6,7-四氢-1H-吡唑并[3,4-c]吡啶-3-甲酰胺,分子式:$C_{25}H_{25}N_5O_4$。

适应证:用于非瓣膜性房颤(AF)患者卒中和全身性栓塞的预防(美国);用于预防接受择期髋关节或膝关节置换术的成年患者出现静脉血栓栓塞症(欧盟)。

用法用量:推荐剂量为 5mg,每日 2 次;对于至少符合以下 2 项特征的患者,则推荐使用小剂量 2.5mg,每日 2 次:年龄≥80 岁,体重≤60kg,或者血清肌酐≥1.5mg/dl。此外,当与细胞色素 P4503A4(CYP3A4)和 P-糖蛋白(P-gp)的强效双重抑制剂,比如酮康唑和克拉霉素联合用药时,也建议使用小剂量。

目前正在进行Ⅲ期临床试验。ARISTOTLE 研究是一项Ⅲ期、双盲、随机试验,研究评价了阿哌沙班 5mg 每日 2 次和华法林在非瓣膜病性心房颤动伴有 1 个以上卒中危险因子的患者中预防卒中的作用,该研究共纳入了 18201 例患者。该研究结果显示,阿哌沙班优于华法林,进一步降低脑卒中和系统血栓风险 21%,降低大出血风险达 31%。此外,与华法林相比,阿哌沙班可以降低全因死亡率达 11%。

Easton JD 等对 ARISTOTLE 研究中的患者进行亚组分析,对于既往有脑卒中或 TIA 的心房颤动患者,阿哌沙班组随访期发生脑卒中或全身血栓事件为 2.46/100 人年,而华法林组在随访期发生脑卒中或全身血栓事件为 3.24/100 人年。与华法林相比,阿哌沙班对于降低血栓的 HR 值为 0.76,95% CI:0.56~1.03),而对于无脑卒中或 TIA 的心房颤动患者,阿哌沙班组随访期发生脑卒中或全身血栓事件为 1.01/100 人年,而华法林组在随访期发生脑卒中或全身血栓事件为 1.23/100 人年。相比华法林,阿哌沙班对于降低血栓的 HR 值为

0.82,95% CI 0.65 ~ 1.03,即无论有无脑卒中或 TIA,阿哌沙班降低血栓的效果一致。

AVERROES 试验研究是关于阿哌沙班的另一项Ⅲ期、随机、双盲试验,比较阿哌沙班 5mg 和阿司匹林(81 ~ 324mg)针对华法林治疗失败或不适合华法林治疗的心房颤动人群(平均 CHADS2 = 2)预防卒中和栓塞的作用。该研究的初步结果即显示出阿哌沙班显著优于阿司匹林的预防血栓栓塞作用,而且在大出血发生率上没有比阿司匹林增加,该试验已经提前终止。

3. 依度沙班　依度沙班(edoxaban),是小分子口服抗凝药,为凝血因子 XFXa 阻滞剂。凝血过程中活化的凝血因子 XFXa 将凝血酶原 FII 激活成为凝血酶 FIIa 促使纤维蛋白形成,由此形成血栓因而 FXa 已成为开发新一代抗凝药物的主要靶点。依度沙班通过选择性、可逆性且直接抑制 FXa 达到抑制血栓形成的口服抗凝药物。

分子式:$C_{24}H_{30}CIN_7O_4S$

适应证:(日本)用于全膝/全髋关节置换术和髋关节术后静脉血栓栓塞(VTE)的预防。

不良反应:主要为出血(尿潜血阳性、皮下出血、伤口出血等),转氨酶 GTP 和 ALT 升高,其他不良反应有头痛、腹泻、皮疹、瘙痒、水肿、发热等。安全性实验结果表明,依度沙班对中枢神经系统、心血管系统、呼吸系统、肾功能的影响很小。

临床证据:目前依度沙班用于临床的证据较少,Ⅱ期试验表明依度沙班每日剂量 30 ~ 60mg,未观察到症状性脑出血,其安全性和耐受性与华法林相当,目前Ⅲ期试验纳入了 21107 例患者,将进一步比较依度沙班和华法林的疗效以及安全性。

(三)其他药物

间接 Xa 因子抑制剂如 idraparinux 和 idrabiotaparinux。idraparinux 是一种高效的合成戊多糖,可以通过抗凝血酶间接地抑制 Xa 因子。由于 idraparinux 的血浆半衰期达 80 小时,可以通过一周 1 次皮下给药起到预期的抗凝作用。该药经肾脏清除,可以固定剂量给药而且不需要实验室监测。idraparinux 缺乏对抗药物,限制了在需要紧急操作的患者中的应用。在 AMADEUS 研究中,比较了 idraparinux(每周 1 次给药 2.5mg)和华法林在房颤合并至少 1 个卒中危险的患者中预防卒中或栓塞的作用。研究结果显示 idraparinux 的有效性不劣于华法林,但是,研究中发现随着应用时间延长,idraparinux 能够导致大量出血,特别是对于年龄较大、肾功能不全或同时服用阿司匹林的患者,因此 AMADEUS 研究不得不提前终止。

idrabiotaparinux 与 idraparinux 结构相似,只是含有 1 个生物素化的片段。idrabiotaparinux 与抗生物素蛋白(Avidin)有较强而特异性的亲和力,抗生物素蛋白可迅速中和其抗凝活性。Büller 等比较了 idrabiotaparinux 皮下注射与华法林治疗肺栓塞的效果,发现 idrabiotaparinux 的疗效与华法林相当,但出血风险显著低于华法林,提示可安全使用。

十二、有跌倒风险的患者是否适合抗凝治疗

抗凝治疗在预防缺血性脑卒中的同时可能带来脑出血的风险,因此对于容易发生跌倒的老年患者的抗凝治疗多数医生予以回避。关于这些患者是否能从抗凝治疗中获益呢?

Gage 等评价了 1245 例跌倒风险高的房颤患者和 18 261 例其他房颤患者,这些患者平均年龄 80 岁,其中 45% 在出院时给予华法林抗凝治疗。通过分析,有跌倒风险的患者使用华法林抗凝脑出血风险增加 1.9 倍,对于创伤性脑出血风险为 4.0 倍。通过分层分析发现 CHADS2 评分在 0 ~ 1 分的有跌倒风险的患者给予华法林抗凝治疗获益不明显,而 CHADS2 评分在 2 ~ 6 分的患者抗凝治疗获益明显,可改善复合预后(包括因脑卒中、心肌梗死以及大

出血住院或死亡)。因此对于 CHADS2 评分大于 2 分的患者,即使有跌倒风险,也有必要使用抗凝治疗。

十三、抗凝治疗期间降低大出血的策略

1. 加强患者教育,认真监测抗凝强度

2. 尽可能避免 INR 值大于 3。

3. 抗凝治疗前 6 个月 INR 值监测应尽可能频繁,尤其对于年龄大于 80 岁的患者。

4. 对于前半年 INR 值控制不好的患者应该继续长期频繁的监测 INR 值。

5. 良好的血压控制,使血压目标值低于 140/85mmHg,PROGRESS 试验显示收缩压降低 12mmHg 可以使脑出血的风险降低 76%。

6. 不同时使用华法林和阿司匹林,在老年房颤患者中如果华法林抗凝达到目标值(INR 2~3),无证据显示加以阿司匹林能够降低脑卒中的风险,相反增加了大出血的比例。同样,其他非甾体消炎药也要尽量避免使用。如果抗凝达标的患者仍有缺血性脑卒中发作,可考虑将抗凝强度增加至 INR3~3.5,而不是联合使用阿司匹林。

7. 降低跌倒风险,减少镇静剂的使用,使用防滑鞋和拐杖,在家庭等熟悉环境中活动。

(曹贵方)

参 考 文 献

1. Furie KL,Kasner SE,Adams RJ,et al. Guidelines for the prevention of stroke in patients with stroke or transient ischemic attack:a guideline for healthcare professionals from the american heart association/american stroke association. Stroke,2011,42(1):227-276.

2. 中华医学会神经病学分会脑血管病学组缺血性脑卒中二级预防指南撰写组. 中国缺血性脑卒中和短暂性脑缺血发作二级预防指南 2010. 中华神经科杂志,2010,43(2):154-160.

3. Lansberg MG,O'Donnell MJ,Khatri P,et al. Antithrombotic and thrombolytic therapy for ischemic stroke:Antithrombotic Therapy and Prevention of Thrombosis,9th ed:American College of Chest Physicians Evidence-Based Clinical Practice Guidelines. Chest,2012,141(2 Suppl):e601S-36S.

4. 胡大一,张鹤萍,孙艺红,等. 华法林与阿司匹林预防非瓣膜性心房颤动患者血栓栓塞的随机对照研究. 中华心血管病杂志,2006,34(4):295-298.

5. Danna P,Proietti R,Sagone A,et al. Does left atrial appendage closure with a cardiac plug system reduce the stroke risk in nonvalvular atrial fibrillation patients? A single-center case series. Pacing Clin Electrophysiol,2013,36(3):347-353.

6. Mattioli AV,Tarabini Castellani E,et al. Stroke in paced patients with sick sinus syndrome:influence of left atrial function and size. Cardiology,1999,91(3):150-155.

7. Greenspon AJ,Hart RG,Dawson D,et al. MOST Study Investigators. Predictors of stroke in patients paced for sick sinus syndrome. J Am Coll Cardiol,2004,43(9):1617-1622.

8. 陆秋芬,刘晓红. 117 例起搏器置入患者脑卒中的随访分析. 中国心脏起搏与心电生理杂志,2005,19(5):417.

9. Svendsen JH,Nielsen JC,Darkner S,on behalf of the DANPACE Investigators. CHADS2 and CHA2DS2-VASc score to assess risk of stroke and death in patients paced for sick sinus syndrome. Heart,2013,99(12):843-848.

10. EAFT(European Atrial Fibrillation Trial) Study Group. Secondary prevention in non-rheumatic atrial fibrillation after transient ischaemic attack or minor stroke. Lancet,1993,342(8882):1255-1262.

11. Udell JA, Wang JT, Gladstone DJ, et al. Anticoagulation after anterior myocardial infarction and the risk of stroke. PLoS One, 2010, 5(8): e12150.

12. 葛丽华, 刘国树. 急性心肌梗死并脑卒中二级预防的循证医学证据. 中国临床康复, 2006, 10(36): 143-145.

13. Gage BF, Birman-Deych E, Kerzner R, et al. Incidence of intracranial hemorrhage in patients with atrial fibrillation who are prone to fall. Am J Med, 2005, 118(6): 612-617.

14. Siachos T, Vanbakel A, Feldman DS, et al. Silent strokes in patients with heart failure. J Card Fail, 2005, 11(7): 485-489.

15. Kozdag G, Ciftci E, Ural D, et al. Silent cerebral infarction in chronic heart failure: ischemic and nonischemic dilated cardiomyopathy. Vasc Health Risk Manag, 2008, 4(2): 463-469.

16. Boon A, Lodder J, Cheriex E, et al. Risk of stroke in a cohort of 815 patients with calcification of the aortic valve with or without stenosis. Stroke, 1996, 27(5): 847-851.

17. Avierinos JF, Brown RD, Foley DA, et al. Cerebral ischemic events after diagnosis of mitral valve prolapse: a community-based study of incidence and predictive factors. Stroke, 2003, 34(6): 1339-1344.

18. Benjamin EJ, Plehn JF, D'Agostino RB, et al. Mitral annular calcification and the risk of stroke in an elderly cohort. N Engl J Med, 1992, 327(6): 374-379.

19. De Marco M, Gerdts E, Casalnuovo G, et al. Mitral annular calcification and incident ischemic stroke in treated hypertensive patients: the LIFE study. Am J Hypertens, 2013, 26(4): 567-573.

20. Karakurum B, Topçu S, Yildirim T, et al. Silent cerebral infarct in patients with mitral valve prolapse. Int J Neurosci, 2005, 115(11): 1527-1537.

21. Saxena R, Koudstaal P. Anticoagulants versus antiplatelet therapy for preventing stroke in patients with non-rheumatic atrial fibrillation and a history of stroke or transient ischemic attack. Cochrane Database Syst Rev, 2004, (4): CD000187.

22. Mérie C, Køber L, Skov Olsen P, et al. Association of warfarin therapy duration after bioprosthetic aortic valve replacement with risk of mortality, thromboembolic complications, and bleeding. JAMA, 2012, 308(20): 2118-2125.

23. Al-Atassi T, Lam K, Forgie M, et al. Cerebral microembolization after bioprosthetic aortic valve replacement: comparison of warfarin plus aspirin versus aspirin only. Circulation, 2012, 126(11 Suppl 1): S239, 244.

24. Carroll JD, Saver JL, Thaler DE, et al. Closure of patent foramen ovale versus medical therapy after cryptogenic stroke. N Engl J Med, 2013, 368(12): 1092, 1100.

25. Larrue V, Massabuau P. Patent foramen ovale and ischemic stroke. Minerva Med, 2012, 103(3): 199-207.

26. Witt BJ, Gami AS, Ballman KV, et al. The incidence of ischemic stroke in chronic heart failure: a meta-analysis. J Card Fail, 2007, 13(6): 489-496.

27. Witt BJ, Brown RD Jr, Jacobsen SJ, et al. Ischemic stroke after heart failure: a community-based study. Am Heart J, 2006, 152(1): 102-109.

28. Mujib M, Giamouzis G, Agha SA, et al. Epidemiology of stroke in chronic heart failure patients with normal sinus rhythm: findings from the DIG stroke sub-study. Int J Cardiol, 2010, 144(3): 389-393.

29. Aguilar MI. New Anticoagulants (Dabigatran, Apixaban, Rivaroxaban) for Stroke Prevention in Atrial Fibrillation Neurologic Clinics, 2013, 31(3): 659-675.

30. 王方芳, 韩江莉. 非瓣膜病性心房颤动预防脑卒中的药物治疗新进展. 中华临床医师杂志(电子版), 2013, 7(2): 769-772.

31. Easton JD, Lopes RD, Bahit MC, et al. Apixaban compared with warfarin in patients with atrial fibrillation and previous stroke or transient ischaemic attack: a subgroup analysis of the ARISTOTLE trial. Lancet Neurol, 2012, 11(6): 503-511.

32. O'Dell KM,Igawa D,Hsin J. New oral anticoagulants for atrial fibrillation:a review of clinical trials. Clin Ther,2012,34(4):894-901.

33. Yamashita T,Koretsune Y,Yasaka M,et al. Randomized,multicenter,warfarin-controlled phase Ⅱ study of edoxaban in Japanese patients with non-valvular atrial fibrillation. Circ J,2012,76(8):1840-1847.

34. Ahrens I,Bode C. Oral anticoagulation with edoxaban. Focus on current phase Ⅲ clinical development. Hamostaseologie,2012,32(3):212-215.

35. Büller HR,Gallus AS,Pillion G,et al. Enoxaparin followed by once-weekly idrabiotaparinux versus enoxaparin plus warfarin for patients with acute symptomatic pulmonary embolism:a randomised,double-blind,double-dummy,non-inferiority trial. Lancet,2012,379(9811):123-129.

附录:常用量表

1. 美国国立卫生研究院卒中量表(NIH Stroke Scale,NIHSS)

项 目	评分标准
1a. 意识水平: 即使不能全面评价(如气管插管、语言障碍、气管创伤及绷带包扎等),检查者也必须选择1个反应。只在患者对有害刺激无反应时(不是反射)才能记录3分	0 清醒,反应灵敏 1 嗜睡,轻微刺激能唤醒,可回答问题,执行指令 2 昏睡或反应迟钝,需反复刺激、强烈或疼痛刺激才有非刻板的反应 3 昏迷,仅有反射性活动或自发性反应或完全无反应、软瘫、无反射
1b. 意识水平提问: 月份、年龄。仅对初次回答评分。失语和昏迷者不能理解问题记2分,因气管插管、气管创伤、严重构音障碍、语言障碍或其他任何原因不能完成者(非失语所致)记1分。可书面回答	0 两项均正确 1 一项正确 2 两项均不正确
1c. 意识水平指令: 睁闭眼;非瘫痪侧握拳松开。仅对最初反应评分,有明确努力但未完成的也给分。若对指令无反应,用动作示意,然后记录评分。对创伤、截肢或其他生理缺陷者,应予适当的指令	0 两项均正确 1 一项正确 2 两项均不正确
2. 凝视: 只测试水平眼球运动。对随意或反射性眼球运动记分。若眼球偏斜能被随意或反射性活动纠正,记1分。若为孤立的周围性眼肌麻痹记1分。对失语者,凝视是可以测试的。对眼球创伤、绷带包扎、盲人或有其他视力、视野障碍者,由检查者选择一种反射性运动来测试,确定眼球的联系,然后从一侧向另一侧运动,偶尔能发现部分性凝视麻痹	0 正常 1 部分凝视麻痹(单眼或双眼凝视异常,但无强迫凝视或完全凝视麻痹) 2 强迫凝视或完全凝视麻痹(不能被头眼反射克服)
3. 视野: 若能看到侧面的手指,记录正常,若单眼盲或眼球摘除,检查另一只眼。明确的非对称盲(包括象限盲),记1分。若全盲(任何原因)记3分。若濒临死亡记1分,结果用于回答问题11	0 无视野缺损 1 部分偏盲 2 完全偏盲 3 双侧偏盲(包括皮质盲)

续表

项　　目	评分标准
4. 面瘫:	0 正常
	1 轻微(微笑时鼻唇沟变平、不对称)
	2 部分(下面部完全或几乎完全瘫痪)
	3 完全(单或双侧瘫痪,上下面部缺乏运动)
5、6. 上下肢运动: 置肢体于合适的位置:坐位时上肢平举90°,仰卧时上抬45°,掌心向下,下肢卧位抬高30°,若上肢在10秒内,下肢在5秒内下落,记1~4分。对失语者用语言或动作鼓励,不用有害刺激。依次检查每个肢体,从非瘫痪侧上肢开始	上肢: 0 无下落,置肢体于90°(或45°)坚持10秒 1 能抬起但不能坚持10秒,下落时不撞击床或其他支持物 2 试图抵抗重力,但不能维持坐位90°或仰位45° 3 不能抵抗重力,肢体快速下落 4 无运动 9 截肢或关节融合,解释: 　5a 左上肢;5b 右上肢 下肢: 0 无下落,于要求位置坚持5秒 1 5秒末下落,不撞击床 2 5秒内下落到床上,可部分抵抗重力 3 立即下落到床上,不能抵抗重力 4 无运动 9 截肢或关节融合,解释: 　6a 左下肢; 6b 右下肢
7. 肢体共济失调: 目的是发现一侧小脑病变。检查时睁眼,若有视力障碍,应确保检查在无视野缺损中进行。进行双侧指鼻试验、跟膝径试验,共济失调与无力明显不成比例时记分。若患者不能理解或肢体瘫痪不记分。盲人用伸展的上肢摸鼻。若为截肢或关节融合记9分,并解释	0 无共济失调 1 一个肢体有 2 两个肢体有,共济失调在: 　右上肢 1 = 有,2 = 无 9 截肢或关节融合,解释: 　左上肢 1 = 有,2 = 无 9 截肢或关节融合,解释: 　右上肢 1 = 有,2 = 无 9 截肢或关节融合,解释: 　左下肢 1 = 有,2 = 无 9 截肢或关节融合,解释: 　右下肢 1 = 有,2 = 无
8. 感觉: 检查对针刺的感觉和表情,或意识障碍及失语者对有害刺激的躲避。只对与脑卒中有关的感觉缺失评分。偏身感觉丧失者需要精确检查,应测试身体多处[上肢(不包括手)、下肢、躯干、面部]确定有无偏身感觉缺失。严重或完全的感觉缺失记2分。昏睡或失语者记1或0分。脑干卒中双侧感觉缺失记2分。无反应或四肢瘫痪者记2分。昏迷患者(1a =3)记2分	0 正常 1 轻-中度感觉障碍,(患者感觉针刺不尖锐或迟钝,或针刺感缺失但有触觉) 2 重度-完全感觉缺失(面、上肢、下肢无触觉)

项　　目	评分标准
9. 语言: 命名、阅读测试。若视觉缺损干扰测试,可让患者识别放在手上的物品,重复和发音。气管插管者手写回答。昏迷者记3分。给恍惚或不合作者选择一个记分,但3分仅给不能说话且不能执行任何指令者	0 正常 1 轻-中度失语:流利程度和理解能力部分下降,但表达无明显受限 2 严重失语,交流是通过患者破碎的语言表达,听者须推理、询问、猜测,交流困难 3 不能说话或者完全失语,无言语或听力理解能力
10. 构音障碍: 读或重复表上的单词。若有严重的失语,评估自发语言时发音的清晰度。若因气管插管或其他物理障碍不能讲话,记9分。同时注明原因。不要告诉患者为什么做测试	0 正常 1 轻-中度,至少有些发音不清,虽有困难但能被理解 2 言语不清,不能被理解,但无失语或与失语不成比例,或失音 9 气管插管或其他物理障碍,解释:
11. 忽视: 若患者严重视觉缺失影响双侧视觉的同时检查,皮肤刺激正常,记为正常。若失语,但确实表现为对双侧的注意,记分正常。视空间忽视或疾病失认也可认为是异常的证据	0 正常 1 视、触、听、空间觉或个人的忽视;或对一种感觉的双侧同时刺激忽视 2 严重的偏侧忽视或一种以上的偏侧忽视;不认识自己的手;只能对一侧空间定位

2. 格拉斯哥昏迷量表(Glasgow Coma Scale)

检查项目	患者反应	评分
睁眼反应	任何刺激不睁眼	1
	疼痛刺激时睁眼	2
	语言刺激时睁眼	3
	自己睁眼	4
言语反应	无语言	1
	难以理解	2
	能理解,不连贯	3
	对话含糊	4
	正常	5
非偏瘫侧运动反应	对任何疼痛无运动反应	1
	痛刺激时有伸展反应	2
	痛刺激时有屈曲反应	3
	痛刺激有逃避反应	4
	痛刺激时能拨开医生的手	5
	正常(执行指令)	6

注:总分15分,8分或以下为昏迷

3. 改良 Rankin 量表 (Modified Rankin Scale)

患者状况	评分标准
完全无症状	0
尽管有症状,但无明显功能障碍,能完成所有日常工作和生活	1
轻度残疾,不能完成病前所有活动,但不需帮助能照料自己的日常事务	2
中度残疾,需部分帮助,但能独立行走	3
中重度残疾,不能独立行走,日常生活需别人帮助	4
重度残疾,卧床,二便失禁,日常生活完全依赖他人	5

4. 日常生活活动能力量表 (Barthel Index)

项目	评分标准
吃饭	0 依赖
	5 需部分帮助
	10 自理
洗澡	0 依赖
	5 自理
修饰(洗脸、梳头、刷牙、剃须)	0 需帮助
	5 自理
穿衣(解系纽扣、拉链、穿鞋等)	0 依赖
	5 需部分帮助
	10 自理
大便	0 失禁或需灌肠
	5 偶有失禁
	10 能控制
小便	0 失禁或插尿管和不能自理
	5 偶有失禁
	10 能控制
用厕(包括拭净、整理衣裤、冲水)	0 依赖
	5 需部分帮助
	10 自理
床←→椅转移	0 完全依赖,不能坐
	5 需大量帮助(2 人),能坐
	10 需少量帮助(1 人)或指导
	15 自理
平地移动	0 不能移动,或移动少于 45 米
	5 独自操纵轮椅移动超过 45 米,包括转弯
	10 需 1 人帮助步行超过 45 米(体力或言语指导)
	15 独立步行超过 45 米(可用辅助器)
上楼梯	0 不能
	5 需帮助(体力、言语指导、辅助器)
	10 自理

5. CHADS2 评分

充血性心力衰竭(C)	1 分
高血压(H)	1 分
年龄(A) >75 岁	1 分
糖尿病(D)	1 分
卒中或 TIA 史(S)	2 分

CHADS2 评分超过 2 分即属于卒中高危患者

6. CHA2DS2-VASc 评分系统

危险因素	积分
慢性心衰/左室功能障碍(C)	1
高血压(H)	1
年龄≥75 岁(A)	2
糖尿病(D)	1
卒中/TIA/血栓栓塞病史(S)	2
血管疾病(如陈旧性心肌梗死,外周动脉疾病,主动脉斑块)(V)	1
年龄(65 ~ 74 岁)(A)	1
性别(女性)(Sc)	1
最高积分	9

若房颤患者 CHA2DS2-VASc 评分为 0 分,可口服 75 ~ 325mg 阿司匹林,不进行抗血栓治疗;若 CHA2DS2-VASc 评分为 1 分,可口服抗凝剂或阿司匹林,更倾向于抗凝治疗;若 CHA2DS2-VASc 评分≥2 分的应口服抗凝剂,如维生素 K 拮抗剂(华法林)长期抗凝治疗,维持 INR2.0 ~ 3.0

7. HAS-BLED 评分系统

字母	危险因素	积分
H	高血压	1
A	肝、肾功能异常(每项 1 分)	1 或 2
S	脑卒中	1
B	出血	1
L	INR 不稳定	1
E	年龄 >65 岁	1
D	药物(如联用抗血小板药物或非甾体抗炎药物)或酗酒(每项 1 分)	1 或 2
		最高9 分

如 HAS-BLED 系统评分≥3 分,意味着出血风险较大,使用阿司匹林或华法林抗凝时需非常谨慎